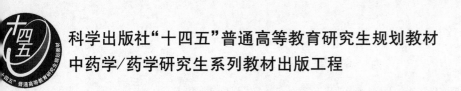

科学出版社"十四五"普通高等教育研究生规划教材

中药学/药学研究生系列教材出版工程

天然药物化学专论

MONOGRAPHY OF MEDICINAL CHEMISTRY OF NATURAL PRODUCTS

刘荣华　主编

科学出版社

北　京

内 容 简 介

天然药物化学专论是药学类专业硕士学位(包括学术型和专业型)研究生教育最为重要的专业学位课程。该教材重点围绕本学科的重点领域和重点内容,选择前沿知识和最新进展进行编撰,共分为八章,分别系统介绍了各类天然药物有效成分的最新研究进展、研究方法、提取分离技术、结构测定方法、生物合成途径、结构修饰方法、生物转化方法、体内代谢过程分析等。通过本课程的学习,可以培养研究生对天然药物有效成分的结构特点、理化性质、提取分离、结构鉴定、生物合成、结构改造、体内过程分析等知识的全面系统了解,为药学类研究生开展新药研发、药物合成、药物分析、药理药效、药代动力学、药物制剂等各项研究工作奠定扎实的基础,对药学类专业人才培养目标的实现起着至关重要的作用。

本教材适合于需要开展天然药物有效成分的提取、分离和结构鉴定研究,天然先导化合物结构修饰研究,天然药物化学成分生物合成途径研究,天然药物有效成分的药理学、药剂学、药代动力学、血清药药化学、代谢组学等研究工作的药学类专业硕士(包括学术型和专业型)研究生学习,同时也是药学类专业博士研究生开展以上研究工作非常有价值的参考书。

图书在版编目(CIP)数据

天然药物化学专论／刘荣华主编. -- 北京:科学出版社,2024. 11. -- (科学出版社"十四五"普通高等教育研究生规划教材). -- ISBN 978-7-03-079927-2

Ⅰ. R284

中国国家版本馆 CIP 数据核字第 2024NM6944 号

责任编辑:周　倩　陆纯燕／责任校对:谭宏宇
责任印制:黄晓鸣／封面设计:殷　靓

科学出版社 出版
北京东黄城根北街 16 号
邮政编码:100717
http://www.sciencep.com

南京展望文化发展有限公司排版
上海颛辉印刷厂有限公司印刷
科学出版社发行　各地新华书店经销

*

2024 年 11 月第 一 版　开本:889×1194　1/16
2024 年 11 月第 1 次印刷　印张:16
字数:447 000
定价:98.00 元
(如有印装质量问题,我社负责调换)

中药学/药学研究生系列教材出版工程
专家指导委员会

主任委员　陈　忠

委　　员（以姓氏笔画为序）

王喜军　教授　黑龙江中医药大学

刘中秋　教授　广州中医药大学

刘铜华　教授　北京中医药大学

杨　明　教授　江西中医药大学

邱智东　教授　长春中医药大学

张艳军　教授　天津中医药大学

陈　忠　教授　浙江中医药大学

陈红专　教授　上海中医药大学

胡立宏　教授　南京中医药大学

唐志书　教授　中国中医科学院

黄必胜　教授　湖北中医药大学

彭　成　教授　成都中医药大学

戴　敏　教授　安徽中医药大学

总　序

　　研究生教育处于国民教育体系的顶端,是教育、科技、人才的关键载体,是国家创新体系的重要组成部分,是深入推进科教兴国战略,加快建设教育强国、科技强国、人才强国的重要支撑。党的二十大首次把教育、科技、人才进行"三位一体"统筹安排、一体部署。党的二十大报告中指出,"我们要坚持教育优先发展、科技自立自强、人才引领驱动,加快建设教育强国、科技强国、人才强国",强调要"全面提高人才自主培养质量,着力造就拔尖创新人才",要"深化教育领域综合改革,加强教材建设与管理",为研究生教育改革发展指明了前进方向,提供了根本遵循。

　　教材作为教育教学的基本载体和关键支撑、教育核心竞争力的重要体现、引领创新发展的重要基础,必须与时俱进,为培育高层次人才提供坚实保障。研究生教材建设是推进研究生教育改革、培养拔尖创新人才的重要组成部分。教育部、国家发展和改革委员会、财政部联合印发的《关于加快新时代研究生教育改革发展的意见》(教研〔2020〕9号)中明确提出,要"加强课程教材建设,提升研究生课程教学质量""编写遴选优秀教材,推动优质资源共享"。中药学、药学专业研究生教育肩负着高层次药学人才培养和创新创造的重要使命。为了进一步做好新时代研究生教材建设工作,进一步提高研究生创新思维和创新能力,突出研究生教材的创新性、前瞻性和科学性,打造中药学、药学研究生系列精品教材,科学出版社邀请全国12所中医药院校和中国中医科学院的13位中药学、药学专家,组成"中药学/药学研究生系列教材出版工程"专家指导委员会,共同策划、启动了"中药学/药学研究生系列教材出版工程"(以下简称教材出版工程)遴选、审定、编写工作。教材出版工程并入选了"科学出版社'十四五'普通高等教育研究生规划教材"。

　　本教材出版工程包括《中药药剂学专论》《分子药理学》《中药药理研究思路与方法》《药用植物生物技术》《中药分析学专论》《仪器分析专论》《中药化学专论》《现代药物分离技术》《中药监管科学》《中药系统生物学专论》《中药质量评价研究与应用》《中药新药研究与开发》《中药功效研究思路与实践》《中药资源化学专论》《生物药剂学与药代动力学专论》《天然药物化学专论》《药学文献检索》《中药炮制学专论》《中医药统计学专论》《中药药效物质研究方法学》《中药药代动力学原理与方法》《中药鉴定学专论》《中药药性学专论》《中药药理学专论》,以及《临床中药学专论》(第二版)等核心教材,采用了"以中医药院校为主,跨校、跨区域合作,出版社协助"的模式,邀请了全国近百所院校、研究所、医院及个别药企的中药学、药学专业的400余名教学名师、优秀学科带头人及教学一线的老师共同参与。本教材出版工程注重加强顶层设计和组织管理,汇集权威专家智慧,突出精品意识,以"创新培养方式、突出研究属性、关注方法技术、启发科研思维"为原则,着力打造遵循研究生教育发展规律、满足研究生创新培养目标、具有时代精神的高品质教材。

在内容上,本教材出版工程注重研究生个性化需求,从研究生实际需求出发,突出学科研究的新方法、新理论、新技术,以及科研思维。在编写风格上,既有丰富的图表,也有翔实的案例,体现了教材的可读性,大部分教材以二维码的形式呈现数字资源,如视频、知识拓展等,以方便学生自学、复习及课后拓展。

本教材出版工程仍有不少提升空间,敬请各位老师和研究生在使用过程中多提宝贵意见,以便不断完善,提高教材质量。

陈忠

2023 年 12 月

编写说明

2020 年 9 月，由教育部、国家发展改革委、财政部联合发布了《教育部 国家发展改革委 财政部关于加快新时代研究生教育改革发展的意见》。该意见指出："研究生教育肩负着高层次人才培养和创新创造的重要使命，是国家发展、社会进步的重要基石，是应对全球人才竞争的基础布局。改革开放特别是党的十八大以来，我国研究生教育快速发展，已成为世界研究生教育大国。中国特色社会主义进入新时代，各行各业对高层次创新人才的需求更加迫切，研究生教育的地位和作用更加凸显。"

为贯彻党中央、国务院关于加强和改进新形势下大中小学教材建设的意见，全面加强党的领导，落实国家事权，加强普通高等学校教材管理，打造精品教材，切实提高教材建设水平，科学出版社针对中药学/药学专业研究生教材存在的问题，专门成立了中药学/药学研究生系列教材出版工程专家指导委员会，指导编写一套有助于培养中药学/药学专业研究生研发思维、创新能力的教材。

天然药物化学专论是药学类专业研究生教育最重要的课程之一，帮助研究生学习掌握天然药物有效成分的结构特征、理化性质、提取分离、结构鉴定、生物合成途径、结构改造、体内过程分析等知识，并培养研究生综合分析和解决问题的能力，对于药学类专业人才培养目标的实现起着至关重要的作用。本书编委均是来自全国各中医药院校和综合性大学多年从事天然药物化学研究的优秀硕士/博士研究生导师，他们在天然药物化学研究方面有深入的研究且造诣颇深，具有丰富的教材编写经验和硕士/博士研究生培养经验。

本教材以高质量、高水平精品教材建设为目标，设置了八章内容，突出科学性、创新性、前瞻性，融入新技术、新方法、新进展、新视野，引入案例，深度剖析，使学生的创新思维能力和科研思路得到启迪。绪论部分主要介绍天然药物化学的内涵、研究内容及对新药研发的意义，让学生了解本课程学习的目的。第一章主要介绍天然药物有效成分的研究思路与方法，将传统方法与现代方法均纳入本章，让学生系统全面了解科技发展对本学科发展的促进作用。第二章和第三章是对本科学习阶段涉及的提取分离方法、波谱技术在天然药物有效成分研究中的应用，进行了更加深入的介绍，更注重技术方法的前沿性、创新性、应用性和实操性。第四章是让学生了解天然药物化学成分在自然界的形成过程，有助于开展天然产物合成的设计和结构推导，以及新药发现工作。第五章是让学生了解天然产物结构修饰的常规策略和常用方法，有助于开展天然药物化学成分结构优化工作，为新药创制奠定基础。第六章是让学生了解天然药物化学成分生物转化的研究方法和主要的生物转化反应，有助于开展天然活性成分的大批量生物合成,实现产业化。第七章是让学生了解天然药物有效成分体内代谢过程的研究思路与方法,有助于开展天然药物有效成分的体内吸收、分布、代谢、排泄(ADME)整体特征研究。第八章是让学生了解醌类、黄酮类、鞣质类、香豆素类、木脂素类、生物碱类、萜类、三萜类等重要类型天然药物化学成分的研究进展,有助于学生准确地把握学科发展的前沿和动态。

本课程的学习旨在培养造就一支素质优良、业务精湛、勇于创新、有能力承担民族医药传承和发展任务,并具备把握学科前沿、参与国际竞争与合作的天然药物化学高级科研人才队伍。

在本书的编写过程中,得到了编委所在高校的大力支持,在此深表感谢! 由于水平有限,教材中如有一些不足或不妥之处,敬请读者批评指正。

刘孝华

江西中医药大学

2024 年 3 月

目　录

绪 论

一、天然药物化学的内涵与研究内容

天然药物是药物的重要组成部分。自古以来,人类在与疾病做斗争的过程中,通过以身试药等途径,在天然药物的应用方面积累了丰富的经验。天然药物之所以能够防病治病,是因为其中含有有效成分。天然药物化学(medicinal chemistry of natural products)是一门运用现代科学理论与方法研究天然药物中化学成分的学科。其研究内容非常广泛,包括各类天然药物化学成分的结构特征、物理化学性质、提取分离方法、结构鉴定方法及生物活性。这些研究为防病治病奠定了基础。天然药物化学还研究化学成分的生物合成规律与途径,以及有效成分在生物体内或采收、储存过程中的动态变化及相互转化规律,为实现天然产物的主动获取及高产奠定基础。此外,该学科还研究活性成分的构效关系,结果发现先导化合物,并对其进行结构修饰和改造,为获得疗效更高、选择性更好、毒性和副作用更低、安全性更好的新药奠定基础。

天然药物的来源包括植物、动物、矿物、微生物和海洋生物,并以植物为主,种类繁多。在我国,中草药是天然药物的重要组成部分,更具有自己的特色,与中医一起构成了中华民族文化的瑰宝,也是全人类的宝贵遗产。因此,我国早期习惯上称之为中草药成分化学(chemistry of constituents of Chinese herbal medicine)。历史上,对有机天然化合物的研究大大推动了有机化学的发展,因此天然药物化学与有机化学在许多方面是密不可分的,所以有机化学中有个重要的分支称为天然有机化学(chemistry of natural organic compounds);当今国际上一般将研究天然有机化合物的学科统称为天然产物化学(natural products chemistry),而一般研究植物中初级代谢产物和次级代谢产物的化学总称为植物化学(phytochemistry)。天然药物化学的研究对象是天然药物的化学成分,主要是有效成分和经过药效试验或生物活性实验证明对机体有一定生理活性的生物活性成分。

《天然药物化学专论》是药学类相关专业研究生教育最为重要的课程之一。该课程不仅可以阐明天然药物防治疾病的物质基础,为寻找或发现创新药物提供有效物质或先导化合物,而且对建立中药及复方的质量评价体系与标准,提高、保证中药材和中药制品的质量及在国际市场上的竞争力,开发新的天然药物资源,探讨中药及复方防治疾病的机制,进而促进和提高中医基础理论研究和临床研究的整体水平,加快整个中医药研究的步伐,都具有极其重要的意义。该学科知识内容不仅是其他专业课程和部分专业基础课程不可或缺的基础,而且融会贯通于这些课程之中,具有承上启下、联络贯通的重要作用。因此,它既是一门重要的专业课程,又是一门重要的专业基础课程,对于药学类专业人才培养目标的实现起着至关重要的作用,可以让研究生学习掌握天然药物有效成分的结构特征、理化性质、提取分离、结构鉴定、生物合成途径、结构改造、体内过程分析等各方面的知识与技能。

二、天然药物化学对新药研发的意义

来源各异的天然药物中化学成分十分复杂。不同的天然药物含有不同类型的化学成分,每种类型成分的化合物数量也相当庞大。例如,三七的主要有效成分是皂苷类,包括人参皂苷 Rb_1、Rb_2、Rb_3、Rc、

Rd、F_2、Re、Rg_1、Rg_2、Rh_1、七叶胆苷Ⅸ、ⅩⅦ，以及三七皂苷 R_1、R_2、R_4、R_6、Fa 等。还含有挥发油，主要是酮、烯烃、环烷烃、倍半萜类、脂肪酸酯、苯取代物、萘取代物等，以及黄酮类、甾醇、聚炔醇类等多种其他类型的化学成分。

天然药物化学成分的复杂性，是其具有多方面功效或多种药理作用的物质基础。如葛根具有解肌退热、生津止渴、透疹、升阳止泻、通经活络、解酒毒等多种功效，能改善心脑血管系统疾病、抗氧化、降血糖、解热、抗炎、抗癌、解酒护肝、神经保护、抗骨质疏松、调节免疫等，还具有雌激素样作用。葛根之所以能有如此多方面的功效，与其所含有的多种类型化学成分直接相关，葛根中异黄酮类成分对心血管系统具有良好的保护作用；而葛多糖具有降血脂、降血糖、抗酒精性脂肪肝和非酒精性脂肪肝作用。

天然药物中含有有效成分，同时也含有无效成分，还含有一些有毒成分。通常人们把具有一定生物活性，能起到防病治病作用的化学成分叫作有效成分；把没有生物活性和不能起到防病治病作用的化学成分叫作无效成分；把具有一定毒副作用的成分称为毒性成分或有毒成分。然而，这些区分是有条件的、相对的，在一定条件下可以相互转变。首先，针对某种特定的疾病，有些成分是有效的，有些成分是无效的。而针对另一种疾病则不然，如茶叶中含有茶碱和茶多酚类成分，茶碱具有中枢神经兴奋作用，不仅能使血管扩张，加速血液循环，增强肌肉收缩力，具有强心作用，而且有良好的利尿作用，针对这些功效，茶碱是有效成分；而茶多酚可以抗氧化、降血脂、抗病毒、抗菌、抗肿瘤等，在这些功效方面，茶多酚是有效成分。其次，剂量的变化也是影响药效及毒性的关键因素，低剂量可能无效，当增加到一定剂量后就可能有效，再增加到一定剂量，就可能产生毒副作用，这就是药物的治疗窗；再者，某些毒性成分针对特定的疾病具有很好的治疗作用，这就是以毒攻毒的效果，如三氧化二砷（砒霜）的毒性极大，但由于临床用量较低，在低剂量下，三氧化二砷治疗白血病的毒副作用较低，成为很有潜力的白血病治疗药物。最后，有些成分自身没有防病治病的作用，但在采收、加工过程中产生了化学变化，或口服给药后经人体代谢生成了具有防治疾病作用的有效成分。

通常将含有一种主要有效成分或一组结构相近的有效成分的提取分离部位称为有效部位或有效组分，如人参总皂苷、苦参总生物碱、银杏叶总黄酮等。将有效部位或有效组分开发成新药，在我国中药领域具有十分重要意义和前景，符合中药的作用特点。2020 年 3 月，我国原创降血糖天然药物"桑枝总生物碱片"获批上市，成为十几年来我国糖尿病治疗领域唯一有效组分的天然药物。桑枝总生物碱是从桑枝中提取分离得到的一类以 1 -脱氧野尻霉素为主的多羟基哌啶类生物碱。该类生物碱与单糖结构相似，也被称为含氮糖，其降糖作用的机制是能够取代葡萄糖的位置与 α -葡萄糖苷酶结合，抑制 α -葡萄糖苷酶活性，从而影响糖类化合物的代谢。在天然降压药物研究开发方面，1958 年经卫生部鉴定，批准生产了我国第一种降压药——降压灵（中国萝芙木总碱），替代了印度进口的吲达帕胺片（寿比山），成为当时全国广泛应用的抗高血压药。后来我国又研究出以萝芙木主要成分利血平单体为原料的各种制剂，如利血平片、复方利血平（复方降压片）、复方利血平氨苯蝶定片（降压 0 号）等。利血平的各种制剂在临床上得到较为广泛的、长期持续的应用。

天然药物的药效物质基础通常是指基于天然药物某种功效的一种有效单体化合物或一类有效化合物，也就是以上所讲的有效成分、有效部位或有效组分，或是由多个有效部位组成的有效部位群。我国自主研发的有效部位群代表性新药当数复方丹参滴丸，它包含丹参的有效部位丹参酮类、丹酚酸类，还包含了三七的有效部位三萜皂苷类及冰片。其有效部位明确、药效明确，作用机制相对清楚。药效物质基础这个概念在中药及其复方研究中非常广泛，能真正体现中药多成分、多功能、多靶点、多层次的作用特点，但要阐明天然药物或中药的药效物质基础并不容易，除了常规的经典提取、分离及药效筛选以外，还应该借助网络药理学、代谢组学、蛋白组学、分子对接等多种现代信息学和系统生物学手段进行综合研究。

第一章
天然药物有效成分的研究思路与方法

一、系统分离与活性筛选为基础的研究思路与方法

天然药物有效成分研究早期主要采用系统分离与活性筛选为基础的方法。该方法利用多种提取分离技术从天然药物中制备得到单体化合物,鉴定其化学结构,经生物活性筛选后明确有效成分,作为先导化合物进行后续研究与开发,这种方法已被长期广泛地应用,获得了丰硕的成果,为天然药物化学奠定了坚实的基础。

1. 原理与方法　主要依据天然药物中各类化学成分的物理、化学及生物学等性质的差异采用合适的提取分离方法进行系统分离。常用的提取分离方法包括溶剂提取、水蒸气蒸馏、水提醇沉、结晶、制备液相色谱、高速逆流色谱、超临界流体萃取等。结构鉴定方法主要包括核磁共振波谱、质谱、紫外(UV)光谱、红外(IR)光谱、圆二色谱、单晶 X 射线衍射等。天然药物成分的活性筛选主要采用细胞、分子、离体器官及整体动物等药理模型进行试验。随着大量与疾病发病机制相关的受体和酶的发现,在 20 世纪 80 年代后期发展了大规模的高通量筛选(high throughput screening, HTS)技术。HTS 以分子和细胞水平的实验方法为基础,以微板形式为实验工具载体,以自动化操作系统执行实验过程,以灵敏快速的检测仪器采集实验数据,以计算机分析处理实验数据,可以同时筛选数以千万计的化学成分,也可以对一种成分进行多种靶点的筛选,在寻找活性成分方面具有快速、高灵敏度、高特异性的优势。系统分离与活性筛选为基础的研究思路如图 1-1。

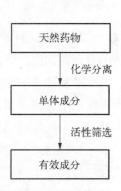

图 1-1　系统分离与活性筛选为基础的研究思路

2. 在天然药物有效成分研究中的应用　采用系统分离与活性筛选的方法研究天然药物的有效成分已取得了累累硕果,开发出了许多临床应用广泛的药物。19 世纪从阿片中分离得到具有镇痛作用的吗啡和止咳作用的可待因等多种生物碱,后来从金鸡纳中开发出具有抗疟作用的奎宁、从蛇根木中提取得到降压药利血平、从红豆杉中发现抗癌药紫杉醇、从洋地黄中开发出强心药地高辛。我国中草药资源十分丰富,曾经从黄花蒿中分离得到抗疟药物青蒿素、从千层塔中分离得到治疗阿尔茨海默病的石杉碱甲、从瓜蒌中提取得到引产药天花粉蛋白、从五味子中分离得到抗肝炎药五味子素、从延胡索中开发出镇痛镇静药四氢帕马丁(延胡索乙素)等。

3. 展望　天然药物化学成分的系统分离方法存在一定程度的盲目性,在分离纯化过程中有效成分容易丢失,此外,也忽略了天然药物成分作用的整体性及生物体内环境的影响,以至于研究周期长、操作烦琐、准确率低。各种新型分离技术如分子蒸馏、二维液相色谱、分子印迹、亲和色谱等使化学成分研究的分辨率、专属性大大提高,液相色谱-质谱法(liquid chromatography-mass spectroscopy, LC-MS)、液相色谱-核磁共振法(liquid chromatography-nuclear magnetic resonance system, LC-NMR)等技术使成分分离与结构鉴定更为便捷,结合针对疾病治疗靶点的命中率、灵敏度更高的活性筛选体系,天然药物有效成分制备分离技术与活性筛选正向高效化、自动化、集成化方向发展。

二、活性导向为基础的研究思路与方法

为提高分离效率和获得有效成分的准确性,在系统分离的基础上发展了以活性导向为基础的研究方法。该方法将化学分离与活性筛选有机结合,利用相关药理指标来指导化学成分的整个分离过程,从而避免在非活性成分的研究中耗费大量的时间和成本,是目前在天然药物及中药有效成分研究中应用较多的方法之一。

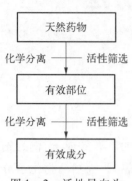

图1-2　活性导向为基础的研究思路

1. 原理与方法　活性追踪法是天然药物有效成分研究的常规方法。追踪有效成分能否取得成功,生物活性测试方法及药理指标的选择十分关键,可以根据天然药物的临床应用、文献记载等选择能够表征天然药物药效并且相对简便灵敏、科学可靠的方法及药效指标,在化学分离的每一个阶段均采用这些方法及药理指标进行评价,先追踪出活性强的部位,然后着重对该活性部位继续进行化学分离和活性评价,直至追踪出有效成分。活性追踪法将成分分离与活性筛选紧密配合,使研究目标更加明确,在一定程度上简化了研究对象,减少了对无活性部位或组分的研究工作量。其研究思路如图1-2。

2. 在天然药物有效成分研究中的应用　不少文献报道采用活性追踪法从植物药、动物药及菌类药中分离得到抗肿瘤、抗氧化、抗老年痴呆、抗炎、抗菌等多种活性成分。于垂亮等从蟾酥中追踪分离得到具有抑制肿瘤细胞生长活性且急性毒性较低的蟾毒它灵;周学明等采用活性追踪法从瓜馥木茎的乙醇提取物中分离得到1个新的具有抗滑膜细胞增殖活性的脂肪酸甲酯类化合物,即(10E)-12,13-二羟基-9-十八烷酮-10-烯酸甲酯。

3. 展望　活性追踪法在实际应用中也会由于多种原因出现有效成分丢失的情况,较多学者关注到天然药物及中药复杂的成分组成和多靶点作用的整体性,探索成分分离与活性筛选两者更为科学合理的结合方式。郭立玮提出"组合筛选",将组合化学和数据挖掘技术引入复杂体系研究领域,以中药复方组方药味的重组合分组及多种分离技术代替组合化学合成路线,以多种工业化分离技术的产物为"基本构造单元",创造"化学多样性"的中药复方药效物质组合库,并通过主成分分析、偏最小二乘等数据挖掘寻找中药复方"多成分、多靶点"的化学组成与作用机制的内在关联;肖小河提出"成分敲除/敲入的中药药效组分辨识",通过目标成分的敲除辨识药效关键组分,通过目标成分的敲入建立量效关系。近年来,国内外新兴的集化学分离与活性筛选于一体的化学生物学方法如亲和超滤、磁珠收集法等为天然药物有效成分研究提供更多策略与思路。

三、血清药物化学为基础的研究思路与方法

血清药物化学(serum pharmacochemistry)是20世纪90年代初期出现的药物化学及天然药物化学相结合的分支学科,是一门基于检测含药血清中外源性成分来研究药效物质基础的新学科。其研究方法与传统研究方法相反,血清药物化学的观点认为,只有经口服给药后进入血液的成分才有可能成为有效成分,因此通过研究血清中的化学物质,观测血清中外源性活性物质及其作用和代谢规律,可以揭示药效物质基础,为天然药物物质基础研究提供有效手段。

1. 原理与方法　天然药物血清药物化学是以药物化学研究手段和方法为基础,多种现代技术综合运用,分析鉴定口服天然药物后血清中移行成分的一门学科。通过分析血清中移行成分,包括原型成分和代谢产物,再与其药效进行相关性分析,可以初步确定天然药物药效物质基础。其主要研究方法包括给药样品的制备、给药样品成分分析及品质评价方法建立、实验动物的选择、给药方式及方案的制订、血样的采集、含药血样的制备方法、血样的分析、血清中移行成分与药效的相关性研究方法,以及血清中移

行成分的药代动力学研究等。其研究方法见图 1－3。

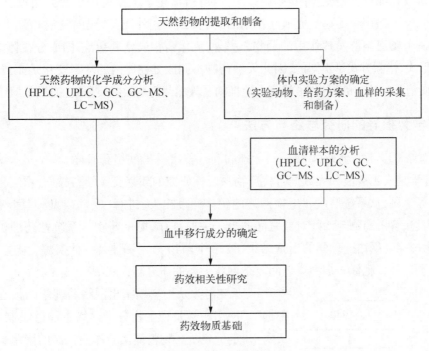

图 1－3 血清药物化学为基础的研究方法

HPLC 为高效液相色谱法（high pressure chromatography）；UPLC 为超高效液相色谱法（ultra-high performance liquid chromatography）；GC 为气相色谱法（gas chromatograph）；GC－MS 为气相色谱-质谱法（gas chromatography-mass spectrometry）；LC－MS 为液质色谱-质谱法

2. 在天然药物有效成分研究中的应用 近年来血清药物化学在天然药物药效物质基础研究中得到了较为广泛的应用。俞洪华等利用 UPLC－Q－TOF－MS/MS 技术对葛根、粉葛水提物经灌胃给药后大鼠血清进行分析，结果发现葛根与粉葛含药血清中共有成分有 33 个，包括 13 个原型成分和 20 个代谢产物，其中共有的血中移行成分主要为异黄酮类成分，代谢途径主要为Ⅰ相代谢（还原反应）和Ⅱ相代谢（葡萄糖醛酸化和硫酸酯化）。Asmaa Mahana 等采用 UPLC－QQQ－MS/MS 技术对印加酸浆 *Physalis pruinosa* 的含药血清进行质谱分析，鉴定了包括睡茄交酯、酸浆苦素和黄酮类化合物等共 73 个化合物（22 个原型和 51 个代谢产物），并将其认定为潜在的生物活性成分进行了 2 型糖尿病模型的网络药理学分析。Wei 等采用 UPLC－Q－TOF－MS/MS 技术对北豆根入血成分进行分析鉴定，共鉴定了 25 种北豆根入血成分，并通过网络药理学揭示了北豆根抗缺血性心肌病的 81 个主要靶点，主要涉及 PI3K/AKT 和 MAPK 通路的调节。同时用 H9c2 细胞的体外验证表明，尖防己碱（acutumine）、蝙蝠葛苏林碱（daurisoline）、蝙蝠葛糖苷（dauricoside）和 6－*O*－去甲蝙蝠葛波酚碱（6－*O*－demethylmenisporphine）是北豆根的主要生物活性成分。

3. 展望 血清药物化学自 1997 年提出以来得到了广泛的认可，其理论、技术和方法已逐步得到完善，发展成为药物化学、天然药物化学、药物分析学及药理学等多学科渗透融合形成的分支学科。该学科在中药药效物质基础研究、中药质量标志物确定、中医方剂多成分药代动力学标志物确认及方剂配伍规律研究等方面得到了广泛的应用。血清药物化学作为目前认可度最高的天然药物药效物质基础确定方法，其理论和方法还在不停地发展和完善，具有广阔的发展前景。随着血清药物化学和血清药理学、药代动力学、代谢组学、网络药理学、系统生物学等学科的交叉融合，其在沟通药物体内外变化、药物之间的相互作用、药物与机体之间的相互作用等方面体现出了较强的优越性。

血清药物化学作为一门新兴学科,还存在一定的缺陷和不足。首先,受给药剂量、取血时间、取血位置、血清处理方法及检测仪器精密度的影响;其次,血清药物化学主要适用于研究通过进入血液才能发挥治疗作用的药物,不适用于不通过血液起作用的药物,如一些外用药、靶向制剂和直接刺激胃肠道的药物,以及通过调节肠道菌群发挥作用的药物。另外,天然药物成分复杂,不同成分在体内的吸收速度、吸收程度、入血形式、代谢方式是不同的,因此天然药物不同成分在体内的动态变化是血清药物化学研究的难点。总之,血清药物化学的诞生,虽然有力地推动了天然药物药效物质研究的发展,但还需不断完善。

四、网络药理学为指导的研究思路与方法

2007 年安德鲁·L. 霍普金斯(Andrew L. Hopkins)首次提出网络药理学(network pharmacology)的概念。网络药理学是人工智能和大数据时代药物系统性研究的新兴交叉学科,融合系统生物学、生物信息学、网络科学等学科,从系统层次和生物网络的整体角度出发,进行"疾病表型-基因-靶点-药物"等多层次网络的构建,解析药物与治疗对象之间的分子关联规律,揭示药物的系统性药理机制,从而指导新药研发和临床诊疗。网络药理学的出现结束了"一个药物、一个靶标、一种疾病"为主导的传统药物研发模式,开启了一种多靶标与多种疾病间复杂网状关系的研究新模式。

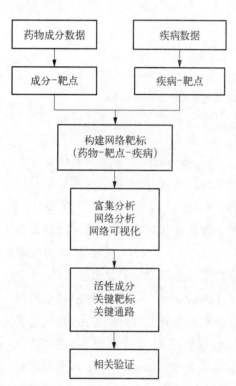

图 1-4　常见的网络药理学研究流程

1. 原理与方法　李梢指出网络药理学的核心理论是"网络靶标"。网络靶标是指生物分子网络中能够机制性关联药物与疾病,并定量表示药物整体调节作用机制的网络关键环节,包括关键分子、关键通路或关键模块等。狭义上网络靶标可理解为病证生物网络中能够被药物干预的关键环节,广义上网络靶标可以理解为一种建立药物和病证之间关联的研究模式,即通过定性和定量研究病证生物网络中与病证表型相关的局部生物网络模块的网络拓扑结构与动力学特征等,识别其关键机制,进而设计药物干预病证生物网络的关键环节,实现对病证表型的整体调控。以网络靶标为核心的网络药理学具有系统性、关联性、预测性的特点。网络药理学采用"网络靶标-系统调节"的研究模式,常见的网络药理学研究流程见图 1-4,涉及的关键环节和常用方法如下。

（1）生物网络的构建:生物网络的构建方法包括基于文献挖掘、基于组学技术及全局关联分析等。

（2）网络靶标分析方法:旨在解析疾病和证候相关生物网络参与的生物过程、疾病和证候相关生物网络中的关键静态结构和动态特征。分析网络靶标是药物干预作用机制的描绘和预测的基础。代表性的网络靶标分析方法包括功能模块富集、静态拓扑属性、效应信号开关、动态平衡分析等。功能模块富集为常用的分析方法。该法以网络节点和已知功能基因集的富集程度表征所研究网络与生物过程之间的相关性,富集分析工具主要包括注释、可视化和综合发现数据库(the database for annotation, visualization and integrated discovery, DAVID)、基因集富集分析(gene set enrichment analysis, GSEA)等。

（3）药物作用机制的网络靶标分析:大致分为两个环节。第一个环节是药物作用靶标的确定或预测,依赖于药物成分的鉴定和药物-靶标数据的积累,可以通过公共数据库进行挖掘,也可以通过高通量实验方法收集;第二个环节是药物靶标在网络靶标中的机制解析,研究方法有较高的灵活性,可以延续

使用网络靶标分析方法,更多的新方法也正在研究开展。

(4)网络靶标分析验证:通常分为相关文献验证、体外实验、体内实验、临床试验四个层次,其验证的可靠性逐渐增加。

2. **在天然药物有效成分研究中的应用** 网络药理学已应用于复杂疾病内在机制和干预靶标的发现、多靶标药物的研发、寻找中药有效成分及诠释中药炮制配伍等研究。安娜·I.卡萨斯(Ana I. Casas)以 NADPH 氧化酶 4(NADPH oxidase 4, NOX4)为与中风相关的初始靶蛋白,利用公共数据库通过计算方法识别出更多的靶蛋白即一氧化氮合酶(nitric oxide synthase, NOS),并通过体内外实验验证 NOX4 与 NOS 的高度协同作用。刘伟借助数据库检索麝香有效成分,预测各成分作用靶点、查询靶点对应的基因,构建成分-靶点网络,预测其作用机制并采用动物实验验证麝香治疗脑缺血再灌注损伤的机制主要集中在对脑神经递质及受体活性的调节,推测这可能是麝香"醒神开窍"功效的科学内涵,麝香酮可能是该功效的主要活性物质。武旭采用 UPLC－Q－TOF－MS/MS 技术检测天南星炮制前后的化学成分,应用网络药理学分析其治疗"喘、痰"的作用机制,建立过敏性哮喘大鼠模型对天南星炮制前后药效进行比较,发现天南星炮制后增加了姜黄素、6-姜烯酚、樟脑、去甲基姜黄素等成分,这些成分可能是制天南星治疗过敏性哮喘疗效增效的原因。

3. **展望** 近年来网络药理学已成为药理作用机制研究的热点,但在理论、方法及应用多个方面需要进一步完善。在大数据背景下如何整合临床、实验所产出的海量数据?如何将网络层次的系统分析、计算方法和实验方法有机结合?如何利用网络药理学深入理解病证网络调控机制、研究药物药效物质基础及其作用机制、评价药物整体干预作用?目前网络药理学研究通常忽略了天然药物或中药成分的含量、浓度对药效的影响,还存在海量数据不可靠、不能预测药物与靶点的作用类型等瑕疵,需要综合利用多学科技术如分子对接、分子动力学、吸收、分布、代谢、排泄等规则筛选、评价相关数据库内容,分析网络靶标时需要关注多成分之间的协同作用,对筛选出的活性成分进行定量分析,判断其是否达到临床药效浓度,并且结合药效学、药动学及毒理学等实验验证活性成分及其作用机制。随着网络药理学的研究应用越来越多,也需要建立统一规范和严谨科学的相关标准以保障其良性发展。

五、亲和色谱为导向的研究思路与方法

亲和色谱(affinity chromatography, AC)是利用生物分子与亲和色谱固定相表面配位体之间存在的生物学和生物化学过程的特异性亲和吸附作用来进行选择性分离生物分子的分离方法。其突出优点是可对生物活性物质进行高效率、高纯度、高收率的分离纯化。

1. **原理与方法** 亲和色谱固定相由基体、间隔臂、配位体三部分构成。亲和色谱固定相上键合的配位体与被分离的生物活性目标分子之间存在特效、可逆的相互作用,它涉及分子间相互用的范德华力、疏水作用力、静电吸引力、络合作用力及空间位阻效应等多种因素,可以用锁匙结构络合物的形成来表示(图1-5)。根据配基与目标分离物相互作用方式的不同,在天然药物活性成分领域常用的亲和色谱筛选方法主要包括以受体、酶、蛋白或 DNA 等为配基的生物特效亲和色谱、金属螯合亲和色谱、细胞膜色谱、脂筏色谱、分子印迹等。

(1)生物特效亲和色谱:利用可形成锁匙结构的不同生物分子间的生物特效识别功能来进行分离。许多生物分子都可以作为生物特效配位体,如核苷、核酸、氨基酸、多肽、蛋白质、酶、抗原、抗体、激素等。

(2)金属螯合亲和色谱:利用生物分子与金属离子-有机试剂螯合物之间的特效性相互亲和作用来分离。有机螯合剂如亚氨基二乙酸、咪唑、乙二胺、8-羟基喹啉等可以与金属离子如 Cu^{2+}、Zn^{2+} 或 Fe^{3+} 等生成稳定的螯合物并呈现出对蛋白质、酶的特效亲和性。

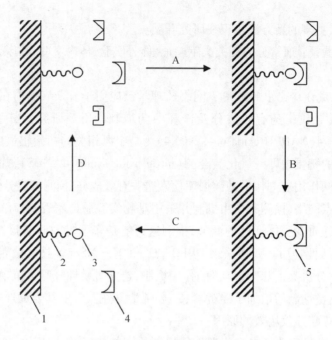

图 1 - 5　亲和色谱分离原理图

1. 基体；2. 间隔臂；3. 配位体；4. 被分离的生物活性目标分子；5. 锁匙络合物
A. 吸附；B. 洗涤；C. 洗脱；D. 再生

（3）细胞膜色谱：利用目标产物与细胞膜间专一特性的一种仿生亲和色谱技术。由于药物吸收需经过细胞膜的扩散或转运，并与细胞膜上特异性受体或酶结合而发挥药效，贺浪冲于 1996 年提出了细胞膜色谱法（cell membrane chromatography, CMC）的概念，通过细胞膜自身的融合作用及硅胶表面硅羟基的吸附作用制备成含有目标受体蛋白的细胞膜固定相。

（4）脂筏色谱：利用脂筏富含的多种脂质和蛋白受体与目标分离物之间特异亲和作用来分离。脂筏是细胞膜双层结构内含有特殊脂质和特殊蛋白质的微区域，脂筏和细胞的许多功能如信号转导、蛋白质和脂类的转运等都相关。

（5）印迹分子亲和色谱：以目标分子为模板，以共价法或非共价法制备具有高度亲和性的分子印迹聚合物（molecularly imprinted polymer, MIP），MIP 存在与模板分子空间结构互补、官能团相互作用（氢键、离子或范德华力等）的聚合物孔穴，对模板分子具有较强的亲和性及识别能力。

2. 在天然药物有效成分研究中的应用　亲和色谱已广泛应用于天然活性成分的分离纯化、筛选及鉴定。李泽华将 β_2-肾上腺素能受体（β_2 - adrenoceptor，简称 β_2 受体）为配基的生物特效亲和筛选系统与 HPLC - MS 技术联用，从芍药-甘草汤剂中筛选出活性成分芍药苷和甘草苷；王嗣岑采用高表达表皮生长因子受体（epidermal growth factor receptor，EGFR）的细胞膜制备色谱固定相，建立表皮生长因子受体/细胞膜色谱（EGFR/CMC）模型，利用柱切换和固相萃取技术，将 EGFR/CMC 模型与 HPLC - MS 在线联用，构成可同时"识别-鉴定"目标成分的二维色谱系统，发现独活中的蛇床子素具有与对照药物达沙替尼类似的色谱保留特性；黄美霞以没食子酸丙酯为模板制备分子印迹聚合物，从中药丹参粗提物中筛选出抗血小板凝聚活性物质原儿茶酸。

3. 展望　亲和色谱可以从复杂基质中直接分离、富集活性成分，还可以与气相色谱、液相色谱及质谱等技术联用实现"活性筛选、色谱分离和质谱鉴定"一体化，从而提供一种快速、灵敏、高特异性的筛选方法。近年来，亲和色谱在天然活性化合物筛选中的应用迅速发展，然而仍存在一些亟待突破的技术局限，包括载体的理化性能、生物大分子的稳定性、整体的使用寿命等。由于亲和色谱配基和目标分子的种类复杂多样，早期亲和色谱吸附理论如锁钥学说、诱导契合学说并不全面系统，需要深入探索各类亲和色谱的分离机制及其影响因素,解释并预测亲和吸附发生、发展及结束的具体行为过程,从而提高亲和色谱的吸附性能,达到精确化、可计算、可预测与可控制的目的,并且为后期进行新型亲和介质的设计和应用提供理论依据。

六、计算机辅助药物设计为导向的研究思路与方法

计算机辅助药物设计(computer-aided drug design,CADD)是由数学、化学、生命科学及计算机等多学科交叉融合发展的新兴领域,以计算机化学为基础,通过模拟药物与受体生物大分子的相互作用或通过分析已知药物结构与活性的内在关系,进行先导化合物的优化与设计。从 20 世纪 90 年代开始,CADD 从理论研究走向实际应用,使药物设计进入合理化、定向化的新阶段。

1. 原理与方法　受体-配体作用的"锁匙原理"假说和分子模拟是 CADD 的理论基础。CADD 用分子模拟包括量子力学(quantum mechanics,QM)、分子力学(molecular mechanics,MM)、分子动力学(molecular dynamics,MD)等方法分析受体大分子结合部位的结构性质如静电场、疏水场、氢键作用位点分布等信息,考查配体小分子的化学结构特征,识别得到分子形状和理化性质与受体作用位点相匹配的分子,设计和优化并测试这些分子的生物活性,从而确定具有生物活性的目标化合物,经过多次循环,最终发现新的先导物。

根据受体结构是否已知,可将 CADD 技术大致分为基于配体的药物设计即间接药物设计(ligand-based drug design,LBDD)和基于受体的药物设计即直接药物设计(receptor-based or structure-based drug design,SBDD)。LBDD 以相似性原理为基础,寻找与已知抑制剂具有潜在相同作用方式的配体分子,主要包括定量构效关系(quantitative structure-activity relationship,QSAR)和药效团模型(pharmacophore model)等方法;SBDD 以锁匙模型为基础,寻找可以与靶标结合的配体分子,主要包括分子对接(molecular docking)、从头设计(生长或连接算法)等方法。分子对接又包括正向对接与反向对接两种形式,其中,正向对接是利用大量的小分子化合物与受体蛋白的三维结构进行对接,筛选出可作用于此靶点的活性化合物,若某一化合物能同时与多个受体匹配,则此化合物为候选多靶点药物;反向对接是指将某一特定化合物与多个受体蛋白相结合,从而发现药物可能的作用靶点。CADD 的常用方法见图 1-6。

2. 在天然药物有效成分研究中的应用　CADD 在天然药物活性成分筛选、靶标发现、毒性预测、作用机制研究等方面表现出独特优势。不少文献报道应用计算机虚拟筛选技术包括分子对接、药效团设计,以及吸收、分布、代谢和排泄(absorption,distribution,metabolism and excretion,ADME)预测等从相关数据库中寻找具有抗病毒、抗炎、抗肿瘤及活血等作用的中药及天然药物活性成分及靶点。林佳利用靶点反向预测及复杂网络分析获得当归抗凝血的潜在作用靶点,然后采用分子对接筛选出当归中 8 个潜在活性化合物即东莨菪素、阿魏酸、蛇床子素、欧前胡素、异欧前胡素、欧当归内酯 A、藁本内酯、洋川芎内酯 A 进行体外酶活实验,对 8 个活性化合物进行药效团模型构建,得到药效特征 AAHH(其中 A 为氢键受体、H 为疏水中心),吸收、分布、代谢、排泄和毒性(absorption,distribution,metabolism,excretion toxicity,ADME/Tox)计算表明 8 个活性化合物都具有良好的药动学性质并且安全性较高。

3. 展望　计算机辅助药物设计的应用方法与策略包括相应软件及数据库需要进一步完善。伴随着分子图形学和计算化学的发展,定量构效关系从二维定量构效关系(two-dimensional quantitative structure-activity relationship,2D-QSAR)发展到三维定量构效(three-dimensional quantitative structure-activity relationship,3D-QSAR)关系,近年来又出现四维和五维定量构效关系。计算机虚拟筛选从活性筛选发展成活性和类药性 ADME/Tox 一体化筛选及根据疾病相关基因的调控网络(途径)进行筛选。不同的 LBDD 和 SBDD 方法之间可以相互整合,可以将分子动力学模拟与药效团筛选、分子对接相结合,或者构建基于 PDB(protein data bank)配体形状相似性向量的分子描述符——三维生物相关谱

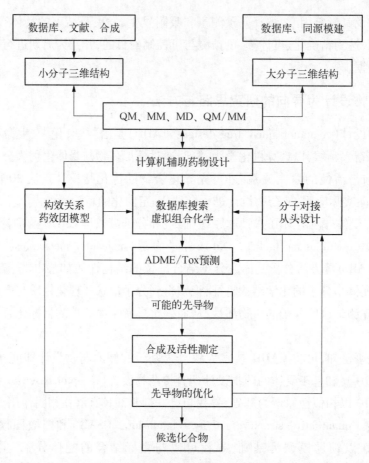

图 1-6　计算机辅助药物设计的主要研究方法

QM 为量子力学(quantum mechanics)、MM 为分子力学(molecular mechanics)、MD 为
分子动力学(molecular dynamics)、ADME/Tox 为吸收-分布-代谢-排泄/毒性
(absorption, distribution, metabolism, excretion/toxicity)

(three-dimensional biologically relevant spectrum, 3D-BRS)应用于定量构效关系分析和基于配体的虚拟筛选研究。目前,结合系统生物学、比较基因组学和网络药理学进行多靶标药物设计得到越来越多的关注,也为从整体水平探讨中药活性成分、潜在靶标及作用机制提供新方法。

七、代谢组学为基础的研究思路与方法

代谢组学(metabonomics)是1999年由杰里米·K.尼科尔森(Jeremy K. Nicholson)教授正式定义和提出的。它是继基因组学和蛋白组学后的一门新兴学科,属于系统生物学的范畴。传统代谢组学主要探究人或动物的细胞、组织或其他生物样本所产生的内源性小分子代谢物(一般指分子量<1 000Da)种类、数量变化的动态规律。现代代谢组学应用的范围进一步扩大,衍生出了代谢物组学(metabolomics)的概念,从动物代谢组学扩展到植物(天然药物)代谢组学的研究,从对内源性物质代谢的研究扩展到外源性物质代谢的研究,乃至通过关联分析建立"内源性代谢产物即代谢组"与"外源性物质即药物代谢物组"的相互关系,在天然药物现代化研究的多个方面展现出了广阔且良好的应用前景,是从本质上阐述天然药物有效成分和作用机制的有效策略之一。

1. 原理与方法　代谢组学研究人或动物或植物的细胞、组织或其他样本受外部刺激或遗传变异所产生的小分子代谢物的种类、数量变化的动态规律,并通过化学信息学技术来描述和预测其生物功能、表型及行为。研究的基本流程主要有样本采集、样本预处理、定性或定量分析、数据预处理、数据分析、

标志物鉴定、结果分析等步骤。在代谢组学研究基本流程的基础上,可按研究对象、分析方法、仪器类型等三方面对代谢组学的研究方法进行分类。其原理见图1-7。

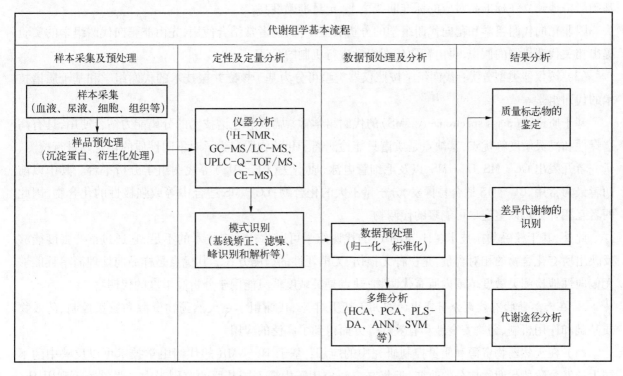

图1-7　代谢组学研究的基本流程

¹H－NMR 为核磁共振氢谱(¹H nuclear magnetic resonance spectra),GC－MS 为气相色谱-质谱法,LC－MS 为液相色谱-质谱法,UPLC－Q－TOF－MS 为超高效液相四极杆飞行时间质谱,CE－MS 为毛细管电泳-质谱法(capillary electrophoresis-mass spectrometry);HCA 为系统聚类分析(hierachical cluster analysis),PCA 为主成分分析(principal component analysis),PLS－DA 为偏最小二乘法判别分析(partial least squares-discriminant analysis),ANN 为人工神经网络(artificial neural network),SVM 为支持向量机(support vector machine)

(1) 按研究对象分类:代谢组学按照样品类型可分为人或动物代谢组学和植物代谢组学。

人或动物代谢组学的定义是效仿基因组学和蛋白质组学的研究思想,对人或动物体内相对分子质量1 000 以内的所有代谢产物进行定性或定量分析,并寻找代谢物与生理病理变化相对关系的研究方式。研究内容主要分为两部分:一是基于代谢物的整体及其动态变化建立整体轮廓,利用统计学分析整体代谢水平的变化趋势,筛选出内源性差异代谢物,并将其作为生物标记物,用于疾病诊断;二是研究差异性代谢物含量的变化规律并推测干预机制,通过相关代谢通路分析,揭示疾病发生机制或疾病与药物有效成分间的干涉机制。

植物代谢组学作为代谢组学一个新的重要分支,通过多种检测技术以植物体中所有小分子代谢产物为研究对象进行全面的定性、定量分析,从而揭示植物体内初生代谢物和次生代谢物动态变化规律的研究方式。常应用于对不同物种、不同产地、不同环境、不同生长时期、不同药用部位的植物化学成分组群进行比较研究,主要研究内容为药材鉴别及种质资源评价、辅助育种、质量控制、药用植物次级代谢途径分析、炮制方法评价及天然药物开发等方面。

(2) 按分析方法分类:代谢组学按照分析方法可分为非靶向代谢组学和靶向代谢组学。

非靶向代谢组学是无偏向性地对样本所有小分子代谢物同时进行大范围定性分析的代谢组学。非靶向代谢组学可用于研究天然药物有效成分的作用机制和毒副作用的代谢机制,为临床合理用药提供参考;也可用于鉴定天然药物组织中有效成分的生物活性,为天然药物有效成分的综合利用提供依据。由于非靶向代谢组学进行的是初步定性分析,面对需要精确定量的代谢物分析,需与靶向代谢组学相结合。

靶向代谢组学是仅对感兴趣的目标代谢物进行定性定量分析的代谢组学,通过精确定量促进某些代谢机制的验证。靶向代谢组学只针对明确的目标代谢物进行方法设置及优化,方法特异性强;其定量基础严格地建立在标准品对应的标准曲线之上,定量准确度高。

因非靶向代谢组学和靶向代谢组学的分析类型不同,两者常结合使用,先由非靶向代谢组学的实验提出相关代谢机制的假说,再由靶向代谢组学进行机制的验证。

(3) 按仪器类型分类: 代谢组学按照仪器类型可分为基于核磁共振技术的代谢组学和基于质谱技术的代谢组学。

基于质谱法(mass spectrometry, MS)的代谢组学常常需要和色谱技术的分离能力结合使用,具有高选择性和高灵敏度等优点,其缺点是质谱只能检测离子化的物质。为了对不同性质的化合物进行检测,研究者开发出 GC - MS、LC - MS,以及毛细管电泳-质谱法(CE - MS)等代谢组学分析平台。其中以前两者最为常用,GC - MS 适合易挥发、分子量不大的化合物;LC - MS 适合中等或强极性的化合物,因此两者互相补充可以鉴定尽可能多的代谢物。

此外,基于核磁共振技术(^{1}H - NMR)的代谢组学可以弥补质谱技术的不足,它通过谱峰强度能够反映出所有化合物的相对含量,是一种无损伤、无消耗性的检测方式。其优点是样品前处理简单且能够无偏向性地检测灵敏度范围内所有代谢物;缺点是灵敏度低只能用于分析高丰度的代谢物。

2. 在天然药物有效成分研究中的应用 近几年来,代谢组学在天然药物资源和质量控制、药效物质基础和作用机制、药物安全性和有效性等方面得到了广泛的应用。

(1) 在天然药物资源和质量控制研究中的应用: 基于^{1}H - NMR 的代谢组学技术可以反映中药不同生长发育阶段代谢物成分的改变,近年来广泛应用于中药不同基原的鉴别当中。张争争等利用^{1}H - NMR 代谢组学技术对款冬花栽培品和野生品的化学成分进行分析,结果发现两种不同来源款冬花的化学成分存在一定显著性差异且可明显进行区分。通过数据分析,发现栽培品中某些有效成分含量显著性低于野生品,表明款冬花野生品质量优于栽培品。华愉教等基于^{1}H - NMR 代谢组学技术对野生型与栽培型太子参化学成分差异进行了研究,结果发现两者可明显区分,且有 15 个差异较大的化学成分,为揭示太子参野生型与栽培型化学成分变化规律提供了基础。

(2) 在药效物质基础和作用机制研究中的应用: 俞洪华等基于 UPLC - Q - TOF - MS 和血清药物化学阐明了葛根、粉葛在大鼠血清中移行成分的差异,为研究葛根、粉葛的药效物质基础和质量标志物提供了科学依据。王广基院士团队建立了有效的“物质组-代谢组”关联网络分析(图 1 - 8),通过将“物质组-代谢组”关联网络与药效研究结合分析,提供了从天然药物到其药效物质基础及作用机制研究的一整套流程,为天然药物进入人或动物体内的药效物质基础研究提供了直接证据,为指导临床用药和寻找天然药物有效成分提供了新的思路。

(3) 在药物安全性和有效性研究中的应用: 胡超采用基于 UPLC - Q - TOF - MS 代谢组学的方法,从药物体内代谢层面上为研究补骨脂酚体内代谢产物的安全性奠定了物质基础。李春雨通过代谢组学技术开展大黄治疗慢性肾衰竭的有效性评价,其评价结果与药效学研究结果相一致,代谢组学研究还揭示了大黄所调控的机体潜在生物标志物及其代谢途径,丰富了大黄治疗慢性肾衰竭作用机制的研究。

3. 展望 虽然代谢组学在研究天然药物的资源和质量控制、物质基础和作用机制、安全性和有效性方面均有广泛应用,但代谢组学研究对象的主要是植物和人或动物的代谢产物,因此,具有一定的局限性,且还有很多亟待解决的瓶颈问题。

主要表现:一是目前已鉴定代谢产物还不足人类已知的 10%,这将有赖于数据挖掘技术、人工智能技术和化学信息技术的进一步发展。二是代谢组学研究如何更好地促进天然药物物质基础和作用机制

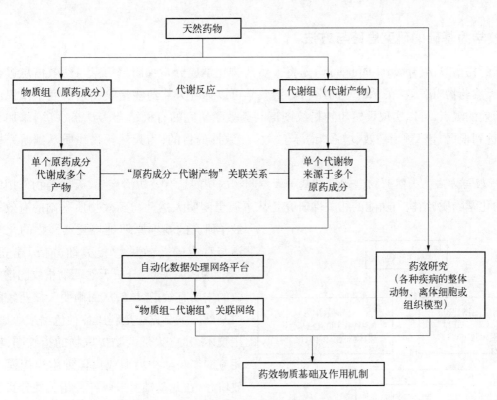

图1-8　"物质组-代谢组"关联网络分析

的研究。未来发展方向上,如何将代谢组学与其他系统生物学技术进行联合分析,补充代谢组学技术自身的局限性呢? 有研究者最新报道了通过代谢组学-肠道菌群关联分析,揭示了靶向肠道菌群及其相关代谢通路研究有望成为治疗许多代谢性疾病的有效策略之一。除了基于系统生物学框架下的多组学联合分析,研究者还报道了将代谢组学和网络药理学等交叉学科进行关联分析,将更有利于阐明天然药物的物质基础和作用机制。

此外,如何结合药效研究,通过关联分析,建立"内源性代谢产物即代谢组"与"外源性物质即药物代谢物组"的相互关系网络(图1-9),进而实现天然药物物质基础及其作用机制的网络化表达,将成为未来天然药物物质基础和作用机制研究的重大突破之一。总之,代谢组学是系统生物学与现代医药学相结合的一种关键技术,在天然药物有效成分研究中的应用前景广阔。

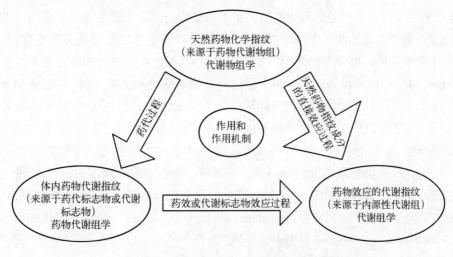

图1-9　代谢组与药物代谢物组的相互关系

八、谱效学为基础的研究思路与方法

天然药物谱效学(spectral efficiency)是将天然药物化学成分指纹图谱信息与药效信息进行关联研究,建立天然药物"谱-效"关系的一门学科。谱效学可以弥补天然药物指纹图谱研究中仅仅注重成分却忽视药效的缺点,可以实现天然药物指纹图谱与药效学研究的有机结合,为"指纹谱"添加了药效信息,从而达到根据"谱"预测药效、增强"谱"与"效"一致性的目的,为天然药物物质基础研究提供有效手段。

1. 原理与方法　天然药物谱效学是基于天然药物的功能是有效防治疾病,天然药物作用的基础是所含有的化学物质,结构与功能的相关性研究是从本质上阐明天然药物药效物质基础的有效策略。谱效学研究的基本原理是将天然药物的化学指纹图谱与对应的药效进行相关性分析,建立"谱"与"效"的相关关系,分析天然药物指纹图谱中发挥药效的主要有效指纹峰,从而阐明天然药物的药效物质基础。主要方法是利用各种色谱或色谱-波谱联用技术,建立天然药物提取物的指纹图谱,并建立相应的实验动物模型或离体细胞组织模型开展药效研究,在此基础上采取各种相关性分析手段将天然药物的化学指纹信息与药效信息进行相关性分析,揭示天然药物化学指纹图谱的药效特征,即"谱-效"关系,从而指认活性成分(药效物质基础)。其研究方法见图1-10。目前关于指纹图谱与药效相关性分析的方法有峰效数学模型法、相关分析法、回归分析法、主成分分析法、典型相关分析法、聚类分析法、灰色关联度分析法。

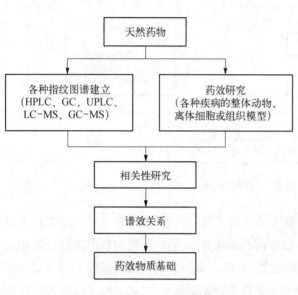

图1-10　谱效学为基础的研究方法

(1) 峰效数学模型法:是建立天然药物各指纹峰峰面积与药效之间关系(峰效关系)的数学模型,再通过数学、化学计量学、计算机编程与模拟等手段将HPLC指纹图谱翻译成生物活性指纹图谱。该图谱不仅具有HPLC指纹图谱的特征,还能反映每个化学指纹峰的生物活性,从而能更好地反映天然药物药效物质基础。

(2) 相关分析法:相关分析是研究指纹图谱中各指纹峰与药效指标之间关系的密切程度。皮尔森系数(Pearson)是当前最常用的相关系数,它不仅可以反映2个变量之间的相关联程度,还反映相关的方向(正负)。按照相关形式可分为线性相关和非线性相关,线性相关分析中双变量相关分析(bivariate correlation analysis, BCA)应用最为广泛。当变量之间呈现非线性相关关系时,一般采用非线性回归方法进行分析。相关分析的不足之处在于它只能给出2个变量之间的相关联程度,不能反映其他变量所产生的影响,因此,天然药物研究不能反映多种成分的协同作用和拮抗作用。

(3) 回归分析法:回归分析(regression analysis)是一种研究变量之间作用关系的统计分析方法,主要探讨自变量(色谱峰)对因变量(药效指标)的影响程度。根据变量之间相关的形态,建立适当的数学模型,即回归方程,当1个因变量和2个或2个以上的自变量建立回归方程时,应使用多元回归分析。多元回归分析主要包括普通多元回归分析(ordinary multiple regression analysis, OMLR)和偏最小二乘回归分析(partial least squares regression, PLSR)。

(4) 主成分分析法:主成分分析(principal components analysis, PCA)是一种用于分析和简化数据集的方法。它采用数学降维的思想减少数据集的维度,保持对数据集方差的最大贡献,并突出数据的相似性和差异。在谱效关系的研究中,每个色谱峰的面积被量化为数据并标准化,标准化后进行主成分分析。一般主成分的个数由累计贡献率及特征值大小决定,以累计贡献率>85%,特征值 $\lambda_i \geqslant 1$ 为宜。主成分分析多与聚类分析、相关分析或回归分析联合使用。

(5) 典型相关分析法:典型相关分析(canonical correlation analysis, CCA)是研究两组变量之间相关程度的方法。同样运用了数学降维的思想,分别在两组变量中提取有代表性的 2 个综合变量(分别为 2 个变量组中各变量的线性组合)即典型变量,利用这 2 个综合变量之间的相关关系来反映两组指标之间的整体相关性。

(6) 聚类分析法:聚类分析(cluster analysis, CA)是一个将数据集中的所有数据按照相似性划分为多个类别(簇,cluster)的过程。聚类分析之后,应尽可能保证类别相同的数据之间具有较高的相似性,而类别不同的数据之间具有较低的相似性。在天然药物谱效关系研究中,聚类分析法通常用来对不同样品的化学指纹图谱进行分析,再通过分析结果,选取出合适的样品组结合相关分析或回归分析研究潜在药效物质基础。

(7) 灰色关联度分析法:灰色关联度分析(grey relational analysis, GRA)的基本思想是根据序列曲线几何形状的相似程度来判断其联系是否紧密。曲线越接近,相应序列之间关联度就越大;反之就越小。灰关联度分析通过分析各组因素间数据变化过程中的相关联性,判断色谱峰与药效指标之间相关性的大小。可以通过已获得的信息来预测暂未获得的信息,但是难以描述各种峰相应组分的总体贡献。

2. 在天然药物有效成分研究中的应用　近年来,谱效学在天然药物药效物质基础研究中得到了较为广泛的应用。刘荣华等通过峰效数学模型法研究了山楂叶 HPLC 指纹图谱与其抗大鼠多形核中性粒细胞(polymorphonuclear neutrophil, PMN)呼吸爆发活性之间的相关关系,建立了山楂叶抗大鼠 PMN 呼吸爆发谱效关系,利用该关系对 14 个山楂叶样品进行活性预测。其预测值与实际值呈显著正相关,$r=0.968(P<0.01)$,在此基础上确定了 8 个活性最强峰。Wang 等运用典型相关分析(canonical correlation analysis, CCA)法对丹参、红花化学指纹图谱及其酪氨酸酶抑制活性药效指标进行分析。结果显示,原儿茶醛、羟基红花黄色素 A 和丹参酮ⅡA 3 种化合物具有高酪氨酸酶抑制活性,紫草酸和丹酚酸 A 对酪氨酸酶抑制活性的影响很小。Chen 等通过聚类分析(cluster analysis, CA)筛选出黄芪最佳产地,并用 21 个化学指纹图谱峰和大鼠骨量峰值进行灰关联度分析。结果显示,芒柄花苷和毛蕊异黄酮在增加大鼠骨峰量中起极其重要的作用。

3. 展望　虽然谱效关系研究近年来已取得了一定的成果,但仍有许多方面急需完善。在化学成分获取方面,应尽可能更全面地获得反映复杂化学成分的指纹图谱,同时对指纹图谱中的色谱峰进行准确的筛选。天然药物化学成分复杂,其中许多成分虽然在化学指纹图谱中含量很低,但是却对药效活性起决定性作用。这部分成分往往容易被研究者忽视,因此如何准确地选择化学指纹图谱中的化学成分是一个待解决的问题。此外,天然药物的药效作用往往是多种化学成分共同作用的结果。因此,研究时不仅要考虑单一成分的药效作用,也要考虑多成分的协同或拮抗作用。目前研究所采用的一部分多元统计分析方法虽然可以通过数学模型对多成分共同作用进行模拟,但没有在药效研究上进行可量化的验证。

在统计分析方面,目前没有统一的适用于大多数谱效关系研究的统计分析模型。现阶段采用的数据分析方法存在着不统一和规范化程度较低的问题,而且各种统计分析方法各有其优劣之处。多数研究只采用了 1 种或 2 种统计分析方法,得出的结果难免有局限性。研究者们应尽量将多种分析方法联合运用,从多个角度发掘有价值信息。鉴于这些存在的问题,天然药物谱效关系研究不能仅仅局限于目前所建立的方法和技术。研究者们需要突破研究瓶颈,实现化学指纹图谱技术和药效评价系统两者紧密结合,以形成更有效的中药谱效关系研究模式,并推动现代中药研究的快速发展。

思 考 题

1. 如何精准地发现天然药物中的有效成分？
2. 请分析天然药物化学与其他学科的关系。

第二章
天然药物有效成分的提取分离方法

天然药物化学成分种类繁多,结构复杂。提取化学成分时,大多是根据被提取化学成分在溶剂中的溶解度大小,通过溶剂浸润、溶解、扩散的过程,将化学成分从复杂的均相或者非均相体系中提取出来。传统的溶剂提取法操作形式有煎煮法、浸渍法、渗漉法、回流法、连续回流法。随着科学技术的发展,一些辅助提取方法不断应用到天然药物的提取中,如闪式提取、超声波提取、微波提取、超临界流体萃取等技术。在天然药物有效成分的利用中,常需要高纯度的化学品。因此,提取、分离与纯化过程在天然药物有效成分的研究中具有重要的作用。

天然药物品种繁多,所含化学成分具有多样性。为了提取其中的特定药效成分就要求方法具有一定的专属性。天然产物的提取已经积累了丰富的技术和理论。本章依次介绍各种提取、分离方法的原理、特点及应用概况。

第一节 经典提取法

一、经典提取方法的原理

溶剂提取法是通过破坏细胞壁后,利用溶剂将化学成分从原材料中溶解出来的方法。植物细胞通常会吸水后胀破,故而大多数药材在提取前,可以用适当的水浸润;或者在提取溶剂中掺入适当比例的水。溶剂提取法优点较多,如可选择的溶剂多、提取温度可变范围宽、提取条件相对较为温和、对化学成分破坏较小。因此,根据提取对象选择合适的溶剂是关键。一般而言,优良的提取溶剂应对有效成分具有选择性,即对目标成分溶解度大,而对杂质溶解度应当小。常用的溶剂有水、乙醇、丙酮、乙酸乙酯、二氯甲烷、乙醚、正己烷和石油醚等。此外,"相似相溶"原则是选择合适溶剂时最为便捷的选择原则,即极性接近则有较大的溶解度,因此应选取与目标成分极性相接近的溶剂。例如,提取甾体及萜类等小极性的脂肪族或芳香族类化合物时,应采用亲脂性有机溶剂如二氯甲烷、乙醚等;而糖苷、氨基酸等大极性类成分,应采用亲水性溶剂如水及含水醇等;至于极性更大的生物碱、有机酸等碱性、酸性或两性化合物,它们的存在状态(结合型或游离型)通常受溶液 pH 调控,其溶解度经常随 pH 的变化而改变,提取该类成分时通常需要调节适当的 pH。根据目标成分的极性,总结了对应的提取溶剂(表 2 - 1)。此外,对于具有酸、碱性的天然产物,为了增加其溶解度,也可采用酸水和碱水作为提取溶剂。酸水提取可使生物碱等含氮的碱性化合物与酸水反应生成盐而溶出,同样碱水提取可使有机酸、黄酮、蒽醌、香豆素、内酯及酚酸类成分成盐而溶出。常见溶剂的极性强弱顺序:石油醚(低沸点→高沸点)<二硫化碳<四氯化碳<三氯乙烯<苯<二氯甲烷<乙醚<三氯甲烷<乙酸乙酯<丙酮<乙醇<甲醇<乙腈<水<吡啶<醋酸。

表2-1   常见天然产物及其对应提取溶剂

天 然 产 物	提 取 溶 剂
小极性化合物：油脂、脂溶性色素、挥发油、游离甾体及萜类	石油醚、正己烷或者环己烷
中等极性化合物：二萜或三萜苷元、游离生物碱、有机酸，以及黄酮、香豆素的苷元	二氯甲烷或乙酸乙酯
极性化合物：糖苷类、生物碱盐、木脂素及类黄酮的多酚类	丙酮、乙醇或甲醇
水溶性化合物：氨基酸、糖类、无机盐	水

值得注意的是，从药材中提取有效成分时，多种成分之间相互影响，存在相互助溶作用，实际情况要复杂得多。传统中药的服用方式，以水煎煮为主，然而在水煎液中常含有大量水不溶性的成分。因此，从药材中提取有效成分没有固定的方法可以直接采用，在选择合适的提取方法时，需要根据不同药材、不同有效成分性质，进行工艺筛选。

传统的溶剂提取法包括浸渍法、渗漉法、煎煮法、简单回流提取法及连续回流提取法等。其中浸渍法、渗漉法属于常温提取，提取温度较低，适用于热不稳定成分的提取，提取物中所含杂质较少。煎煮法、简单回流提取法及连续回流提取法均属于加热提取，提取温度相对较高，提取物中所含杂质较多。此外，连续回流提取具有操作简单、节省溶剂的优点。根据药材原料中有效成分的稳定性选择适宜的溶剂提取方法。在不了解原材料中所含成分是否稳定的情况下，一般应避免高温提取，以防有效成分发生变化。

1. 浸渍法   属于静态提取方法，是将粉碎后药材原料放在适宜的溶剂中低温浸渍，常利用植物细胞吸水胀破以后，用有机溶剂将其中的化学成分溶解出来。该法操作简便易行，但所需时间长，溶剂用量大，提取率较低。本法在使用时，需要及时更换溶剂。长时间不更换溶剂，容易引起霉变等而破坏有效成分。因提取条件较为温和，故得到的成分种类相对简单。该法适用于热敏性药材的提取，不适用于贵重药材和毒性药材的提取。

2. 渗漉法   即将药材粉碎后装入渗漉罐中，新的溶剂不断自上而下渗透过药材，穿过药材细胞，使药材中的化学成分溶于渗滤液而流出的提取方法。渗漉法是目前国内外普遍采用的方法，提取效率比浸渍法高，且可用于提取较大量的药材。根据需要可以采用单一溶剂进行渗漉，也可使用几种溶剂依次进行渗漉。在渗漉过程中不断补充渗漉溶剂至药材的有效成分充分浸出，或当流出液颜色极浅或渗滤液的体积相当于药材质量的10倍时，可认为基本上已提取完全。在大生产中可将收集的稀渗滤液作为另一批新原料的溶剂使用。渗漉法适用于提取热敏性、易挥发或剧毒性的药材成分，也适用于提取有效成分含量较低或希望获得高浸出液浓度的药材原料。

3. 煎煮法   是我国使用最早，中药服用最常用的方法，也是中药有效成分研究中使用频率最高的方法之一。煎煮法提取溶剂通常是水，实验室通常使用玻璃器皿，而生产中所用容器一般为陶器、砂罐或铜制器皿，不宜用铁制器皿。煎煮法的提取条件较为剧烈，提取较为充分。但是，对于热不稳定及极性较小的成分提取效率低。

4. 简单回流提取法及连续回流提取法   是选取适宜的有机溶剂通过加热回流的方式浸提原料中有效成分的方法。简单回流提取法及连续回流提取法具有操作简单、节省溶剂、提取效率高等特点，而且，其可选择的溶剂范围较多。但是该法提取的温度较高，除了提取效率高等的优势之外，其提取物中杂质也相对较多，与水煎煮法类似，不适用于受热易破坏的有效成分提取。该方法易于工业化生产，大多数药材的有效成分的产业化提取，多数采用该方法。

5. 水蒸气提取法　　常用于热稳定且易挥发的小分子化学成分的提取。这些化学成分微溶或不溶于水溶液中。水蒸气提取法主要应用于提取植物中挥发油或植物精油等挥发性成分，如藿香、紫苏等。此外，对于小分子挥发性生物碱，如麻黄碱、槟榔碱等，也可以用水蒸气蒸馏法提取。然而，部分挥发油在水中有较大的溶解性，对这类成分不适宜于用水蒸气蒸馏，可以用低极性溶剂回流提取替代，如用石油醚、乙醚等。水蒸气蒸馏不仅在实验室广泛应用，而且已经被应用于工业化生产，其工业化中常用多功能提取罐和挥发油提取罐。

二、影响提取的因素

天然产物的成功提取，除选择合适的提取溶剂以外，还需要工艺等因素，研究证实对溶剂提取法影响显著的因素有物料粗细、提取温度、提取时间等。

1. 物料粗细　　物料颗粒越细，其表面积越大，与溶剂接触越充分，加快了浸出过程，提取效率越高。但颗粒过细时，过大的表面积反而增大颗粒间的吸附作用，常常导致结块，一方面影响受热均匀，另一方面也影响过滤速度。另外，对于富含蛋白质和多糖类成分的样品如果粉碎过细，采用水为溶剂提取时，常常导致提取液黏度过大，而抑制其他成分的溶出。因此，物料的粗细不仅与提取对象有关，而且还与提取溶剂有关。用水作溶剂提取时，可采用粗粉（20目）或薄片，用有机溶剂提取时，粉碎颗粒可略细点，以过60目为宜。根与茎类可切成薄片或粗粉，全草、叶类、花类、果实类以过20~40目为宜。

2. 提取温度　　从提取效率角度，温度越高其提取效率越高。因为温度越高，溶剂渗透、溶解、扩散速度显著提升。但是，提取温度越高，其提取的成分组成越复杂，这无疑增加了后续纯化的工作强度，而且易于破坏部分化学成分。因此，为了提升目标成分的提取效率及减少不必要的纯化精制工作量，一般加热到60℃左右为宜，最高不超过100℃。

3. 提取时间　　一般而言，随着提取时间的延长，各种化学成分的提取率会相应提高，但是其他组成成分提取出的概率也在增加，因此提取时间并不是越长越好。这与提取温度因素相雷同。因此，提取时间通常也是提取工艺考察的一个重要方面。

总之，为了高效提取天然药物有效成分，除需要了解每种提取方法的特性，还需要分析其理化性质。只有当两者在理论相匹配的基础上，再进行工艺参数（如提取温度、溶剂及时间等）的优化，方可收到较好的结果。

第二节　新方法与新技术在天然药物
有效成分提取中的应用

近年来，随着我国经济发展及国际影响力显著提升，以及中医药国际化、现代化水平大幅度提升，尤其随着"一带一路"发展，中医药在国内国际的需求逐年增加。在需求的驱动和国家的大力资助下，中药及天然药物提取方法的研发得到了快速发展。多种新型、绿色、高效的方法被开发，同时，产业化制备过程也得到了较为充分的研究。

一、闪式提取法

闪式提取法，简称闪提法，是近年来发展起来的一种新提取方法。它的提取原理同组织破碎提取法，提取装置为闪式提取器。闪式提取过程类似于生活中的榨汁过程，而最初的闪式提取器也近乎为榨汁机。由传统提取法可知，物料颗粒越小，以及提取溶剂与目标组分的极性越接近，外加适宜外力作用，则提取效率就会越高。

组织破碎提取法是通过闪式提取器的科学设计,选用合理的提取溶剂,将物料高速粉碎至适当粒度,同时伴有高速搅拌、振动、负压渗滤等外力,实现了这 3 种因素的最佳结合。对于常规提取,当物料粉碎过细时,常常容易堵住筛孔而影响过滤。然而,闪式提取器完美地解决了这个问题。在闪式提取过程中,通过破碎刀具的设计而将物料的破碎颗粒控制在 50 目左右,由此既能充分发挥粒度小易达到组织内外平衡的优势,又不至于因颗粒太细而影响后期的过滤。闪式提取器为依靠机械剪切力和超动分子渗滤技术,在室温及溶剂存在下数秒钟内将植物的根、茎、叶、花、果实等物料破碎至细微颗粒,并使有效成分迅速达到组织内外平衡,再通过过滤达到提取的目的。闪式提取器内刃的转速高达 15 000~30 000 r/min,因此,一般在 1 min 之内即可完成一次提取。此外,闪式提取技术常在较低温度下进行,因此,能够最大限度地保护植物有效成分避免受热破坏,其溶剂用量小、提取时间短、效率高,且刀具耐磨,结构紧凑,使用安全可靠。此外,闪式提取器在高速旋转中能够产生相当于超声波 1/60 的振动,这种"超声"振动作用无疑对化学成分在被破碎物料颗粒内外达到溶解平衡起到强力的促进作用。

闪式提取法因其技术特点,在天然产物提取工作中具有显著优势,如快速高效、常温提取、提取的物料广(根、茎、叶、花、果实和种子等)适用于各种有效成分提取、可选择的提取溶剂多(常用水、乙醇、甲醇和丙酮等)、耗能低、操作简便。由于该技术的出现,促进了诃子、柳兰、鬼灯檠、千屈菜、桃金娘等中草药中单宁、多元酚类化合物的研究。

二、超临界萃取技术

超临界流体(supercritical fluid, SCF)指的是物体处于其临界温度和临界压力以上状态时,向该状态气体加压,气体不会液化,只是密度增大,具有类似液体的性质,同时还保留了气体性能。超临界流体兼具了液体溶剂对溶质的高溶解性及气体溶剂易于扩散和去除的双重优势。更重要的是,超临界流体的许多性质如黏度、密度、扩散系数、溶剂化能力等性质随温度和压力变化很大,因此对选择性的分离非常敏感。

超临界流体萃取技术就是利用超临界流体的性质,在高于临界压力和临界温度条件下与待分离的固体或液体混合物接触,萃取出所需要的物质,随后通过改变压力和温度,降低超临界流体的密度,进而降低其对被萃取物的溶解度,或用吸附的方法使超临界萃取的流体和所需要的物质得到分离。超临界流体萃取分离是利用超临界流体的溶解能力与其密度的关系,即利用压力和温度对超临界流体溶解能力的影响而进行的。在超临界状态下,将超临界流体与待分离的物质接触,使其有选择性地依次把极性大小、沸点高低和相对分子质量大小不同的成分萃取出来。通常,超临界萃取过程主要由萃取阶段和分离阶段两部分组成。在萃取阶段,超临界流体将所需组分从原料中萃取出来,萃取剂循环使用;在分离阶段,可将超临界萃取流程分为三类,即等温变压流程、等压变温流程和等温等压吸附流程。

可作为 SCF 提取溶剂的物质很多,如二氧化碳(CO_2)、氧化亚氮(N_2O)、六氟化硫(SF_6)、乙烷(CH_3CH_3)、甲醇(CH_3OH)、氨(NH_3)和水等。但用超临界萃取方法提取天然产物时,一般用 CO_2 作萃取剂。这是因为 CO_2 临界温度(T 为 31.06℃),是超临界溶剂临界点最接近室温的,所以 CO_2 萃取可在接近室温下完成整个分离操作在超临界萃取溶剂。临界压力(P 为 7.39 Mpa)适中;CO_2 的临界密度(ρ 为 0.448 g/cm³)是常用超临界溶剂中最高的,因而对有机物溶解能力强、选择性好;CO_2 廉价易得;CO_2 无毒、惰性、易于分离;以二氧化碳作溶剂不会产生任何新的"三废"物质,对环境保护有利。CO_2 是非极性物质,比较容易萃取出非极性或极性很弱的物质。而对于极性较强的物质的萃取则需要加入夹带剂(又称改性剂)以改善萃取能力。

　　超临界萃取作为一种高新技术,不仅可以用于非极性的挥发油类物质的提取,而且也广泛应用于大极性物质,如皂苷、黄酮及生物碱等的提取。它不仅可以用作分析测试中供试品的制备方法,也已经被工业化生产采纳。因此,超临界萃取技术是一种独特、高效、清洁的新型提取、分离手段,在天然药物活性成分提取分离中具有广泛的应用前景。

三、超声波提取

　　超声波萃取(ultrasound extraction, UE),亦称为超声波辅助萃取,超声波提取是利用超声波辐射压强产生的强烈空化效应、扰动效应、高加速度、击碎和搅拌作用等多级效应增大物质分子运动频率和速度,增加溶剂穿透力,从而加速目标成分进入溶剂促进提取的进行。超声波破碎过程是一个物理过程,浸提过程中无化学反应,被浸提的生物活性物质在短时间内保持不变,生物活性不减,同时提高了破碎速度,缩短了破碎时间,可极大地提高提取效率。

　　超声波是指频率为 20 kHz~50 MHz 的电磁波。超声波是一种弹性机械振动波,需要通过介质进行能量传播,其穿过介质时会产生膨胀和压缩两个过程。超声波振动能产生并传递强大的能量,给予媒质质点以大的速度和加速度,加速度随着声波频率的增高而增大,超声波在某些物质里比一些电磁波穿透得更深,停留时间也较长。又由于大能量的超声波作用在液体里,在振动处于稀疏状态时,液体会被撕裂成很多的小空穴。这些空穴瞬间即闭合,闭合时产生高达 3 000 MPa 的瞬间压力,称为空化作用。这样连续不断产生的高压就像一连串小爆炸不断地冲击物质颗粒表面,使物质颗粒表面及缝隙中的可溶性活性成分迅速溶出。同时在提取液中还可通过强烈空化,使细胞壁破裂而将细胞内容物释放到周围的提取液体中。超声空穴提供的能量和物质间相互作用时,产生的高温高压能导致游离基和其他组分的形成。据此原理,超声波处理纯水会使其热解成氢原子和羟基,两者通过重组生成过氧化氢(H_2O_2)。当空穴在紧靠固体表面的液体中发生时,空穴破裂的动力学明显发生改变。在纯液体中空穴破裂时,由于它周围条件相同,因此总保持球形;然而紧靠固体边界处,空穴的破裂是非均匀的,从而产生高速液体喷流使膨胀气泡的势能转化成液体喷流的动能,在气泡中运动并穿透气泡壁。喷射流在固体表面的冲击力非常强,能对冲击区造成极大的破坏,从而产生高活性的新鲜表面。这种空化现象可细化各种物质及制造乳浊液,加速植物中的有效成分进入溶剂,使其进一步提取,以增加有效成分的提出率。

　　除了空化作用外,超声波的许多次级效应,如机械振动、乳化、扩散、击碎、化学效应等也都有利于使植物中的有效成分转移,并充分和溶剂混合,促进提取的进行。此外,超声波提取不会改变有效成分的结构,并且提取时间短、效率高,为中草药成分的提取提供了一种快速、高产的新方法。由于超声波提取的高效且条件温和,不易于破坏提取物的化学结构,故多用于天然药物的定性和定量研究中。

四、微波提取技术

　　微波(microwave)是一种波长在 1~0.001 m、频率在 0.3~300 GHz 的电磁波,具有很强的穿透性和很高的加热效率。微波萃取技术是近年来发展较快的一种新型提取技术,与传统的天然药物活性成分提取方式相比,具有方便、省时、能耗少、有效成分得率高、选择性强和适于工业化生产等优点。

　　微波是频率介于 300 MHz 和 300 GHz 之间的电磁波,具有穿透力强、选择性高、加热效率高等特点。微波的穿透深度与微波波长处于同一数量级,频率为 300 MHz 与 300 GHz 的微波波长分别是 100 cm 和 0.1 cm,利用微波加热时,微波可以穿透物质直接使外部与内部同时加热。微波提取主要是利用微波具有的热特性,微波加热是利用微波场中介质的偶极子转向极化与界面极化的时间和微波频率吻合的特点,促使介质转动能级跃迁,加剧热运动,将电能转化为热能。微波的热效应能使细胞壁破裂,使细胞膜中的酶失去活性,细胞中有效成分易突破细胞壁和细胞膜障碍而被提取。

微波萃取的机制可以从两方面考虑：一方面微波辐射过程是高频电磁波穿透萃取介质,到达植物物料的内部维管束和腺细胞内,由于物料内的水分大部分是在维管束和腺细胞内,水分吸收微波能后使细胞内部温度迅速上升,而溶剂对微波是透明(或半透明)的,受微波的影响小,温度较低。连续的高温使其内部压力超过细胞壁膨胀的能力,从而导致细胞破裂,细胞内的物质自由流出,萃取介质就能在较低的温度条件下捕获并溶解,通过进一步过滤和分离,便获得萃取物料。另一方面,微波所产生的电磁场,加速被萃取部分向萃取溶剂界面扩散速率,用水作溶剂时,在微波场下,水分子高速转动成为激发态,这是一种高能量不稳定状态,或者水分子汽化,加强萃取组分的驱动力;或者水分子本身释放能量回到基态,所释放的能量传递给其他物质分子,加速其热运动,缩短萃取组分的分子由物料内部扩散到萃取溶剂界面的时间,从而使萃取速率提高数倍,同时还能降低萃取温度,最大限度地保证萃取的质量。

微波萃取机制的另一种描述：由于微波的频率与分子转动的频率相关联,所以微波能是一种由离子迁移和偶极子转动引起分子运动的非离子化辐射能。当它作用于分子时,促进分子的转动运动,分子若此时具有一定的极性,便在微波电磁场作用下产生瞬时极化,并以每秒24.5亿次的速度做极性变换运动,从而产生键的振动、撕裂,以及粒子之间的相互摩擦、碰撞,促进分子活性部分(极性部分)更好地接触和反应,同时迅速生成大量的热能,促使细胞破裂,使细胞液溢出来并扩散到溶剂中。在微波场中,不同物质的介电常数、比热、形状及含水量的不同,会导致各种物质吸收微波能的能力的不同,其产生的热能及传递给周围环境的热能也不同,这种差异使得萃取体系中的某些组分或基体物质的某些区域被选择性加热,从而使被萃取物质从基体或体系中分离出来,进入到介电常数小、微波吸收能力差的萃取剂中。按介电常数的不同可以分为以下三类物质：一类物质(如水、乙醇、某些酸、碱、盐类)可以将微波转化为热能,这类物质能吸收微波,提升自身及周围物质的温度;另一类物质(如烷烃、聚乙烯等非极性分子结构物质)在微波透过时很少吸收微波能量;第三类物质(金属类)可以反射微波不同种类的物质对微波具有不同的吸收能力,物质的这一特性可用耗散因子表示

$$\tan\alpha = 介电损耗 / 物质的介电常数 \qquad (2-1)$$

微波提取技术是近年来以传统溶剂浸提法原理为基础发展的新型萃取技术,具有快速、溶剂用量少、提取率高、选择性强、重现性好、成本低、质量好、排污量少等优点,是天然产物提取中一种非常有发展潜力的新型技术。

虽然微波技术应用于生物胞内耐热物质的分离提取具有穿透力强、选择性高、加热效率高等显著特点,分析方面体现了操作简便、快速、高效的优点,在实际生产过程中具有安全、节能的潜力,但是这种方法具有一定的局限性。例如,不适合于热不稳定性物质的提取,如蛋白质、多肽、酶等;富含淀粉或树胶的天然植物同样也不适合,因为微波干燥很容易使它们变形和糊化,堵塞通道,反而不利于胞内产物的释放。

第三节　经典分离方法

天然药物化学成分复杂,然而现代药理研究为了阐述其作用物质基础,或者对其中次级代谢产物的活性进行筛选,通常需要高纯度的单体物质。因此,分离方法的选择和开发对于从复杂的天然药物中获得纯物质就显得尤为重要。本节着重介绍色谱理论及柱层析色谱分离原理和应用。

一、色谱分离技术

柱层析色谱分离技术具有悠久的发展历史,有较为完善的色谱理论支撑,在天然药物活性成分的分离纯化工作中发挥了重要作用。由于色谱分离技术的高效性已经成为实验室纯化分离的最常用手段。

胰岛素是最早使用色谱技术进行纯化得到的注射药品之一,其中一个关键生产环节就是以凝胶色谱去除胰岛素的二聚体。现在,以凝胶色谱、反相色谱为核心的色谱分离技术已被广泛地应用于包括干扰素、生长激素、多肽类药物等生物工程药物的生产环节。而硅胶层析、聚酰胺层析、氧化铝层析也已越来越多地应用于天然产物、药物的分离与生产,其中以新型抗癌药物紫杉醇、喜树碱、高山尖杉酯碱等的生产最具代表性。

色谱法又称层析法,是利用混合物中各个组分的化学、物理性质的差异,各组分不同程度地分布于两相中,其中一相是固定相,另一相是流动相,由于被分离混合物中各组分受固定相的作用力(吸附、分配、交换、分子间氢键结合力等)不同,在流动相与固定相发生相对移动的过程中,当待分离的混合物通过固定相时,由于各组分的理化性质存在差异,与两相发生相互作用的能力不同,在两相中的分配也不同,与固定相相互作用力越弱的组分,随流动相移动时受到的阻滞作用越小,向前移动的速度快;反之,与固定相相互作用越强的组分,向前移动的速度越慢。如果分步收集流出液,可得到样品中所含的各单一组分,从而达到将各组分分离的目的,这个过程就称为色谱分离过程。

用于指导色谱分离的色谱理论主要包括塔板理论和速率理论。

1. 塔板理论　是 1941 年马丁(Martin)提出的半经验理论。它是把整个色谱柱比拟为一座分馏塔,把色谱的分离过程比拟为分馏过程,直接引用分馏过程的概念、理论和方法来处理色谱分离过程的理论。它把色谱柱中某一段距离(长度)假设为一层塔板,在此段距离中完成的分离就相当于分馏塔中的一块塔板所完成的分离。据此推论,色谱柱的某一段长度就称为理论塔板高度。

如果色谱柱的总长度为 L,每一块塔板高度为 H,则色谱柱中的塔板(层)数 n 为

$$n = \frac{L}{H} \tag{2-2}$$

从式 2-2 可知,在柱子长度固定后,塔板数越多,组分在柱中的分配次数就越多,分离情况就越好,同一组分在出峰时就越集中,峰形就越窄,流出曲线的标准偏差(σ,即峰高 0.607 倍处的色谱峰宽度的一半)越小。塔板数与色谱峰宽 Y、$Y_{\frac{1}{2}}$ 有如下关系

$$n = 5.54\left(\frac{t_R}{Y_{\frac{1}{2}}}\right)^2 = 16\left(\frac{t_R}{Y}\right)^2 \tag{2-3}$$

n 和 H 可以作为描述柱效能的指标。由于死时间(t_0)和死体积(V_0)不直接参与分配过程,所以计算出来的 n 不能完全反映柱子的真实效能。式 2-3 的 n 和相应的 H 实际上是理论塔板数和理论塔板高度。用扣除了 t_0 因素的 t_R' 来计算 n,得到的塔板数和塔板高度可作为有效的塔板数和有效塔板高度

$$n_{有效} = 5.54\left(\frac{t_R'}{Y_{\frac{1}{2}}}\right)^2 = 16\left(\frac{t_R'}{Y}\right)^2 \tag{2-4}$$

$n_{有效}$ 和 $H_{有效}$ 消除了死时间的影响,因而比理论塔板数和理论塔板高度更真实地反映了柱效能的高低。但是,n 和 $n_{有效}$ 都是针对某一物质的,使用时应注明是对某物质而言。

塔板理论形象地描述了物质在柱内进行多次分配的运动过程,n 越大,H 越小,柱效能越高,分离得越好。但是分离的最基本因素仍然是分配系数 K,只有在 K 值有差别的情况下,设法提高塔板数,增加分配次数,提高柱效能,才能达到提高分离能力的目的。

塔板理论初步阐述了物质在色谱柱中的分配情况,但是未能考虑色谱操作条件对分离效果的影响;也无法解释在不同的流速下为何会有不同的塔板数,以及色谱峰为何会变宽等问题。

2. **速率理论——范第姆特方程** 1956 年荷兰科学家范第姆特(van Deemter)首先提出了色谱分离过程的动力学理论,在塔板理论的基础上,结合了影响塔板高度的动力学因素,即综合考虑组分分子的纵向分子扩散和组分分子在两相间的传质过程等因素,提出了速率理论。速率理论给出了塔板高度 H 与流动相流速 $u(cm/s)$ 及影响 H 的三项主要因素之间的关系

$$H = A + B/u + C_u \qquad\qquad (2-5)$$

此式称为范第姆特方程,它只有在式中的三项(涡流扩散项 A、分子扩散项 B/u 和传质阻力项 C_u)较小的情况下,H 才可能小,峰形才可能变窄,柱效能才会提高。

(1) 涡流扩散项 A:描述的是流动相在固定相中运行的情况,流动相中的组分分子在色谱柱中随着载气或者载液向前运行时,会碰到固定相的小颗粒,使前进受阻,改变前行方向而形成向垂直方向的流动,称为"涡流"。涡流的产生使得组分分子的同步前进被打乱,产生了一些分子通往柱子的路径长而另有一些分子通过柱子的路径短,最终的结果表现为到达检测器有先后,产生的色谱峰峰形变宽。显然,涡流扩散的严重程度取决于柱子的填充不均匀因子 λ 和固定相的颗粒大小 d_p。

(2) 分子扩散项 B/u:待测组分在柱子中都存在着分子扩散,这是由于浓度梯度形成的纵向扩散。由于纵向扩散的存在,就会引起组分分子不能同时到达检测器。组分分子会分布在浓度最大处(峰的极大值处),引起峰形变宽。一般而言,组分分子在气相中的扩散要比在液相中的扩散严重得多,在气相中的扩散系数大约是在液相中的 10 万倍。因此在液相色谱中,分子的纵向扩散引起的塔板高度增加和由此而引起的峰形扩张很小。

(3) 传质阻力项 C_u:这一项中的系数 C 包括流动相传质阻力系数 C_m 和固定相的传质阻力系数 C_s。C_m 为组分分子从流动相移向固定相表面进行两相之间的质量交换时所受到的阻力。而 C_s 指组分分子在由流动相进入固定相之后,扩散到固定相内部,达到分配平衡后,又回到界面,被流动相带走这一过程所受到的阻力。

通过范第姆特方程可以看出,塔板数和塔板高度与流动相的流速有关,控制最佳的流动相流速将是重要的操作条件之一。从方程式可看出,柱子的分离效能,与柱子的种类、填料填充均匀性、载体的颗粒度、流动相种类、柱温、柱子的长短及流速等有关,而范第姆特方程是指导选择分离操作条件的重要依据。

二、液-液分配柱色谱

将两相溶剂中的一相涂覆在硅胶等多孔载体上作为固定相,填充在色谱管中,然后加入与固定相不相混溶的另一相溶剂(流动相)冲洗色谱柱。这样,物质同样可以在两相溶剂中相对做逆流移动,在移动过程中不断进行动态分配而得以分离。这种方法称之为液-液分配柱色谱法。液-液分配柱色谱法的色谱条件筛选受范第姆特方程指导。

1. **正相色谱与反相色谱** 正相色谱是指固定相的极性高于流动相的极性,因此,在这种层析过程中非极性分子或极性小的分子比极性大的分子移动速度快,先从柱中流出来;反相色谱是指固定相的极性低于流动相的极性,在这种层析过程中,极性大的分子比极性小的分子移动速度快而先从柱中流出。液-液分配柱色谱用的载体有硅胶、硅藻土及纤维素粉等。

2. **加压液相色谱柱** 经典的液-液分配柱色谱用的载体(如硅胶)颗粒直径(100~150 μm)较大,流动相仅依靠重力作用自上而下缓缓流过色谱柱,流出液用人工分段收集后再进行分析,因此柱效较低,费时较长,近来已逐渐被各种加压液相色谱所代替。加压液相色谱用的载体多为颗粒直径较小、机械强度及比表面积均大球形硅胶微粒,其上键合不同极性的有机化合物以适应不同类型的分离工作的需要,因而柱效大大提高。依所用压力大小不同,可以分为快速色谱(flash chromatography,约 $2.02×10^5$ Pa)、

低压液相色谱(LPLC, $<5.05 \times 10^5$ Pa)、中压液相色谱[MPLC, $(5.05 \sim 20.2) \times 10^5$ Pa]及高压液相色谱(HPLC, $>20.2 \times 10^5$ Pa)等。

第四节 新方法与新技术在天然药物有效成分分离中的应用

一、高速逆流色谱

1. HSCCC 的发展史 逆流分溶法和液滴逆流色谱法是高速逆流色谱(high-speed counter current chromatography, HSCCC)方法的前身,分别在 20 世纪 50 年代、70 年代被应用在分离领域,这两种方法具有对载体的要求低、无不可逆吸附、生产量大等优点,但由于它们分离效率低、设备及生产成本高,最终无法得到推广。针对上述问题,美国伊藤(Ito)博士设计出利用螺旋管行星式离心分离仪的色谱分离方法,很大程度上提高了分离效率,且实验方法简单、连续、灵敏度高,这也使得逆流色谱(counter current chromatography, CCC)开始成为现代色谱分离技术的一部分。在螺旋管行星式离心分离仪的基础上,伊藤博士在 20 世纪 80 年代发现处于行星运动的上下相溶剂在螺旋管柱中会出现单向性流体力学平衡现象,依据这一奇特的动态平衡,伊藤博士创造出了更高效、稳定、分离效果佳的高速逆流色谱法。HSCCC是基于液-液分配原理,其独特之处在于它是建立在单向性流体动力平衡体系之上的一种 CCC 分离方法。HSCCC 可以在短时间内实现高效分离和制备,并且可以达到几千个理论塔板数。

2. HSCCC 的结构及原理 高速逆流色谱仪是由恒流泵、主机、恒温水浴、紫外检测器组成,相比于制备色谱而言,高速逆流色谱仪的螺旋管柱内部的固定相和流动相均为液体。主机配有进样阀、螺旋管柱、配重组件等,螺旋管柱是由聚四氟乙烯管缠绕而成,聚四氟乙烯管长度一般为 $100 \sim 200$ m,内径为 $0.8 \sim 2.6$ mm,柱的总体积在 $150 \sim 1\,500$ mL,重力配件可以维持主机在高速旋转下的稳定性和仪器的平衡。在控制器和齿轮的带动下,螺旋管柱既可以公共中心点为圆心顺时针或者逆时针公转,又能自转,这也是所谓的行星运动,转速一般设置为 $800 \sim 1\,000$ r/min。螺旋管柱分为两端,即首端和尾端,根据固定相和流动相设置方式的差别,分别将流动相从首端或尾端泵入。HSCCC 是基于液-液连续多级萃取的原理发明的,其核心技术是溶剂体系中的上下相能在螺旋管柱作高速离心运动、流动相恒速流动的条件下建立起一种单向性流体力学平衡。在仪器运行过程中,处于动态平衡中的固定相会以固定体积在螺旋管柱中保留;而流动相则是以恒定的流速穿过固定相,并与固定相充分混合-分层,在这一过程中,因为样品中各化合物之间分配系数的差异,在两相中的传质过程不同,从而在连续的液液多级萃取的过程中实现快速、稳定的分离。HSCCC 的分离原理图见图 2-1。

HSCCC 是一种不用固态吸附剂的全液态的色谱方法。由于不使用固相载体,与其他的色谱技术相比,HSCCC 能够完全消除支撑体导致的样品不可逆吸附、峰形拖尾,以及对样品的污染、失活、变性

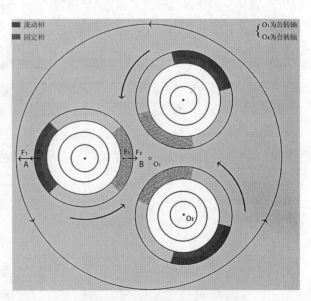

图 2-1 HSCCC 的分离原理图

F_1 为公转时产生的离心力; F_2 为自转时产生的离心力; A 为 F_1 与 F_2 方向一致,固定相、流动相分层; B 为 F_1 与 F_2 方向相反,固定相、流动相混合

等影响,样品粗提物可直接进样分离,可以高效、快速和大量制备分离,分离纯化与制备可同步完成,同时具有有机溶剂消耗少、无损失、无污染等优点,实现复杂混合物中各组分的高纯度分离。

流体动力学中有一种特殊的动力学平衡现象,即单向流体动力学平衡现象。HSCCC 就是利用这种现象来实现高速分离。在这样的动力平衡体系中,两种互不混溶的溶剂相在转动螺旋管中单向地分布。高速逆流色谱仪工作时,色谱仪中的螺旋管做行星运动,由于重力及螺旋管力的作用,固定相移向螺旋管的入端,使得固定相得以保留,同时两相溶剂在螺旋管中得以混合。由于不同溶质在两相中的分配系数不同,溶质在两相溶剂中进行分配平衡,按分配系数的大小次序被依次洗脱。在流动相中分配比例大的先被洗脱;在固定相中分配比例大的后被洗脱。

用 HSCCC 进行成功的分离,选择适宜的溶剂系统非常重要。不同的溶剂系统,具有不同的上、下相之比,其黏度、极性、密度等性质相差甚远,对相同的成分具有不同的溶解、分配能力,形成分配系数的差异,对分离效果产生不同的影响。目前,溶剂体系的选择还没有一套完整的理论依据。一般来讲,选择的条件:① 溶剂可分层;② 不造成样品的分解或变性;③ 固定相能实现足够高的保留值,一般要求固定相的保留值大于 50%(体积比);④ 样品在溶剂系统中有合适的分配系数值,被分离物质的分配系数(K)范围要在 0.5~2,测量 K 值可以用浓度测定法和色谱法[薄层色谱(TLC)或 HPLC];⑤ 溶剂易挥发除去。对于未知组成的样品,一般根据经验来选择溶剂体系。通常是先选用三氯甲烷-甲醇-水(体积比 2∶1∶1)或正己烷-乙酸乙酯-甲醇-水[体积比(1∶1∶1∶1)]溶剂体系进行尝试,然后再进行适当的改变。溶剂体系选择后,通常以平衡两相中的上相为固定相,下相为流动相。另外,两相中的酸碱性不同,会对溶液中酸碱性较敏感的化学成分的分离造成影响。

另一种方法是从已有的常用溶剂系统中筛选出最佳的溶剂体系,HSCCC 色谱法的鼻祖伊藤博士探索出了两种溶剂体系表(表 2-2、表 2-3),这为摸索合适的溶剂系统减少了不小的工作量。表 2-2 中的溶剂系统极性自上而下不断增大,若尚不清楚目标化合物的极性大小,可先从中等极性溶剂开始筛选。如果目标物主要在有机相中富集,则向上筛选其他溶剂;如果主要在水相中富集则反之。若已经极性大小则相应的从弱极性或者强极性溶剂开始进行筛选。另外,也可通过加入无机盐、盐酸、醋酸、三氟乙酸来改变化合物在两相中的分配系数。

表 2-2 常规溶剂体系中各溶剂体积比

正己烷	乙酸乙酯	甲 醇	正丁醇	水
10	0	5	0	5
9	1	5	0	5
8	2	5	0	5
7	3	5	0	5
6	4	5	0	5
5	5	5	0	5
4	5	4	0	5
3	5	3	0	5
2	5	2	0	5

续　表

正己烷	乙酸乙酯	甲　醇	正丁醇	水
1	5	1	0	5
0	5	0	0	5
0	4	0	1	5
0	3	0	2	5
0	2	0	3	5
0	1	0	4	5
0	0	0	5	5

表 2-3　极性甲基叔丁基醚溶剂体系中各溶剂体积比

甲基叔丁基醚	正丁醇	乙　腈	水
1	0	0	1
4	0	1	5
6	0	3	8
2	0	2	3
6	4	5	5
2	2	1	5

　　高速逆流色谱仪的转速、流动相流速、进样体积是影响提取效果的主要因素。通常情况下：① 转速越高,越易产生乳化现象;② 流动相流速越大,固定相流失加重;③ 进样量太大,峰间距变窄,峰形变宽。在选定溶剂系统后,有时需要对 3 个仪器运行参数(转速、流动相流速、进样体积)进行正交试验,以确定最佳分离条件。

　　固定相保留量的影响:固定相的保留量是影响溶质峰分离度的重要因素,一般来说,高保留量会大大提高峰的分离度。溶剂系统的物理特性如界面张力、黏度和两相之间的密度差等与固定相的保留值均有密切关系。在溶剂系统的各个物理参量中,黏度是固定相保留值的主要影响因素,低黏度的溶剂系统可望得到高的固定相保留值;而高黏度的溶剂系统的固定相保留值较低。

　　3. HSCCC 的应用　HSCCC 的原理其实相当于连续的液-液萃取,因此其也是以液态溶剂作为固定相,再者螺旋管线圈线程较长,理论塔板数可以达到 1 000 以上,HSCCC 最大的优点是不会发生不可逆吸附现象而造成样品的变质。HSCCC 设备要求低、操作简便、回收率高、分离效果好、重现性好而被广泛应用于化学化工、生物工程、药学、有机合成、环境食品等领域。20 世纪 80 年代伊藤博士发明该项技术引起了国内外学者的广泛关注,尤其是在天然产物分离领域。与 HSCCC 常规洗脱方法不同,Ye 等通过一种新颖的联用技术(2D HSCCC),以正己烷/乙酸乙酯/甲醇/水(体积比 1∶1∶1∶1)和(体积比 5∶5∶4.5∶5.5)为溶剂系统,以白芷为原料,从中分离得到了多种香豆素类化合物;Lu 等利用 HSCCC 分离得到了绿原酸,该分离过程所选用的溶剂体系为正丁醇/冰乙酸/水(体积比 4∶1∶5);国外学者团队筛选出甲基叔丁基醚/正丁醇/乙腈/水(体积比 1∶3∶1∶5)溶剂体系,以胡麻为原料制取木脂素双糖苷;Du 等利用正己烷/乙酸乙酯/甲醇/水之一常规体系从黑茶中分离出了多种茶多酚单体;Fan 团队在溶剂系统中引入 Na_2SO_4 水溶液增强分离能力,筛选出乙酸乙酯/正丁醇/Na_2SO_4 水溶液(体积比 4.7∶0.3∶5)溶剂系统,从巴豆油中分离出佛波醇。

二、分子印迹法识别分离

1. 分子印迹技术概述   分子印迹技术这一概念最早是由 Dickey 于 1949 年提出,时至今日,分子印迹技术活跃于医药、化学、环境、食品等多个领域,得到了蓬勃的发展。分子印迹技术,又称模板印迹技术,是指能够与目标分子相结合并能够产生特殊印迹空腔的一种技术,也可以认为是模仿生物体内抗原与抗体特异性识别的一种技术。分子印迹的中心是印迹空腔,这个特殊的空腔具有特殊的识别位点,具有化学识别及记忆形状的特点。

2. 分子印迹技术原理   分子印迹技术基本原理类似于抗体的形成原理。分子印迹聚合物(molecularly imprinted polymer, MIP),即抗体模拟物,是一种模拟生物受体的工具。典型的 MIP 合成、识别和分离步骤的示意图见图 2-2,包含官能团 Y 的模板分子和功能单体通过交联剂结合在一起,聚合反应发生后形成具有 3D 网络的聚合物,然后通过洗脱、裂解共价键和配体交换等手段除去模板分子,此时聚合物中留下了能与模板分子结构相匹配的空腔即识别位点,这种空腔能优先对模板分子特异性结合,从而表现出高度的识别性能。

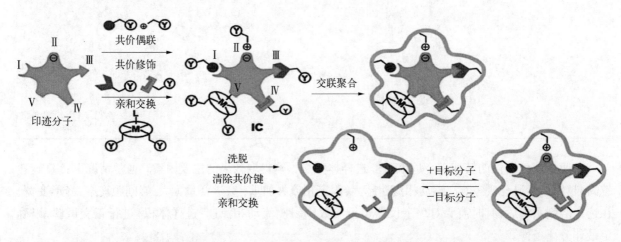

图 2-2   分子印迹制备过程(引自 Ansari S, Masoum S. Molecularly imprinted polymers for capturing and sensing proteins: current progress and future implications, 2019, 114: 29-47.)

根据模板分子与功能单体之间的相互作用不同,将 MIP 主要分为共价法、非共价法、牺牲空间法和金属螯合作用 4 种。

(1) 共价法:又称预组装法,指的是在形成聚合物之前模板分子与功能单体之间通过共价键结合成复合物,完成后续聚合反应后通过一定化学手段除去模板分子得到 MIP。

(2) 非共价法:又称自组装法,指的是在聚合反应发生之前模板分子和功能单体通过氢键、范德华力、静电作用、疏水作用等非共价键作用形成复合物,聚合反应完成之后通过一些溶剂将模板去除得到 MIP。两种方法各有优缺点,共价法形成的聚合物很难除尽模板分子,对分离有一定影响,但是形成的 MIP 专一性较高。非共价法形成 MIP 的过程与天然分子识别过程相似,对模板分子的选择要求不高,又因非共价键作用较弱,所以洗脱模板分子简便。但是特异性识别能力相比于共价法较弱。

(3) 牺牲空间法:称为共价和非共价结合法,指的是聚合时模板分子与功能单体之间的作用力是共价键,形成 MIP 之后,MIP 对模板分子的识别作用是非共价键作用。这种方法的优点就是结合了共价法和非共价法两者的优势。

（4）金属螯合作用：指一些药物或分子通过与金属离子螯合作用形成聚合物。此方法的优点是模板分子的洗脱较为温和。

3. 分子印迹技术在天然产物分离中的应用　分子印迹技术在黄酮、多元酚、生物碱、甾体、香豆素分离纯化中均得到了成功的应用。谢建春等首先将槲皮素分子印记聚合物（molecular imprinting polymer，MIP）直接用于银杏叶提取物水解液的分离，得到了槲皮素和与其结构相似的山奈酚，其中槲皮素的回收率为89%。向海燕等采用分子印迹技术，以白藜芦醇为模板分子，丙烯酰胺为功能单体，乙二醇二甲基丙烯酸酯（EGDMA）为交联剂，合成了对天然活性物质白藜芦醇具有较好选择性的印迹聚合物。成功将该印迹聚合物用于分离中药虎杖提取液中的白藜芦醇，收到了良好的效果。Fan团队以功能化离子液体为功能单体，制备MIP膜，用选择性分离枳实提取物中的昔奈弗林。

思 考 题

1. 如何根据天然产物的化学性质选择合适的提取方法？
2. 分析各种提取方法的原理，思考天然产物的提取方法需要满足哪些条件？

第三章
波谱技术在天然药物化学成分结构研究中的应用

第一节 质谱技术在天然药物研究中的应用

质谱仪一般是由进样系统、离子源、质量分析器和检测器等几个主要部分构成,其中离子源和质量分析器是质谱仪最为核心的部分。本节将分别从质谱离子源的电离原理、质量分析器的工作机制,以及质谱技术在天然药物研究方面的主要应用进行阐述。

一、质谱离子源技术

样品分子的电离是质谱测定的必要条件,即只有带电的离子才能在质谱质量分析器中被分离或过滤。由于不同的样品(不同极性、分子量、挥发性等)、不同的分析目的(化合物的分子量或裂解碎片)、不用的应用场景(经提取分离后的样品、样品的原位分析)需要有不同的离子化方式,因此,至较早的电子轰击离子化(electron impact ionization, EI)后,陆续又发展了化学电离(chemical ionization, CI)、快原子轰击电离(fast atom bombardment ionization, FAB)、电喷雾电离(electrospray ionization, ESI)、大气压化学电离(atmospheric pressure chemical ionization, APCI)、基质辅助激光解吸电离(matrix-assisted laser desorption ionization, MALDI),以及近 20 年发展的敞开式离子源如解吸电喷雾电离(desorption electrospray ionization, DESI)和直接实时分析电离(direct analysis in real time, DART)等。

在这些离子化方式中,可分为"硬电离"和"软电离"两种方式。硬电离是指某种电离方法中所采用的电离能量高于样品分子的电离能,如 EI 等。在这种离子化方式中,样品分子电离后发生解离,产生很多碎片离子,使得分子离子峰的丰度很低,或几乎观察不到分子离子。这种离子化方式不利于以获得分子离子峰为目的的分析,但其获得的碎片离子可构成鉴定化合物特异性的"结构指纹图谱",有利于解析未知化合物的结构或获知结构的相关片段信息。而"软电离"方式主要产生样品分子的(准)分子离子峰,碎片离子很少,如 CI、MALDI 和 ESI 等。正因如此,软电离方式适合分析复杂基质样品(如天然药物提取物等)。一般情况下,一个准分子离子峰代表一个化合物。因此,应根据研究目的选择合适的离子化方式。下面介绍几种常见的离子化方式。

(一) 电子轰击离子化

电子轰击离子化(EI),又称电子电离(electron ionization),即使用高能电子束从被分析样品的气态分子中撞出一个电子而产生正离子和碎片离子。基于此,EI 只能检测正离子;且产生的离子称为分子离子峰(molecular ion),表示为 $[M]^+$,而非准分子离子峰(quasi-molecular ion)。在 EI 中,电子能量可在 10~240 eV 之间进行调节,随着电离能量的提高,样品分子的碎片离子增加,而分子离子峰减少。一般选择 70 eV 的电子能量进行分析,这也是 EI"标准质谱图"商业数据库所采用的电子能量。

EI 适用于能够气化的样品,不适于难挥发、热不稳定的样品(如糖和糖苷类)。EI 主要与气相色谱(gas chromatography, GC)联用,即 GC－MS 仪中的主要离子化方式。在天然产物中,适合于如脂肪族类、小分子酚酸类、单萜、倍半萜等低极性、易挥发、分子量小(一般<500 Da)等化合物的分子量测定。此外,GC-MS 在天然产物中主要还有两种用途:① 结合保留指数和标准质谱数据库,实现天然产物挥发油中化学成分的结构表征;② 对中药多糖进行甲基化等衍生化法,结合酸水解,通过 GC-MS 法测定多糖中单糖的组成和链接方式,成为多糖结构鉴定的金标准。

(二) 基质辅助激光解吸电离

基质辅助激光解吸电离(MALDI)是一种于 2002 年获得诺贝尔化学奖的电离技术,其诞生成功实现了生物大分子分子量的检测。该方法采用脉冲激光束轰击样品和基质的共结晶,基质从激光中吸收能量并传递给样品分子,并将其质子转移给样品分子从而使样品化合物电离。基质在 MALDI 中一般要求能够吸收激光能量,并通过质子转移给样品提供质子。在样品配制时,基质和样品的比例一般在 100∶1 至 10 000∶1 之间,基质的量远超样品分子,主要是为了分散样品分子,避免其形成样品簇,并由基质吸收掉大部分激光能量而减少对样品的破坏。基质一般有小分子有机基质和无机基质(如碳纳米管等),常见的小分子基质为 2,5-二羟基苯甲酸(2,5-dihydroxy benzoic acid, DHB)、芥子酸(sinapinic acid, SA)和 α-氰基-4-羟基肉桂酸(α-cyano-4-hydroxycinnamic acid, CCA)等,这些基质一般适合于不同样品的分子量测定。

MALDI 是一种软电离方式,无或极少产生碎片离子,适合于混合物和生物大分子等的测定。典型的 MADLI 质谱主要产生单电荷离子,样品离子表现为准分子离子峰。其在天然药物领域的应用较 ESI 相对较少,尽管其对小分子天然药物也有较好的响应,但需要识别质谱图中基质准分子离子峰的干扰。例如,以 DHB 为基质,采用 MALDI-傅里叶变换离子回旋共振质谱(fourier transform-ion cyclotron resonance-mass spectrometry, FT-ICR-MS)对中药延胡索中的化学成分进行分析,可快速实现其极性较大季胺生物碱的识别和结构表征。当前,MADLI 离子化技术在药用植物组织成像及 MALDI-薄层色谱(thin layer chromatography, TLC)联用等方面有较好的优势和特点。如 Kroslakova 等采用 TLC-MALDI-MS 联用法鉴定了雪铃花 Soldanella alpina 提取物中的化学成分(图 3-1),TLC 板展开后,在 UV$_{254}$ nm 下观察,用铅笔标示出相应的斑点(zone 1~3);然后将 TLC 板覆盖一层 DHB 基质,置于 MALDI 的 adapter 上,进行 MALDI-MS 分析。薄层板从左到右 3 个样品 1~3 分别为黄酮对照品混合物、Soldanella alpina 提取物与对照品的混合物、Soldanella alpina 提取物;经 MS 分析,并和对照品比对,将 zone 1~3 的 3 个斑点分别鉴定为芦丁(rutin)、木犀草素-7-O-葡萄糖苷(luteolin-7-O-glucoside)和木犀草素(luteolin)/槲皮素(quercetin)混合物(图 3-1)。

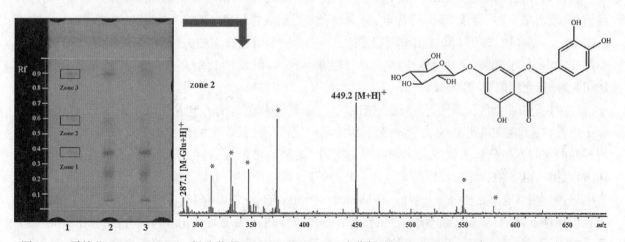

图 3-1 雪铃花 Soldanella alpina 提取物的 TLC-MALDI-MS 法分析[引自 Kroslakova I, Pedrussio S, Wolfram E. Direct coupling of HPTLC with MALDI-TOF MS for qualitative detection of flavonoids on phytochemical fingerprints. Phytochem. Anal., 2016, 27(3-4): 222-228.]

*表示基质 2,5-二羟基苯甲酸的相关离子

(三) 电喷雾电离

电喷雾电离(ESI)与 MALDI 的发明者一同获得 2002 年诺贝尔化学奖。不同于 MALDI 这种需要在真空中离子化的电离源,ESI 是一种在大气压下进行的电离源。样品溶液从毛细管中流出后在静电场和辅助气的作用下形成雾状带电液滴,溶剂在高温下逐渐蒸发,液滴表面电荷密度随着液滴的逐渐变小而增加,电荷在液滴表面达到极限时,会发生库仑爆炸(coulomb explosion),形成更小的带电液滴,这一过程不断重复,最终使样品离子化,样品分子带单电荷或多电荷。

ESI 是一种软电离方式,通常只产生准分子离子峰,适合直接分析混合物。该离子源适合与液相色谱(liquid chromatography, LC)联用,可以分析流速为 1 mL/min 的洗脱液。结合 LC 强大的分离能力,ESI-MS 可对混合物中的各个色谱峰进行质谱分析。ESI 适合分析中等极性及大极性的天然药物,由于其具有产生多电荷离子的特性,使其也适合生物大分子的分析。

在 ESI-MS 中,如样品具有酸、碱性,则样品分子在溶液中可去质子生成阴离子或接受质子形成阳离子,或与 Na^+、COO^- 等形成加合离子。在正离子模式下,样品常形成 $[M+H]^+$、$[M+Na]^+$、$[M+NH_4]^+$ 等准分子离子峰,通过相差 22 Da 的 $[M+H]^+/[M+Na]^+$ 离子峰对易于识别被测化合物的分子量;在负离子模式下,常出现 $[M-H]^-$ 或 $[M+HCOOH-H]^-$ 等准分子离子峰。结合正负离子模式下的准分子离子峰,也可判别未知化合物的分子量信息。在天然药物中,生物碱类化合物由于含氮,其质子亲和力高,适合在正离子模式下分析;酚酸类化合物(包括黄酮、蒽醌、苯丙素等)由于含有酚羟基,易去质子化,适宜在负离子模式下进行分析。

(四) 大气压化学电离

大气压化学电离(APCI)是指通过放电电极的高压放电,使空气中某些中性分子电离,当样品溶液流出毛细管被雾化到加热管中挥发,在尖端放电电极的高压作用下先使溶剂分子电离,形成反应气等离子体。样品分子在穿过等离子体时,通过质子转移被电离。

ESI 和 APCI 作为 LC-MS 中两种最主要的离子化方式,在一定范围内是互补的,虽然两者都是软电离方式,但 APCI 只产生单电荷峰,适合分析质量数<2 000 Da 的弱极性和中等极性的小分子化合物。因此,ESI 的应用范围较 APCI 大,少部分 ESI 做不出的,可用 APCI 辅助解决问题。

(五) 敞开式离子源

敞开式离子源是一种大气压下的离子化技术(ambient ionization, AI),指能在敞开的、大气压环境下直接对样品或样品表面成分进行原位分析的新型离子化方式。该方式无须(或只需简单的)样品前处理,具有实时、原位、环保等特点,特别适合于质谱成像研究。自 2004 年 R. 格拉哈姆·库克斯(R. Graham Cooks)基于 ESI 提出 DESI 以来,AI-MS 技术引起极大的关注,已发展出 DESI、DART 等商品化敞开式离子源。此外,还有多种基于实验室探索研发的自制离子源被广泛报道。下面以 DART 为例,介绍敞开式离子源。

DART 是指在大气压条件下,中性或惰性气体(如氮气或氦气)经放电产生激发态原子,对该激发态原子进行快速加热和电场加速,使其解吸并瞬间离子化待测样品表面的化合物,进行质谱检测,从而实现样品的实时直接分析。该方法无须样品前处理,溶剂使用量极少,但适合于具有一定挥发性或在 DART 工作温度下有一定挥发性的化合物。此外,敞开式离子化技术也适合与 TLC 联用分析。如采用静电场诱导喷雾电离方法(electrostatic field induced spray ionization, EFISI),可在没有额外气体和加热装置的条件下,使 TLC 板上经萃取的化合物,在静电场作用下实现离子化。具体方法:在展开样品的 TLC 板上,涂布(或浸渍)一层 50%硅油甲醇液,用于在硅胶板表面造成疏水;接下来在目标斑点的正上方滴加 50%甲醇水溶液,用于解吸目标化合物;然后将一根细石英毛细管插入液滴中,用于传输解吸后的化合物,含有化合物的液滴在高压作用下电离,并在质量分析器真空作用下,导入质谱仪。结合脂肪酶薄层生物自显影,利用该 EFISI - TLC - MS 法,成功鉴定了荷叶中 6 个具有脂肪酶抑制活性的生物碱(图 3 - 2)。

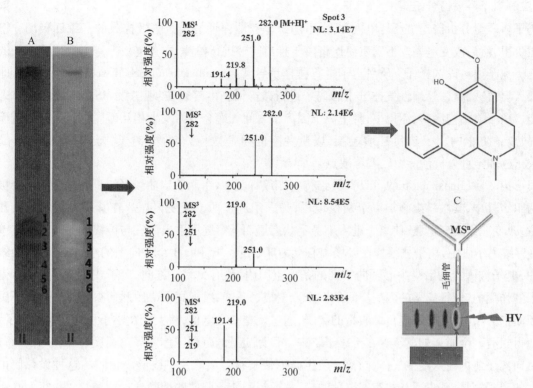

图 3 - 2　EFISI - TLC - MS 示意图(C)及其在荷叶脂肪酶抑制活性成分斑点 3 鉴定中的应用(引自 Zhang L, Shi J, Tang J, et al. Direct coupling of thin-layer chromatography-bioautography with electrostatic field induced spray ionization-mass spectrometry for separation and identification of lipase inhibitors in lotus leaves. Anal. Chim. Acta., 2017, 967: 52 - 58.)

A. 荷叶提取物在 UV_{254} nm 下观察;B. 荷叶提取物在薄层生物自显影脂肪酶抑制体系显示的活性斑点

二、质谱质量分析器

质谱质量分析器(mass analyzers)是将离子源中产生的离子按质荷比大小不同进行分离的装置。质量分析器的主要类型有磁式质量分析器、四极杆(quadrupole, Q)质量分析器、离子阱(ion trap, IT)质量分析器、飞行时间(time of flight, TOF)质量分析器、傅里叶变换离子回旋共振(Fourier transform-ion cyclotron resonance, FT - ICR)质量分析器等。理想的质量分析器应具备高的质量检测上限、高的分辨率、高的离子传输效率(到达检测器的离子与离子源产生离子的比值)等特点。不同的质量分析器具有各自的优缺点,适用于不同的应用场景。下面简单介绍几种常见的质谱质量分析器。

(一) 四级杆质量分析器

四级杆质量分析器是由四根严格平行且与中心轴呈间隔的圆柱形或双曲面柱状电极构成正负两组电极,其上施加直流和射频电压,施加的电压将改变离子在四级杆中心的运动轨迹;在给定的直流电压和射频电压下,只有一定质荷比的离子才能通过四级杆,到达检测器,而别的离子将偏离其轨道被抛出四级杆或撞在四级杆上被"过滤"掉,从而达到质量分离的目的。通过电压扫描或频率扫描,可以得到整个质谱图。

四级杆质量分析器具有结构简单、体积小、成本低、扫描速度快、能容忍相对低的真空度、适合与色谱联用等特点。四级杆常与 EI 和 ESI 联用,在 GC - MS 中占绝大多数。但其缺点是分辨率较低,单四级杆质谱定性能力较差,无法做多级质谱。

（二）离子阱质量分析器

离子阱质量分析器是由环行电极和上、下两个呈双曲面形的端盖电极构成的三维四极场。将离子储存在阱里,然后改变电场按不同质荷比将离子推出阱外进行检测,端盖电极上有小孔用于离子的引入和排出。离子阱可以选择任一质量离子进行碰撞诱导解离（collision-induced dissociation, CID）,即通常采用加入氦气或氮气,让惰性气体分子和离子进行碰撞而产生碎裂,实现二级 MS/MS 或多级 MS^n 的分析功能。离子阱结构简单、体积小;阱中离子因离子之间的库仑力而发生相互碰撞,离子越多,碰撞概率越高,故离子阱中的离子数目必须控制,以避免空间电荷效应。此外,离子阱还具有低质量截止点（1/3 效应）和定量分析性能较差等缺点。

线形离子阱（linear ion trap, LIT）,其结构与四级杆类似,由两组双曲线形级杆和两端的两个极板组成。两组级杆中,其中一组施加一个交变电压,另一组施加两个交变电压。在其中一组级杆上开有窄缝,通过改变三组交变电压,使离子进入不稳定状态继而从窄缝中射出。它与传统的三维离子阱差别在于: 在三维离子阱中,离子被囚禁在以场中心点为球心的 x、y 和 z 3 个方向上的小球空间内;而线形离子阱中,离子被囚禁在沿阱中心轴向排列的条形空间内,只有 x 和 y 方向,离子在 z 轴方向没有受到射频电场的作用力,使得离子的囚禁空间从一个点变成一条线,线形离子阱因此而得名。线形离子阱在进行多级质谱分析时,首先限定目标质量的离子,通过调整交变电压,将大于及小于目标质量的离子射出,从而使得仅有一个质量的离子存在于离子阱中。目标质量的范围被称为隔离宽度（isolation width）。之后通过向离子阱内注入惰性气体,与离子发生碰撞使其被打成碎片。线形离子阱的这种设计使得其具有更大的离子容量,减少不利的空间电荷效应,从而提高质量归属的准确度。

（三）飞行时间质量分析器

飞行时间质量分析器是一种根据时间差异进行离子分离的质量分析器。离子源产生的离子首先被收集,然后经脉冲电场使其推出离子源,加速进入无场飞行管,自由漂移到达检测器。离子的质量越大,到达检测器的时间越长;离子质量越小,到达检测器的时间越短。根据这一原理,可以把不同质量的离子按 m/z 大小进行分离。TOF - MS 具有质量上限高、扫描速度快等特点。但由于离子在离开离子源时初始能量不同,使具有相同 m/z 的离子达到检测器的时间有一定分布,造成分辨率下降,因此飞行时间质量分析器的分辨率较低。此外,飞行时间质量分析器无串极质谱功能,限制了其定性能力;飞行时间质量分析器对真空度的要求非常高,仪器较贵。

反射式飞行时间质谱仪是带有静电场反射镜的飞行时间质谱仪。这种方法可以有效改进直线型飞行时间质量分析器的分辨率,具体做法是在线性检测器前加一组静电场反射镜,将飞行中的离子反推回去,初始能量大的离子因初始速度快,进入静电场反射镜的距离长,返回时的路程也就长,初始能量小的离子返回时的路程短,使离子在返回路程的一定位置聚焦,从而改善了仪器的分辨能力。因此,反射式飞行时间质谱仪具有超高质量分辨率,适合复杂基质中未知物分子组成的准确鉴别。

（四）串联质谱（tandem MS）

由于除了 EI 外,目前多数的离子源属于软电离方式,除分子量信息外,较少得到化合物的碎片离子信息。因此,需要串联质谱法将准分子离子峰打碎,以获得相关的碎片离子,用于鉴定化合物的结构。串联质谱可用 MS/MS 表示,随着串联级数的增强,可表示为 MS^n。串联质谱可分为空间上的串联质谱和时间上的串联质谱。

空间上的串联质谱是指两个以上的质量分析器串联使用,两个分析器间有一个碰撞活化室,目的是将前级质量分析器选定的离子打碎,由后一级质量分析器检测。常见的这种质谱仪有三重四极杆质谱仪、四级杆飞行时间质谱仪、离子阱飞行时间质谱仪等。三重四极杆质谱仪采用三个四极杆质量分析器,以中间一个 q 作为碰撞室。这种质谱仪在定性上可实现 MS/MS 测定,在定量上可通过二级离子碎片进行定量,是目前质谱定量能力最为突出的质谱仪之一。四级杆飞行时间质谱仪是采用四级杆质量分析器和飞行时间质量串联的质谱仪。与三重四级杆相比,其分辨率和质量精度明显优于三重四级杆,从而可实现母离子和子离子的高分辨测定,得到未知物的分子组成。

而时间上的串联质谱仪只有一个质量分析器,只需在一个离子储存室内设置一个时间程序:前一时刻选定目标离子,在分析器内打碎后,后一时刻再进行分析。常见的时间串联质谱有离子阱质谱仪、离子回旋共振质谱仪等。

（五）质谱仪的几种扫描模式

质谱有多种扫描模式,包括全扫描、母离子扫描、子离子扫描、中性丢失扫描、选择离子监测和选择反应监测等。

1. 全扫描（full scan） 是一种质谱定性模式,指在进行质谱采集时,扫描一段自己设定的质荷比范围,从而获得待测化合物的分子量。一般想要了解未知物的分子量及相应的所有碎片离子信息,可进行全扫描。通过全扫描得到的质谱图,进行相应的谱库检索或碎片离子解析,可得到未知物的相应结构信息。

2. 母离子扫描（precursor ion scan） 以三重四极杆质谱仪为例,一般是 Q1 扫描一段质量数,然后将这些离子引入碰撞活化室 q2 进行碰撞诱导解离（CID）,Q3 扫描一个固定质量数的子离子,观测是哪些化合物（常为同系物）产生的这个子离子。这种模式可用来鉴定和确认类型已知的化合物,尽管它们母离子的质量可以不同,但在裂解过程中会生成共同的子离子。因此,常用来鉴定药物代谢产物的结构（因药物及其代谢产物可能具有共同的产物离子）和鉴定天然药物提取物中具有相同结构母核的一系列化合物。

3. 子离子扫描（product ion scan） 以三重四极杆质谱仪为例,一般指 Q1 选定某个目标母离子,然后将其引入碰撞活化室 q2 进行 CID,Q3 扫描一定范围的质量数,用于检测该母离子产生的所有子离子。该种模式适用于利用碎片离子对某种化合物进行结构表征,或者建立质谱定量方法前考察用于定量分析的合适子离子。

4. 中性丢失扫描（neutral loss scan） 以三重四极杆质谱仪为例,一般指 Q1 扫描一定质量范围内的所有母离子,并输送到 q2 进行 CID,Q3 对与 Q1 保持中性丢失碎片的固定质量差子离子联动扫描,只有在 q2 中丢失的中性部分满足这个固定质量差的离子才能被检测到,可用于鉴定和确认类型已知的化合物,也可以帮助进行未知物结构判断,如有中性丢失 18（H_2O）、28（CO）、30（HCOH）、32（CH_3OH）、44（CO_2）、162 Da 等分别意味着结构中含有羟基、酮羰基、醛基、甲氧基、羧酸根、六碳糖等。

5. 选择离子监测（selected/single ion monitoring, SIM） 指在一级质谱中,只扫一个特定的离子,其他离子不被记录。这样可以提高目标离子的灵敏度,并排除其他离子的干扰,因此,SIM 一般用于检测已知或目标化合物,比全扫描方式的灵敏度更高。此外,该方式还可用于定量目标化合物之前,优化该母离子,以便服务于后续的二级质谱定量研究。

6. 选择反应监测（selective reaction monitoring, SRM） 指选定一个母离子,CID 后,从形成的碎片离子中选一个子离子,两次都只选单离子,所以噪声和干扰被排除很多,灵敏度提高,尤其适用于基质复杂、背景较高的样品分析,是一种非常好的质谱定量模式。选择一个母离子做 MS/MS,在其碎片中选择一个特征子离子作为监测离子,这种质谱实验称为跃迁（transition）,表示为母离子→子离子,如 m/z 534→375。

时间上的串联质谱只能完成子离子扫描,一般不能进行母离子扫描和中性丢失扫描。

三、质谱在天然产物研究中的主要应用

质谱技术具有快速、灵敏、特异性强、能够与色谱技术联用等特点,在天然产物复杂体系研究中发挥了重要的作用,特别是在天然产物成分的结构表征、微量毒性成分的定量分析、药物代谢研究等发面具有无可比拟的优势。

（一）质谱在天然产物结构表征中的应用

传统的天然产物结构鉴定研究多采用红外、紫外、核磁共振和质谱等方法联用解析,但这样的方法往往需要从天然产物中制备到足够量且纯度较好的化合物,耗时耗力;而天然产物中大量的微量成分的结构难以进行结构鉴定,采用 LC－MS 联用法则可对复杂天然产物提取物中的常量和微量成分同时进行结构分析,为了解某种天然药物成分的轮廓(profile)提供了快速灵敏的方法。采用质谱法,目前已实现了多种天然产物结构类型的质谱分析,特别是黄酮类、皂苷类的分析。采用 MS 法对天然药物进行结构分析往往有两种策略:第一种策略是先采用植物化学法,制备得到某类化合物的常量成分,并以此为对照品,进行多级质谱裂解分析,总结其质谱裂解规律,并将该裂解规律应用于未知微量该类化合物的结构解析中;第二种策略为直接对天然产物进行多级质谱分析,根据文献中报道的化合物质谱裂解规律或者一些质谱数据库(如 Massbank),进行结构推导。

案例: 紫花地丁中黄酮碳苷的 UPLC－ESI－QTOF－MS/MS 结构表征

中药紫花地丁为堇菜科植物紫花地丁 *Viola yedoensis* 的干燥带根全草,具有清热解毒、凉血消肿的功效。其化学成分复杂,主要含有黄酮及其苷类、香豆素类、木脂素类等成分。对其化学成分研究发现其含有大量的黄酮碳苷类成分,该类成分由于糖和苷元之间以 C—C 键连接,在 NMR 测试时,由于 C—C 键的旋转,形成构象异构体,造成氢谱和碳谱信号成对出现,给该类化合物的结构解析带来较大的困扰,往往需要采用 NMR 动力学实验才能完成。因此,探索质谱方法对该类化合物的结构表征具有重要的研究价值。

研究首先以黄酮碳苷对照品 S3(MW 564)为例(图 3－3),分别运用 ESI 正离子和负离子两种模式对黄酮碳苷类化合物的质谱裂解行为进行了分析。结果发现,黄酮碳苷类成分在正离子模式下 MS/MS 会产生一系列峰度较强的脱水峰,如 m/z 397、337 和 329 等,碎片峰的特征性不强,无法进一步反映更多的结构信息。而在负离子模式下,产生的脱水峰较少,且丰度不强,并主要产生了黄酮碳苷类化合物的特征离子,如 m/z 443[M－120－H]$^-$($^{0,2}X_H^-$)和 m/z 473[M－90－H]$^-$($^{0,3}X_H^-$)等,更有利于该类化合物结构信息的分析。这一点与作者采用 ESI 线性离子阱质谱(ESI－IT－MS^n)对黄酮碳苷类化合物研究的结果一致。因此,选择 ESI 负离子模式对黄酮碳苷类化合物的结构进行分析。

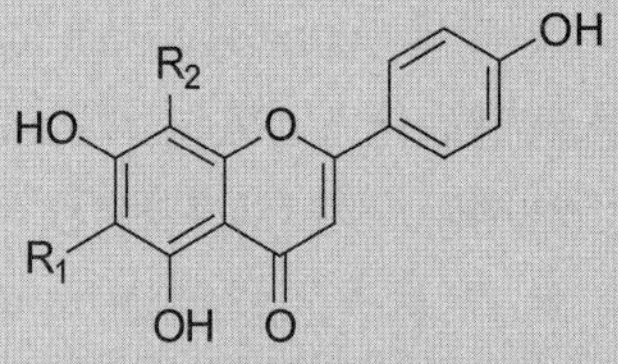

S1　R_1=β-D-glu　R_2=β-D-glu
S2　R_1=α-L-ara　R_2=β-D-xyl
S3　R_1=β-D-glu　R_2=α-L-ara
S4　R_1=α-L-ara　R_2=α-L-ara
S5　R_1=β-D-glu　R_2=β-L-ara

图 3－3　紫花地丁中 5 个主要黄酮碳苷的化学结构

对黄酮碳苷对照品 S1~S5 的 ESI－QTOF－MS/MS 裂解行为进行研究发现:六碳糖主要产生 0,2 裂解脱 120 Da($^{0,2}X_H^-$)和 0,3 裂解脱 90 Da($^{0,3}X_H^-$)的峰;而五碳糖主要产生 0,2 裂解脱 90 Da($^{0,2}X_P^-$)和 0,3 裂解脱 60 Da($^{0,3}X_P^-$)的峰,且 C－6 位上连接的糖比 C－8 位上连接的糖更易优先发生碎裂,因此 MS/MS 中脱一个糖的碎片离子一般为 C－6 位糖产生的,然后再发生 C－8 位糖苷键的裂解。以 S3 为例(图 3－4),其 MS/MS 二级质谱中有丰度较高的来源于 C－6 位六碳糖裂解产生的[M－120－H]$^-$和[M－90－H]$^-$碎片离子,而来源于其 C－8 位五碳糖的特征碎片离子[M－60－H]$^-$的丰度非常弱,说明 C－6 位的葡萄糖先裂解,在此基础上又发生了 C－8 位上阿拉伯糖的裂解,其苷元的特征碎片离子为 $^{0,2}X_1$ $^{0,2}X_2^-$(m/z 353)。

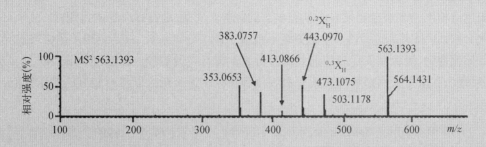

图 3-4　芹菜素-6-C-β-D-葡萄糖-8-C-α-L-阿拉伯糖苷(S3)MS/MS 图

　　使用上述质谱裂解规律,采用 UPLC-QTOF-MS/MS 法对紫花地丁 75%甲醇提取物中的黄酮苷类化合物进行了分析,并根据其 MS/MS 裂解行为、PDA 特征图谱、对照品的保留时间和高分辨质谱给出的精确分子量,对这些黄酮碳苷类化合物进行了结构表征(图 3-5),共发现黄酮碳苷类化合物 21 个,全部为黄酮二糖碳苷,其中只有 6 个化合物先前曾通过传统柱色谱分离得到。此外,在碎片峰的归属上,尽管 QTOF-MS/MS 法不像 IT-MS[n] 法对离子的亲缘关系提供更为直接的证据,但 ESI-QTOF-MS/MS 是目前主流的液质联用工具之一。其给出的高分辨数据和二级质谱碎片信息也可实现对黄酮碳苷结构的鉴定。

图 3-5　黄酮二糖碳苷的质谱特征离子和裂解示意图

（二）质谱在天然产物定量分析中的应用

与液相色谱相比，MS 法在定量方面具有显著的优势。① 质谱具有广泛的适用性：几乎可以分析所有类型的化合物；② 具有高选择性：样品测定不依赖于色谱分离条件，只要利用质谱信号差异就可以区分和定量目标化合物，极大减少样品的前处理过程；③ 具有高灵敏度：一般可达 pg/mL~ng/mL。根据以上特点，质谱法在微量天然产物和无紫外吸收化合物的定量分析方面具有较好的应用价值。

案例：千里光 *Senecio scandens* 中肝毒性吡咯里西啶生物碱的含量测定

阿多尼弗林碱（Adonifoline）是中药千里光中一个主要肝毒性吡咯里西啶生物碱，由于该化合物缺乏发色团（图 3-6），且含量较低，早期的研究多采用柱前或柱后衍生化 HPLC-UV 法进行含量测定，这无疑增加了定量分析的复杂性，同时 HPLC 法还需改进生物碱峰形的对称性；而采用 LC-MS 法，无须样品前处理，通过提取目标化合物的特征离子和碎片离子，可完成其专属性的定量研究。王峥涛教授团队采用 HPLC-ESI-IT-MS/MS 法实现了千里光中阿多尼弗林碱的含量测定。研究发现在对千里光提取物进行 MS^1 扫描时，其总离子流图（total ion current, TIC）背景很高，阿多尼弗林碱藏于背景中无法识别和定量分析（图 3-7）；但对该提取物做 MS^2 全扫描时，该

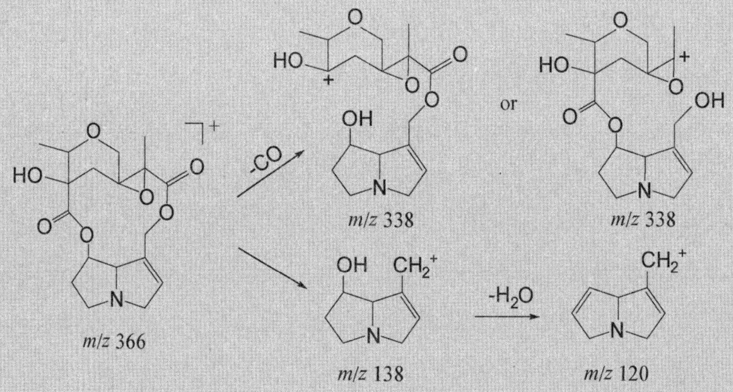

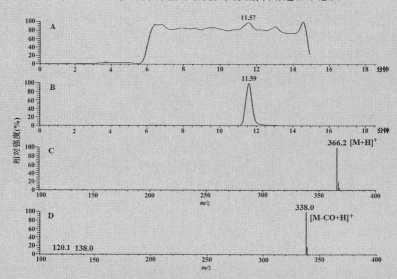

图 3-6　阿多尼弗林碱的结构及其质谱裂解途径示意图

图 3-7　千里光 *Senecio scandens* 提取物的 LC-MS/MS 图［出自 Zhang F, Wang C H, Wang W, et al. Quantitative analysis by HPLC-MS^2 of the pyrrolizidine alkaloid adonifoline in *Senecio scandens*. Phytochem. Anal., 2008, 19(1): 25-31.］

A. 总离子流图，MS^2 扫描模式的总离子流图；B. 用于检测 adonifoline 离子 *m/z* 366；C. adonifoline 的一级质谱图；D. adonifoline 的二级质谱图

化合物的 MS^2 TIC 图显示一清晰的、不受干扰的目标离子信号；其 MS^2 显示一个 m/z 338 [M−CO+H]$^+$ 的高强度特征离子，将其选作定量离子。经方法学考察后，该方法的检测限（limit of detection，LOD）和定量限（limit of quantification，LOQ）分别达 0.5 ng/mL 和 1 ng/mL，较文献报道的 0.5 μg/mL 检测限显著提高。应用该方法对不同产地和不同部位千里光中阿多尼弗林碱的含量进行测定。

鉴于质谱高灵敏、高准确度的定量分析，《中华人民共和国药典》（2010 年版）已采用液相色谱－质谱法对千里光中的毒性成分阿多尼弗林碱、苦楝皮中的川楝素进行了含量限度测定。

（三）质谱在天然产物代谢分析中的应用

天然产物的代谢研究主要包括天然产物在多种复杂生物基质（如血浆、尿液、胆汁、粪便等）中代谢产物的分离、鉴定及定量研究。利用 LC−MS 技术，可以避免烦琐复杂的代谢样品前处理过程，通过质谱的 SIM 和 SRM 等模式，排除样品中背景成分的干扰，提高分析的专属性，在线识别和鉴定微量的、常被淹没于背景噪音中的Ⅰ相生物转化反应产物和Ⅱ相结合反应产物，实现原型药物及代谢产物的定性定量研究。

在代谢研究中，一般采用数据依赖采集模式（data-dependent acquisition mode，DDA）、碰撞能量梯度采集（MS^E）等模式，并结合一些新型的数据处理技术如质量亏损过滤（mass defect filter，MDF）、背景扣除等方法实现代谢产物的识别。其中的背景扣除技术，通过对比空白对照样品和待测样品的 LC−MS 数据，针对待测样品全扫描质谱图中的所有离子，扣除与空白对照样品中共存的背景信号，筛查出可能的代谢产物离子。部分质谱仪器自带强大的分析软件，如 Q Extractive 仪上有专业的代谢物鉴定软件 MetWorks 进行处理，自动筛选并定性可能的代谢产物，该软件识别高分辨质谱数据，并集成了Ⅰ相、Ⅱ相代谢通路，仅需提供母体药物的结构式，就能依据其准确质量数自动检索数据文件中已知代谢方式的目标产物。对代谢产物进行鉴定一般采用质谱数据解析，并与对照品及数据库（如 MassBank、GNPS）比对等进行。

案例：刺五加 *Acanthopanax senticosus* 叶中常春藤皂苷 B（hederasaponin B）的代谢产物鉴定

刺五加叶在我国作为一种功能性茶产品，对心脑血管疾病、酒精性肝损伤等有较好的保护作用。其中的常春藤皂苷 B 是主要的活性成分（含量 1%），但由于生物利用度低、极性大及代谢产物结构复杂等原因，其代谢研究尚未阐明（图 3−8）。匡海学团队采用 LC−Orbitrap−MS 法研究了常春藤皂苷 B 在 SD 大鼠体内的代谢情况，以 150 mg/kg 口服给药，分别在 0~24 h 内多个时间点眼眶静脉取血，经离心、甲醇沉淀蛋白、离心取上清液供 LC−MS 分析；粪便和尿液在 0~48 h 内的多个时间点进行收集，其中粪便样品经匀浆后，用甲醇超声处理、离心、甲醇沉淀蛋白、复离心、取上清液进行 LC−MS 分析；尿液样品需经固相萃取柱处理后，用甲醇溶解进行 LC−MS 分析（图 3−9）。

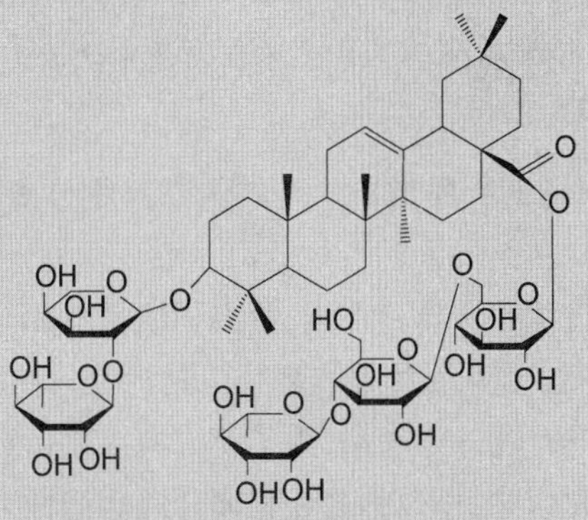

图 3−8　刺五加叶中常春藤皂苷 B 的化学结构

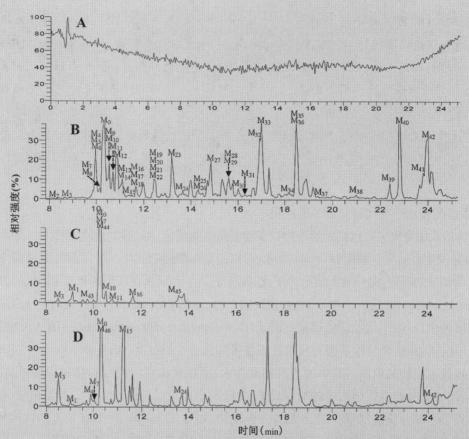

图 3-9　常春藤皂苷 B 的代谢产物 UHPLC-Oribitrap-MS 图(引自 Li C X, Liang J, Song Y, et al. Structural characterization of the metabolites of orally ingested hederasaponin B, a natural saponin that is isolated from *Acanthopanax senticosus* leaves by liquid chromatography-mass spectrometry. J. Pharm. Biomed. Anal. , 2021, 197; 113929.)

A. 空白;B. 大鼠粪便;C. 大鼠尿液;D. 大鼠血浆

　　在正负离子下都进行了分析,同时采用 data-dependent scanning 的模式进行扫描;采用软件 Compound Discovery 3.0 进行代谢产物的识别和鉴定,并辅以人工筛查。共鉴定了 47 个涉及Ⅰ相和Ⅱ相代谢的代谢产物,其中粪便中检出 42 个、尿液中检出 11 个、血浆中检出 9 个;代谢途径主要包括脱糖基化、羟基化、乙酰化、氧化、葡萄糖醛酸化等。只有 4 个代谢产物(M_0、M_1、M_4、M_7)同时在血浆、尿液和粪便中检出;大部分代谢产物在粪便中检出,其中的脱糖基化是最主要的代谢途径(52.46%),提示常春藤皂苷 B 主要在粪便中代谢。该研究首次阐明了常春藤皂苷 B 的体内代谢路径和类型。

（四）质谱导向下的天然产物分离与鉴定

　　传统的天然产物分离一般有两种方式。① 非靶向分离:采用反复柱色谱的方法获得单体化合物,这种方法由于盲目性强、分离周期长、试剂耗费大、往往得到大量已知化合物等缺点而广为诟病;② 活性导向分离:利用某种感兴趣的生物活性,对活性部位进行活性成分的跟踪分离,可有效避免分得一些无活性的天然产物。近年来,为了使分离更具目标性,提高分离效率,很多课题组采用质谱导向分离的方法分离目标化合物,可以称之为靶向分离。这种方法一般是基于前期对该植物中某类化合物的多级质谱裂解规律进行总结,提出该类化合物的诊断离子,然后对各个提取部位进行质谱分析,确定可能还有新化合物的部位,在每一步分离过程中,利用质谱进行快速追踪目标化合物所在的馏分,直至获得单体化合物。这种导向分离特别适合于分离结构多样、含量低微的、具有重要生理活性和新颖骨架结构类型化合物。

案例：濒危植物夏蜡梅 *Sinocalycanthus chinensis* 中山蜡梅碱类似物的质谱导向分离

夏蜡梅为蜡梅科夏蜡梅属的落叶灌木，为浙江省特有的第三纪孑遗植物，仅分布于浙江省临安市和天台县的狭小范围内，野生资源十分有限，已列为国家二级濒危保护植物。该植物的叶子作为民间药物用于治疗感冒、咳嗽和哮喘等。文献报道其含有一些环阿尔廷型三萜类化合物；而事实上蜡梅科植物富含吲哚生物碱二聚体，主要是一些哌啶吲哚型（piperidinoquinolines）二聚体及吡咯吲哚型（pyrrolidinoindolines）二聚体。目前仅从该科植物中分得 17 个以上两类生物碱，这些生物碱在 UV 光谱上有两个特征吸收带（Ⅰ：240～255 nm；Ⅱ：295～310 nm），在 EI-MS 中也被报道有特征离子。

胡金锋课题组对夏蜡梅甲醇提取物进行 LC-MS 分析时发现，其 TIC 图中在 t_R = 10.06 min、18.31 min、25.11 min、30.71 min 和 35.10 min 出现 5 个具有相似的 UV 吸收和质谱特征峰。通过与课题组前期所得生物碱的 UV 谱和分子量信息进行比对，可确定在 t_R = 18.31 min、25.11 min 和 30.71 min 的三个色谱峰分别为该科植物中已报道的（-）-chimonanthine、（-）-calycanthidine 和（-）-folicanthine。而 t_R = 10.06 min 的色谱峰（UV$_{max}$：246 nm，301.8 nm）显示准分子离子峰 m/z 为 393[M+H]⁺，这个分子量较之前蜡梅科植物中分得的（-）-calycanthidine 或（-）-chimonanthidine

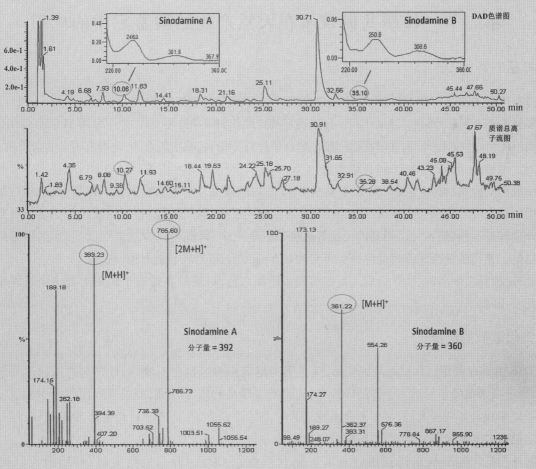

图 3-10　夏蜡梅 90%甲醇提取物的 HPLC-MS 图及 sinodamine A 和 sinodamine B 的提取离子图（引自 Ma G L, Xiong J, Osman E E A, et al. LC-MS guided isolation of sinodamines A and B: Chimonanthine-type alkaloids from the endangered ornamental plant *Sinocalycanthus chinensis*. Phytochemistry, 2018, 151: 61-68.）

的分子量大 32 Da;且质谱中出现的诊断碎片离子 m/z 为 189,表明该化合物可能为 chimonanthine 型生物碱含有 2 个氧离子;在 $t_R = 35.1$ min 的一个小峰(UV_{max}:250.8 nm,306.6 nm)显示一个与 calycanthidine($t_R = 25.11$ min)或(−)-chimonanthidine 一样的准分子离子峰 m/z 为 361[M+H]$^+$ 和 碎片离子 m/z 为 173;但可以确定不是 chimonanthidine,因其比 calycanthidine 的极性大,保留时间 应该<25.11 min。进一步通过最新版的 Dictionary of Natural Products 和 SciFinder 数据库检索,并

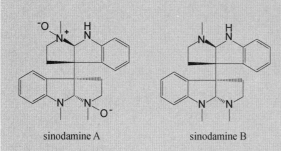

sinodamine A   sinodamine B

图 3-11   sinodamine A 和 sinodamine B 的化学结构

结合分子量和 UV 图谱,推测保留时间在 10.06 min 和 35.1 min 的这两个峰可能是新的生物碱。后续制备得到这两个化合物(sinodamine A、sinodamine B),并通过 NMR 和化学沟通反应鉴定了其结构。夏蜡梅 90% 甲醇提取物的 HPLC-MS 图及 sinodamine A 和 sinodamine B 的提取离子图见图 3-10;sinodamine A 和 sinodamine B 的结构式见图 3-11。

第二节   核磁共振技术在天然产物结构鉴定中的应用

一、样品制备

待测化合物进行 NMR 测试前,需进行纯度测试,一般至少需要纯度>90%;纯度最好采用 HPLC-DAD 法在多波长通道下进行检测,以面积归一化法确定其纯度。如果条件不允许,也可采用 TLC 法,采用至少 3 个不同组成和比例的展开剂,同时在通用显色剂和紫外灯下观察,除主斑点外,是否有明显的杂质斑点。

对于氢谱,一般需要约 5 mg,碳谱需要 10 mg 左右。现今随着半制备和制备 HPLC 技术在天然产物分离中的广泛应用,得到很多 5 mg 以下甚至 1 mg 左右的样品。对于这些微量的样品,可采用磁场较高的 NMR 仪(如 500 MHz、600 MHz)、增加 NMR 累加时间或采用厚壁核磁管等方法进行测试。厚壁核磁管的外径和普通核磁管一致,但其内径比普通核磁管小很多,因此可以少加氘代试剂,达到提高样品浓度的目的。使用微量探头或超低温探头可实现 0.5 mg 以下微量样品的 NMR 测定。

此外,样品在制备时,往往会引入一些溶剂杂质和水分,可通过在带有干燥剂的真空干燥器中用油泵抽几个小时。

二、氘代溶剂的选择

NMR 测试时需用氘代试剂溶解样品,这是因为溶剂中的氢也会出峰,而且溶剂的量远远大于样品的量,会造成溶剂峰信号远大于样品峰信号,从而掩盖样品的信号,所以需用氘取代溶剂中的氢。氘的共振峰频率和氢差别很大,氢谱中不会出现氘的峰。尽管如此,在谱图中还是会出现溶剂峰,这是因为氘代溶剂中的氘取代不完全,而残留氢的峰。

常见的氘代溶剂有氘代氯仿(CDCl$_3$)、氘代丙酮[(CD$_3$)$_2$CO]、氘代甲醇(CD$_3$OD)、氘代吡啶(C$_5$D$_5$N)、氘代二甲基亚砜(DMSO-d_6)、重水(D$_2$O)等,这些不同极性的氘代试剂可满足不同极性天然产物 NMR 的测试要求。选择氘代溶剂应重点关注以下几个方面。① 溶解性:根据相似相溶原理,尽可能选择样品在氘代溶剂中溶解度大的溶剂。溶解度越大,越能提高测试的灵敏度。② 氘代试剂核磁信

号对样品信号的干扰：如^{13}C NMR 中,化合物可能在不饱和碳 123~149 ppm* 出峰的,尽可能避免使用氘代吡啶。因此,对于未知化合物,需要通过前期预实验,初步了解化合物可能的结构类型来选择溶剂。
③ 根据天然产物的类型：在天然产物的 NMR 测定时,有一些根据不同化合物类型选用适当溶剂的长期经验总结,如黄酮类化合物,一般选用 DMSO - d_6,这是因为在该溶剂中黄酮类化合物的活泼氢信号会出现或者较其他溶剂出现良好的峰形。此外,DMSO - d_6 中残留溶剂峰的^{13}C NMR 信号出现在 39.5 ppm,不会干扰黄酮类化合物,因其含苯环,多数碳信号在低场区。当然黄酮类化合物在其他溶剂中溶解性不好,也是造成黄酮类化合物选用 DMSO - d_6 的一个重要原因。DMSO - d_6 是一种高沸点溶剂,后续样品除去溶剂的难度较大,因此现今文献中也有不少采用 CD$_3$OD 进行 NMR 分析黄酮的例子。三萜或甾体苷类化合物一般习惯采用氘代吡啶进行测试,因为这类化合物多数主要含饱和脂肪碳,使用其他溶剂会造成在高场区与样品信号重叠。采用某类化合物习惯使用的氘代溶剂,还便于与该类已知化合物的 NMR 数据进行比较。对于一些在单一氘代试剂中溶解性不好的样品,也可以使用混合氘代试剂进行测试。但是化合物在混合试剂中由于溶剂效应,各峰的化学位移值和单一氘代溶剂的不同。

此外,测试样品时可以加四甲基硅烷(tetramethylsilane, TMS)作为标定化学位移的标尺,也可以选用不加 TMS 的氘代试剂而直接用氘代溶剂中的残留溶剂峰作标尺。很多天然产物分离量较少,在结构测试后,还需进一步进行生物活性测定。因此,天然产物的 NMR 测试,最好不要采用 TMS 做内标。

三、常见氘代溶剂峰和残留溶剂峰的判别

在 NMR 谱图解析时,首先需要了解所用氘代溶剂的溶剂峰在哪里,以排除其对谱图解析的影响。

此外,天然产物因分离纯化过程引入各种溶剂杂质,从而会对 NMR 解析带来困扰,系统的各种溶剂峰的化学位移值及峰形详见以下这四篇文献记载：① NMR chemical shifts of common laboratory solvents as trace impurities. *Journal of Organic Chemistry*, 1997, 62(21): 7512 - 7515;② NMR chemical shifts of trace impurities: common laboratory solvents, organics, and gases in deuterated solvents relevant to the organometallic chemist. *Organometallics*, 2010, 29(9): 2176 - 2179; ③ NMR chemical shifts of trace impurities: industrially preferred solvents used in process and green chemistry. *Organic Process Research and Development*, 2016, 20(3): 661 - 667; ④ Development of GSK's NMR guides-a tool to encourage the use of more sustainable solvents. *Green Chemistry*, 2016, 18(13): 3867 - 3878。其中在分离制备中常见的一些溶剂峰还需熟悉并很快识别。

四、核磁共振氢谱

^{1}H NMR 中 3 个重要的参数分别为化学位移(chemical shift)、耦合常数(coupling constant)、氢数积分(integration)。不同类型的氢因所处的化学环境不同,共振峰出现在磁场的不同区域。因此,通过这种方法,不同环境下的氢得以识别。化学位移是指样品的吸收与参考对照品吸收的对比,用符号 δ 表示。

耦合常数是与化合物分子结构相关的参数,其大小与外磁场强度的大小无关。由于磁核间的耦合作用是通过化学键成键电子传递的,因此耦合作用的大小主要与相互耦合的两个磁核间化学键的数目及影响它们之间电子云分布的因素如单/双键、取代基电负性、立体化学等有关。

^{1}H NMR 共振信号的强度(通常以积分表示)与样品中引起该信号的氢质子数目成比例。因此,某化合物的 ^{1}H NMR 中,其不同化学位移值的氢积分是一种比例关系,不是氢数目的绝对值。下面介绍几种重要的 ^{1}H NMR 实验,用于特定天然产物中基团或构型的确定等。

1. 重水交换实验　为了确定化合物中活泼氢的存在与否,需要做重水交换实验。天然产物中常见

---

* ppm: 即百万分之一。

的活泼氢一般是直接与杂原子相连的氢,如 OH、SH、NH 等。由于活泼氢与连在碳原子上的氢峰信号有较大不同,其在不同条件下的化学位移及峰形有较大波动。因此,活泼氢的识别对于化合物结构鉴定有一定的意义。一般方法:在样品的 ^{1}H NMR 谱测试完后,向样品中滴加 1~2 滴重水,摇匀,再进行 ^{1}H NMR 谱测试,会发现 ^{1}H NMR 中的活泼氢信号消失。但有些活泼氢可能交换得比较缓慢,如酰胺类的氨基氢等,需要放置较长时间再进行测试。

当然,活泼氢的识别还可以通过 HSQC 谱识别。在该二维谱上,除去相关的碳氢信号外,没有与碳相关的氢,即为活泼氢信号。黄酮类化合物 5,7-二羟基二氢黄酮在 $(CD_3)_2CO$ 和用重水交换后其 ^{1}H NMR 谱图见图 3-12。

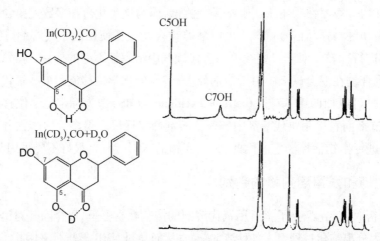

图 3-12   5,7-二羟基二氢黄酮的结构及其在 $(CD_3)_2CO$ 和用重水交换后的 ^{1}H NMR 谱图[引自 Jung J H, McLaughlin J L. ^{13}C-^{1}H NMR long-range coupling and deuterium isotope effects of flavanones. Phytochemistry, 1990, 29(4): 1271-1275.]

2. NMR 的溶剂效应   当样品的某些信号峰发生重叠时,会导致其耦合常数和信号峰的积分无法获得而影响其归属。此外,关键氢信号的重叠会导致利用该氢信号的耦合常数或 ^{1}H-^{1}H COSY、HMBC、NOESY 谱进行结构鉴定时,而难以进行。这一点可利用 NMR 的溶剂效应来实现,即溶剂与样品分子之间有不同作用(如形成氢键、溶剂对样品分子电子云形态的改变等),造成同一化合物在不同氘代试剂中出峰的化学位移值不同。因此,可尝试更换氘代溶剂,以获得不被重叠的某位置氢的信号峰。从黄芪 *Astragalus membranaceus* var. *mongholicus* 中分得的一黄酮化合物 calycosin $7-O-\beta-D-$glucoside(**1**),见图 3-13。该研究的作者在归属该化合物的 NMR 数据时发现,采用 DMSO-d_6 测试其 ^{1}H NMR,其 B 环的部分氢信号重叠,这种信号重叠易将其归属为与其结构相似的黄酮类化合物 **5**。文献研究发现,这是因氘代溶剂的溶剂效应引起的。此研究的作者在 4 种不同氘代溶剂对化合物 **1** 的 ^{1}H NMR 进行了测定,发现化合物 **1** 在 $(CD_3)_2CO$ 和 C_5D_5N 中出现 B 环典型的 AMX 系统信号,而在 DMSO-d_6 和 CD$_3$OD 中出现类似的峰重叠信号。此研究的作者还进一步通过 ^{1}H-^{1}H COSY、HSQC 和 HMBC 等二维谱,结合植物生源性分析,最终确认该结构的为化合物 **1**,而非化合物 **5**。

此外,如果化合物 ^{1}H NMR 谱的脂肪区域信号重叠严重,还可以采用芳香溶剂诱导位移(aromatic solvent-induced shift)效应来改变其相对化学位移值。如在 CDCl$_3$ 中测试 ^{1}H NMR 发现信号重叠时,可改用氘代苯,或者在 CDCl$_3$ 中加 10% 的氘代苯进行测试,可明显改善峰的重叠现象(图 3-14)。

3. 基于 ^{1}H NMR 的 Mosher 法在天然产物立体构型的测定   该方法是利用 (R)-和 (S)-α-甲氧基三氟甲基苯基乙酰氯[α-methoxy-α-(trifluoromethyl)phenylacetyl chloride, MTPCl]或 (R)-和 (S)-α-甲氧基三氟甲基苯基乙酸(α-methoxy-α-trifluoromethylphenylacetic acid, MTPA),将待测化合物中的手性仲醇转化为相应的 MTPA 酯。该法适用于化合物中连有仲醇的碳绝对构型的确定。该方法的具体做法如下。

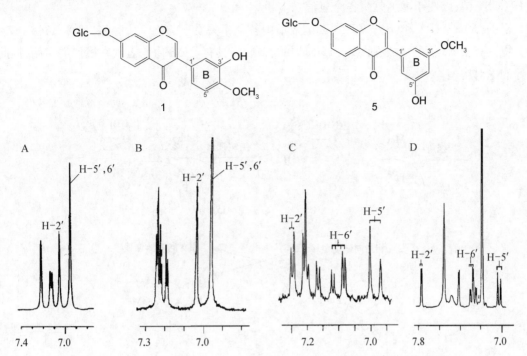

图 3 - 13 化合物 calycosin 7 - O - β - D - glucoside(**1**)在不同氘代试剂中的 ^{1}H NMR 图谱[引自 Du X, Bai Y, Liang H, et al. Solvent effect in ^{1}H NMR spectra of 3′ - hydroxy - 4′ - methoxy isoflavonoids from *Astragalus membranaceus* var. *mongholicus*. Magn. Reson. Chem., 2006, 44(7): 708 - 712.]

A. DMSO - d_6,B. CD$_3$OD,C. (CD$_3$)$_2$CO,D. C$_5$D$_5$N

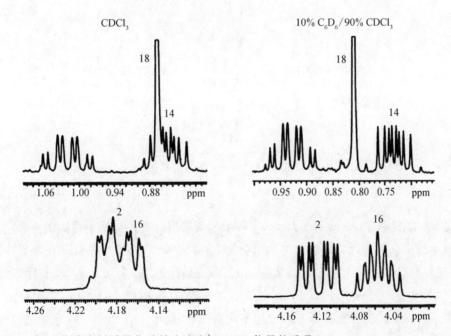

图 3 - 14 芳香溶剂诱导位移效应改变 ^{1}H NMR 信号的重叠[引自 Burns D C, Mazzola E P, Reynolds W F. The role of computer-assisted structure elucidation (CASE) programs in the structure elucidation of complex natural products. Nat. Prod. Rep., 2019, 36(6): 919 - 933.]

(1)取待测构型的样品 2 份,均溶于一定量的吡啶中,分别加入相应的 MTPA,在常温下反应,过夜,并经分离纯化制成相应的(R) - MTPA 酯和(S) - MTPA 酯。

(2)测定相应(R) - MTPA 酯和(S) - MTPA 酯的氢谱,并在氢谱中归属各质子信号;建议同时测定

其 ^{1}H – ^{1}H COSY 谱,以便于准确归属各个氢信号。

（3）根据(R)- MTPA 和(S)- MTPA 酯的氢谱中各个相关质子的化学位移值,计算 $\Delta\delta(\delta_S - \delta_R)$ 值。

（4）将具有正 $\Delta\delta$ 值的氢放在图 3 – 15 模型的右侧,将具有负 $\Delta\delta$ 值的氢放在模型的左侧,据此推出样品仲醇的绝对构型。

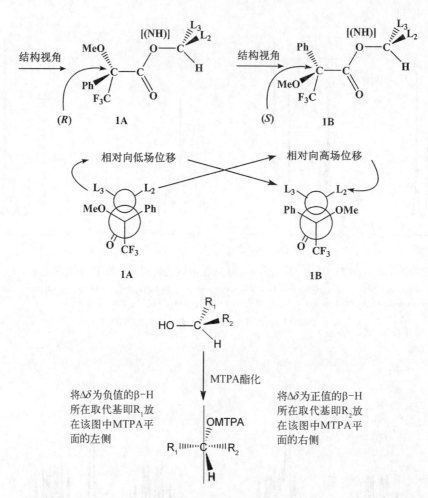

图 3 – 15　Mosher 酯模式图

案例:胡桃楸 *Juglans mandshurica* 根中二苯基庚烷类化合物绝对构型的确定

　　从胡桃楸根中分得新的二苯基庚烷类化合物 **1** 和化合物 **2**,为了确定两化合物中仲醇碳的绝对构型,作者分别取化合物 **1** 和化合物 **2** 各 1 mg,各自溶于 0.5 mL 的 CH$_2$Cl$_2$ 中,然后加入吡啶 0.2 mL、4 -二甲氨基吡啶[4 -(dimethylamino) pyridine] 0.5 mg 和(R)- MTPA 12.5 mg。将该混合物于室温下反应,过夜,反应物随后经硅胶色谱分离,以己烷- CH$_2$Cl$_2$(1 : 3)为流动相洗脱,得到(S)- Mosher 酯。同样的,再另取化合物 **1** 和化合物 **2** 各 1 mg,经和(S)- MTPA 反应,得到(R)- Mosher 酯。分别测定其 ^{1}H NMR,并计算化合物 **1** 中 C1 和 C4 位氢的化学位移差值,计算化合物 **2** 中 C4 和 C6 位氢化学位移差值,带入模型中,得出化合物 **1** 中 C2 位的绝对构型为 R,化合物 **2** 中 C5 位的绝对构型为 S(图 3 – 16)。

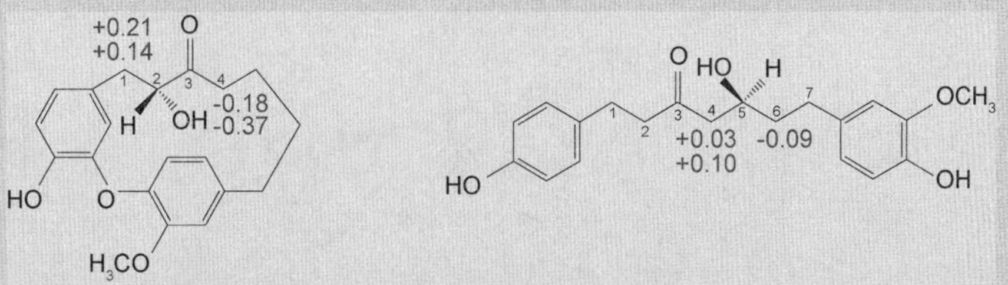

图 3-16　胡桃楸根中二苯基庚烷类化合物 **1** 和化合物 **2** 的 Mosher 酯 $\Delta\delta(\delta_s - \delta_R)$ 值
[引自 Li G, Xu M L, Choi H G, et al. Four new diarylheptanoids from the roots of *Juglans mandshurica*. Chem. Pharm. Bull. , 2003, 51(3): 262-264.]

4. ^{1}H NMR 在含六元环天然产物中立体构型中的作用　六元环系是天然产物中十分常见的体系，在萜类化合物中经常遇到。其同碳氢耦合、邻位耦合在不同的构型中具有不同的耦合常数，借以判断其氢的构型（图 3-17）。一般情况下 $\delta_e > \delta_a$，两者相差 0.5~1 ppm。

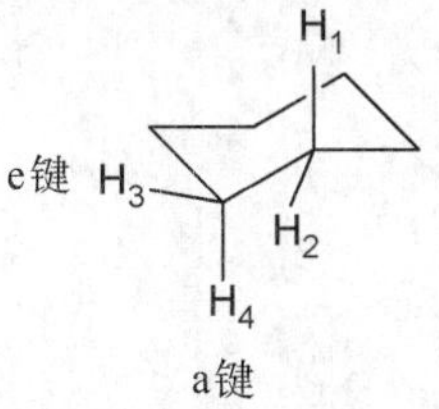

$J_{3,4}(\text{同C}) = J_{1,4}(\text{邻位}) = 8\text{~}12\text{ Hz}$

$J_{1,3}(\text{邻位}) = J_{2,3}(\text{邻位}) = J_{2,4}(\text{邻位}) = 2\text{~}5\text{ Hz}$

图 3-17　六元环系邻位碳和同碳氢的耦合常数

利用[1]H NMR 测定的耦合常数可实现苷类化合物中糖端基质子的构型，如葡萄糖、半乳糖、木糖等，当与苷元形成 β-苷键时，端基质子为 d 峰，其耦合常数为 6~9 Hz；当形成 α-苷键时，端基质子也为 d 峰，但其耦合常数一般为 2~3.5 Hz。但如果是甘露糖和鼠李糖形成的糖苷，其端基氢无法利用[1]H NMR 耦合常数来确定，这是由于糖上的端基氢 H-1 与其 H-2 之间形成的二面角决定的。

^{1}H NMR 在多糖的测定中常用于异头碳构型的确定。一般 α-构型的异头碳氢信号在 5~5.8 ppm，β-构型的异头碳氢信号在 4.4~5 ppm，糖环上其他非端基碳的质子信号在 3.2~4.5 ppm。

案例：苔藓植物 *Apomarsupella revolute* 中桉烷型倍半萜相对构型的确定

娄红祥等在对分离自苔藓植物 *Apomarsupella revolute*、具有抗真菌活性的桉烷型倍半萜化合物 1 进行结构鉴定时（图 3-18），通过 H-9[δ 4.59(dd, J=11.3, 4.2 Hz)]和邻位氢之间大的耦合常数确定 H-9 处于直立键。结合 NOESY 谱上 H-9 与 H-1α、H-7、H-8α 之间的相关信号，以及 H-8β 与 C-14 甲基的相关信号可进一步确定 H-7、H-8β 和 Me-14 均处于直立键。进而，根据 H-6 和 H-7 之间的小耦合常数值（J=2.3 Hz）确定 H-6 处于平伏键的位置，这也可由 NOESY 谱上 H-6 与 H-7、C-13 甲基、C-15 甲基的相关信号得到确证。由此，通过综合分析关键质子的耦合常数和 NOESY 相关信号，确定该化合物中 6-OH、Me-14，以及 C7 和 C9 位所连取代基均位于环的同侧。

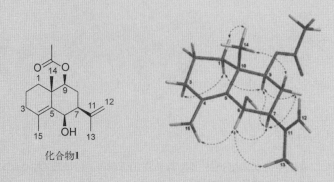

图 3-18　苔藓植物 *Apomarsupella revolute* 中桉烷型倍半萜化合物 **1** 的结构（左图）及其 NOESY 相关图（右图）（引自 Liu N, Zhang L, Wang X N, et al. Eudesmane-type sesquiterpenes from the liverwort *Apomarsupella revolute*. Phytochem. Lett. , 2019, 33: 46-48. ）

　　类似的,三萜类化合物中常出现的 C3 位及其他六元环上的羟基构型也可通过该羟基取代位置的氢与其邻位氢的耦合常数确定。三萜化合物 euphatexol A(图 3-19)H-3 的 ¹H NMR 数据为 δ 3.54(dd, J= 11.3,4.5 Hz),表明 H-3 处于直立键,即 α-位。这一点亦可通过 H-3 和 H-1 及 H-5 的 NOESY 相关来确认。

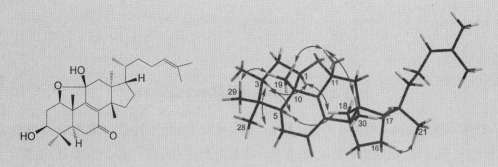

图 3-19　化合物 euphatexol A 的结构及其 NOESY 相关示意图[引自 Qi Y, Liu W, Chen Y, et al. Euphatexols A and B, two unusual euphane triterpenoids from the latex of *Euphorbia resinifera*. Tetrahedron Lett. , 2019, 60(49): 151303.]

五、核磁共振碳谱

　　核磁共振碳谱 ¹³C NMR 提供的信息主要是化学位移值,根据不同的化学位移值,可了解化合物中碳原子的数目和碳原子的杂化类型(sp 、 sp^2 、 sp^3),以及是否可能连有杂原子。通常测试化合物的 DEPT 谱(distortionless enhancement by porization transfer),即通过改变照射 ¹H 的 3 个脉冲角度,使其做 45°、90°和 135°变化并测试其碳谱,从而可以有效区分伯碳、仲碳、叔碳和季碳。比较经济的方式是只做 90°和 135°即可。当然,对于解谱经验丰富者,或可结合 HSQC 谱,只做 DEPT-135°也可以有效区分碳的类型。在解析微量化合物的碳谱时,由于量少,化合物中的季碳信号有时非常弱,甚至没有出现,可通过 HMBC 中与此季碳相关的信号得以确认,同时也要注意隐藏于溶剂峰中的个别碳信号。

　　在开展天然产物的 NMR 测试时,有时会发现某些化合物的结构中由于限制单键的自由旋转或者环的自由翻转,出现旋转异构体或构象异构体(conformational isomers)。纯净的化合物却出现了两组峰,给化合物的结构解析带来不少的麻烦和挑战。解决这种情况的办法就是做变温 NMR 实验,或称之为动态 NMR 实验(dynamic NMR)。变温 NMR 实验有两种:一种是升温,通常是将氘代溶剂换成高沸点的,如 DMSO-d_6,通过梯度升温观察峰形的变化,在考虑测试化合物的热稳定性情况下,一般可以从常温加热至 100℃;另一种是降温,需要将氘代溶剂换成低凝固点的,如 CDCl$_3$ 等,操作相对复杂,需要用液氮冷却降温。

在天然产物的 NMR 谱中,如果发现其 ^{1}H NMR 的各信号峰明显很宽,分辨率很差,表明在室温时,该分子以几种构象的混合形式存在。这种现象常出现在黄酮碳苷类化合物、大环倍半萜类化合物(如吉马烷型)、二级或三级胺的酰胺中(因 N 原子上的孤对电子离域到羰基上,酰胺键表现出较强的双键性质,导致碳氮键不能自由旋转)。

案例: 青叶胆 *Swertia mileensis* 全草中黄酮碳苷的鉴定

黄酮碳苷类化合物,因其碳苷键旋转受到 C7 位取代基的阻力(一般 C7 位取代为羟基时不会产生构象异构体,但 C7 位取代为 OCH$_3$、OCH$_2$CH$_3$ 等烷氧取代时会发生),而产生构象异构体,产生类似混合物的 NMR 信号。对于这种情况,可以采用变温 NMR 实验,随着 NMR 测试温度的升高,碳苷键旋转加快,从而旋转受阻的能垒被打破,原来在室温下产生的两组构象信号逐渐合并成一组信号。

Li 等从青叶胆全草中分得一个黄酮类化合物(图 3-20),在常温下测试其 ^{1}H-和 ^{13}C NMR 时发现,该化合物在相近化学位移处成对出现的两组信号,比例约为 1:1,且信号变宽。而将该化合物从 25℃逐渐加热至 80℃时,这些变宽的信号或重复出现的信号逐渐合并(图 3-20),表明其为黄酮碳苷类化合物;其 ^{13}C NMR 谱也出现类似的情况。这是由于其 C7 位的甲氧基取代导致 C—C 苷键(C6—C1″)的旋转受阻而出现构象异构体。

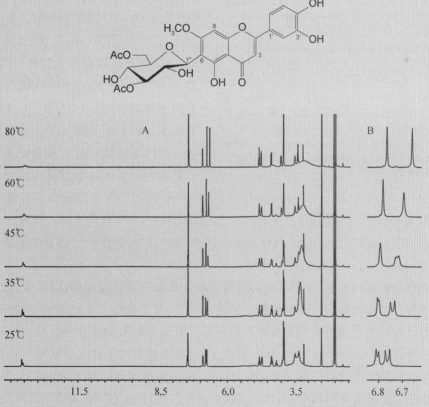

图 3-20　黄酮碳苷 3″,6″-di-*O*-acetylswertiajaponin 的 ^{1}H NMR 变温实验

A. 2~13 ppm 区间的 ^{1}H NMR;B. 6.7~6.8 ppm 区间放大的 ^{1}H NMR

六、2D NMR 技术在天然产物结构鉴定中应用

2D NMR 技术是将化学位移、耦合常数等 NMR 参数展现在二维空间上,可以减少谱线的拥挤和重叠,提供了自旋核之间的相互作用信息,对解析复杂天然产物的结构具有非常重要的作用。常规的 2D NMR 测试主要包括^{1}H -^{1}H COSY、HSQC、HMBC 和 NOESY 等。此外,除了这些常用的 2D NMR 方法外,还有多种其他类型的 2D NMR 技术在天然产物结构解析中起着不同的作用。鉴于各种教科书中多介绍了这些 2D NMR 的原理和方法,本部分主要介绍在几种常用 2D NMR 方法中需要注意的地方。

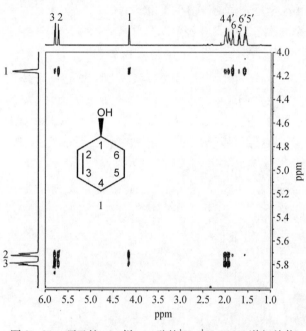

图 3 - 21　环己烷-2 -烯-1 -醇的^{1}H -^{1}H COSY 谱相关信号图(放大谱)〔引自 Burns D C, Mazzola E P, Reynolds W F. The role of computer-assisted structure elucidation(CASE) programs in the structure elucidation of complex natural products. Nat. Prod. Rep., 2019, 36(6): 919 - 933.〕

^{1}H -^{1}H COSY 是把相互耦合的质子关联起来,其中的相关峰表示两个氢之间具有耦合关系,从某一相关峰出发,按一定顺序进行相关峰追踪,可推出相邻氢的结构片段。谱图中的相关峰显示的化学键一般在三键以下,主要为$^2J_{HH}$和$^3J_{HH}$的耦合关系。图谱上相关峰的强弱一般与两个氢之间的 J 值的大小有关,J 值越大,相关峰信号越强。需要注意的是,如果两个氢之间的耦合常数较小时,在^{1}H NMR 上可能观察不到这两个氢的裂分,但在^{1}H -^{1}H COSY 可能观察到两者之间弱的相关峰。一些大于三键的 COSY 相关峰见图 3 - 21。在该化合物的^{1}H -^{1}H COSY 图中,其中 H - 1/H - 2、H - 2/H - 3、H - 3/H - 4,以及 H - 3/H - 4′是三键氢的耦合,H - 1/H - 3、H - 2/H - 4 以及 H - 2/H - 4′属于四键氢耦合,而 H - 1/H - 4 以及 H - 1/H - 4′则属于远程的五键氢耦合。从^{1}H -^{1}H COSY 图中还可以看出这些远程耦合的相关峰强度与四键氢耦合的相关峰强度相近。

总相关峰谱(total correlation spectroscopy, TOCSY):可以找到同一耦合体系中所有氢核的相关信息。即可以从某一氢出发,找到与其同处一个自旋耦合系统中所有质子的相关峰,而^{1}H -^{1}H COSY 一般只反映$^2J_{HH}$和$^3J_{HH}$,或稍远一点的耦合关系。这种 TOSCY 在皂苷糖链部分的解析中起着重要的作用。

HMBC 上观察的碳氢相关峰,一般是碳氢之间以两个或三个键等相连的,因此通过该 HMBC 相关,可以把化合物中因有季碳或杂原子而断开的质子进行关联,对于将分子中已知的一些结构碎片进行连接或者验证假设结构的合理性等方面起着重要的作用。但是 HMBC 谱上不能区分哪个相关峰是两键、三键或四键相关峰,尽管有一些专用 2D NMR 方法来识别,一般是对于连氢碳的结构片段,不适用于季碳等信号。如果化合物中有延长的共轭片段时,HMBC 谱中常出现弱的四键相关信号。在 HMBC 中,一般烯键和芳香碳上$^2J_{CH}$耦合相对较小,而其$^3J_{CH}$耦合通常较大,但是在三键耦合对于脂肪氢在 HMBC 中太弱,有时难以观察到。此外,当 HMBC 谱中缺乏两键或三键甲基质子的相关峰信号时,一般说明解析的结构可能有问题。如三萜结构 C23 或 C24 位角甲基信号,一般都能观察该甲基氢信号与其连接的季碳 C4 及 C5 之间的相关信号。在 HMBC 中如果观察到 4 个键或更多键之间的强相关时,一般需要引起

注意,可能推测的结构有问题。

　　NOESY 谱主要是用来确定化合物中两种氢在空间上的距离是否靠近,一般两种质子的空间距离 <5 Å 时在 NOESY 上可以做出相关峰,化合物中两个质子的距离可在 Chemdraw 3D 等软件中画出结构的立体构型并在能量最小化(minimize energies)后可以获取。需要注意的是,结构中两个氢之间是否有 NOE 效应,与两者之间的化学键个数无关。NOESY 谱常用来确定天然产物五元环和六元环等上氢的相对构型,以及化合物中某些基团的位置,如通过黄酮类化合物中 H-8 与 H-7 甲氧基的相关,可确定其 C-7 羟基有甲基取代。

　　利用 2D NMR 解析结构时,一般先用 $^1H-^1H$ COSY 谱和 HSQC 谱来解析一些分子中连氢碳的结构片段,然后再试图用 HMBC 去连接这些结构片段,最后用 NOESY 谱来确定结构中某些氢的相对取向。需要强调的是,如果氢谱中信号重叠严重,利用 HMBC 或 NOESY 谱来确定结构将可能有很大的问题。

第三节　旋光色散光谱与圆二色谱在天然产物结构研究中的应用

　　旋光色散光谱(optical rotary dispersion, ORD)和圆二色谱(circular dichroism, CD)都是利用偏振光现象来研究分子结构。当一束平面偏振光(plane polarized light)通过具有手性的介质时,由于该介质对左、右旋圆偏振光的折射率不同,使得它们通过介质的速率也不同,当再合成平面偏振光时,偏振面发生了一定角度的偏转(即变成了椭圆偏振光),这就是偏振光现象。

　　两种光谱的相关研究始于 20 世纪 50 年代,首先研究的是含有环己酮官能团的甾体、萜类等天然药物的立体构型、构象与旋光现象之间的关系,此后被广泛应用于确定各类手性化合物的立体化学问题。ORD 和 CD 在解决手性中心附近有发色团(或通过化学转换可产生发色团)的化合物的绝对构型或优势构象上是一种非常有效的手段,有时用其他方法难以代替。

一、旋光光谱

　　用仪器记录随偏振光的波长变化(200~600 nm)而产生的旋光度改变,绘制而成的曲线即 ORD。只有在可见或紫外光区存在光学吸收的手性分子(光学吸收色群,optical chromophore),其 ORD 谱才能在应用的测定波长范围内有科顿效应(Cotton effect)谱线。没有光学吸收色群的分子只能在 ORD 谱中呈现平坦谱线(图 3-22),在实际应用时意义不大。无论是正性还是负性平坦谱线,都是向零轴逼近,但不与零轴相交,既没有峰也没有谷。

　　如果分子中有光学吸收色群,在测定的波长范围内就会有吸收带,即呈现科顿效应谱带。ORD 与零轴相交点的波长称为 λ_k(常与该化合物紫外吸收光谱中最大吸收峰波长一致),波谷至波峰之间的垂直高度和宽度则分别称为振幅和宽幅。在 ORD 谱中从长波到短波,若谱线先经过波峰再到波谷,称为正性科顿效应谱线;若谱线先经过波谷再到波峰,则称为负性科顿效应谱线(图 3-23)。

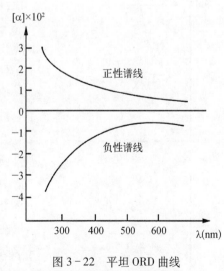

图 3-22　平坦 ORD 曲线

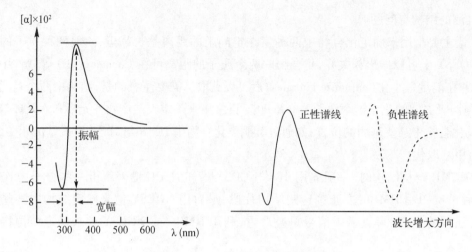

图 3-23　具有科顿效应的 ORD 曲线

二、圆二色谱

由不对称分子组成的物质是光学各向异性的,故此对平面偏振光所分解成的右旋和左旋圆偏振光吸收能力不同,使得左右圆偏振光通过介质后振幅也将不同,这样两者叠加形成椭圆偏振光。这种现象称为圆二色性(circular dichroism)。圆二色性与波长有关,以偏振光的吸光度为纵坐标,波长为横坐标作图,便得到圆二色谱图。手性物质的圆二色性常有两种表现形式:一种是以吸光度差 ΔA 表示

$$\Delta A = A_L - A_R = \varepsilon_L \times c \times l - \varepsilon_R \times c \times l = \Delta\varepsilon \times c \times l \qquad (3-1)$$

c 为光学活性物质的摩尔浓度;l 为比色池光径,以 dm 表示;ε_L 和 ε_R 分别为物质对左右旋圆偏振光的摩尔吸光系数,两者吸收差为 $\Delta\varepsilon$。

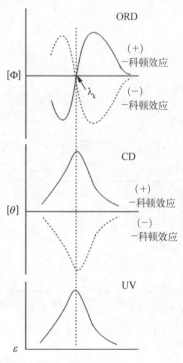

图 3-24　同一化合物的 ORD、CD 及 UV 对比图

另一种是文献中更常用的摩尔椭圆度[θ]。圆二色谱仪记录的是椭圆度 θ,以 millidegree 表示,$\theta = 2.303 \times \Delta A/4$。摩尔椭圆度[$\theta$] = $\theta \times MW/(100 \times c \times l)$ [MW 为化合物分子量,浓度(c),单位为 g/mL;光径(1),单位为 dm],换算后[θ] $\approx 3\,300\Delta\varepsilon$。

如果被测物质在 200~800 nm 波长范围内无特征吸收,$\Delta\varepsilon$ 的值随波长的变化很小,近似于水平线,得不到特征的圆二色光谱。如果在 ORD 曲线中出现科顿效应,那么在 CD 谱中也将相应地出现起伏(图 3-24):当 $\varepsilon_L > \varepsilon_R$ 时,得到正性圆二色光谱曲线(向上,正性科顿效应);反之,则得到一个负性圆二色光谱曲线(向下,负性科顿效应)。

从图 3-24 中可以看出,如果分子中有光学吸收色群,则可得到科顿效应曲线。理想情况下,紫外(UV)光谱最大吸收峰(λ_{max})、CD 谱中 $\Delta\varepsilon$ 绝对值最大对应波长(波峰或波谷处)及 ORD 谱的 λ_k 三者应重合,当然实际测量中这三者往往很接近但不一定重合。当 ORD 呈正性科顿效应时,相应的 CD 也呈正性科顿效应;反之亦然。两者的本质都是发色团能级跃迁受到不对称环境的影响,所以都可以用于测定有特征吸收的手性化合物的绝对构型,得出的结论也是一致的。但从实际应用上来看,CD 谱线尖锐、简单明确、容易解析,所以更为常用。

　　传统的圆二色谱所用的平面偏振光的波长范围一般在 200~400 nm,属于紫外区,由于其吸收光谱是分子电子能级跃迁引起的,故称为电子圆二色谱(electronic circular dichroism, ECD)。振动圆二色谱(vibrational circular dichroism, VCD)则是在红外光区频率下测定圆二色谱,利用手性物质对左旋和右旋偏振红外光吸收的差异来鉴定分子的手性结构,其吸收光谱是分子的振动转动能级跃迁引起的。ECD因干扰少、容易测定,加上“八区律”“激子手性法”等方法的发现及量子化学计算的发展而被广泛应用,成为鉴定手性分子绝对构型的强有力的工具。与 ECD 相比,VCD 的最大优势在于不需要分子中含有生色团,近年亦颇受关注,但目前应用尚有限。本章中所举示例如无特别说明,均指 ECD 谱。

　　测定圆二色谱时的要求: ① 应使用光谱纯级别的溶剂,对被测样品有较好的溶解度,与样品不发生作用,在测定波长无吸收; ② 强的氢键型溶剂可以与含有氧原子的光学活性化合物形成氢键,由此可以影响构象的平衡移动,也可以影响偶极-偶极之间的相互作用,从而导致图谱的变化,应当谨慎使用; ③ 如果需要与文献中的化合物的图谱比较,可以参考文献选用的溶剂。

三、科顿效应在立体结构确定中的应用

　　在紫外可见区域,ORD 和 CD 曲线对分子的立体结构变化特别灵敏,因此被广泛用来研究有机化合物的构型或构象。有机物分子中发色团能级跃迁受到不对称环境的影响是产生科顿效应的本质原因。当一个化合物的平面结构和相对构型已知时,科顿效应可以用来确定该化合物的绝对构型。

　　(一) 经验法则

　　用科顿效应确定一个化合物的立体结构如绝对构型时,可以将其与具有相同发色基团而骨架又相似的化合物进行比较,利用一些经验法则来确定,运用最多的是饱和环己酮的八区律和针对共轭烯酮(酯)结构的螺旋规则。将环己酮按图 3 - 25 的式样放好,即以环己酮 C ═ O 键的中心为原点,羰基处在 Z 轴上,与羰基相连的两个基团处于 XZ 平面上,三个互相垂直平面 XY、XZ、YZ 将整个空间分隔产生八个区。从环己酮氧的一侧来看,XY 平面后方的四个空间称后四区,XY 平面前方的四个空间称为前四区。由于取代基一般不伸展到氧原子前面,因此前四区用得很少,一般化合物只考虑后四区。各分区的符号即为科顿效应的符号。面对羰基将环上所有原子和键投影到与 XY 平行的平面上得到投影图。

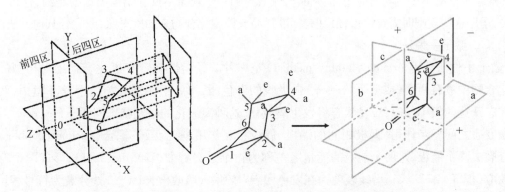

图 3 - 25　环己酮的八个分区(左图)和各原子及基团投影图(右图)

　　八区律规则: ① 位于分割面(XY 平面、XZ 平面、YZ 平面)上的取代基,对科顿效应贡献为零; ② 位于正、负区的取代效应可以相抵消; ③ 取代基对于科顿效应贡献的大小随着与生色团的距离增加而减小,贡献大小还与取代基的性质有关; ④ 在应用八区律测定有机化合物的相对构型和绝对构型时,需要先明确该化合物的优势构象。

　　环己酮各取代基对科顿效应的影响: C4 位与其所连的取代基,以及 C2、C6 位所连的 e 向取代基均处在分割面上,对科顿效应没有贡献;C2 位上 a 向取代基在 $X^-Y^+Z^-$ 区,正性分担;C6 位上 a 向取代基在 $X^-Y^-Z^-$ 区,负性分担;C3 位上 a、e 向取代基均在 $X^+Y^+Z^-$ 区,负性分担;C5 位上 a、e 向取代基均在

$X^+Y^-Z^-$区,正性分担。

例如,(+)-天然樟脑可能有两种绝对构型(A、B)。这两种构型在后四区的分布分别如图 3-26 中 a 和 b 所示,a 表明其主要分布在后四区的左上区,应为正性科顿效应;而 b 主要分布在后四区的右上区,应为负性科顿效应。实测(+)-樟脑的 CD 和 ORD 谱都呈正性科顿效应,故绝对构型确定为 A。

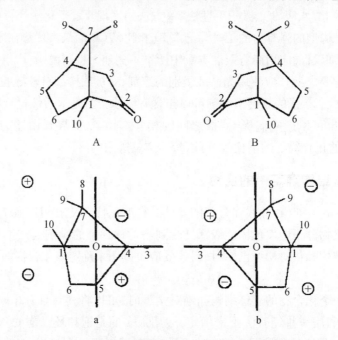

图 3-26　运用八区律确定(+)-天然樟脑的绝对构型

A、B 为(+)-天然樟脑可能具有的两种绝对构型结构式图,其对应的后四区投影图分别如 a 和 b 所示

科顿效应已扩展和应用到多种类型的手性化合物,如 α,β-不饱和醛/酮类、烯丙醇及其酯类、含苯环化合物、共轭二烯类、内酯等。但需要注意的是,尽管这些经验规则在确定各种不同发色团的手性分子的构型和构象上已有不少成功的应用,但判断科顿效应的一些规律不仅受结构类型的制约,且与取代基的性质有关,运用这些规则时需要慎重,最好有标准样品或模型化合物来加以对照,或配合其他方法使用。

(二) CD 激子手性法

CD 激子手性法(CD exciton chirality method)是一种非经验性确定有机化合物绝对构型的光学方法。当化合物中具有两个(或多个)$\pi \to \pi^*$ 强吸收的发色团,都处于相互有关的手性环境中,两者从基态向激发态跃迁的概率相等,激发状态将发生离域化,这种离域化的激发状态叫激子(exciton)。两个发色团的激发态之间相互作用(偶极距间的偶极-偶极相互作用)称为激子耦合(exciton coupling)。此时激发态分裂成两个能级,这两个能级的能量之差称为达维道夫劈裂(Davydov split),形成两个符号相反的科顿效应(图 3-27)。CD 谱线表现为在发色团 UV 的最大吸收波长(λ_{max})处分裂为符号相反的两个吸收,即裂分的圆二色谱。处于波长较长的科顿效应由低能态产生,称为第一科顿效应;波长较短处的科顿效应由高能态产生,为第二科顿效应。如果两个发色团的电子跃迁偶极矩矢量构成顺时针螺旋(即右旋)(从前一发色团看后一发色团),为正激子手性,其第一科顿效应为正、第二科顿效应为负;反之,当两个偶极矩矢量构成逆时针螺旋(即左旋)时,为负激子手性,其第一科顿效应为负、第二科顿效应为正(图 3-27)。如果确定了发色团中跃迁偶极矩的方向及跃迁的偏光性,根据这两个科顿效应的符号便可以确定这两个发色团在空间的绝对构型,这种判断构型的方法称为 CD 激子手性法。

可用于 CD 激子手性法的发色团必须具有较强的吸收,以便相距较远的发色团之间产生强的激子耦合,具有较高的对称性;同时,引入的发色团要有合适的最大波长,以免与分子中原有的发色团发生重

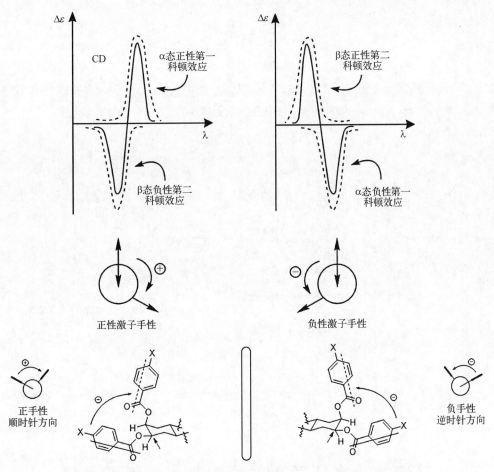

图 3-27　顺时针和逆时针分布的两个激子产生正性和负性激子手性

叠。天然产物中常见的发色团主要包括对位有取代的苯甲酸酯和苯甲酰胺,稠苯,共轭二烯,α,β-不饱和酮、酯、内酯,苯炔等。

　　CD 激子手性法的裂分科顿效应曲线的特点:① 裂分型科顿效应曲线的符号、振幅与发色团之间的距离和角度有关,但科顿效应曲线的吸收波长取决于发色团的性质,与发色团之间的距离、角度无关。② 从第一科顿效应过渡到第二科顿效应时与零线(基线)有一交点,交点的波长位置与发色团 UV 的最大吸收位置接近。③ 科顿效应的强度取决于两个发色团之间的距离和发色团的对位上助色团的性质。当发色团一定时,两个发色团之间的距离愈远,裂分的科顿效应的振幅就愈小。④ 当两个发色团不同时,激子科顿效应的符号与两个发色团相同时的激子手性符号相一致,但强度随两个发色团的 UV 最大吸收波长的差值增大而减弱。

　　由于在理论上以量子力学为基础,激子手性法结果准确,在溶液状态下即可进行测定,加上其样品用量少,可以回收及不需标准品对照,因而适合难结晶、含量极少的天然产物立体结构的测定。激子手性法的应用范围已随着研究的深入而进一步扩大,越来越多地应用于各种天然产物绝对构型的确定。

案例: CD 激子手性法用于确定乌药烷型倍半萜二聚体的绝对构型

　　共轭烯酮或烯酯同时存在于一个分子中时,π→π* 跃迁相互作用而产生裂分 CD,它的符号取决于烯酮(酯)附近碳原子的手性。如化合物 sarglalactone F 和 sarglalactone G 是从草珊瑚 *Sarcandra glabra* 中分离得到的一对乌药烷型倍半萜二聚体,两者互为 C9′位差向异构体(图 3-28)。

其中 sarglalactone F 的 CD 图谱显示其在 253 nm($\Delta\varepsilon$-7.3)具有负的第一科顿效应,在 230 nm($\Delta\varepsilon$+6.4)处具有正的第二科顿效应,表明其结构中两个 α,β-不饱和内酯发色团的电子跃迁偶极矩左旋(即逆时针),为负激子手性,据此确定 C9′为 R 构型;sarglalactone G 则呈现正激子手性,结合单晶 X 射线衍射(X-ray diffraction, XRD)技术结果证实了其 C9′为 S 构型。

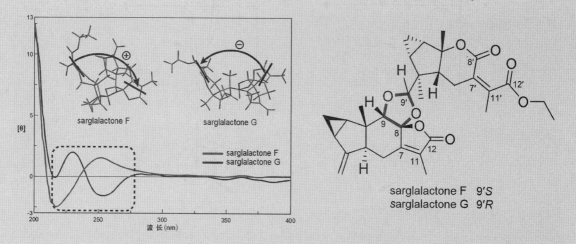

图 3-28   差向异构体 sarglalactone F 和 sarglalactone G 的 CD 谱图及结构式[引自 Chi J, Wei S S, Gao H L, et al. Diverse chemosensitizing 8,9-secolindenane-type sesquiterpenoid oligomers and monomers from *Sarcandra glabra*. J. Org. Chem., 2019, 84(14): 9117-9126.]

第四节   单晶 X 射线衍射技术在天然产物结构研究中的应用

一、概述

X 射线技术已有 100 多年的历史,其发现和发展彻底改变了现代科学技术的许多领域。1895 年,德国物理学家伦琴(Röntgen)首次发现 X 射线,他也因此获得 1901 年首届诺贝尔物理学奖。1912 年,德国物理学家劳埃(Laue)发现了晶体的 X 射线衍射现象,并证实了晶体是一种有序结构的物质,确证了晶体内部原子、分子和离子分布具有周期性结构,他因此于 1914 年获诺贝尔物理学奖。1913 年,英国物理学家布拉格父子(Bragg WH 和 Bragg WL)成功地将 X 射线衍射方位、晶体间距和 X 射线波长三者有机地联系起来,建立了 X 射线衍射最基本的公式——布拉格方程,并成功研制出世界上第一台 X 射线衍射仪,开创了人类利用 X 射线衍射技术揭示微观世界的新纪元。布拉格父子因此于 1915 年共同获得诺贝尔物理学奖。自 20 世纪 60 年代开始,晶体结构解析计算方法中直接法的出现,并伴随计算机技术飞速发展,使单晶 X 射线衍射结构分析步入智能化阶段,广泛地运用于复杂天然产物的结构测定。例如,1964 年诺贝尔化学奖得主、英国化学家霍奇金(Hodgkin)通过单晶 X 射线衍射法先后完成了青霉素(1945 年)、维生素 B$_{12}$(1955 年)及胰岛素(1969 年)的三维空间结构解析。当今,单晶 X 射线衍射结构分析的理论与方法,尤其是小分子技术已经相当成熟。单晶 X 射线衍射技术在天然化合物结构研究中,主要用于确定分离量较少或结构解析有较大挑战的天然产物结构、新骨架化合物的结构等(特别是绝对构型的确定)。

二、基本原理

单晶 X 射线衍射之所以能够用来测定化合物的结构,是因为 X 射线的衍射方向和强度与晶体的结构存在着一定的关系,对此进行分析,产生化合物的结构信息,这也就是晶体测定中的结构解析。

（一）晶体结构特点

晶体是固体物质的一种聚集态形式,与非晶体不同的是,晶体内部的原子和分子排列具有严格的规律性。由于原子空间排列的规律性,可以把晶体中的若干原子抽象为一个点,所以晶体可以看作空间点阵。如果整块固体为一个空间点阵贯穿,称为单晶体,简称单晶。

单晶体都属于三维点阵,晶体的空间点阵可以用3个互相不平行的单位向量形成的六面体单位表示,该六面体称为点阵单位。而根据晶体结构周期性所划分的六面体单位叫作晶胞,其3个单位向量 a、b 和 c,以及它们之间的夹角 α、β 和 γ,被称为晶胞参数或点阵常数（图3-29）。晶体的一个重要特征是对称性,不同的晶格有不同的特征和对称性,将晶体所有可能的对称性加以考虑,可以分为 7 个晶系（crystal system）、共 14 种布拉维点阵（Bravais lattice,表3-1）。晶体结构具有空间点阵式的周期性结构,点阵结构的空间对称操作群就是空间群（space group）。利用群论知识,将所有可能的点对称性组合为 32 个独立的晶体点群（point group）。这32个晶体点群又可以根据对称性的不同分为 230 个空间群（space group）。任何晶体材料的结构都可由这230种中的一种来唯一描述。

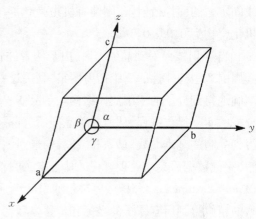

图3-29　晶胞及晶胞参数

表3-1　7个晶系与晶胞参数和布拉维晶格的关系

晶　系	晶 胞 参 数	布拉维点阵及晶格符号
三斜（triclinic）	$a \neq b \neq c$, $\alpha \neq \beta \neq \gamma$	简单 P
单斜（monoclinic）	$a \neq b \neq c$, $\alpha = \gamma = 90°$, $\beta \neq 90°$	简单 P、底心 C
正交（orthorhombic）	$a \neq b \neq c$, $\alpha = \beta = \gamma = 90°$	简单 P、体心 I、底心 C、面心 F
四方（tetragonal）	$a = b \neq c$, $\alpha = \beta = \gamma = 90°$	简单 P、体心 I
六方（hexagonal）	$a = b \neq c$, $\alpha = \beta = 90°$, $\gamma = 120°$	简单 P
三方（trigonal）	$a = b = c$, $\alpha = \beta = \gamma \neq 90°$	简单 R
正方（cubic）	$a = b = c$, $\alpha = \beta = \gamma = 90°$	简单 P、体心 I、面心 F

（二）X 射线衍射规律

X 射线是一种波长为 0.01 ~ 100 Å（0.001 ~ 10 nm）的电磁波,而常见化合物的键长介于 1 ~ 3 Å（0.1~0.3 nm）之间。用于 X 射线晶体结构分析的波长一般为 0.05 ~ 0.25 nm,与晶体内原子间距大致相当。这种 X 射线,通常在真空度 4~10 Pa 的 X 射线管内,由高压加速的电子冲击阳极金属靶产生,发射出的 X 射线有某一固定波长,故称为特征射线。常用的靶材有钼（Mo）靶、铜（Cu）靶和镓（Ga）靶等,对应的特征射线分别为 0.710 73 Å、1.541 8 Å 和 1.341 39 Å。

晶体中的原子组成的点阵在三维空间有序排列,类同于光线与光栅的作用,晶体能够对波长与晶格间距相当的射线产生衍射效应。其折射方向和强度取决于晶体内部结构及其周期性,可以用劳埃（Laue）方程和布拉格（Bragg）方程来描述。这两个方程是晶体产生衍射的严格条件,是 X 射线衍射的基础方程,因篇幅有限在此不予赘述。

（三）X 射线衍射实验

X 射线衍射实验包括单晶 X 射线衍射技术和粉末 X 射线衍射技术，可以用于测定结构和一些成分的分析实验。单晶 X 射线衍射分析的对象是固体中的晶体样品，不同类型仪器对晶体大小的要求不同。根据经验，对于使用固定靶的传统四圆衍射仪，晶体合适尺寸范围：纯有机物为 0.3~0.8 mm、金属配合物及金属有机化合物为 0.1~0.6 mm、无机化合物为 0.1~0.3 mm；如果使用旋转靶的四圆衍射仪或固定靶的面探衍射仪，则纯有机物为 0.1~0.5 mm、金属配合物及金属有机化合物为 0.1~0.3 mm、无机化合物为 0.05~0.2 mm。

当 X 射线照射到晶体上时，由于两者波长相当，晶体将产生衍射现象，而晶体内部原子有序排列在其周围产生规律性的三维衍射图案，利用这些信息，结合晶体学的基本方程，通过傅里叶变换计算，可以准确地得到分子的三维立体结构。单晶 X 射线衍射可以说是一种定量的分析方法。单晶 X 射线衍射分析的实际操作过程，从培养单晶开始，到晶体的挑选与安装，然后利用衍射仪测定衍射数据，通过分析得到晶胞的基本参数、晶系和空间群，通过测定衍射强度数据，得到系列强度数据，再通过数据还原与校正，完成数据采集与处理过程。接下来，通过各种结构解析方法，如直接法（direct method）和帕特逊函数（Patterson function）分析法等进行傅里叶合成，得到结构模型的部分或全部原子坐标，再通过对结构模型的精修得到所有原子的坐标和位移参数等信息，也就是化合物的三维结构，最后对分子的几何数据和结构进行解释与表达。

三、单晶 X 射线衍射技术在结构鉴定中的应用

随着科学技术的发展，特别是核磁共振技术的发展，使得天然产物的结构解析变得更加容易。但对于一些结构相对更为复杂的天然产物，结构中如含有较多柔性基团和手性中心（特别是季碳手性中心较多时更有挑战），一维及二维核磁共振技术的运用也显得有心无力。在这种情况下，若能培养出单晶，那么单晶 X 射线衍射技术就可以轻而易举地解决这个难题。

（一）新骨架化合物的结构确证

自然界产生的化学结构多样性是惊人的，会出现一些人类尚未认知的新骨架天然产物。这些化合物的生源途径极为复杂，结构解析更有挑战性，依赖经典的波谱或光谱学方法，以及化学降解或化学沟通法可以完成初步的推测，但这可能会因为科研工作者的结构解析经验有所差异而出现争议性结果（如 20 世纪 50 年代青霉素的结构解析）。故此，对于新骨架化合物而言，最终结构的确证还需要更确切、更直接的证据，如单晶 X 射线衍射分析、全合成研究等。

案例：单晶 X 射线衍射技术用于确定一叶萩型生物碱 suffranidine A 的结构

如从大戟科药用植物一叶萩 *Flueggea suffruticosa* 中分离得到的一叶萩型生物碱 suffranidine A，具有前所未有的 8/5/6/5/6/6/6/8 稠合八环骨架，并包含一个独特的笼状氮杂双环 $[6.4.0.0^{3,11}]$ 十二烷单元（图 3-30）。该化合物的结构鉴定采取了多种核磁共振技术，但其复杂的多环骨架、连续的手性中心，使得该化合物的结构及立体化学的确定存在较大挑战。最后，于甲醇-水混合溶剂中获得该化合物的晶体，继而通过单晶 X 射线衍射技术确定了该化合物的结构。

实验条件：将 suffranidine A 溶解于 CH_3OH-H_2O（体积比 9:1）的溶剂中，于室温下缓慢蒸发获得适合 X 射线分析的单晶。选取大小为 0.11 mm×0.1 mm×0.08 mm 的晶体，用铜靶为衍射源进行数据收集，通过 SHELXT 结构解决方案程序使用固有相位对结构进行求解，并通过 SHELXL 精化包使用最小二乘解对结构进行精化。

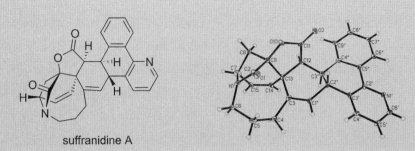

suffranidine A

图 3-30 suffranidine A 的结构式及晶体结构[引自 He Q F, Wu Z L, Li L, et al. Discovery of neuritogenic *Securinega* alkaloids from *Flueggea suffruticosa* by a building-block-based molecular network strategy. Angew Chem. Int. Ed., 2021, 60(36): 19609-19613.]

Suffranidine A 属于单斜晶系, $P2_1$ 点群, 晶胞参数: $a = 7.248\,80(10)$ Å, $b = 12.564\,20(10)$ Å, $c = 11.207\,20(10)$ Å, 残差因子 $R_1 = 0.028\,8(2060643)$, Flack 常数为 0.04(7)。

案例: 单晶 X 射线衍射技术在倍半萜杂聚体新骨架结构鉴定中的应用

Chlorahupetone A 和 chlorahupetone B 分离自金粟兰科植物湖北金粟兰 *Chloranthus henryi* var. *hupehensis*, 为一分子乌药烷与一分子愈创木烷形成的异源倍半萜二聚体, 具有新奇的八环碳骨架。这类新骨架及众多手性中心的绝对构型, 最终也是通过单晶 X 射线衍射技术得以确证(图 3-31)。

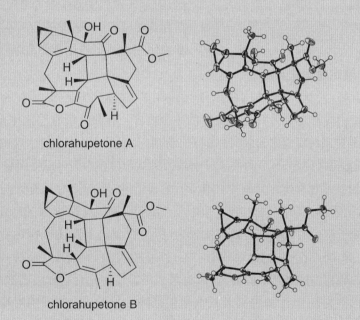

chlorahupetone A

chlorahupetone B

图 3-31 chlorahupetone A 和 chlorahupetone B 的结构式及晶体结构[引自 Zhang D Y, Wang X X, Wang Y N, et al. Nine sesquiterpenoid dimers with four unprecedented types of carbon skeleton from Chloranthus henryi var. hupehensis. Org. Chem. Front., 2021, 8(16): 4374-4386.]

实验条件: chlorahupetone A 的晶体于环己烷中得到; 而 chlorahupetone B 则于 $MeOH/H_2O = 10/1$ 的二元溶剂体系中得到晶体。两者均使用铜靶为衍射源进行数据收集, 通过直接方法

（SHELXS－97）求解结构，并使用全矩阵最小二乘差分傅里叶技术进行精化。Chlorahupetone A 属于正交晶系，$P2_12_12_1$ 点群，晶胞参数：$a=10.835\,9(11)$ Å，$b=13.158\,3(13)$ Å，$c=17.821\,9(15)$ Å，残差因子 $R_1=0.045\,4(2070041)$，Flack 常数为 $0.06(14)$。Chlorahupetone B 属于单斜晶系，$P2_1$ 点群，晶胞参数：$a=10.530(3)$ Å，$b=11.744(4)$ Å，$c=10.787(4)$ Å，残差因子 $R_1=0.044\,9(2070042)$，Flack 常数为 $0.03(8)$。

（二）疑难结构的确定

单晶 X 射线衍射技术具有独立性和可靠性的特点，除了前文所述用于新骨架化合物的结构确证外，在一些具有疑难结构（如含有未知杂原子、同分异构体、构象异构体等）的天然产物结构鉴定方面也往往能一锤定音，有着难以替代的作用。

Neogrisemycin 是从重组白色链霉菌 J1074 菌株 SB406 培养物中分离得到的一个新角蒽环类抗生素（angucycline）。结构中含有独特的三硫桥环，以及两个跨环的氧桥（图 3－32）。由于硫原子本身不能产生核磁共振现象，与硫相连的碳原子化学位移亦没有明显特征，HR－ESI－MS 虽然显示有 $[M-S_3H_2-H]^-$ 对应的准分子离子峰也不足以证明三硫桥环的存在。因此，通过核磁和质谱等数据都难以确定三硫桥环的存在和连接位置，而通过单晶 X 射线衍射（钼靶）很容易准确快速地确定该化合物的结构及其立体构型。

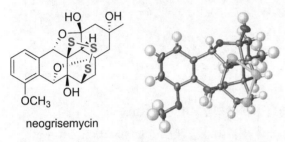

neogrisemycin

图 3－32　Neogrisemycin 的化学结构及晶体结构［引自 Cao M，Yang D，Adhikari A，et al. Neogrisemycin，a trisulfide-bridged angucycline，produced upon expressing the thioangucycline biosynthetic gene cluster in *Streptomyces albus* J1074. Org. Lett.，2023，25(6)：961－965.］

（三）解决难以确定的手性问题

相比于合成化合物，天然产物结构中往往手性碳较多、立体化学复杂，因此相对及绝对构型的确定是天然产物结构鉴定中非常重要且具有挑战性的一个内容。有的时候通过各种表征手段可确定化合物的大部分结构，但是其中某些官能团的取向（如与季碳相连，或处于柔性链上）难以通过分析耦合常数或 NOESY/ROESY 谱图数据来确定，这个时候通过单晶 X 射线衍射技术则可以轻而易举地解决这个问题。

单晶 X 射线衍射技术在确定化合物立体化学（尤其是绝对构型）时具有无与伦比的优越性。一般而言，采用钼靶作为衍射源，只有分子中含有重原子（元素周期表中磷以后的元素）才能确定该分子的绝对构型。由于重原子产生的反常散射效应比较大，所以在测定手性化合物时一般都通过衍生化引入重原子（如溴原子），来测定化合物的绝对构型。不过应注意，在引入重原子时，一定要确保引入衍生化基团时不会造成手性碳构型的翻转。除此之外，也可以培养待测化合物和酒石酸的复合物结晶体，以已知的酒石酸的绝对构型为参考，通过单晶 X 射线衍射来确定目标化合物的绝对构型。如果采用铜靶或镓靶作为衍射源，可以引起的反常散射要强于钼靶，所以只要含有氧原子即可确定该化合物的绝对构型，无须结构衍生化。因此，目前基于铜靶或镓靶作为衍射源的单晶 X 射线衍射技术已在直接确定天然产物的结构及绝对构型方面广泛地运用。

如 Nidulaxanthone A 是分离自曲霉 *Aspergillus* sp. F029 的一个氧杂蒽酮二聚体，具有复杂的 6/6/6/6/6/6/6 七环体系（图 3－33）。该化合物的不饱和度高且季碳数目多，通过常规的一维及二维核磁技术无法确定结构中 C9 和 C9′的相对构型。最终这两个手性季碳的相对及绝对构型直接通过单晶 X 射线衍射技术（铜靶）得以确定，整个分子的结构及立体化学也得以证实。

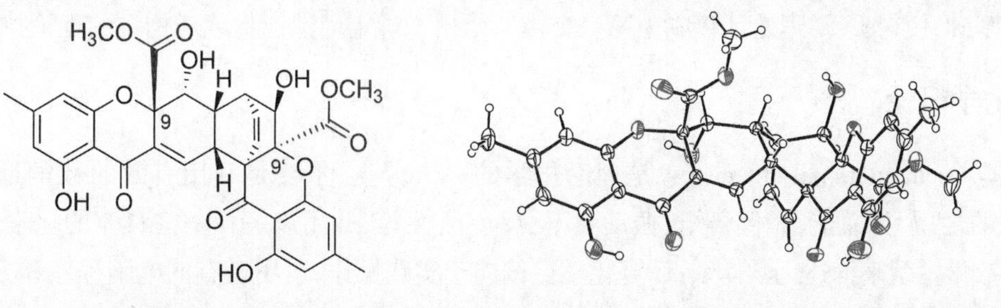

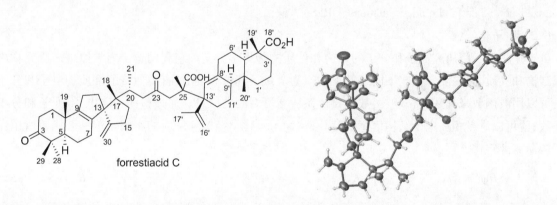

图 3 - 33 Nidulaxanthone A 的化学结构及晶体结构[引自 Wang F, Jiang J, Hu S, et al. Nidulaxanthone A, a xanthone dimer with a heptacyclic 6/6/6/6/6/6/6 ring system from *Aspergillus* sp. - F029. Org. Chem. Front., 2020, 7(7): 953 - 959.]

又如,forrestiacid C 和 forrestiacid D 为分离自澜沧黄杉 *Pseudotsuga forrestii* 的一对三萜-二萜杂聚体,两者互为 C25 位差向异构体(图 3 - 34)。结构鉴定中的难点就在于如何确定 C25 的立体化学,该手性碳为季碳且位于柔性链上,一维及二维核磁数据无法确定相对构型。又因为这一对异构体的氢谱及碳谱数据相当接近(碳谱最大相差值仅为 0.5 ppm),CD 谱图也几乎一样,以至于量子化学计算手段也无法用来确定 C25 位的立体构型。最后在甲醇中获得了晶体,通过单晶 X 射线衍射(镓靶)确定了该手性碳的绝对构型。

图 3 - 34 Forrestiacid C 的化学结构及晶体结构[引自 Zhou P J, Zang Y, Li C, et al. Forrestiacids C and D, unprecedented triterpene-diterpene adducts from *Pseudotsuga forrestii*. Chin. Chem. Lett., 2022, 33(9): 4264 - 4268.]

第五节 量子化学计算法在天然产物结构研究中的应用

对于绝大多数的天然化合物,通过前面章节所述的核磁共振谱、质谱、圆二色谱、Mosher 法、单晶 X 射线衍射法等技术方法的综合运用可以对其结构进行准确的表征。但是对于一些特殊的分子结构,如手性季碳很多、NMR 信号不完整、分子柔性较强无法得到晶体、CD 谱规律不明显等,上述方法无法准确解决其结构问题,仅凭经验规则、缺乏结果判定标准等问题严重限制了这些方法的发展。然而,近十几年来,以量子力学为主要理论基础的计算化学方法,很大程度上克服上述方法的不足,极大地丰富了天然产物立体化学确定的手段,加之超级计算机和相配套量化软件快速发展,使得该方法被迅速推广并得到了广泛的应用,成为天然产物绝对构型鉴定工作中的重要方法之一。其中电子圆二色谱(ECD)的理论计算是确定天然产物绝对构型的重要手段,因为手性物质的 ECD 谱具有高度灵敏性,通常仅需要几微克的样品,就可以得到满足分析要求的谱图,并且圆二色谱仪在化学和生物实验室中较为常见,再加上 ECD 理论计算的坚实基础,使得 ECD 理论计算成为第一个被广泛用于确定天然产物绝对构型的理论技术手段。

一、计算化学概论

计算化学(computational chemistry)是理论化学的一个分支,主要是利用有效的数学近似及电脑程序计算分子的性质,如总能量、偶极矩、振动频率、反应活性等,并用以解释一些具体的化学问题,相比理论化学利用数学模型来描述化学体系,计算化学更偏向于实践操作,运用已有的电脑程序和方法对特定的化学问题进行研究,量子力学(quantum mechanics)和分子力学(molecular mechanics)是其主要理论基础。

(一) 分子力学

分子力学指的是采用经典力学的方法,基于原子核坐标的势函数和一系列相关势参数描述体系能量的方法;由于势函数和参数都是由经验和实验值拟合获得,故亦称经验力场方法(empirical force field method)。分子力学方法假设在解电子运动时,可以近似地认为核的构型保持不变,即可把电子运动与和运动分开处理。所以分子力学在计算能量时可以忽略电子运动,只计算以核的位置为函数的体系能量。正是因为这样,分子力学在计算包含大量原子的体系时可以少考虑很多粒子,拥有计算速度快的优势。值得注意的是,因为分子力学忽略电子的运动,因此不能提供分子中依赖电子分布的性质。分子力学有诸多应用:构象搜索、能量优化、分子对接等,在有机小分子构象搜索上表现优异。经典的分子力学方法包括默克分子力场(Merck molecular force field,MMFF)方法,以及用于液体分子模拟的优化势解(optimized potentials for liquid simulations,OPLS)方法。

(二) 量子化学

量子化学是一门研究原子和分子的结构和性质的物理学分支。它利用量子力学原理来研究物质的微观结构和性质,并预测它们在不同条件下的行为。量子理论假设,具有类似波的性质的电子和分子等物质可以用波函数来描述,这些波函数包含体系所有可观测的信息。通过整体建立电子、原子和分子的波函数,就可以进行相关电子结构信息的计算,从而了解化学结构和反应的本质。这种波函数所遵守的方程被命名薛定谔方程:

$$\hat{H}\psi(r_1, r_2, \cdots, r_n, R_1, R_2, \cdots, R_m) = E\psi(r_1, r_2, \cdots, r_n, R_1, R_2, \cdots, R_m) \qquad (3-2)$$

式中,r_n 表示分子的电子数,R_m 表示分子的原子核数,$\hat{H}$ 为哈密顿算符,ψ 为体系的波函数,为方程的解,代表分子可能的稳定状态,E 因 ψ 的不同而不同,是个标量,代表稳态时的能量。只要求解出薛定谔方程,那么分子的任何其他可测量变量就可以从体系的波函数计算而得。但微粒的波函数是一种概率波,当体系包含超过两个粒子就无法求得准确解,只能是做不同程度的近似,根据对求解薛定谔方程所做的近似,可以将众多方法分为从头计算(ab initio calulation)、密度泛函、半经验(semi-empirical)等。

1. 从头计算　从头计算,顾名思义即指基于量子力学理论的,完全由理论推导而得,不做任何的假设和任何经验值的带入,所以是较为精密的计算方法,但大多数情况下这些方法包括一定的近似。Hartree-Fock(HF)是最常见的一种从头算方法。在 HF 方法中,将 n 个电子的波函数近似为 n 个单电子波函数的乘积,这 n 个单电子波函数被构造为 n 组预定义函数的独立线性组合,单个预定义函数被称为基函数(basis functions),整体被称为基组(basis set)。因为 HF 的近似没有考虑电子自旋遵守的 Pauli 原理,为取得更高精度的结果,需要引入一些额外的作用项。一般分为两种方法:一种是引入少量激发态电子构型到基态能量的构型,称为组态相互作用(configuration interation,CI),这种方法计算量非常大,但是结果很好;另一种是引入微扰,即在 Hartee-Fock 方程中再引入一个矫正项,当考虑的微扰达到二级时就称为 MP2 方法,达到三级时称为 MP3 方法,统称为后 HF 方法。

2. 密度泛函　密度泛函理论的主要目标就是用电子密度取代波函数作为研究的基本量。因为多

电子波函数有 $3N$ 个变量(N 为电子数,每个电子包含 3 个空间变量),而电子密度仅是 3 个变量的函数,无论在概念上还是实际上都更方便处理。而当时间参数引入密度泛函理论,由此发展出了含时密度泛函理论(time-dependent density functional theory, TDDFT)。TDDFT 描述了在存在振荡电场(电磁辐射)时电子密度的表现,并且可用于确定激发态的能量和电子密度。因此,TDDFT 可以用来预测 UV 和 ECD 的谱图。

研究者进一步提出了杂化泛函的概念。杂化泛函可以通过改变线性组合系数来调节 HF 交换泛函与 DFT 交换泛函的比例,能够更好地描述电子自相互作用比较严重的体系使得计算结果更为精确,更加地接近实验的真实结果。B3LYP 是目前最为常用的泛函,在 B3PW91 和 LYP 方法的基础上进行改进得到的,鲁棒性较好。近年来也有多种新的泛函的提出,如 wB97XD、M06 - 2X、PBE0、mPW1PW91 等。值得一提的是,不管是 HF 还是 DFT 均对伦敦色散力(London dispersion force)描述很差,所以需要加上色散校正,在众多的校正方法中 Grimme 提出的第三代 BJ(Becke - Johnson)阻尼形式的色散校正(D3BJ)最为主流。当计算色散力起重要作用的性质时(弱相互作用等)给泛函上加上 D3BJ 是十分必要的。

3. 半经验　半经验通过拟合标样分子的实验值与计算值引入经验参数使复杂的数学积分简化,实质是在量子力学框架下使用插值函数的特征参数得到简化的薛定谔方程,常用的半经验方法有 AM1、PM3、PM7、GFN2 - Xtb 等。半经验在计算精度和耗时方面做了平衡,一般用在对体系进行较低级别的优化。

(三) 基组

在进行 HF 计算中一组预定义的函数被统称为基组。基组是量子化学从头算的基础,在量子化学中有着非常重要的意义。在进行任何量化计算前都要选择合适基组。有限个基函数的线性组合只能得到 Fock 函数的近似解,通常来讲,基函数的数量越多,计算的准确性也会提高,但相应地,也会增大计算的耗时,所以需要在计算精度和需时之间做一个平衡。下面简单介绍一下几种常用的基组。

(1) Pople 系列基组是众多基组中出现较早也是最常使用的,而在 Pople 家族中 6 - 31G 及其兄弟基组又是最受欢迎的。就 6 - 31G 基组而言,每个内层轨道都由一个基函数组成,该基函数包含 6 个高斯函数(Gaussian function),而价层轨道有两个独立的基函数组成,分别包含 3 个高斯函数和 1 个高斯函数,所以 6 - 31G 基组被称为劈裂价键基组或者是 2 - zeta 基组。除此之外,又有 3 - zeta、4 - zeta 基组甚至更大的基组。

(2) 带极化函数的机组和带弥散函数的基组:劈裂价键基组不能较好地描述电子云变形的性质,对强共轭体系计算的表现不好,所以在劈裂价键基组基础上引入高角动量函数。若是对重原子加了高角动量,用 * 或者是(d)表示;若是对所有的原子都加上了高角动量,则用 ** 或者是(d,p)表示。

(3) 弥散基组:加入弥散函数主要是针对体系中有弱相互作用的情况,若 Pople 系列基组中加入了弥散函数,则在他们的表示中会加上"+"。

其他在天然产物计算中常用的基组有以下几种。① Dunning 相关一致性基组(cc - pVnZ 系列):cc - pVDZ(2 - zeta)、cc - pVTZ(3 - zeta)等为该系列常见的基组。该系列中基组均自带极化函数,若是还带有弥散基组的话,则用"aug"前缀表示,如 aug - cc - pVTZ。② Ahlrichs 系列基组:有 SVP(split valence with polarization functions, 2 - zeta)、TZV(3 - zeta)、TZVP(3 - zata)带极化函数,该系列的基组能对诸多元素提供相似的精度。在后面加上"D"表示加入了弥散函数如 TZVPD。相较而言,HF、DFT 对基组的要求不高,一般地,带有极化的 3 - zeta 基组[6 - 311G(d,p)、cc - pVTZ、TZVP 等]就够了。除了在一些特定场景如体系包含阴离子、考察弱相互作用力等,一般不加弥散函数,因为这对精度的提升很小,反而会带来额外的耗时。不过,对于一个中等大小的天然产物用 3 - zeta 基组会比较耗时,所以目前常用的做法是在较为耗时的优化和振动分析阶段用较小的基组,如6-31G(d),在下游其他重要的计算过程中用更大的基组。

二、计算的一般流程及方法

理论计算圆二色谱(ECD、VCD)、比旋光和NMR等基本都包括以下过程:分子模型的建立、构象搜索与优化、理论计算、谱图处理与构型的确定。首先,要建立待测定化合物的分子模型,这一步很重要,直接决定计算的成败。

(一) 建立模型的方法

第一种方法通过晶体结构建立分子模型。有些化合物虽然现在研究发现是手性分子,但其晶体为外消旋化合物,其晶体结构可以用来建模。晶体结构可以从剑桥晶体数据库(The Cambridge Crystallographic Data Centre, CCDC,网址 https://www.ccdc.cam.ac.uk)获得。值得指出的是,若有晶体结构的模型,可以省去构象搜索和结构优化这一工作量最大的部分,直接进行计算。

第二种方法就是结合各种波谱和光谱技术(如NMR、UV、IR和MS等)得到的结果建立模型。模型建立好了就要进行构象搜索和结构优化,每个构象可以产生不同的谱图,甚至是相反的谱图,实验中的谱图是众多构象的一个玻尔兹曼加权的结果,一般以低能构象的贡献为主。

(二) 对所研究的构型进行构象搜索

分子存在着众多的构象异构体,各种构象异构体并不是平均分布的,处于热平衡状态下的分子符合玻尔兹曼分布(Boltzmann distribution),总是以其最稳定的构象为主要的存在形式,这些最稳定的构象称为优势构象。手性分子的谱图,ECD、比旋光值和NMR化学位移等都是化合物在工作温度下所有构象共同作用的结果。所以,对化合物的构象搜索是进行理论计算的重中之重,构象搜索结果会直接影响最终的计算结果。

由于天然产物结构中多具有可旋转键及脂肪族环,因而其结构往往具有内在的柔性。因此,分子在溶液状态或者非单晶的固态下,是由多种构象组成的混合体。在ECD等数据测量过程中,由于各构象的转换速度很快,采集到的谱图为时间平均谱(time-averaged spectra),所以测得的化合物分子的波谱性质是各构象相应性质叠加的结果。

构象分析可以采用Gaussian、HyperChem、CONFLEX、MOE等程序进行搜索,在低计算水平下〔通过诸如蒙特卡洛(Monte Carlo Multiple Minima, MCMM)或分子力学(MM)之类的构象分析方法来完成〕,用诸如MMFF等比较好的力场进行全面的构象搜索。重要的是,在构象搜索过程中,所有可旋转键及环上的键均应被搜索到,以免错过任何可能的构象。

(三) 对所得构象进行结构优化

对搜索得到的低能量的优势构象采用量化软件,如Gaussian、Gamess、Q-Chem和ORCA等进行结构优化。因为构象分布遵循玻尔兹曼分布定律,能量越低的构象,其分布的概率大。分布概率小的构象对结果的贡献可以忽略不计。

任何计算任务都是基于稳定的构象的基础之上的,因为在分子力场或者是半经验精度上的不足,优化得到的稳定构象不一定是分子真正的稳定构象,所以需要在更高级别的水平下进行再优化,得到最终优势构象。在中等计算水平对步骤2中发现的所有构象体进行初步的几何优化。通常在B3LYP/6-31G(d)理论水平完成此操作。6-31G(d,p)或者6-31G(d)一般就可以达到要求,6-311G(d,p)或def-TZVP会更好,但不宜更高,因为该过程的计算对基组的敏感度低,盲目使用大基组对结果提升不大且增加耗时。本步骤的目的是对分子力学(MM)计算所得的构象进行筛选,并获得有限数量的低能构象,其落在某一阈值(通常为5 kcal/mol或10 kcal/mol,亦可结合实际更低一点)内的能量窗口中。可以考虑在更高的计算水平上对进一步选择的结构进行更精细的几何优化,以达到更好的效果。

（四）计算每个构象在溶液环境下的自由能

可选地,将步骤 3 中找到的低能构象集在更高的理论水平进行单点能计算（如使用比步骤 3 更大的基组）,或考虑溶剂模型,和/或进行频率计算以验证找到的是真正的能量最小点并获得自由能量或零点校正（zero-point correction, ZPC）能量。频率计算必须与几何优化在同样的级别上进行。最后通过内能、ZPC 或自由能,计算一系列构象各自的玻尔兹曼分布。

（五）对结构优化后的构象进行理论计算,得到对应的图谱数据

接下来就是进行每个构象的理论计算。计算 ECD 使用最为广泛的是含时密度泛函理论（time-dependent density functional theory, TD - DFT）；如果计算 NMR,则需要选用规范无关原子轨道理论（gauge invariant atomic orbital, GIAO）。这是整个过程中对计算要求最高的步骤。泛函的选择和基组的选择是影响计算精度的关键因素,根据分子体系特征等进行调整。

在泛函的选择方面,至少应该测试两类泛函,即混合泛函和长程校正泛函。在选择混合泛函时,应该考虑其 HF 百分比和交换关联的形式。混合泛函包括 B3LYP（20%HF）、PBE0（25%HF）、M06（27%HF）、BH&HLYP（50%HF）、M06 - 2X（54%HF）。HF 百分比和长程间隔都会影响绝对和相对跃迁能量,因此正确地重现能带序列及其能量是决定最终选择的因素之一。长程校正泛函可以更好地描述分子中的相互作用和激发态,如 CAM - B3LYP 和 ωB97X 等泛函通常比混合泛函更精确。可以使用一些标准测试数据集来比较不同泛函的性能,并选择最适合的泛函。例如,可以使用 TD - DFT 基准集来比较不同泛函在各种激发态计算方面的性能。

在选择基组时,需要平衡计算准确性和计算时间。一般来说,基组越大,计算结果越准确,但计算时间也越长。因此,需要根据具体的计算需求选择适当的基组。一般来说,对于一般的价层激发,常用 Pople 系列基组,如 6 - 31G、6 - 311G。也可以使用 Ahlrichs 系列基组,如 TZVP 等。一般来说,如果基组大小足够大,计算结果应该趋于稳定和收敛;如果基组大小太小,则计算结果可能会受到基组效应的影响,而导致误差。在进行基组选择时,应该进行逐步收敛测试,逐步增加基组大小,并比较不同基组大小所得到的计算结果的差异。如果计算结果在增加基组大小后逐渐趋于稳定和收敛,则说明基组选择收敛性良好,可以选择该基组进行计算。如果计算结果仍然不稳定,那么需要考虑增加基组大小或者使用其他更大的基组来进行计算。如果分子体系需要涉及高阶阶层激发,特别是里德堡激发态,或者涉及阴离子体系,弥散函数是必不可少的。一般情况下,使用 aug - cc - pVTZ 基组即可,但是如果需要更高精度的计算里德堡激发,最好使用 d - aug - cc - pVTZ 基组。

此外,在 TD - DFT 计算或者 GIAO 中,考虑分子的溶剂化效应是非常重要的,因为溶剂可以对分子的电子结构和光学性质产生显著的影响。常用的溶剂模型包括连续介质模型和分子动力学模型。连续介质模型中,最常用的是扩展 Hückel、PCM、C - PCM 和 COSMO 等模型;分子动力学模型中,常用的是 MD 模拟（molecular dynamics simulation）,并且选择与实验测试时相同的溶剂分子。对于具有强烈的氢键或离子相互作用的分子,应该选择带有极化的溶剂模型。在这种情况下,分子和溶剂之间的相互作用可能会导致分子和溶剂中的电子结构产生显著的变化。

对于 ECD 计算来说,通常计算（和实验）的 ECD 谱图越弱,其对计算方法（包括泛函、基组、输入的几何形状和溶剂化模型）的依赖性就越强。因此,在选择泛函和基组时应该综合考虑这些因素,并进行系统的测试和比较。

（六）结果处理

最后,将计算得到的每个理论的结果进行校正,通过玻尔兹曼分布做加权平均产生归一化的计算谱图或数据,通过比对计算结果和实验数据确定化合物的结构。

各构象的分布概率需要按照玻尔兹曼分布进行计算,其原理为能量为 E_i 的第 i 个构象在所有构象中所占的比例为

$$\rho_i = \frac{N_i}{N} = \frac{\exp\left(-\dfrac{E_i}{RT}\right)}{\sum_i \exp\left(-\dfrac{E_i}{RT}\right)} \tag{3-3}$$

式中,R 是理想气体常数,T 是热力学温度。将构象的能量代入式 3-3,即可求得其分布概率。

以计算 ECD 为例,理论计算的光谱并不一定与实验光谱完全对应,实验与计算光谱峰的位置可能因为理论计算的激发能的系统误差造成偏移。此时一般可以将谱图进行整体的平移,以与实验谱图相比较。如果有实验的 UV 光谱和计算的 UV 光谱进行比照,则可以根据 UV 光谱的位移来校正 ECD 光谱,这称为紫外校正(UV correction),在原理上是完全合理的。对于吸收强度,可以做类似的放缩,使理论与实验的吸收强度相当。最后将根据玻尔兹曼分布加权拟合出的理论 ECD 谱图与实测谱图和数据进行对比分析,主要是查看拟合谱图能否在相应的波长出现和实测谱图一致的科顿效应。

三、常用程序

量子化学的发展离不开计算程序的进步。随着计算机科学的发展,计算程序已经成为量子化学领域中不可缺少的工具。计算程序可以帮助科学家快速准确地计算分子的能量和结构,并对分子的物理和化学性质进行预测。这些信息对于研究分子的性质和结构具有重要的意义。

高斯软件(Gaussian Inc. , Wallingford CT.)是一款应用广泛、功能强大的量子化学综合软件包,其研究内容包括分子能量和结构、过渡态的能量和结构、化学键,以及反应能量、分子轨道、偶极矩和多极矩、原子电荷和电势、振动频率、红外光谱和拉曼光谱、NMR、极化率和超极化率、热力学性质、反应路径等。与 ECD 计算相关的功能包括几何优化、频率分析及激发态计算。

其他量子化学软件包括 ORCA、xtb、Dmol3 和 ADF 等。ORCA 是一款对学术用户免费但不开源的量子化学程序,基本的功能和高斯软件类似,而且输入方式较为复杂,可以用于对高斯程序单点能计算结果进行二次计算,以提高精度。xtb 软件是由 Grimme 教授领导开发的,可用半经验量子力学方法 GFNn-xTB。该方法使用便捷、计算速度快,可用于单点能计算、结构优化、振动频率、分子动力学模拟等,同样可作为高斯软件的补充。

构象搜索过程同样需要软件的辅助,一种是可以通过分子力场方法进行构象搜索,相关的软件包括 Spartan 软件(MMFF)、Schrödinger 软件(OPLS-2005)等;另一种可以通过分子动力学程序进行构象搜索,通过 xtb、Tinker 等软件进行动力学模拟,使环状区域的各种构象可以自然而然地被采样。目前可用于构象搜索的软件较多,可以参考文献自行进行选择。最后可以通过恰当的谱图绘制软件进行 ECD 图谱的绘制,如 Multiwfn、Specdis 等软件。

四、量子化学计算在天然产物结构研究中的应用实例

在复杂结构的解析中,我们可能会遇到运用多种波谱、光谱方法都无法准确解析出完整结构的情况(如个别手性碳相对构型无法确定、取代基连接位置有多种可能性、绝对构型难以确定等),又因为化合物分离量极低,无法开展化学沟通工作(如 Mosher 法)或因化合物本身的特性(如室温下为油状物)无法培养出单晶来获得晶体结构。在这种情况下,通过计算 NMR 来辅助确定个别手性碳的相对构型或者

通过计算 ECD 来确定化合物的绝对构型是非常有效的策略。

（一）理论计算 NMR 在结构鉴定中的应用

自 21 世纪以来,量子化学计算核磁共振参数(quantum chemical calculation of nuclear magnetic resonance parameters, qcc - NMR)已逐步用于天然产物的结构解析中。该方法主要通过计算分子中碳原子或氢原子的 NMR 屏蔽常数,获得碳原子或氢原子的化学位移值等,从而可以验证分子的平面结构并辅助归属 NMR 化学位移值,确定立体构型等。将化合物各个可能的构造异构体(constitutional isomers)的 NMR 参数计算值与实测值进行比较,运用线性回归分析、CP3 和 DP4(或 DP4+、DP4 - AI、DP5)等统计分析方法进行数据分析,通过两者的吻合度来判断最有可能的分子平面结构。在立体构型确定中,可将该分子所有可能的非对映异构体(diastereoisomers)的 NMR 参数计算值分别与实测值进行比较,通过两者的吻合度来判断最有可能的立体构型。

目前天然产物 NMR 化学位移的量子化学计算是对其碳谱数据的计算,主要采用高斯程序,基于密度泛函理论(density functional theory, DFT)和 B3LYP 泛函的 GIAO 方法,为计算 NMR 的首选方法。NMR 参数计算好后,需将计算值与实验值进行关联分析。通常,当 NMR 图谱对应于多个可能的备选结构时,正确结构的计算数据与实验数据的匹配度理论上应高于其他备选结构。一般采用的评价方法主要是使用如相关系数(correlation coefficient, R^2)、平均绝对偏差(mean absolute error, MAE)和矫正后的平均绝对偏差(corrected mean absolute error, CMAE)等。当某备选结构的相关系数越接近 1,而 MAE 和 CMAE 值越小时,其越可能是正确的结构。近年来,还开发出基于更为复杂的统计学或人工神经网络原理的分析方法,其中最为常用是 DP4、DP4+等可能性分析法。

案例: 下面以从真菌 *Alternaria brassicicola* 中分离得到壳梭菌素(Fusicoccane)型二萜化合物 brassicicene D 为例,说明理论计算 NMR 在结构鉴定中的运用

张勇慧等在分析 brassicicene D 的二维核磁数据时,发现部分关键的 HMBC 和 NOE 相关信号与已报道结构产生矛盾,故通过化学计算手段对该化合物的平面结构与立体构型进行辅助解析(图 3 - 35)。对已报道结构(a)进行 GIAO ^{13}C NMR 计算(使用 B3LYP/6 - 31G *),发现计算数据与实验数据存在显著偏差。相应地,对可能存在的其他两种候选结构(b、c)进行计算(图 3 - 36),结果显示最大偏差值(MaxDev)、平均偏差值(AveDev),与 [13]C 化学位移相关系数值(^{13}C chemical shift correlation coefficient value)均小于已报道结构。这说明 brassicicene D 的结构并非是常规的 5/8/5 -三环稠合体系,而应该是 5/9/5 三环体系。同时,候选结构 b、c 为一对 C12 位的差向异构体,分析数据显示结构 b 的吻合度更好,由此确定了 C12 的相对构型。最终,科研人员获得该化合物的单晶,通过单晶 X 射线衍射技术证实了结构推测的可靠性。

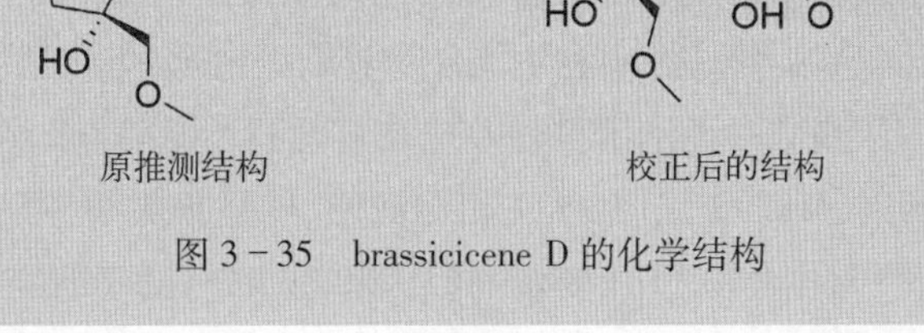

原推测结构　　　　　　校正后的结构

图 3 - 35　brassicicene D 的化学结构

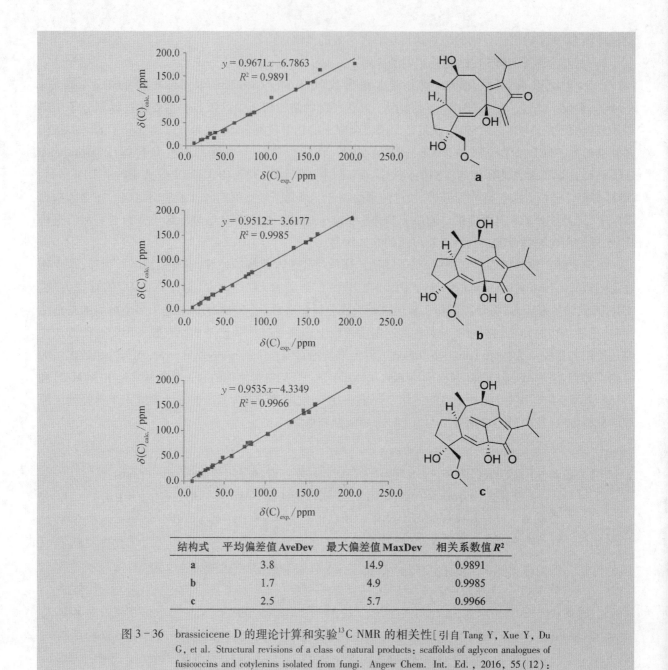

图 3 - 36　brassicicene D 的理论计算和实验^{13}C NMR 的相关性[引自 Tang Y，Xue Y，Du G，et al. Structural revisions of a class of natural products：scaffolds of aglycon analogues of fusicoccins and cotylenins isolated from fungi. Angew Chem. Int. Ed.，2016，55(12)：4069 - 4073.]

(二) 理论计算 ECD 在结构鉴定中的应用

随着量子化学的发展,理论计算电子圆二色谱(ECD)开始应用于天然产物绝对构型研究中。该方法利用量子化学方法对手性化合物的两种对映异构体的 ECD 数据进行计算,对比实验值与两种可能的对映异构体 ECD 图谱的相似性从而确定手性化合物的绝对构型。ECD 计算方法逐渐成为天然产物绝对构型确定中强有力的工具。ECD 测试要求手性化合物具有紫外吸收,且手性源在发色团附近能产生科顿效应。只要化合物在 ECD 测试中显示出科顿效应均可通过 ECD 计算方法确定化合物的绝对构型。相比有机合成、单晶 X 射线衍射、Mosher 法等,该法相对简便、样品损失少,唯一所需消耗的是计算时间。同时通过 ECD 计算还可分析引起化合物 ECD 变化的原因和规律,有助于研究化合物绝对构型与 ECD 之间的关系,使一个化合物的 ECD 推广应用于确定具有结构相似的其他手性化合物绝对构型中。

当然,目前 ECD 计算不能完美地解决所有天然产物绝对构型问题,仍存在一定的局限。例如,有些光学纯化合物在 ECD 测试中无科顿效应或科顿效应强度不高,ECD 计算方法无法解决这类化合物绝对构型的确定;ECD 测试需要在溶液中进行,而目前量子化学对于溶剂处理方法仍存在缺陷,导致通过量子化学方法获得的低能构象不一定是真实溶液态下的低能构象,影响 ECD 计算的可信度;对于结构中存在过多柔性结构且结构复杂的天然产物,由于其在常温下低能构象数量巨大,计算时间很长,往往会超出一般配置的计算能力和计算资源。需要指出的是,理论计算与实验的结果不可能完全一致,这是因为理论计算是理想状态,而实验测定中化合物的纯度、仪器状况、环境温度等均对实验结果有影响,一般只要理论与实验 ECD 的趋势相同即可。

案例: 计算 ECD 用于确定咔唑类生物碱 morindolestatin 的绝对构型

　　Morindolestatin 为来源于土壤链霉菌属细菌的咔唑类生物碱。通过一维、二维核磁确定平面结构及相对构型后发现其旋光值为零,提示 morindolestatin 可能为外消旋混合物(图 3 - 37)。通过手性拆分得到一对对映体,其绝对构型的确定可由计算 ECD 实现。考虑到 C1 位相连的烷烃侧链不但对 ECD 谱图科顿效应无贡献,而且势必增大构象搜索难度与计算量,故以侧链简化为甲基的衍生物(4″R - m 与 4″S - m,图 3 - 38)为模式化合物进行 TD - DFT - ECD 计算。构象搜索通过 Spartan 18 软件及其自带的 MMFF 力场进行,在 2 kcal*/mol 能量窗中的构象均在气相中使用 DFT 方法在 B3LYP/6 - 31G(d)水平进行结构优化,然后使用 TD - DFT 方法在 M062X/TZVP 水平进行 ECD 计算。最终处理得到 4″R - m、4″S - m 的 ECD 图谱分别与实测 ECD 图谱进行对比,最终将(+) - morindolestatin 的绝对构型确定为 4″R,相应地,(-) - morindolestatin 的绝对构型确定为 4″S。更多的实例及具体的 ECD 计算方法与细节,可以参考相关的综述文章。

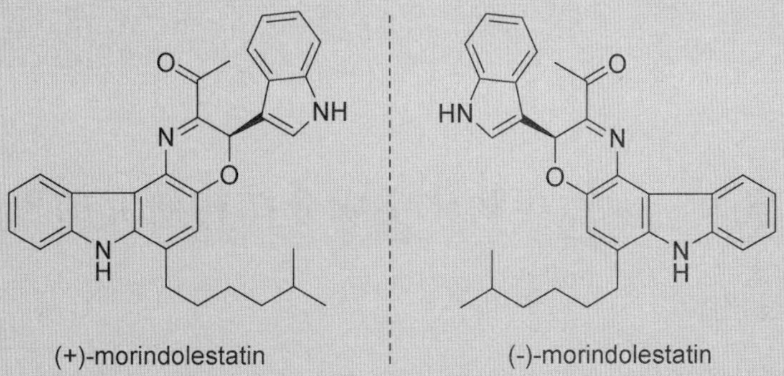

(+)-morindolestatin　　　　　　　　(-)-morindolestatin

图 3 - 37 　(±) - morindolestatin 的化学结构

　　除前文所述理论计算 NMR 和 ECD 外,理论计算 VCD、理论计算能垒等近年也颇受关注,因篇幅所限不再赘述。在进行量子化学计算时,为避免得到错误的结论,需要注意以下问题:一般而言,结构中不确定的手性中心越少,计算结果越准确;化合物结构的刚性越强,计算结果越可靠,计算量也越小;化合物的初始模型构建和构象分析非常重要。总体而言,要综合利用各种结构鉴定的方法(如一维/二维核磁共振谱、质谱、化学沟通、单晶 X 射线衍射技术、理论计算等)相互印证,使结论更加准确和可靠。

---

*　1 cal≈4.19 J。

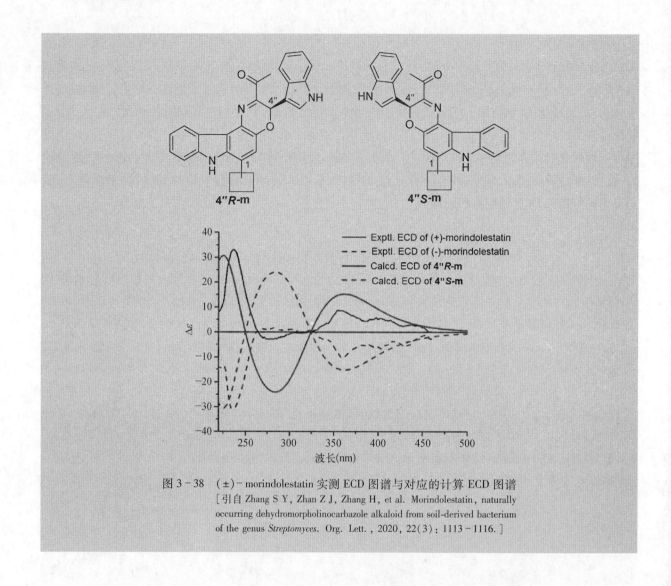

图 3-38　(±)-morindolestatin 实测 ECD 图谱与对应的计算 ECD 图谱
[引自 Zhang S Y, Zhan Z J, Zhang H, et al. Morindolestatin, naturally occurring dehydromorpholinocarbazole alkaloid from soil-derived bacterium of the genus *Streptomyces*. Org. Lett., 2020, 22(3): 1113-1116.]

第六节　天然药物化学成分结构研究的程序

一、综合解析的一般程序

　　结构研究是天然药物化学中最为重要和核心的研究内容之一。从天然来源中分离得到的单体化合物如果结构不清楚,将无法进一步开展下游的药理药效和毒理研究,也不可能进行人工合成或结构修饰及构效关系讨论工作,相关的新药研发就会成为无源之水、无根之木。天然产物的获得量往往较少(很多微量成分仅几个毫克),化合物的结构又具有多样性和复杂性,因此对天然产物尤其是微量成分的分离纯化和结构鉴定具有极大挑战性。由于天然产物来源十分珍贵且有限,在结构研究阶段尽可能在不消耗或少消耗样品的条件下测定得到各种图谱,获得尽可能多的结构信息,而后加以综合分析,并充分利用文献数据、生源关系等进行比较鉴别,必要时则辅以化学沟通和理论计算等方式,以推断并确认化合物的平面结构和立体构型。总的来说,确定一个天然活性成分的化学结构(尤其是未知化合物)是一项较复杂的工作,很难有一个固定的、一成不变的研究程序和方法。对于不同的化合物,每个环节的应用方法会有不同的侧重,且因研究者的经验、习惯、软硬件条件,以及对各种方法熟练掌握、运用的程度不同而有所差异。一般而言,针对天然产物的结构研究一般按下述流程进行。

（一）化合物的纯度测定

在结构研究前必须首先确定化合物的纯度。纯度不合格会给结构测定工作带来难度，甚至会导致结构鉴定难以完成。纯度检查的方法很多，最常用的还是各种色谱方法，如薄层色谱法（thin layer chromatography，TLC，一般要求至少在 3 种不同溶剂体系中展开）和高效液相色谱法（high preformance liquid chromatography，HPLC）。

（二）化合物分子式的确定

确定分子式常用的方法以往有元素分析法、同位素丰度法等，目前常用高分辨质谱法（high resolution mass spectrometry，HRMS）。高分辨质谱法不仅可给出化合物的精确分子量，还可以直接给出分子式，在进行新化合物的结构解析中最为常用。

（三）化合物的结构骨架与官能团的确定

在确定了一个化合物的分子式之后，就需要进行分子结构骨架和官能团的确定。一般首先根据化合物的不饱和度，推算出结构中可能含有的不饱和官能团数或环数。然后利用样品与某种试剂发生颜色变化或产生沉淀等化学检识反应对化合物类型进行初步判断。显色反应时最好将未知样品试验、空白试验及典型样品试验平行进行，以资对照。样品分子中含有两种以上官能团时，可能干扰化学检识反应，故此只根据一种检识反应的结果尚不足以肯定或否定该官能团的存在，最好做两种以上的试验，以求得正确的判断。最后将化学检识反应结果与所测得的物理常数、波谱（UV 光谱、IR 光谱、一维/二维核磁共振谱、质谱等）数据结合起来综合分析，确定化合物具有何种母核、含有哪些官能团，进而推测出化合物的平面结构。

一般来说，UV 光谱只能够提供分子中芳香体系或共轭结构的信息，可用于辅助判断共轭体系中取代基的位置、种类和数目。IR 光谱主要用于特征官能团的确认、芳香环取代模式的判断等。由于 UV 光谱和 IR 光谱只能给出分子部分结构的信息，而不能给出整个分子的结构信息，能提供化合物的结构信息较少，所以这两种光谱近年来在结构鉴定中的作用逐渐弱化。与此同时，核磁共振谱已成为结构研究中最有效的工具，特别是近年来各种同核及异核二维相关谱的开发应用不断得到发展和完善，大大加快了结构测定的步伐。

（四）化合物立体结构（构型、构象）的确定

在确定分子平面结构的基础上，可根据核磁共振提供的关于核与核空间相互关系的信息（如耦合常数和 NOESY/ROESY 相关等）解决分子的立体化学问题（包括分子的构象和相对构型）。绝对构型的确定则相对更具挑战性，主要的技术手段：① 采用手性位移试剂制备衍生物并分析 ^{1}H NMR 数据，其中 Mosher 法最为常用。② 由于核磁共振法适用范围有限（如 Mosher 法只能确定仲醇的手性），前面章节所述的旋光色散、圆二色谱、单晶 X 射线衍射、量子化学计算及人工全合成等研究手段被广泛应用于推断并确定化合物的立体结构。

二、综合解析实例

forrestiacid A（图 3 - 39）是分离自松科稀有植物澜沧黄杉 *Pseudotsuga forrestii* 的一个九环五萜化合物。该化合物的分子式通过高分辨电喷雾电离质谱（high resolution electrospray ionization mass spectroscopy，HRESIMS）结合碳谱数据确定为 $C_{50}H_{72}O_6$（m/z 为 769.539 2[M+H]$^+$，calcd. 769.540 2）。在该化合物的 ^{1}H NMR（图 3-40）高场区观察到 7 个单峰甲基信号 δ_H 0.62（3H，s，H_3 - 20′）、δ_H 0.78（3H，s，H_3 - 18）、δ_H 1.09（3H，s，H_3 - 28、3H，s，H_3 - 29）、

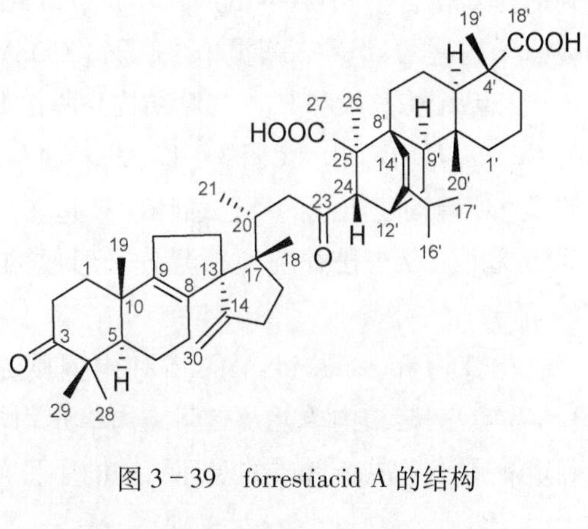

图 3-39　forrestiacid A 的结构

δ_H 1.11(3H,s,H_3-19)、δ_H 1.16(3H,s,H_3-19')、δ_H 1.18(3H,s,H_3-26)和 3 个双峰甲基信号 δ_H 0.74(3H,d,J=6.5 Hz,H_3-21)、δ_H 1.04(3H,d,J=6.5 Hz,H_3-15'、3H,d,J=6.5 Hz,H_3-16')。此外,在氢谱低场区观察到一对环外双键烯氢信号(δ_H 4.72/4.46,均为 br s)和一个三取代烯氢信号(δ_H 5.36,1H,br s)。结合 DEPT 及 HSQC 图谱分析 forrestiacid A 的 ^{13}C NMR(图 3-41)数据,发现该化合物含有 50 个碳原子,包括 2 个酮羰基碳、2 个羧基碳、6 个烯碳、8 个 sp^3 杂化季碳、7 个 sp^3 杂化亚甲基碳、15 个 sp^3 次甲基碳及 10 个甲基碳。分析上述数据,并结合甲基和甲基衍生基团(即环外双键和羧基)的数量,推测化合物 forrestiacid A 系由一分子 C_{30}-三萜单元与一分子 C_{20}-二萜单元形成的杂二聚体。

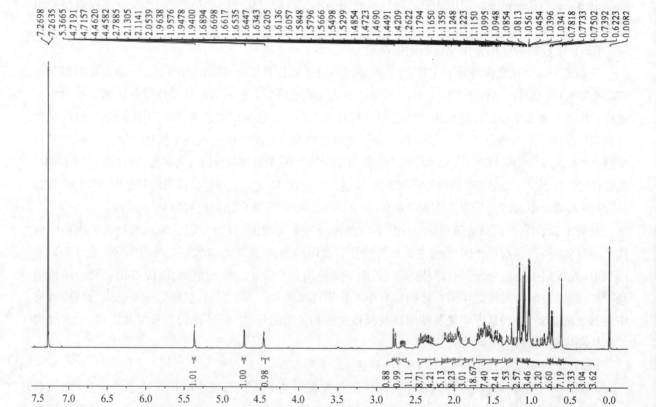

图 3-40　化合物 forrestiacid A 的 ^{1}H NMR(CDCl$_3$,600 MHz)[引自 Xiong J, Zhou P J, Jiang H W, et al. Forrestiacids A and B, pentaterpene inhibitors of ACL and lipogenesis: extending the limits of computational NMR methods in the structure assignment of complex natural products. Angew Chem. Int. Ed., 2021, 60(41): 22270-22275.]

　　分析该化合物的 ^{1}H NMR、^{13}C NMR 及 2D NMR 数据发现,三萜结构单元的相关信号与同时分离得到的已知化合物 8(14→13)-$abeo$-17,13-friedo-lanost-8,14(30)-diene 十分相似,而剩下的 20 个碳原子构建的 C_{20}-二萜类单位,通过 COSY 和 HMBC 相关确定为 13-烯-18-松香酸。继而分析上述 C_{30}-三萜结构片段和 C_{20}-二萜结构片段是如何连接的:根据 H_3-26 与 C8',H-24 与 C13',以及 H-14' 与 C25 的 HMBC 相关(图 3-42、图 3-43)表明两个片段是通过由 C25—C8' 和 C24—C12' 两个新生成的 C—C 键构建而成的环己烯环连接起来。至此,确立了化合物 forrestiacid A 的平面结构为重排螺环羊毛脂烷型三萜与松香烷型二萜分子形成的含有刚性双环[2.2.2]辛烯核心的复杂新骨架聚合物(图 3-39)。

　　化合物 forrestiacid A 的相对构型则是通过分析关键质子的耦合常数及 ROESY 图谱确定(图 3-43)。三萜结构单元及二萜结构单元均与其类似物的相对构型保持一致,因此该化合物相对构型的确定着重于解决新形成的双环结构的手性问题。如图 3-43 所示,H-14' 与 H_3-20' 的强 ROESY 相关

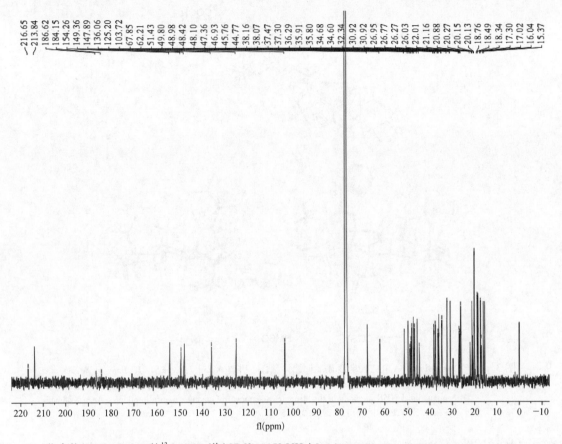

图 3 - 41　化合物 forrestiacid A 的¹³C NMR 谱（CDCl₃，150 MHz）［引自 Xiong J，Zhou P J，Jiang H W，et al. Forrestiacids A and B，pentaterpene inhibitors of ACL and lipogenesis：extending the limits of computational NMR methods in the structure assignment of complex natural products. Angew Chem. Int. Ed.，2021，60（41）：22270 - 22275.］

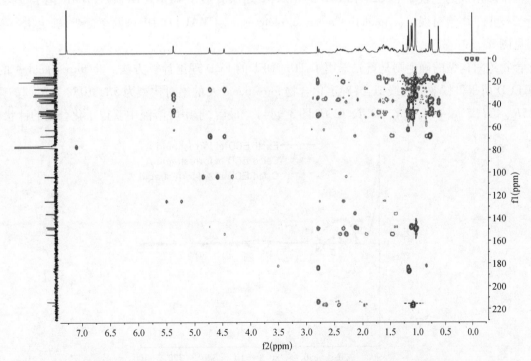

图 3 - 42　化合物 forrestiacid A 的 HMBC 谱图［引自 Xiong J，Zhou P J，Jiang H W，et al. Forrestiacids A and B，pentaterpene inhibitors of ACL and lipogenesis：extending the limits of computational NMR methods in the structure assignment of complex natural products. Angew Chem. Int. Ed.，2021，60（41）：22270 - 22275.］

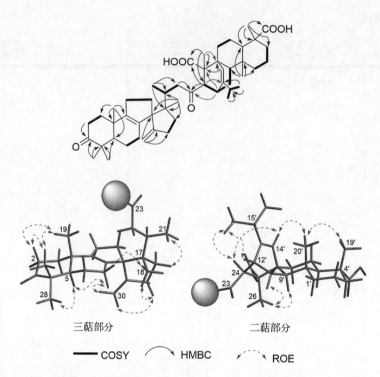

三萜部分   二萜部分

── COSY   ⌒ HMBC   ⋯⋯ ROE

图 3 - 43   forrestiacid A 的二维核磁相关示意图[引自 Xiong J, Zhou P J, Jiang H W, et al. Forrestiacids A and B, pentaterpene inhibitors of ACL and lipogenesis: extending the limits of computational NMR methods in the structure assignment of complex natural products. Angew Chem. Int. Ed., 2021, 60(41): 22270-22275.]

将桥环(C13′—C17′)定位在该分子的 β 侧, H-24 与 H-14′, H₃-16′ 与 17′的 ROE 相关表明 H-24 同样处于分子的 β 侧; 而 Me-26 与 H-9′的 ROE 相关则表明 Me-26 处于分子的 α 侧。为进一步确定化合物结构中新形成的手性中心 C24 和 C25 的相对构型, 又开展了 GIAO ^{1}H 和^{13}C NMR 化学位移计算, 并进行了校正平均绝对误差(cumulative mean absolute error, CMAE)和 DP4+概率分析, 确定化合物的相对构型见图 3-39。

化合物绝对构型的确定则是首先采用了 TD-DFT 的 ECD 理论计算方法。将 forrestiacid A 的实验与计算 ECD 所得科顿效应曲线拟合, 确定化合物 forrestiacid A 的绝对构型为 5R、10S、13R、17S、20R、24S、25R、4′R、5′R、8′S、9′R、10′R、12′R(图 3-44)。最后, 于甲醇溶液中获得了化合物的针状单晶,

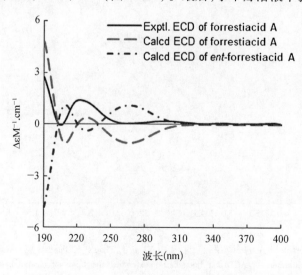

图 3-44   化合物 forrestiacid A 的实测及计算电子圆二色谱(ECD)曲线

通过单晶 X 射线衍射实验[Ga Kα, Flack 常数: 0.17(11)],该化合物的平面结构和立体化学得到确认(图 3 - 45)。

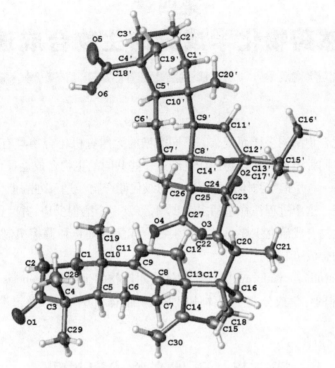

图 3 - 45　化合物 forrestiacid A 的单晶结构[引自 Xiong J, Zhou P J, Jiang H W, et al. Forrestiacids A and B, pentaterpene inhibitors of ACL and lipogenesis: extending the limits of computational NMR methods in the structure assignment of complex natural products. Angew Chem. Int. Ed. , 2021, 60(41): 22270 - 22275.]

思 考 题

1. 结合本章内容和文献调研,请简要阐述通过质谱技术实现目标天然药物化学成分导向分离的主要策略与方法。

2. 请阐述核磁共振氢谱在天然产物结构解析中的应用。

3. 如何确定一个天然药物化学成分的立体化学(包括相对构型和绝对构型)?

第四章
天然药物化学成分的生物合成途径

天然来源的有机化合物结构多样而复杂。不同类型的天然有机化合物具有各自不同的构成单元，表现出一定的规律性。同种类型的化合物往往是经过一些共同的生物合成途径代谢生成。

生物合成（biosynthesis）是指生物体内的简单的初级代谢产物经过系列酶催化反应转变为相对复杂的次级代谢产物的过程。这个过程往往包括多个步骤，涉及多个酶促反应，并且需要对整个代谢网络进行协调。天然产物的生物合成研究主要是通过对生物合成酶的催化和调控机制的解析，阐明天然产物的生物合成途径和生物合成机制。

生物合成途径（biosynthesis pathway）是指生物体代谢产物的生源（biogenesis）和合成途径（synthetic pathway），是研究生物体的化学成分在生物体体内形成的前体（precursor）及末端产物（end products）的形成和变化过程。

第一节　天然产物代谢过程

一、初级代谢

新陈代谢（metabolism，简称代谢）是指在生物体细胞内发生的、由复杂酶促化学反应网络所催化的生物化学物质的改变，涉及的途径称为代谢途径（metabolic pathway）。生物体以代谢的方式不断与外界环境进行着物质与能量的交换，并通过该过程来维持生命、生长和繁殖。

生物体个体特征虽然存在巨大差异，但它们修饰和合成糖类、蛋白质、脂类及核酸物质的途径基本相同。这些途径阐明了所有生物体最基本的共性过程，统称为初级代谢（primary metabolism），如蛋白质合成、碳水化合物代谢、脂类代谢等均属于初级代谢。初级代谢是维持生物体正常生命活动的基础，也是维持生物体生命的必要条件。初级代谢产物（primary metabolite）则是在初级代谢过程中产生的化合物，包括糖类、蛋白质、脂类及核酸等。初级代谢产物在生物体中发挥着重要的生物学作用，如提供能量、构建细胞结构、调节代谢等。

植物的初级代谢过程（图4-1）主要依赖环境中的 CO_2 和水经光合作用合成糖类，再进一步通过戊糖磷酸途径（pentose phosphate pathway）和糖酵解途径（glycolysis pathway，又称解糖途径）等代谢产生三磷酸腺苷（adenosine triphosphate，ATP）、辅酶 I（烟酰胺腺嘌呤二核苷酸磷酸酯，nicotinamide adenine dinucleotide phosphate，NADPH）、丙酮酸（pyruvic acid）、磷酸烯醇丙酮酸（phosphoenolpyruvate，PEP）、赤藓糖-4-磷酸（erythrose-4-phosphate）和核糖等。核糖为合成核酸的重要原料；磷酸烯醇丙酮酸与赤藓糖-4-磷酸可进一步合成莽草酸（shikimic acid）；而丙酮酸经过氧化、脱羧后生成乙酰辅酶 A（acetyl CoA），再进入三羧酸循环（tricarboxylic acid cycle，TAC），生成一系列的有机酸及丙二酸单酰辅酶 A（malonyl CoA）等，并通过反应得到一系列氨基酸。

微生物则需要从外界获得有机和无机化合物等营养物质来合成有机化合物。这些营养物质主要包

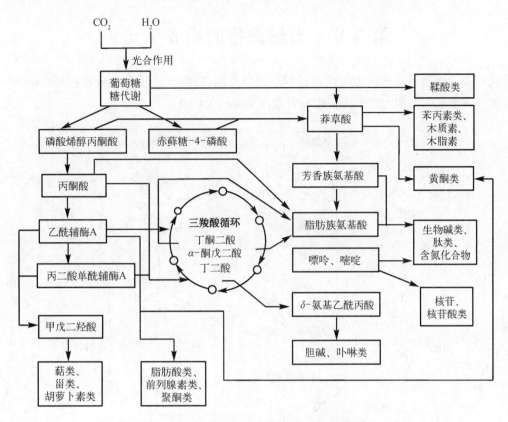

图 4-1　植物体内的物质代谢与生物合成过程

括碳源、氮源、无机盐、生长因子和水等五大类。而动物则主要依赖食物来合成有机化合物,通过一些代谢途径降解食物材料,生成基本构造单元,来合成特定分子。

二、次级代谢

一次代谢产物在特定的条件下进一步经不同的代谢途径,生成一些非共性物质,如生物碱、黄酮、萜类等化合物。这一过程不是在所有的生物体中都能够发生,对维持生物体生命也不起重要作用,却是维系生物体形态特征等的重要代谢过程,故又称为次级代谢(secondary metabolism)过程。由次级代谢所产生的生物碱、黄酮、萜类等化合物则称之为二次代谢物或次生代谢物(secondary metabolite)。目前,次生代谢物的功能和对生物体的作用还未被阐明。有一些毒性次生代谢物是用来防御外敌侵入,挥发性物质用来吸引同种或异种,有色物质用来吸引或警示其他物种等。次生代谢物的结构千变万化,还具有明显的药理活性,是天然药物化学的主要研究对象。

次生代谢物的前体物或中间体,与初级代谢产物用的是共通的物质。初级代谢过程和次级代谢过程密切相关,它们之间的界限有时是模糊的,如生物碱一般被认为是次生代谢物,但也有学者认为生物碱是植物贮存和运输氮素的一种形式。例如,在罂粟科植物中看到的吗啡可转化成为非生物碱类物质,这些物质随后又转移到种子中,作为氮元素的一种贮存形式;又如烟草中的烟碱在种子形成过程中逐渐减少,直至完全消失,而蛋白质却随烟碱的减少而逐渐增加。

初级代谢和次级代谢的界限区分并不严格,边界处存在交叉重叠。一些天然产物归为这两个领域均可,如脂肪酸和糖在绝大多数情况下属于初级代谢产物,但一些较为罕见的物质有时也归属为次生代谢物。

第二节　天然产物的构成单元

次生代谢物的构造单元来自初级代谢过程。光合作用、糖酵解途径及三羧酸循环(Krebs cycle)等基本过程的代谢物通过产能方式来提供生物合成中间体(图4-2)。

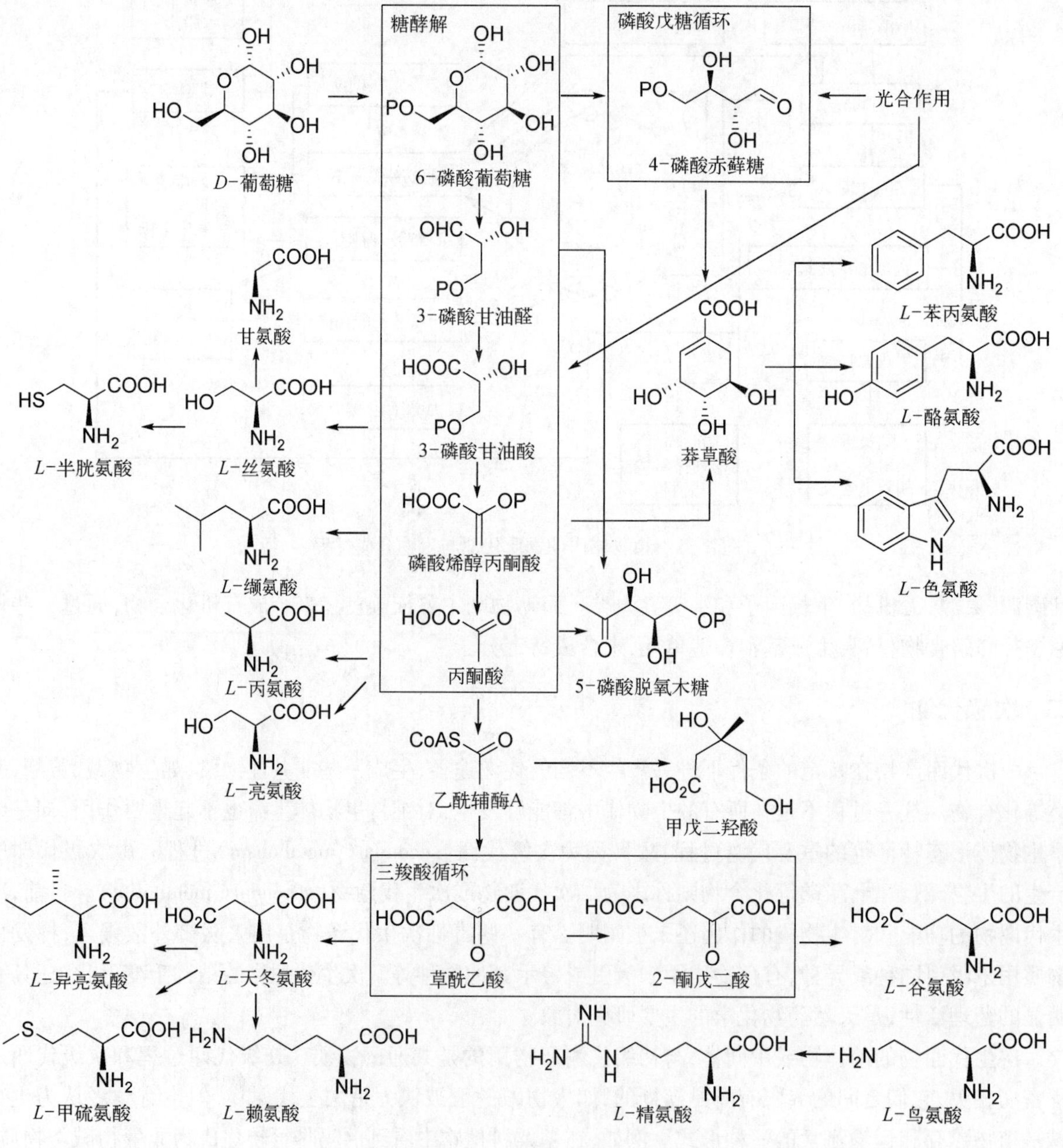

图4-2　常见的生物合成中间体及生成途径

次级代谢产物的生物合成中,最重要的构成单元由乙酰辅酶 A、莽草酸、甲羟戊酸及 5-磷酸-1-脱氧木糖等中间体合成,分别出现在乙酸(acetate)途径、莽草酸(shikimate)途径、甲戊二羟酸(mevalonate acid)途径及磷酸脱氧木糖(deoxyxylulose phosphate)途径中。糖酵解途径产物丙酮酸经氧化脱羧反应产生乙酰辅酶 A(acetyl-CoA)。乙酰辅酶 A 本身可合成脂肪酸,其逆过程即脂肪酸的 β-氧化也可产生乙酰辅酶 A(acetyl-CoA)。乙酸途径产生的重要次级代谢产物包括酚类、前列腺素类、大环内酯类,以及处于初级代谢和次级代谢分界线上的脂肪酸衍生物。糖酵解途径中的磷酸烯醇丙酮酸与磷酸戊糖途径中的 4-磷酸赤藓糖反应产生莽草酸。磷酸戊糖途径可降解葡萄糖,也是光合作用生成糖单位的特征性反应。莽草酸途径可合成大量的酚类、桂皮酸衍生物、木质素及生物碱等。甲戊二羟酸由三分子的乙酰辅酶 A 形成,与乙酸途径截然不同,乙酰辅酶 A 经甲戊二羟酸途径生成另一类不同的产物。磷酸脱氧木糖(deoxyxylulose phosphate)则由糖酵解途径中的两个中间体丙酮酸和 3-磷酸甘油醛形成。甲戊二羟酸途径和磷酸脱氧木糖途径共同负责合成大量的萜类和甾醇类代谢物。

除了以上途径外,氨基酸也是天然产物生物合成中常见的构造单元。肽类、蛋白质、生物碱及一些抗生素均来自氨基酸途径,一些重要氨基酸的来源见图 4-2。糖酵解途径和三羧酸循环中的中间体可生成一些氨基酸,但芳香族氨基酸苯丙氨酸(phenylalanine)、酪氨酸(tyrosine)和色氨酸(tryptophan)则来自莽草酸途径。鸟氨酸(ornithine)不是蛋白质的构造单元,但它与赖氨酸(lysine)一样都是一些重要生物碱合成的关键前体物质,均来自三羧酸循环的中间体。

更重要的是,次级代谢物不仅可由同一类型的构造单元合成,也可由不同类型的构造单元合成,这就拓宽了天然产物结构的多样性,但也使得基于生物合成途径的分类变得复杂化。一个典型天然产物结构其不同部位可能分别来自乙酸途径、莽草酸途径及磷酸脱氧木糖途径。一些次级代谢产物含有一个或多个糖单元,这些糖单元可以是简单的初级代谢产物(如葡萄糖或核糖),也可以是经修饰后形成的少见的糖单元。为阐明一个天然产物合成的来龙去脉,需要将它们的分子结构分解成若干个基本构造单元,并且分析其组装机制。

天然产物常见的基本结构单元可分为以下几种类型(图 4-3)。

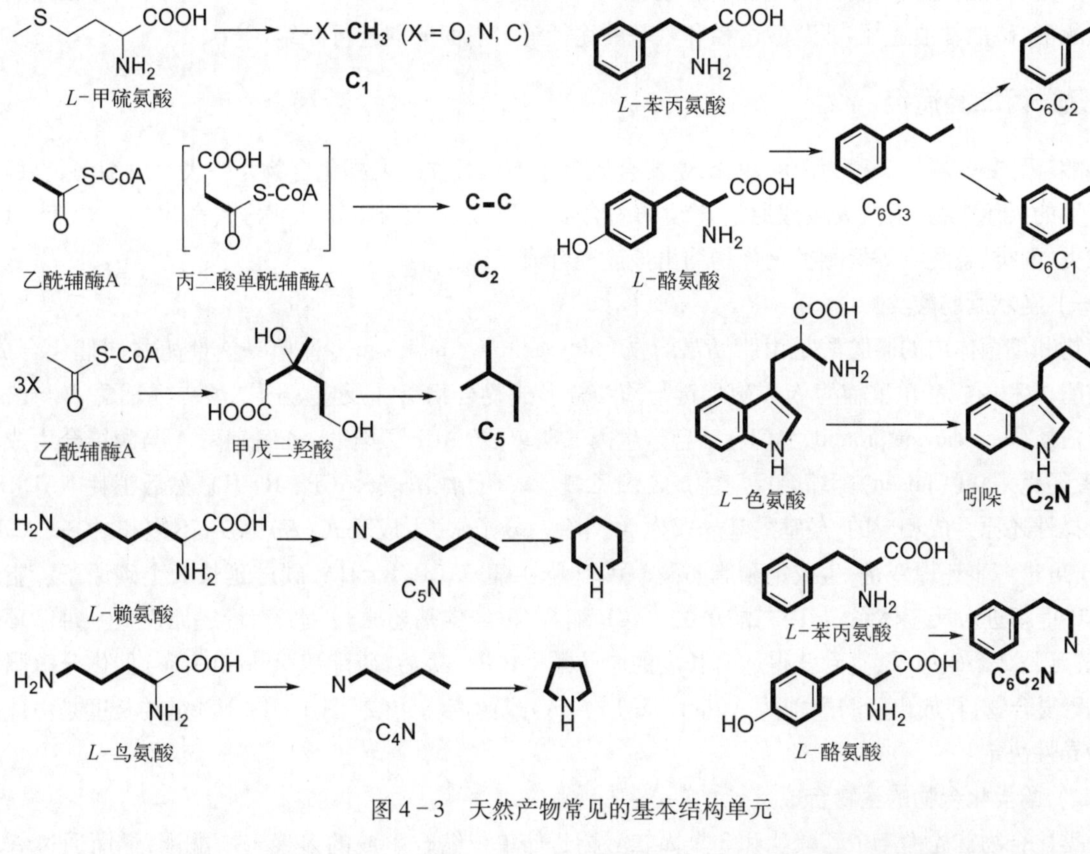

图 4-3 天然产物常见的基本结构单元

(1) C_1 单元:最简单的结构单元是由一个碳原子组成。一般是以甲基的形式存在,最常见的是和氧原子或氮原子相连,偶尔和碳原子相连,亚甲二氧基(OCH_2O)也是 C_1 单元的一个例子。

（2）C_2 单元：C_2 由乙酰辅酶 A 提供。该结构可能是以简单的乙酰基的形式存在,但更常见的是构成烷基链(如脂肪酸)或芳香结构(如苯酚)的部分单元,如脂肪酸、酚类、苯醌等聚酮类化合物。

（3）C_5 单元：C_5 单元(异戊二烯单元)是来源于甲戊二羟酸或 5-磷酸脱氧木酮糖的特征结构,如萜类、甾体类等化合物。

（4）C_6C_3 单元：该结构来源于两个莽草酸衍生的芳香化氨基酸 l-苯丙氨酸和 l-酪氨酸骨架结构的苯丙基单元。C_3 侧链可以是饱和或不饱和结构,也可以是被氧化的,有时候侧链还可以是降解的结构,去掉了一个或两个碳(C_6C_2 和 C_6C_1 结构),如香豆素、木脂体等苯丙素类化合物。

（5）C_6C_2N 单元：该结构单元同样是来源于 l-苯丙氨酸和 l-酪氨酸,其中酪氨酸更为常见,如部分生物碱类化合物。

吲哚 C_2N 单元,来源于另外一个芳香化的氨基酸 l-色氨酸,该单元具有吲哚结构,如部分生物碱类化合物。

（6）C_4N 单元：C_4N 单元常以杂环吡咯烷的形式出现,是从 l-鸟氨酸衍变而来的。与 C_6C_2N 单元显著不同的是,在该单元中鸟氨酸提供的不是 α-氨基氮,而是 δ-氨基氮,如部分生物碱类化合物。

（7）C_5N 单元：该单元与 C_4N 单元具有十分相似的来源途径,只是前体化合物为 l-赖氨酸,其中 ε-氨基氮被保留,并以哌啶环的形式存在,如部分生物碱类化合物。

第三节　天然产物的生物合成途径

天然化合物的主要生物合成途径包括乙酸-丙二酸途径(acetate-malonate pathway)、甲戊二羟酸途径和丙酮酸/磷酸甘油途径、莽草酸途径和氨基酸途径等。下面分别进行介绍。

一、乙酸-丙二酸途径

乙酸-丙二酸途径,又称为乙酸途径,主要合成聚酮类化合物。聚酮化合物是一大类由细菌、真菌和植物产生的天然产物,由低级羧酸通过连续的缩合反应形成,广泛地应用于医药、畜牧和农业等领域。脂肪酸类、酚类、蒽醌类等聚酮类化合物均由该途径合成。

（一）链状脂肪酸类

植物和细菌体内的脂肪酸是由脂肪酸合酶(fatty acid synthase)和多种单一活性酶共同催化合成。乙酰辅酶 A 和丙二酸单酰辅酶 A 以硫酯键与酶结合形成复合物参加反应。丙二酸单酰辅酶 A 与酰基载体蛋白质(acyl carrier protein, ACP)结合产生丙二酸单酰-ACP 复合物,乙酰辅酶 A 与酶结合生成硫酯,两者经克莱森(Claisen)酯缩合反应生成乙酰乙酰-ACP(-酮酰基-ACP, R=H),然后消耗 NADPH,立体选择性还原生成相应的-羟基酰基-ACP,再消除一分子水,生成反式 $(E)\alpha,\beta$-不饱和酰基-ACP。NADPH 可进一步还原双键,生成饱和脂肪酰-ACP(脂肪酸-ACP,R=H),碳链延长 2 个碳原子。脂肪酰-ACP 重新进入反应体系,与丙二酸单酰-ACP 缩合,再经羰基还原、脱水、双键还原反应。每循环一次,碳链延长 2 个碳原子,直到获得适宜长度的脂肪酰-ACP。最后,硫酯酶(thioesterase)催化分解脂肪酰-ACP 复合物,释放出脂肪酰辅酶 A(fatty acyl-CoA)或游离脂肪酸(图 4-4)。碳链的长度是由硫酯酶的特异性决定。

（二）酚类化合物的生物合成

酚类化合物首先由 1 个乙酸酯和 3 个丙二酸酯延伸单位缩合生成的多聚-β-酮酯,继而通过 A、B 两种方式折叠(图 4-5)。A 方式由 α-亚甲基离子化,与相隔 4 个碳原子的羰基发生羟醛缩合反应,羰基转化为季碳羟基并形成六元环;随后经脱水反应生成烯烃;其他羰基再经烯醇化生成稳定的芳环结

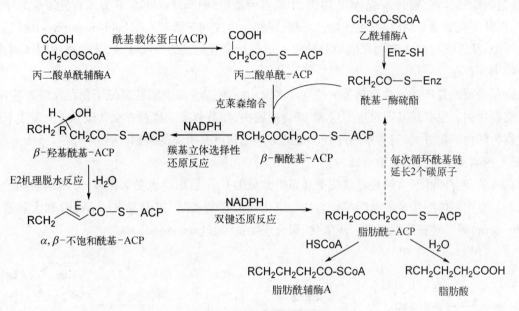

图 4-4 脂肪酸的生物合成途径

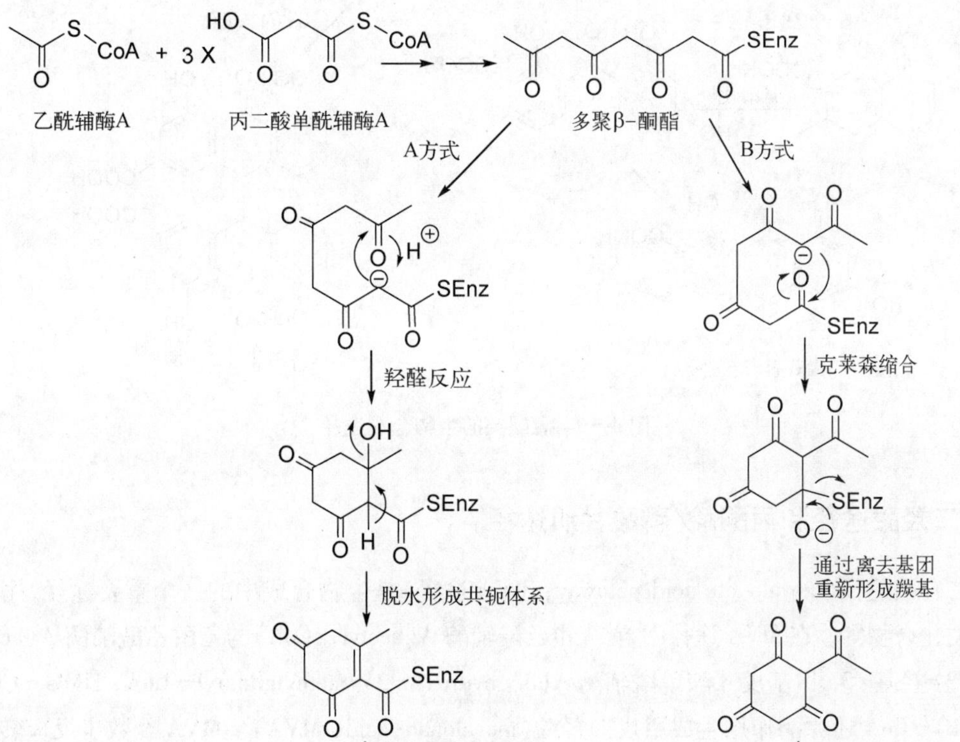

图 4-5 酚类的生物合成途径

构；再经过硫酯键水解，辅酶 A 或 ACP 离去，生成苔藓酸（orsellinic acid）。B 方式首先发生分子内克莱森反应，再断裂硫酯键并释放酶，生成环己三酮，烯醇化生成间三酚苯乙酮（phloracetophenone）。与脂肪酸合酶类似，从乙酰辅酶 A 和丙二酸单酰辅酶 A 缩合反应开始到终产物生成，无游离中间体形成，均以酶复合物形式存在。

该途径合成的芳环系统具有显著的特点。多聚-β-酮链的多个羰基氧原子保留在终产物中，并在芳环上交替排列。也有羰基因反应形成碳-碳键而脱去，如苔藓酸。这种在交替碳原子上发生氧化反应的方式称为间位氧化方式，与莽草酸途径形成的芳环结构有明显的差别。

（三）蒽醌类化合物的生物合成

中药大黄和番泻叶所含的羟基蒽醌类和菌类常见的 C_{16}-蒽酮类也是如图 4-6 所示的同一途径生物合成的。在中间体中生成的蒽酮类化合物经氧化而成羟基蒽醌，如大黄素（emodin）和大黄素-3-羧酸（endocrocin）等。羟基蒽醌经进一步氧化、聚合产生番泻苷（sennoside）。

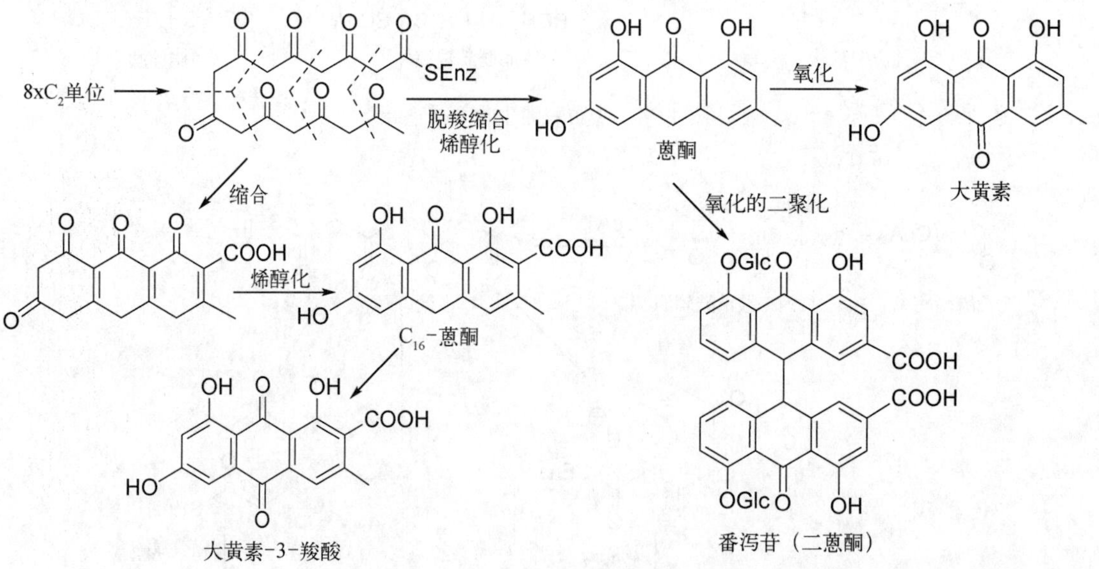

图 4-6　蒽醌类的生物合成途径

二、甲戊二羟酸途径和丙酮酸/磷酸甘油途径

甲戊二羟酸途径（mevalonate acid pathway，MVA 途径）是生物合成中的一个重要途径，用于合成萜类和甾体类化合物等。在 MVA 途径中，首先由乙酰辅酶 A（acetyl-CoA）与乙酰乙酰辅酶 A（acetoacetyl-CoA）生成 3-羟基-3-甲基戊二酸单酰辅酶 A（3-hydroxy-3-methylglutaryl-CoA，HMG-CoA），进一步通过 HMG-CoA 还原酶作用生成甲戊二羟酸（mevalonate acid，MVA）。MVA 经数步反应转化成焦磷酸异戊烯酯（Δ^3-isopentenyl pyrophosphate，IPP），IPP 经硫氢酶（sulphyhydryl enzyme）及焦磷酸异戊酯异构酶（IPP isomerase）转化为焦磷酸 γ,γ-二甲基烯丙酯（γ,γ-dimethylallyl pyrophosphate，DMAPP）（图 4-7）。IPP 和 DMAPP 两者均可转化为半萜，并在酶的作用下，头-尾相接缩合为焦磷酸香叶酯（geranyl pyrophosphate，GPP），衍生为单萜类化合物，或继续与 IPP 分子缩合衍生为其他萜类和甾族类化合物。目前 DMAPP 被认为是萜类成分在生物体内形成的真正前体，是生物体内的"活性的异戊二烯"物质，在生物合成中起着烷基化的作用。

长期以来，甲戊二羟酸途径被认为是萜类化合物生物合成的唯一途径。1993 年，罗默（Rohmer）等

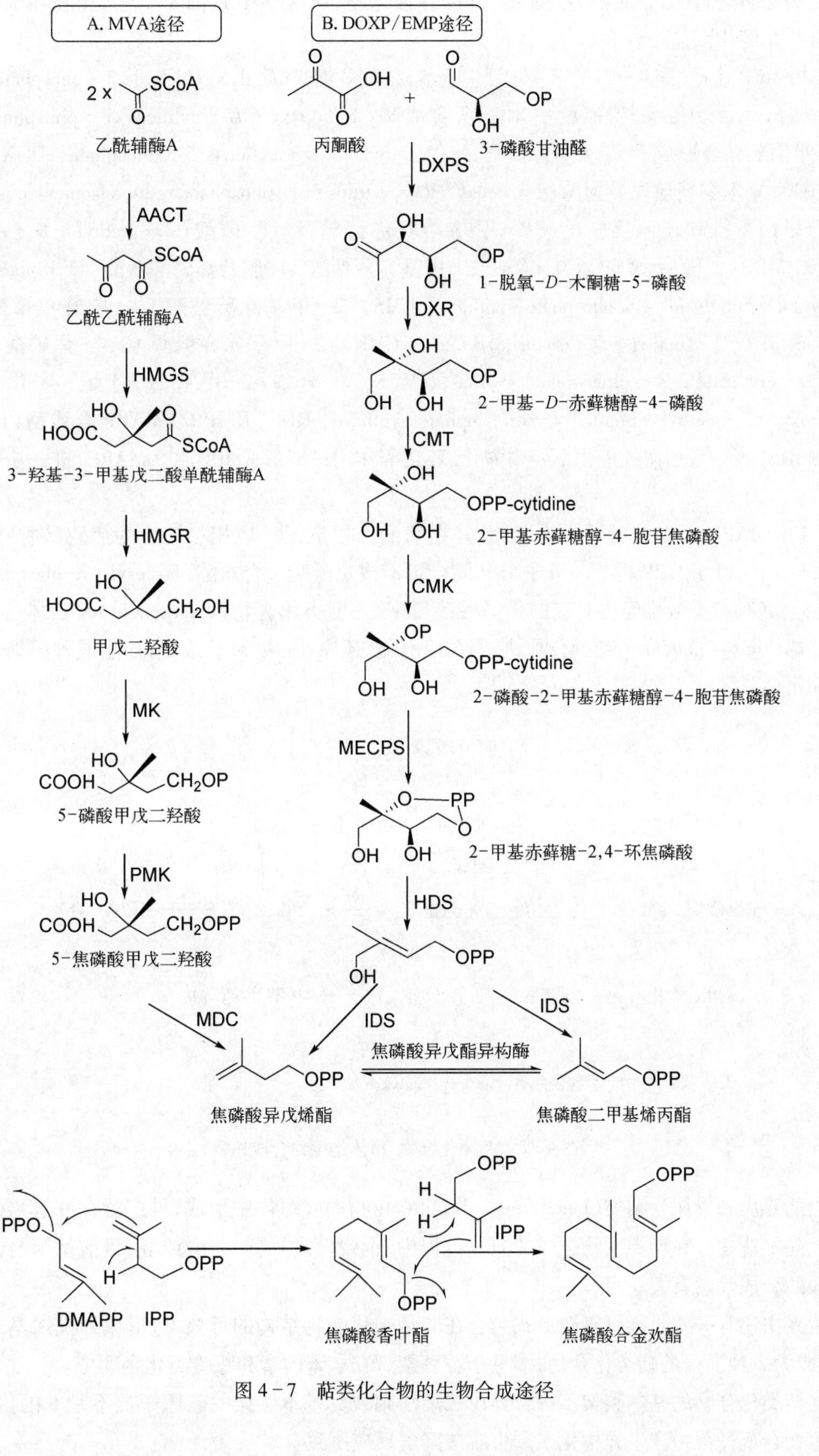

图 4-7　萜类化合物的生物合成途径

通过大量研究证明,萜类化合物的生物合成除 MVA 途径外,还存在一条非 MVA 途径,是由丙酮酸和磷酸甘油醛为原料进行的,因此称为丙酮酸/磷酸甘油途径(DOXP/MEP pathway)。植物和细菌中的部分萜类化合物是经由该途径合成的。

DOXP/MEP 途径(图 4－7)的第一步反应为 3－磷酸甘油醛(*D*-glyceraldehyde 3－phosphate, GA－3P)和丙酮酸(pyruvate)在 5－磷酸脱氧木酮糖合成酶(1－deoxy－*D*－xylulose 5－phosphate synthase, DXS)的催化下缩合形成 5－磷酸脱氧木酮糖(1－deoxy－*D*－xylulose 5－phosphate, DOXP)。DOXP 在 5－磷酸脱氧木酮糖还原异构酶(1－deoxy－*D*－xylulose 5－phosphate reductoisomerase, DXR)催化下发生分子内重排和还原反应生成 2－甲基－*D*－赤藓糖醇－4－磷酸(2－methyl－*D*－erythritol 4－phosphate, MEP)。随后,MEP 在 4－磷酸－2－甲基赤藓糖醇－4－胞苷焦磷酸激酶(4－diphosphocytidyl－2－methyl－*D*－erythritol 4－phosphate synthase, CMS)、2－甲基赤藓糖醇－4－胞苷焦磷酸激酶(4－diphosphocytidyl－2－methyl－*D*－erythritol kinase, CMK)、2－甲基赤藓糖醇－2,4－焦磷酸合成酶(2－methyl－*D*－erythritol 2,4－diphosphate synthase, MCS)、1－羟基－2－甲基－2－丁烯－4－焦磷酸合成酶(1－hydroxy－2－methyl－butenyl 4－diphosphate synthase, HDS)及 IPP/DMAPP 合成酶(IPP/DMAPP synthase, IDS)等一系列酶的催化下经磷酸化、环化等作用最终形成 IPP 和 DMAPP,进一步衍生为萜类化合物。

IPP 和 DMAPP 两者均可转化为半萜,并在酶的作用下,头－尾相接缩合为焦磷酸香叶酯(geranyl pyrophosphate, GPP);GPP 再与一分子 IPP 缩合可形成焦磷酸金合欢酯(farnesyl pyrophosphate, FPP),见图 4－8。各种萜类分别经由对应的焦磷酸酯得来,三萜类化合物(triterpenoid)及甾体(steroid)则由反式角鲨烯(*trans*-squalene)转变而成。它们再经氧化、还原、脱羧、环合或重排,生成种类繁多的三萜类化合物和甾体。

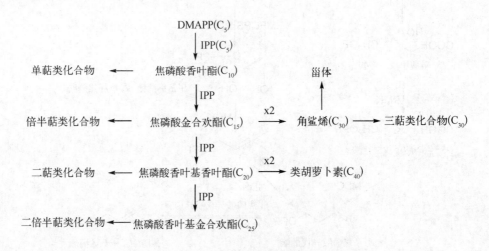

图 4－8　萜类化合物、甾体的生物合成途径

天然的异戊二烯属半萜类(hemiterpenoids)可在植物的叶绿体中形成,虽广泛存在,但含量极微,其生源途径尚不清楚。在萜类生物合成的研究过程中,也曾发现一些 C_5 酸或醛,目前认为与聚异戊二烯或氨基酸的合成代谢有关。

自然界中还有一些半萜以支链形式结合在非萜类化合物结构的母核上,形成异戊烯基或异戊基支链,从而成为一种混杂的萜类化合物,多见于香豆素、黄酮、苯丙素和嘌呤类化合物中。

有些萜类化合物的基本碳架不符合异戊二烯法则或其基本碳架的碳原子数不是 5 的倍数,则是因为其在生物合成过程中产生异构化或产生脱羧降解反应所致。

三、莽草酸途径

苯丙素类(phenylpropanoid)化合物,如肉桂酸(cinnamic acid)衍生物、香豆素类(coumarin)、木脂素类(lignan)和木质素类(lignin)等,是由莽草酸(shikimic acid)这一共同前体物质,即经莽草酸途径(shikimic acid pathway)生物合成而来,见图4-9。

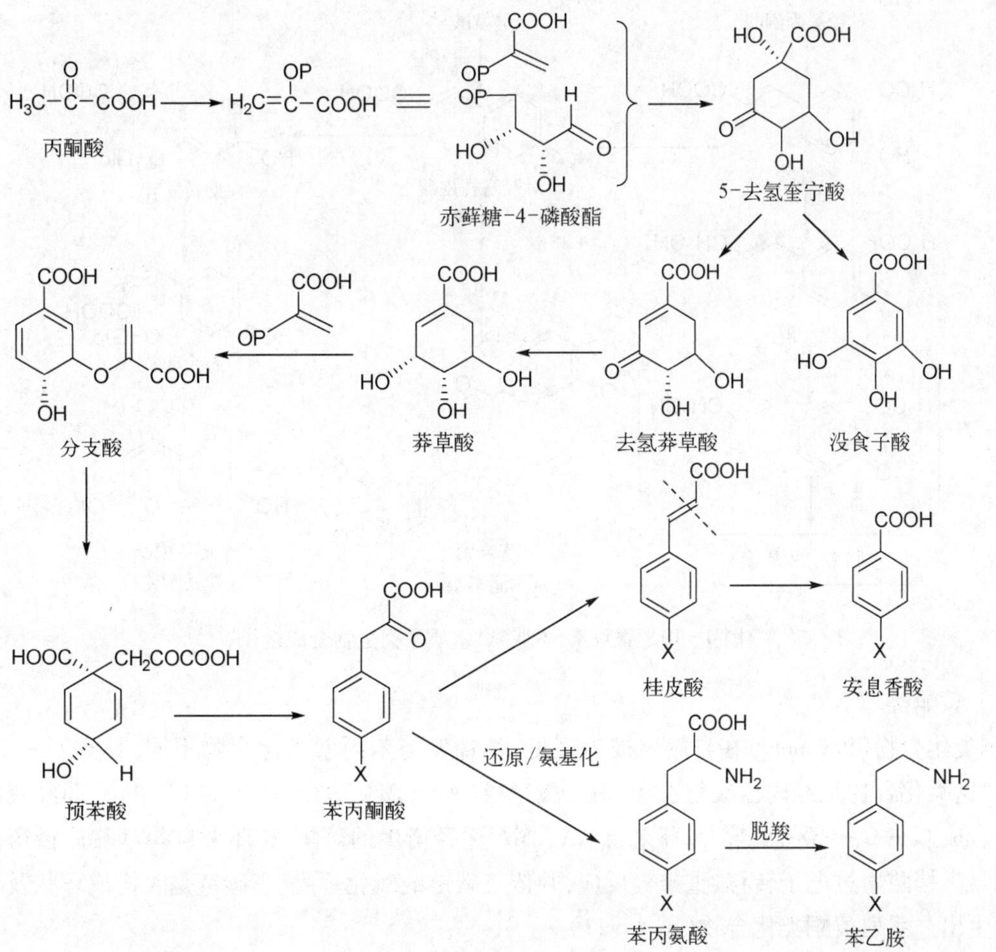

图4-9 莽草酸生物合成途径

反应首先由丙酮酸的烯醇磷酸酯和赤藓糖-4-磷酸酯缩合构成5-去氢奎宁酸(5-dehydronic acid),继而还原、脱水生成莽草酸。再由莽草酸与1分子丙酮酸磷酸酯进一步缩合,经由分支酸(chorismic acid)和预苯酸(prephenic acid)产生苯丙酮酸(phenylpyruvic acid)或者对羟基苯丙酮酸(p-hydroxyphenylpyruvic acid),构成C_6—C_3基本骨架。伴随着代谢的过程,在苯环不同位置上引入羟基,继而产生自各种各样的衍生物。

苯甲酸(安息香酸)、没食子酸及苯醌等化合物中也由莽草酸而来。苯甲酸是由C_9单位的侧链氧化、断裂而成,3,4,5-三羟基苯甲酸,即没食子酸衍生物是由5-去氢奎宁酸直接脱氢而成,而苯丙酮酸经还原、氨基化生成苯丙氨酸。

(一)香豆素、木脂素和木质素类

苯丙酮酸和对-羟基苯丙酮酸经氨基化反应,产生苯丙氨酸(phenylalanine)和酪氨酸,经脱氨反应转变成肉桂酸和对羟基桂皮酸(p-coumaric acid)(图4-10)。桂皮酸衍生物经反式邻羟基苷异构化成顺式邻羟基苷,衍生出广泛分布于自然界的香豆素类化合物。而如松柏醇(coniferol)有对位羟基的一类化合物,经由游离基反应和聚合反应转变成木脂素类化合物。由于 C_6—C_3 游离基单位呈不规则聚合和高次聚合,就产生各种不同的木质素化合物,这类物质广泛分布于木材组织中。

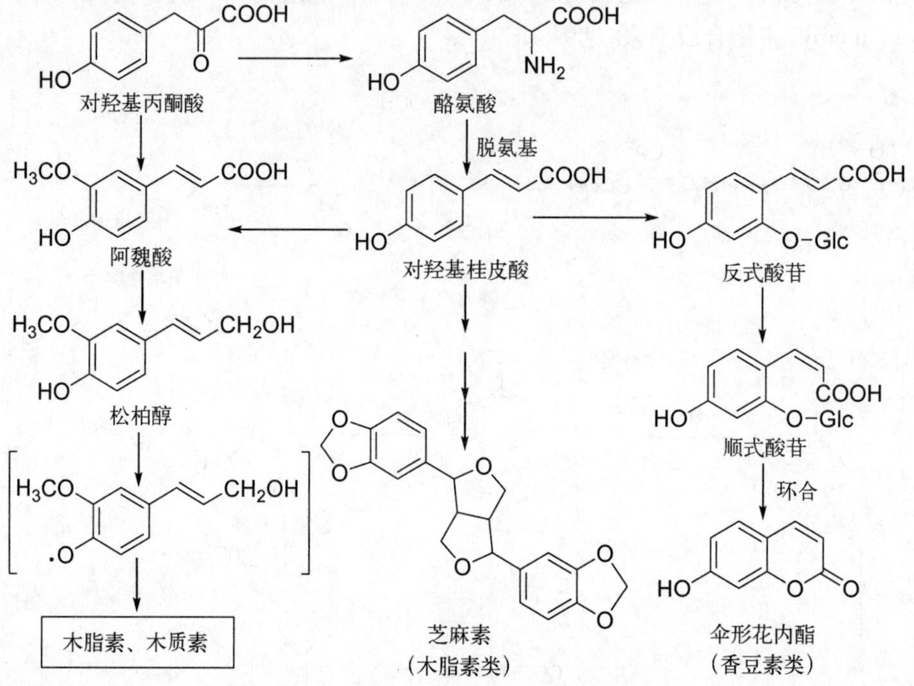

图 4-10　香豆素、木脂素、木质素类生物合成途径

(二)黄酮类

黄酮类化合物(flavonoid)在自然界极为多见,其骨架与苯丙素类化合物不同,具有 C_6—C_3—C_6 基本骨架。这类化合物是经肉桂酸与乙酸-丙二酸途径(AA-MA 途径)衍生的 C_2 单位,即经聚酮链延长反应,组合成 C_6—C_3—$3×C_2$ 链。A 环来自 AA-MA 途径衍生的聚酮,B 环来自莽草酸途径衍生的肉桂酸,聚酮与肉桂酸通过电子转移、重排等反应,并依三碳链的氧化程度、三碳链是否构成环状及 B 环连接位置,衍生出一系列黄酮类化合物(图 4-11)。

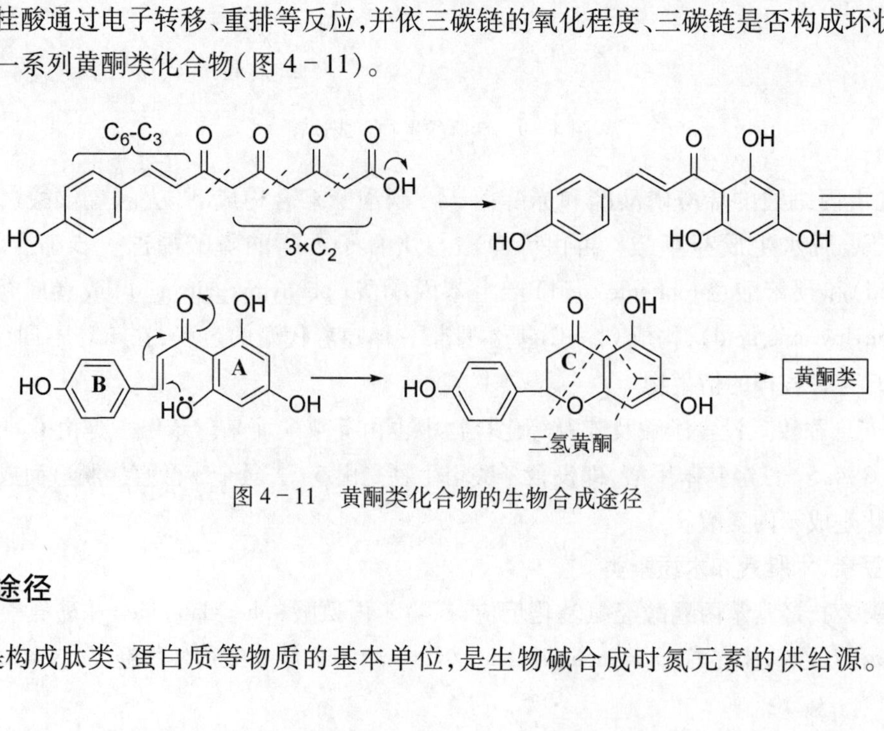

图 4-11　黄酮类化合物的生物合成途径

四、氨基酸途径

氨基酸是构成肽类、蛋白质等物质的基本单位,是生物碱合成时氮元素的供给源。氨基酸途径

（amino acid pathway）是合成含氮化合物的重要途径。氨基酸本身是由丙酮酸型化合物还原、氨基化生成，如式4-1。这些丙酮酸型化合物经由糖类的分解、乙酸-丙二酸途径、莽草酸途径等生物合成而来。

$$R—CO—COOH \xrightleftharpoons[\text{氧化脱氨基化}]{\text{还原氨基化}} R—\underset{\underset{NH_2}{|}}{CH}—COOH \qquad (4-1)$$

并非所有的氨基酸都能转变为生物碱。已知作为生物碱前体的氨基酸，在脂肪族氨基酸中主要有鸟氨酸（ornithine）、赖氨酸，由脂肪族氨基酸合成的生物碱除托哌、吡咯及哌啶等生物碱外，并不多见。芳香族中则有苯丙氨酸、酪氨酸及色氨酸等，由这些芳香族氨基酸衍生的生物碱类占绝大多数。如可待因（codeine）和吗啡（morphine），见图4-12，首先由莽草酸衍生的对羟基苯乙醛（p-hydroxyphenylacetaldehyde）和多巴胺（dopamine）缩合成苄基异喹啉（benzylisoquinoline）中间体，再经氧化生成四氢维洛林（norlaudanosoline），

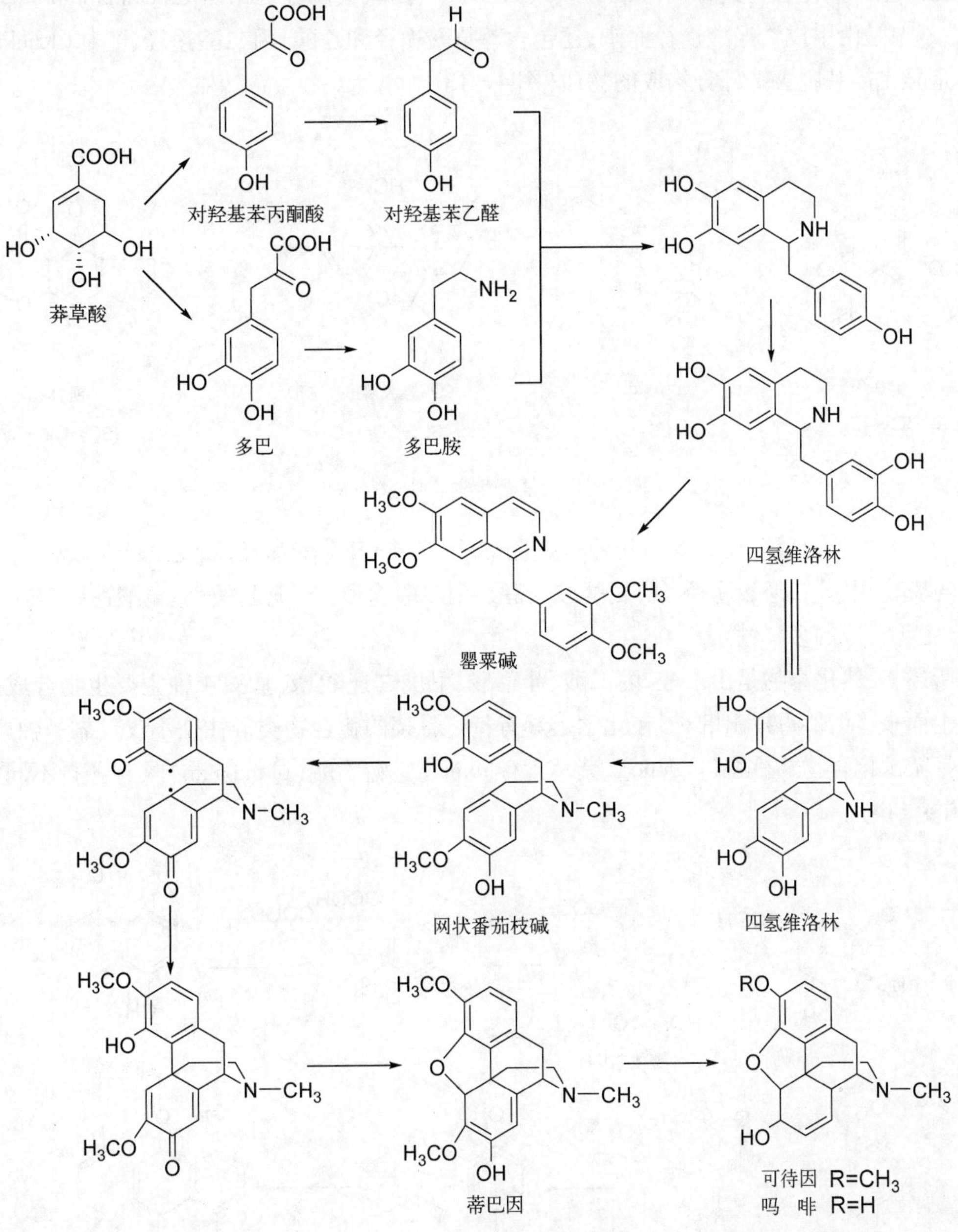

图4-12　生物碱的生物合成途径

继而经甲醚化转变成重要的中间体(S)-网状番荔枝碱[(S)- reticuline]，再通过酚环之间的氧化偶联，构成吗啡环结构。

四氢维洛林和网状番荔枝碱是苄基异喹啉型、原小檗碱(protoberberine)型、阿朴啡(aporphine)型、吗啡型等许多重要的四氢异喹啉(tetrahydroquinoline)生物碱的中间体，都是以苯酚分子内氧化偶联反应途径构成的(图4-12)。

五、生物合成的多样性

(一)复合生物合成途径

由前述内容可以看出，许多天然化合物可由特定的生物合成途径来合成，但一些结构较为复杂的天然化合物，其分子中各个部位并不是由单一合成途径，而是来自2个以上生物合成途径，即通过复合生物合成途径产生。如化合物蛇床酮(lupulone)、anisoxide、四氢大麻酚(tetrahydrocannabinol)都含有异戊烯基，它们不单是由甲戊二羟酸途径而来，还包含莽草酸途径和乙酸-丙二酸途径，凯林(Khelin)的呋喃环可看作是异戊烯基脱去一部分构成的物质(图4-13)。

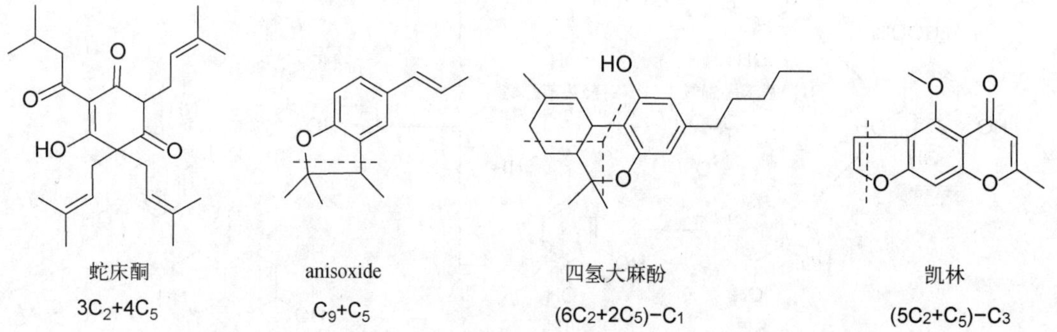

| 蛇床酮 | anisoxide | 四氢大麻酚 | 凯林 |
| $3C_2+4C_5$ | C_9+C_5 | $(6C_2+2C_5)-C_1$ | $(5C_2+C_5)-C_3$ |

图4-13 复合生物合成途径举例

常见的复合生物合成途径有下列几种：① 乙酸-丙二酸+莽草酸途径；② 乙酸-丙二酸+甲戊二羟酸途径；③ 氨基酸+甲戊二羟酸途径；④ 氨基酸+乙酸-丙二酸途径；⑤ 氨基酸+莽草酸途径。

(二)生物合成的多样性

如前所述，天然化合物是由乙酸-丙二酸、莽草酸、甲戊二羟酸、氨基酸4种主要生物合成途径及复合途径产生而来。但值得提出的是，在化学上具有特定骨架的化合物类群往往不仅仅靠一种途径合成。具有萘醌骨架的化合物胡桃醌(juglone)、紫草素(shikonin)、蓝雪醌(plumbagin)具有各自不同的生物合成途径(图4-14)。

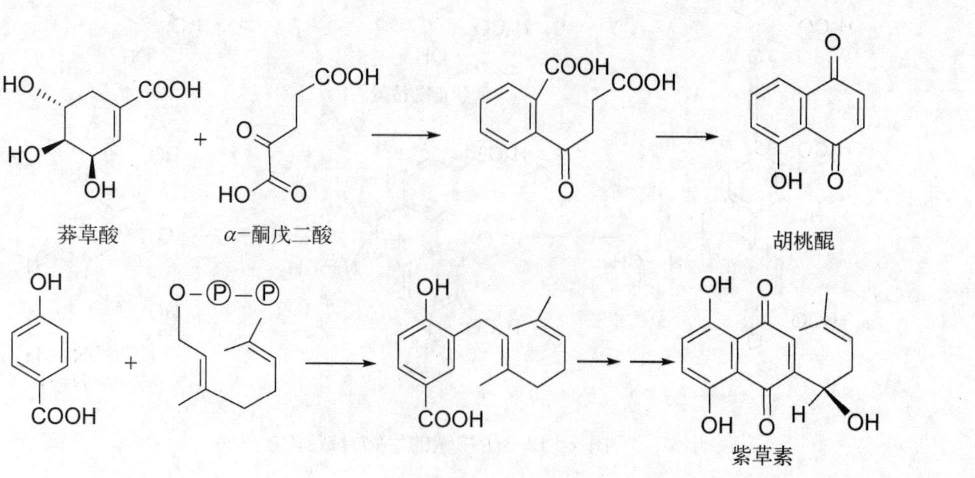

莽草酸   α-酮戊二酸   胡桃醌

紫草素

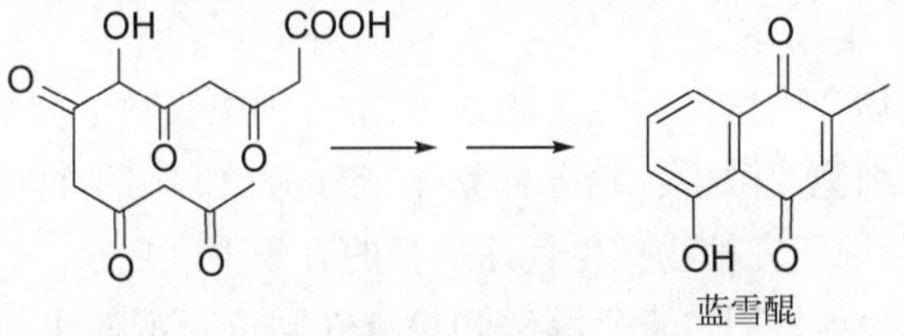

图 4-14　几种萘醌的生物合成途径

又如,中药大黄和番泻叶所含的蒽醌类是经乙酸-丙二酸途径或聚酮途径生物合成而来,但同属蒽醌骨架的茜草素(alizarin)则是经莽草酸-甲戊二羟酸的复合途径产生的基本骨架(图 4-15)。

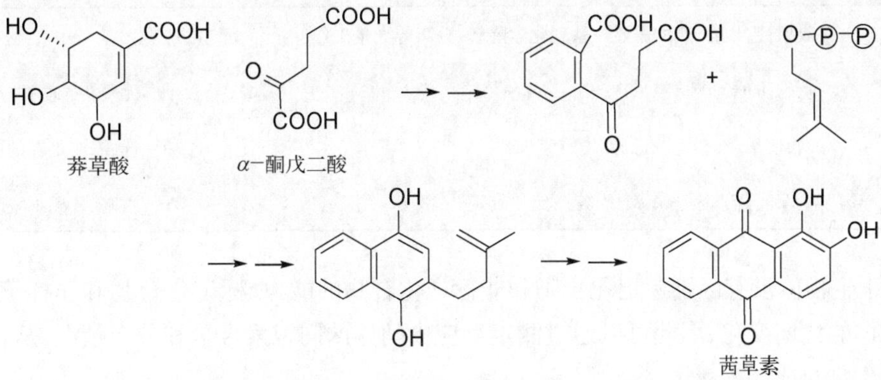

图 4-15　茜草素的生物合成途径

第四节　天然产物生物合成途径解析方法

一、代谢途径推测

根据已有的知识推测出一个可能的代谢途径是天然产物生物合成途径解析的第一步。化学反应原理和机制、已分离得到中间产物的化学结构等都可以为合成途径推测提供有用的线索。同位素示踪法常被用于对途径进行进一步的确认和校正。同位素标记的化合物与非标记化合物具有相同的生物学和化学性质,但是具有不同的质量,可以通过质谱仪和核磁共振仪等质量分析仪器来区分它们。因此,饲喂同位素标记的前体物质后,检测到的那些被同位素新标记的化合物被认为是代谢途径的中间产物或终产物。

(一) 前体饲喂法

前体饲喂法指的是在植物细胞培养及微生物发酵培养基中或培养(发酵)过程中,添加某些可能的前体物质,然后观察该物质在培养(发酵)过程中的利用情况及促进产物合成的结果,然后通过比较其合成的代谢产物含量变化情况来推断该产物的生物合成途径。

该方法的优点是简单易行。在没有合适同位素标记的前体时,可首先尝试该方法。该方法的缺点:
① 必须通过多种前体喂养的结果综合分析;② 结果只能得到初步的推论,很难得出确切的结论(如实验中添加的特定物质所产生的效果,究竟是作为前体,还是起着刺激性作用不易判断);③ 细胞膜和细胞壁通透性的障碍,可能使前体化合物无法进入细胞进行代谢,也有可能被细胞膜或细胞壁上的特殊酶降解或发生立体构型改变。

（二）同位素示踪法

同位素示踪法是研究生物合成途径最经典的方法，常与细胞或微生物培养方法相结合，所以叫同位素标记前体饲喂法。饲喂在细胞或微生物培养体系中能够有效利用生物体自身"自然"的整套合成机制，转化标记底物。该法是目前研究植物次生代谢途径的有效手段之一。

同位素示踪法主要包括放射性同位素示踪法和稳定性同位素示踪法，两者各有优缺点（表4-1）。近年来，为了安全起见，人们主要选择利用没有放射性的稳定性同位素^{13}C、^{2}H、^{15}N、^{18}O 等来进行示踪研究。

表4-1　放射性同位素示踪法与稳定性同位素示踪法比较

	放射性同位素示踪法	稳定性同位素示踪法
安全性	放射性,致癌,产物需要一系列化学降解、分离等大量工作	无害
操作环境	特殊防护	无须特殊防护
灵敏度	高,痕量	低,需要足够的前体数量
检测方法	核探测器随时追踪,简便、定位定量准确	质谱、核磁不太准确

优点：由于生物体没有区别标记化合物和非标记化合物的能力，标记化合物和非标记化合物一样，都能参与生物体的代谢变化，因此可以通过测定反应中间体的同位素含量和分布情况，从而判断标记化合物是否参与生物合成。

大量的研究表明，同样类型的化合物大多共用一套生物合成途径，骨架合成酶和后修饰酶的种类，在特定结构天然产物的形成中基本一致。因此，在后基因组时代基于同位素饲喂推断代谢产物生物合成途径的方法不像之前使用得那样频繁。随着生物信息学的发展，通过对基因组、转录组、蛋白质组学，以及代谢组学的分析和计算，便可以提供化学原理和酶学机制的高通量信息，帮助解析目标化合物的生物合成途径。但是，对于一些基因组数据庞大、转录组与蛋白质组学研究较为复杂的物种，同位素标记仍然发挥着极其重要的作用。

二、候选基因的筛选

在生物体内，一些参与活性成分生物合成途径的酶基因常以基因簇或基因家族的形式存在，如何从成千上万的基因中高效筛选出相关酶的候选基因呢？随着多组学数据得到快速富集，活性成分生物合成途径相关酶基因不断被发现，相关新元件得到有效挖掘，最终使越来越多活性成分的生物合成途径被成功解析。

（一）基于转录组学的候选基因选择

药用植物中活性成分的组成及含量受品种、生长部位、发育阶段、气候条件、采收季节和地理环境等因素的影响。微生物次生代谢物也会受培养基营养成分、环境温度、pH 及发酵时长等因素影响而发生改变。通过高通量 RNA-seq 方法，对差异样本的转录序列进行基因表达水平的研究，可有效发掘和鉴定活性成分生物合成途径及其代谢调控相关的基因，以及发现特定功能基因和预测未知基因。

1. 共表达分析　同一个天然产物生物合成途径中的基因往往是共表达的，即受到体外或体内信号刺激后，同一个途径的基因表达会同时上调或下调。基因共表达是生物对信号刺激最经济的应答方式，是生物长期进化和自然选择的结果。利用共表达分析可以对参与某个特定途径的基因进行筛选，缩小候选基因的范围。基于高通量的转录组测序分析不但可以获得生物样本在某个时刻的所有表达基因的信息,而且可以通过多个样本之间基因表达的关联分析获得基因共表达信息。

2. 基因簇挖掘　在放线菌和真菌中,同一代谢途径中的酶基因往往在基因组中是成簇存在的。近年来发现在高等植物中,某些代谢途径中的酶基因也可以形成基因簇,这使得通过基因组序列测定寻找代谢途径候选基因成为可能。对于基因组较小的物种,全基因组测序和组装是发现基因簇的有效方法。但是对于基因组较大或遗传背景不清晰的药用植物,通过构建细菌工程染色体(bacterial artifical chromosome, BAC)文库,利用途径中已知基因为靶点,筛选可能含基因簇的 BAC 文库并进行测序,是一种经济可行的快速获得基因簇的方式。当然,根据已有的知识,多数植物次生代谢途径的基因并不形成基因簇。因此基因簇发掘的方法在植物天然产物合成途径候选基因筛选中具有较大的局限性。转录组在生物合成途径解析中的应用主要包括如下。

(1)基因功能注释:将所拼接的单基因与已有数据库,如 GO(Gene Ontology)和 KEGG(Kyoto Encyclopedia of Genes and Genomes)富集分析中已注释功能的基因相比对分析,从而揭示特定转录状态下基因的功能和生物通路等。

(2)基因转录水平:由于外界刺激或环境变化时生物体中基因表达水平的变化是微小的,转录组测序技术可定量、准确地确定 RNA 的表达水平,有可能确定细胞群中每一个分子的绝对数量,并对实验之间结果进行直接比较。基于差异样本的比较转录组学研究是筛选活性成分生物合成途径关键酶基因的重要手段。

(二)基于蛋白组的候选基因选择

应用蛋白质组可以绘制中药及其不同药用部位的蛋白质表达谱,阐明中药活性成分的生物合成途径,并揭示逆境胁迫下中药体内各活性成分发生变化的分子机制。目前,国内外科学家们已经通过蛋白质组陆续获得了人参、丹参、灵芝、大麻、黄花蒿等活性成分的生物合成途径蛋白,为后续开展生物合成奠定基础。

虽然转录组测序和蛋白质组测序在实验方法上差异很大,但这两种方法的根本目的都是获取基因的表达情况,两者之间存在一定的共通之处。从生物学角度出发,mRNA 水平可以体现基因表达的中间状态,代表潜在的蛋白质表达情况,然而蛋白质是直接的功能执行体。因此,目前研究更倾向于将转录组和蛋白组结合应用于生物合成途径解析的研究中,通过两者联合分析,可以更加准确地理解功能基因或蛋白的作用,找到基因相互作用网络,进而研究单个基因的生物学功能。

(三)基于代谢组学的候选基因选择

药用植物代谢组研究是通过对生物体内所有小分子代谢物进行非靶向轮廓分析、靶向定量分析等,寻找小分子代谢物与植物生理变化的相对关系,反推寻找差异代谢物形成的功能基因。通过代谢组分析,可将获得的次生代谢差异化合物进行通路分析,锁定其所在的生物合成途径,推测差异表达酶基因。根据基因表达和代谢物合成的相关性建立全面的系统生物学网络。

代谢组与转录组数据的结合分析已成功运用于未知基因的功能鉴定中,如黄芩中黄酮类和罂粟生物碱等生物合成关键酶基因的挖掘。通过分析不同环境条件下代谢物与生物机体生理改变的关联性,使代谢物变化更直接地揭示基因的功能,达到检测和推断基因功能的目的。在此过程中最重要的方法是关联分析,可分为共表达分析和共响应分析两类。其原理是参与同一生物过程中的基因(或代谢物)是受同一系统调控的,它们的变化规律是一致的。

三、候选基因的功能验证

通过基因共表达分析和基因簇发掘可以有效缩小候选基因的范围,减少候选基因功能验证的工作量。由于天然产物的结构千差万别,导致其合成途径中的酶具有丰富的多样性,因此针对每一个酶的功能验证实验都具有一定的独特性。候选基因的功能验证需要综合运用分子生物学和分析化学等实验技术,是天然产物合成途径解析中最关键也是最具有挑战性的一步。基于传统酶学途径的功能研究,一般首先对候选基因进行克隆,然后构建在合适的表达载体上并转化至合适的异源表达系统,在适宜的诱导条件下进行重组蛋白表达,对表达成功的蛋白进行分离、纯化,并对酶的理化性质进行分析,接下来在合适的酶促反应体系中进行体外酶促反应,利用色谱、质谱等技术检测催化底物生成相应的产物,从而确定酶的催化活性,最后开展酶催化的动力学性质研究,多角度描述酶的催化特征。

（一）基因克隆

基因克隆指把来自不同生物的候选基因从基因组上通过 PCR 或反转录 PCR 扩增回收,并在体外连接至自主复制型的表达载体的强启动子下游,构建含有目标基因的重组质粒,然后转入异源表达细胞进行复制的过程。基因克隆涉及一系列分子生物学技术,如 PCR、表达载体选择、内切酶或同源重组体系的选择、异源表达细胞的选择、重组转化子的筛选及目标基因序列验证等。

（二）酶基因的体外异源表达与功能验证

常见的异源表达宿主有大肠杆菌、酵母和烟草,其他不太常用的表达系统还包括一些真菌、昆虫及哺乳动物细胞。

1. 原核表达系统　大肠杆菌因其具有遗传背景清晰、营养要求简单、生长速度快、操作简便和成本低等优点,常被作为酶蛋白异源表达的首选宿主。但是原核表达系统也存在一些局限,如分泌表达能力弱、二硫键形成困难导致蛋白折叠错误、无翻译后修饰等缺点,限制了原核表达系统在复杂酶表达中的应用。

2. 酵母　属于低等单细胞真核生物,常用酵母宿主有酿酒酵母和毕赤酵母。相比于原核表达宿主,酵母系统具有外源基因整合稳定、易于调控表达、重组蛋白以胞内积累或胞外分泌的形式表达、存在翻译后修饰、发酵密度极高等优势,可对外源蛋白进行一定程度的糖基化修饰,使蛋白表达更稳定,常用于真核生物基因的表达及功能验证。

3. 植物表达系统　由于具有成熟、高效的遗传转化体系,一些模式植物,如拟南芥、烟草等常被用作途径基因的异源表达和鉴定。与原核表达系统和酵母相比,这些模式植物在次级代谢合成途径和蛋白的翻译后修饰上与候选基因的来源植物具有更多的相似性,因此在药用植物蛋白的异源表达上更具有优势。植物表达系统主要通过农杆菌介导的瞬时表达体系,使外源基因无须整合在烟草基因组中就可以进行表达,不受基因位置效应及沉默的影响。基于烟草的瞬时表达系统,即可以作为酶体外功能快速验证的平台,又可以作为酶体内功能研究的辅助,具有快速、高效的特点。

4. 酶的性质和功能分析　由于绝大部分的酶是蛋白质,所以酶的理化性质研究的本质是蛋白质理化性质研究。根据化学组成的差异分为单纯蛋白质和结合蛋白质,结合蛋白质中的非蛋白部分称为酶的辅助因子,包括有机化合物（糖类、脂质等）和金属离子。酶理化性质研究主要研究包括分子量、等电点及辅助因子的确定。酶的分子量一般通过其氨基酸序列便可预测,通过 SDS - PAGE 电泳进行验证,分子量大小的单位以 Da 表示。等电点的含义是使蛋白质解离成正、负离子的趋势相等的兼性离子时酶溶液的 pH。该数值同样可以根据氨基酸序列进行预测,通过等电聚焦电泳技术进行测定。辅助因子可通过化学显色法、酶处理学或借助质谱、核磁等仪器检测来确定。酶对底物的选择性研究是判断酶专一性或杂泛性*的重要依据。当酶只催化一种物质或某一类特定物质发生一定反应时显示出专一性。反之,酶催化杂泛性则表现为具有底物的宽泛性与反应的多样性。酶催化的动力学性质研究通常在酶催化反应的最适条件下进行。通过考察不同 pH、温度和金属离子浓度对酶反应速率的影响确定最适反应

＊　杂泛性：许多酶催化不同于其"天然"的底物或反应。

条件。最终在合适的反应体系下,酶蛋白可以催化内源性或外源性底物发生反应,最后利用 LC‑MS 或 GC‑MS 对反应产物进行分析检测,从而确定酶的催化活性。

（三）酶基因功能的体内验证

可以通过基因敲除或基因表达抑制全部或部分缺失酶的功能,然后检测生物体内各种次生代谢物含量的变化,来进一步验证酶在原生物体内的生物活性。通常酶的功能缺失会导致上游底物的积累和下游产物的减少。用于基因功能缺失的方法较多,目前最常用是基于基因同源重组的基因敲除、插入突变基因敲除、RNA 干扰、CRISPR（clustered regularly interspaced short palindromic repeats）/Cas9 基因敲除等。

1. 基于同源重组的酶基因敲除　用含有一定已知序列的 DNA 片段与受体细胞基因组中序列相同或相近的基因发生同源重组,整合至受体细胞基因组中并得到表达的一种外源 DNA 导入技术。它是针对某个序列已知但功能未知的序列,改变生物遗传基因,令特定的基因功能丧失,从而使部分功能被屏蔽,并可进一步对生物体造成影响,进而推测出该基因的生物学功能。

2. 插入突变进行基因敲除　该方法利用某些能随机插入基因序列的病毒、细菌或其他基因载体,在目的细胞基因组中进行随机插入突变,建立一个携带随机插入突变的细胞库,然后通过相应的标记进行筛选获得相应的基因敲除细胞。根据细胞的不同,插入载体的选择也不同。动植物细胞可用反转录病毒;是农杆菌介导的 T‑DNA 转化（agro bacterium mediated transformation）和转座子常用于植物细胞;细菌基因敲除可用噬菌体。

3. RNA 干扰引起的基因敲除　由于少量的双链 RNA（double-stranded RNA, dsRNA）就能阻断基因的表达,并且这种效应可以传递到子代细胞中,所以 RNA 干扰的反应过程也可以用于基因敲除。近年来,越来越多的基因敲除采用了 RNA 干扰这种更为简单方便的方法。RNA 干扰是一种由小干扰 RNA（small interfering RNA, siRNA）引起的普遍的转录后基因沉默机制。siRNA 是外源基因产生的一段长度为 21~22 核苷酸的一系列片段的总称,具有很强地关闭基因的功能,在体内可以形成 siRNA、核酸酶、螺旋酶等结合在一起的 RNA 诱导沉默复合物。该复合物可以解开 siRNA,并通过碱基互补配对精准地指导特异性信使 RNA（messenger RNA, mRNA）降解。因此,将通过 dsRNA 分子导入细胞内,特异性地降解细胞内与其同源的 mRNA,封闭内源性基因的表达来失活该基因从而实现基因敲除。RNA 干扰技术是目前在植物基因体内功能研究中使用最广泛的技术。

4. CRISPR/Cas9 基因敲除　CRISPR 是一种由 RNA 指导的,利用 Cas9 核酸酶对靶向基因进行特异性 DNA 修饰的技术。此系统的工作原理是通过人工优化的具有指导作用的单链指导 RNA（guide RNA, gRNA）引导核酸 Cas 蛋白在 gRNA 配对的靶位点出剪切双链 DNA（double-stranded DNA, dsDNA）,引起 DNA 双链断裂,进而利用生物体内非同源末端修复机制或同源重组机制修复 DNA,导致基因移码突变、替换或删除,导致基因功能丧失。该技术可广泛用于植物、哺乳动物、鸟类及微生物中。

第五节　天然产物生物合成研究技术

一、代谢途径的异源装配与构建

天然产物的代谢途径主要由生物体基因组中相关生物合成基因簇所控制,包括编码核心骨架的合成基因、相关的调控基因及编码修饰酶的基因,由于很多天然产物在原生生物体内产量较低,因此将其合成基因簇克隆并在异源宿主中实现过表达,不仅有助于促进天然产物的生物合成研究,而且也可以通过此方法发现更多新颖天然产物,丰富天然产物结构库。在异源表达操作过程中,关键技术是通过直接或间接克隆技术获得目的片段,然后将其转移到外源宿主细胞中进行表达,从而实现对目的片段的功能分析与验证。然而,异源表达过程中的重点和难点是对大片段基因簇的克隆技术。目前,国内外已经发展出多种基因簇克隆策略,包括构建基因组文库、转化关联重组(transformation-associated recombination,TAR)、Red/ET 重组系统等用于微生物、动物、植物的基因表达。这 3 种大片段 DNA 克隆技术各具有优缺点,其中构建基因组文库的方式能最大限度地保存基因组信息,但后期需要大量的筛选工作,同时还涉及片段之间的连接问题;而 TAR 克隆技术能实现目标基因簇的直接克隆,但这一技术遗传稳定性较差,且 DNA 纯化产率较低,不利于后期的遗传操作;Red/ET 技术的效率较高且不依赖于限制性内切酶,但操作步骤较为烦琐。研究人员可以通过基因簇的特点及实验条件选择合适的方法来开展大片段基因簇的克隆。

(一) 构建基因组文库

在直接克隆技术开发之前,获得大片段次生代谢物的生物合成基因簇需要构建基因组文库。基于基因组文库的大片段异源表达方法作为有效的沉默基因簇激活策略,具有全局性和通用性。其理论上包含着目标物种的全部信息,可以使生物体的遗传信息以稳定的重组体形式储存起来。随机建库克隆通过部分限制性内切酶切割或者机械剪切力使基因组断裂成合适大小的基因片段,再利用装载质粒组装全部基因片段,最后导入至克隆宿主中大量复制。然而,建库耗费大量劳力,更是必须依赖高通量筛选方法将含有目的片段转化子挑选出来,同时基因片段的完整性也不确定。

(二) 转化关联重组(TAR)

TAR 克隆主要利用酵母体内重组,准确、选择性地从复杂的基因组 DNA 中分离出完整的基因簇或大的染色体片段。通过在 DNA 5′端和 3′端设计带有目的基因簇的特异性同源臂的线性化载体,再将该载体与目的基因片段共同转移到酿酒酵母中发生同源重组,实现目的基因簇的直接克隆。TAR 克隆在天然产物研究中的首次应用是从土壤衍生的 eDNA cosmid library 中组装大型天然产物基因簇。近年来,随着克隆技术的飞速发展,TAR 被广泛应用于微生物次生代谢物生物合成基因簇的异源表达和次生代谢物的异源生物合成。基于 TAR 克隆技术的异源表达策略可实现绝大多数基因簇的完整异源表达。此外,当克隆区域富含重复序列时 TAR 不稳定,在酵母有丝分裂时容易发生片段缺失。与高 AT 含量的 DNA 在细菌细胞中难以克隆一样,富含 GC 的 DNA 区域在酿酒酵母中也难以准确克隆,同时,载体自连接和共转化效率低下等问题同样限制了 TAR 的应用。

(三) Red/ET 重组系统

Red/ET 重组是近年发展起来的一种基于同源重组原理在大肠杆菌中直接修饰各类 DNA 分子的新技术。该克隆技术利用重组酶 Redα/β 或 RecE/T 介导的同源重组对 DNA 精确修饰,不受酶切位点和基因大小限制,可以简单、快速地对任意大小的 DNA 分子进行插入、敲除、突变等多种修饰。同时能免于建库,只需要 40～50 碱基对的同源臂就能实现高效的同源重组,从基因组中直接克隆大型基因簇。因此,可通过合成引物的方式将短序列同源臂加在 PCR 产物的两端,并实现与任意位置的目标序列进行同源重组。这一点突破了酶切位点和长片段 PCR 扩增的局限性对传统基因操作技术的限制,大大促进了微生物次级代谢产物的异源表达研究。Red/ET 重组技术省略了标准限制/连接基因修饰的许多步骤,极大地促进了复杂生物合成途径的遗传操作。结合 BAC 或 cosmid 文库的构建和筛选,该技术已经通过重新组装实现了几条完整的生物合成途径。随后 Red/ET 重组技术介导了生物合成途径的拼接和修饰,以便在技术上更适宜于微生物系统中的异源生物合成。

二、底盘细胞编辑改造

随着 DNA 组装技术的快速发展与成熟,在充分认识某些天然产物合成途径的前提下,基于合成生物学的原理,可以通过设计和改造优势微生物菌株成为异源高产的合成生物学底盘细胞,用于生产更多的活性化合物。一方面,可以通过在该底盘细胞中重构目标产物的生物合成途径,来激活潜在的生物合成途径相关基因簇;另一方面,在合成生物学的指导下,对生物原件进行重新设计、集成和装配,在底盘细胞中合成结构新颖的非天然的天然产物。新引入的代谢途径与宿主原有的代谢网络组成全新的代谢网络,为目标产物的合成提供充足的前体供应,以此来实现特定目标产物的异源表达。

（一）基因组的精简和优化

合成生物学底盘的开发的最重要的策略之一,是基因组的精简和优化。在特定环境下,维持细胞正常代谢所需的最小基因群构成了该细菌的最小基因组。采用最小基因组来作为底盘微生物进行异源表达,减少了底盘微生物其他不必要的路径对底物、能量、还原力的消耗,因此为异源表达提供了一个背景清晰的宿主。基因组精简是自上而下的目标导向改造,对基因组中非必需的编码区域和非编码区域进行大规模的删减,得到“最小基因组”。在基因组精简之前,可通过生物信息学或代谢网络模型分析,并结合已有必需基因与非必需基因数据库进行对比分析,初步实现对必需基因与非必需基因的鉴定。同时也常结合转座子突变库法、RNA 干扰法及基因组 CRISPRi 等实验方法来鉴定必需基因与非必需基因。一些微生物底盘富含次生代谢物,可能会干扰到异源表达产物的检测和提取。为了消除这些代谢路径对底物、能量、还原力的竞争,敲除这些原有的次生代谢物生物合成基因簇会使得宿主菌的代谢背景更加简单清楚,降低异源产物的检测和纯化难度,提高异源表达目标物的产量。这也是目前底盘开发研究常用的手段。

（二）异源合成体系的优化与平衡

在成功实现目标产物在异源宿主中的合成以后,由于底盘细胞无法自主地对外源基因的表达进行调控,有时外源代谢途径积累的中间产物可能会对底盘细胞产生毒性,影响细胞自身基因的表达,进而使细胞无法正常生长和繁殖,并最终影响目标产物的高效合成,因此,为减轻异源途径对底盘细胞产生的不良反应并提高目标产物的产量,通常需要在底盘细胞中对目标产物代谢流进行系统调控优化与重构,包括外源途径优化、内源代谢优化。一方面维持自身生长代谢所必需的前体,另一方面为合成目标产物提供必要的前体。在这个过程中,若前体转化利用率不高就会造成前体积累,抑制某些基因的表达,从而抑制细胞的生长,进一步影响目标产物的产量。因此,通过优化或平衡多基因控制的代谢途径增加前体的相对供应量,或对关键限速酶基因进行敲除、失活或降低表达等手段来切断或降低支路产物的产生,从而改变代谢通路,使代谢流向目标产物合成的方向进行。

三、原始宿主的调控

原始宿主内的调控主要集中于正向调控元件或生物传感器的引入、负调控因子的删除或沉默,从而实现未知基因簇的激活及过表达。另外,对于原始宿主内基因簇中关键的合成元件的调整将会为快速发现天然产物的类似物提供研究思路。所以建立可通用的生物传感器,发明快速准确的基因编辑手段是基于原始宿主研究天然产物的重要策略。基于调控基因的遗传操作是菌株改良的有效工具,对调控基因的深入了解是提升抗生素产量或者激活沉默基因簇的先决条件。

（一）全局性调控

全局性调控指在整体水平上对产生菌全方位的调控。通常是多效性的,不仅影响多种次生代谢物的合成,也影响产生菌形态的发育和分化。一般参与全局性调控的基因位于天然产物生物合成基因簇之外。全局性调控基因通常位于生物合成基因簇的外部,它控制多种代谢途径如链霉菌的初级代谢及形态分化,可能不直接影响特定基因簇的表达。在天然产物生物合成的过程中,微生物通过全局性调控因子对环境中的营养及环境压力信号做出响应,如磷酸盐浓度、碳氮源、几丁质或 N-乙酰氨基葡萄糖,以及微生物细胞壁损伤、热休克或 pH 胁迫等,调控下游基因的表达进而影响途径特异性调控基因,并控制初级代谢水平。可以通过在原生宿主内对全局性调控因子的敲除或过表达,实现天然产物的高产或消除,然后通过在目标基因簇前置换强启动子,有针对性地激活天然产物。

（二）特异性调控

途径特异性调控基因通常位于特定的基因簇内,影响着簇内基因的表达,其与天然产物生物合成基因的表达水平关系密切,这使其成为提高特定天然产物产量的研究目标。一般采用特异性调控基因的敲除或过表达来提升目标产物的产量。

（三）表观遗传调控

表观遗传调控指在染色体中 DNA 序列不发生变化的情况下,基因表达却发生可遗传的改变。研究发现真菌次生代谢物生物合成基因簇常处于异染色质状态,其结构基因受表观遗传调控。丝状真菌基因组的甲基化、组蛋白的乙酰化和甲基化都与次生代谢物的生物合成密切相关,不仅可以提高次生代谢物的产量,还能激活大量沉默的次生代谢物合成基因簇的表达。通过分子遗传学手段直接阻断或过表达表观遗传学靶点能够有效地确定目的靶点与次生代谢物合成之间的关系,提高抗生素的产量和发现新的次生代谢物。除此之外,通过在培养基中加入化学小分子表观遗传抑制剂来抑制表观修饰酶的活性,也可以激活沉默基因的表达。

四、组合生物合成

组合生物合成是两种以上不同来源酶系组合进行生物合成,形成产物的过程,是研究新型人工"非天然"天然产物的一种重要合成生物学技术。这里的不同来源可以是不同菌株、不同菌株中的不同酶系或异源基因的组合。组合生物合成是在微生物次生代谢物生物合成基因和酶学研究基础上形成的。由于次生代谢物生物合成是由多酶体系催化形成,而这些多酶体系通常是由单个分开并具有明显功能区域的蛋白或结构域所组成,因而,有针对性地对某些基因进行替换、阻断和重组等操作,均有可能改变酶的特性,使生物合成途径发生变化,最终形成新的化合物。对于生物合成酶系的蛋白结合,以及相互作用机制与功能的深入研究,有利于对这些多酶体系进行重组改造及调控,从而使合成生物学技术产生新化合物得到更大的发展。

（一）前体导向组合生物合成

天然产物组装链中构建模块的多样性决定了天然产物结构多样性。前体导向组合生物合成利用多酶体系中酶识别前体底物的宽泛性,直接在培养基中添加天然产物生物合成前体类似物,通过微生物酶反应将非天然结构单元掺入到合成途径中,最终产生多种天然产物类似物。尤其是在天然产物产生菌中前体的供应受限时,这种方法可以取得非常显著的效果。例如,在培养聚酮类化合物的产生菌时,可以加入不同的前体作为起始单元,由于聚酮合酶识别起始单位具有宽容性,聚酮体形成后修饰酶也具有非特异性,所以会产生新的聚酮衍生物。

（二）突变组合生物合成

有目的地通过定向阻断生物合成基因获得突变株,利用不同突变株酶系对底物识别的宽容性和差异性进行基因组合产生新化合物,或外源添加人工合成的小分子化合物形成新的衍生物,这种依赖于分子生物学操作的突变生物合成称为突变组合生物合成。这是组合生物合成产生新颖衍生物的最原始和最易行的方法,但是外源添加化合物的溶解性、细胞的通透性及人工化学合成的局限性对该方法的广泛应用产生了一定的制约。

（三）酶水平组合生物合成

交换整个结构域、模块或亚基是组合生物合成的经典方法。模块化聚酮合酶（polyketide synthase,

PKS）和非核糖体肽合成酶（nonribosomal peptide synthetase，NRPS）具有模块化组织和逐步合成策略的特点，适用于组合生物合成。然而，传统的结构域交换常导致蛋白不溶性表达，活性受到破坏，产量降低。现代蛋白质工程，如定点突变替换特定的氨基酸，可以更高效地改变酶的功能。定向进化可以应用于定向改善酶的特性及阐明酶催化机制。

（四）途径水平组合生物合成

组合生物学利用合成途径改组技术获得了突变的天然产物结构类似物，使传统合成领域发生了根本变化，在新药开发过程中也发挥着重要作用。采用酶工程，合适地表达宿主和代谢工程，可以解决产量低的"瓶颈"。

另外，药物开发需要庞大的化合物库，新的快速 DNA 合成和组装技术可以解决传统克隆对工程化生物催化和组合生物学产物的通量的限制。因此，急需高通量筛选方法筛选大量候选化合物。用计算机方法结合结构-生物活性分析进行优化设计，以确保获得所需的活性。

结构域或模块交换方法面临的挑战是嵌合合成的产物不溶性表达或者功能受损。由于目前对蛋白折叠动力学的理解不完整，并且能量平台模式也存在问题，因此需要计算机工具来精确预测蛋白构型，以及结构域-结构域和模块-模块之间的相互作用。另外，许多药物生物活性的分子机制研究并不透彻，如还不清楚糖基团与活性之间的关系。为了充分利用组合生物合成，必须更好地理解关键酶的动力学、机制及代谢途径。

第六节　天然产物生物合成研究实例

一、红霉素（erythromycin A）生物合成案例（大环内酯）

红霉素是由红色糖多孢菌 *Saccharopolyspora erythrea* 产生的一种用于治疗多种细菌感染的抗生素，包括呼吸道感染、皮肤感染、衣原体感染、盆腔炎和梅毒。它被列入世界卫生组织（World Health Organization，WHO）基本药物清单。2020 年，它是美国第 225 个最常见处方药，已有 200 多万张处方中含有红霉素。

（一）红霉素生物合成基因簇

红霉素是一个 14 元环大环内酯类抗生素，主要由 Ⅰ 型聚酮合酶负责合成，其生物合成基因簇（图 4-16）内，通过生物信息学分析，以及基因敲除和回补实验已经验证了基因簇内大多数基因的功能（表 4-2）。*EryA*Ⅰ、*EryA*Ⅱ 和 *EryA*Ⅲ 分别编码 3 个聚酮合酶，负责大环内酯骨架合成。*EryB*Ⅶ- *EryC*Ⅵ 负责编码合成脱氧糖胺前体的合成。*EryC*Ⅱ、*EryB*Ⅱ、*EryB*Ⅲ 和 *EryC*Ⅰ 负责编码碳霉糖前体合成。*EryB*Ⅴ 和 *EryC*Ⅲ 分别编码糖基转移酶，负责红霉素后修饰过程中将两分子糖前体转移至大环内酯骨架上。*EryK* 编码细胞色素 P450，主要负责后修饰中的羟基化。*EryF* 编码羟化酶，负责后修饰中大环内酯骨架的羟基化。*ErmE* 编码红霉素抗性基因，防止产物对自身的伤害。

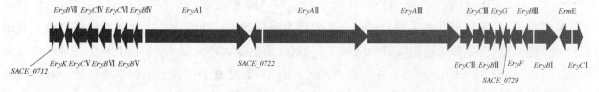

图 4-16　红霉素生物合成基因簇［引自 Chen L，Sun S，Song G. Biosynthesis and combinatorial biosynthesis of erythromycin［J］. Chin J Org Chem. 2012，32（7）：1232-1240.］

表4-2 红霉素合成基因簇中基因的功能

基　因	功　　能	基　因	功　　能
SACE_0712	红霉素酯酶	EryAⅢ	红霉素聚酮合酶
EryK	细胞色素 P450 酶	EryCⅡ	TDP-4-酮-6-脱氧葡萄糖 3,4-异构酶
EryBⅦ	dTDP-4-脱氧葡萄糖 3,5-差向异构酶	EryCⅢ	糖基转移酶
EryCV	NDP-4,6-二脱氧己糖 3,4-烯酰还原酶	EryBⅡ	TDP-4-酮-6-脱氧己糖 2,3-还原酶
EryCⅣ	NDP-6-脱氧己糖 3,4-脱水酶	EryG	甲基转移酶
EryBⅥ	NDP-4-酮基-6-脱氧葡萄糖 2,3-脱水酶	SACE_0729	硫酯酶
EryCⅥ	TDP-脱硫胺-N-二甲基转移酶	EryF	6-脱氧赤藓内酯 B 羟化酶(6-DEB 羟化酶)
EryBV	6-DEB TDP-霉菌酰糖基转移酶	EryBⅢ	NDP-4-酮基-2,6-二脱氧己糖 3-C-甲基转移酶
EryBⅣ	dTDP-4-酮-6-脱氧-L-己糖 4-还原酶	EryBⅠ	β-葡萄糖苷酶
EryAⅠ	红霉素聚酮合酶	ErmE	N-6-氨基腺嘌呤-N-甲基转移酶
SACE_0722	转座酶	EryCⅠ	红霉素生物合成转氨酶
EryAⅡ	红霉素聚酮合酶		

(二) 红霉素生物合成机制

红霉素的生物合成是由 1 分子的丙酰辅酶 A 和 6 分子的甲基丙二酸单酰辅酶 A 通过 Ⅰ 型 PKS 聚酮合酶复合酶系(EryAⅠ、EryAⅡ 和 EryAⅢ)缩合而成 6-脱氧红霉内酯(6-deoxyerythronolide B,6-dEB)。该复合酶系包含 3 个酶蛋白亚基:DEBS1、DEBS2 和 DEBS3,共由 1 个起始模块和 6 个延伸模块组成。6-脱氧红霉内酯的合成首先通过装载模块中的酰基转移酶(acyltransferase,AT)特异性识别丙酰辅酶 A,将其转移到该模块的酰基载体蛋白(acyl carrier protein,ACP)上作为合成的起始单元,随后起始单元被转移到第一个延伸模块 1 的 β-酮基硫酯合成酶(ketosynthase,KS)上,同时第一个延伸模块 1 中的 AT 特异识别甲基丙二酸单酰辅酶 A 为底物并将其转移到第一个延伸模块的 ACP 上。在模块 1 中 ACP 上 KS 催化起始单元丙酰基与延伸单元物甲基丙二酸单酰基缩合形成 β-酮完成第一轮延伸。其他 5 个延伸模块采用类似的机制依次线性完成缩合,在每一轮延伸后,主链骨架都增加两碳单元,最终形成一个十四碳骨架的单元链。在 DEBS3 的羟基端有 1 个硫酯酶域(thioesterase,TE),负责将合成的长链脂肪酸从 DEBS3 上水解下来环化形成 1 个个十四元环的化合物——6-脱氧红霉内酯(图 4-17)。从该合成过程可以看出 β-酮基硫酯合成酶 KS、酰基转移酶 AT 和 ACP 是每个延伸模块所必需的基本功能域,模块含有的 β-酮基还原酶(ketoreductase,KR)、脱水酶(dehydratase,DH)和烯醇还原酶(enoylreductase,ER)等功能域,会对单元链进行修饰。在合成 6-脱氧红霉内酯后,红霉素的生物合成进入了大环内酯环的后修饰阶段。内酯环的后修饰首先是通过一个细胞色素 P450 系的羟化酶(EryF)在 6-脱氧红霉内酯大环骨架 C6 位接上一个羟基形成红霉内酯(erythronolide B,EB)。然后再在红霉内酯大环骨架 C3 羟基的位置上由糖基转移酶(EryBV)连接上一个 L-碳霉糖(mycarose)形成 3-O-碳霉糖基红霉内酯(3-α-mycarosyl erythronolide B,MEB)。紧接着又通过另外一个糖基转移酶(EryCⅢ)在 C5 羟基的位置上连接一个 D-德胺糖

（desosamine），从而形成红霉素合成中间代谢产物中第一个有生物活性的物质红霉素 D。红霉素 D 在一个 C12 羟化酶（EryK）的催化下合成红霉素 C，然后红霉素 C 在一个由 SAM 依赖的甲基化酶（EryG）作用下在 C3 的碳霉糖上加上一个甲基合成最终产物红霉素 A。此外，红霉素 D 也可以先在甲基化酶（EryG）的作用下在 C3 碳霉糖的糖基上得到一个甲基合成红霉素 B，再通过羟化酶（EryK）在 C12 位羟化合成红霉素 A。

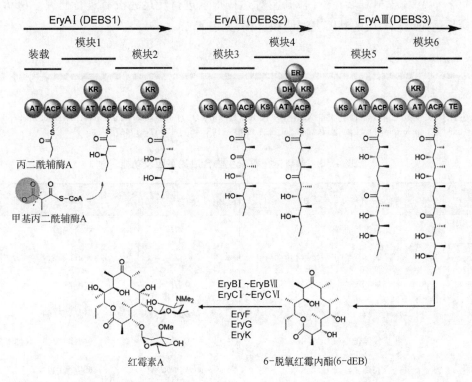

图 4－17　红霉素 A 生物合成途径［引自 Chen L, Sun S, Song G. Biosynthesis and combinatorial biosynthesis of erythromycin［J］. Chin J Org Chem. 2012, 32(7)：1232－1240.］

AT 为酰基转移酶结构域（acyltransferase domain），ACP 为酰基载体蛋白结构域（acyl carrier protein domain），KS 为 β－酮基合成酶结构域（ketosynthase domain），KR 为 β－酮基还原酶结构域（ketoreductase domain），DH 为脱水酶结构域（dehydratase domain），ER 为烯醇还原酶（enoylreductase domain，TE 为硫酯酶结构域（thioesterase domain）

二、达托霉素（daptomycin）生物合成（非核糖体肽）

达托霉素是一种由玫瑰孢链霉菌 *Streptomyces roseosporus* 产生的环脂肽类抗生素。它是继万古霉素之后发现的新型抗生素，是通过非核糖体肽合成酶（nonribosomal peptide synthetase，NRPS）途径生物合成的一种环脂肽类药物，对包括抗甲氧西林金黄色葡萄球菌（methicillin resistant staphylococcus aureus，MRSA）和万古霉素耐药肠球菌（vancomycin-resistant enterococcus，VRE）在内的各种高致病性革兰氏阳性菌有很好的杀菌效果。因此，在 2003 年和 2006 年分别被美国和欧盟批准为用于治疗由革兰氏阳性菌引起的结构性皮肤感染和菌血症。

（一）达托霉素生物合成基因簇

达托霉素生物合成基因簇内（图 4－18），*DptA*、*DptBC* 和 *DptD* 分别编码达托霉素合成酶 NRPS 的 3 个亚基 DptA、DptBC 和 DptD。*DptA* 基因上游为 *DptE* 和 *DptF*，分别编码环脂肽类抗生素合成过程中酰基－辅酶 A 连接酶（DptE）和酰基载体蛋白（DptF），这 2 个蛋白与脂肪酸的活化相关，是达托霉素起始合成模块。基因簇还包含达托霉素抗性、转运、修饰和调控等相关基因。*DptI* 编码甲基转移酶，催化 3－甲基谷氨酶(3-methylglutamic acid, mGlu)的合成。*DptJ* 编码色氨酸 2,3-双加氧酶,参与犬尿氨酸(kynurenine, Kyn)的形成过程。*DptG* 编码 MbtH 的同源蛋白,可能参与氨基酸的修饰过程,但是在达托霉素合成过程中的具体作用还没有深入的研究报道。DptH 在达托霉素合成过程中起到纠错作用,清除错误引入的前体,以提高合成的正确性。将 *DptP* 基因转到对达托霉素敏感的生二素链霉菌后,能够使之对达托霉素产生抗性,说明 DptP 与玫瑰孢链霉菌对达托霉素的抗性或转运有关。DptP 是否与 DptM 和 DptN(*DptM/DptN* 编码 ABC 转运蛋白)共同对达托霉素进行转运还没有进行研究。*DptR1*、*DptR2* 及 *DptR3* 可能参与达托霉素合成的基因表达调控过程,见表4-3。

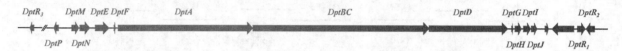

图4-18   达托霉素生物合成基因簇[引自 Nguyen K T, Ritz D, Gu J Q, et al. Combinatorial biosynthesis of lipopeptide antibiotics related to daptomycin[J]. Proc Natl Acad Sci USA. 2006, 103(46): 17462-17467.]

表4-3   参与达托霉素生物合成的基因及功能

基 因	功 能	基 因	功 能
DptP	达托霉素抗性或转运相关	*DptD*	肽合成酶
DptM	ABC 转运蛋白、ATP 结合蛋白	*DptG*	MbtH 同源蛋白(功能未知)
DptN	ABC 转运蛋白、渗透酶	*DptH*	硫酯酶
DptE	酰基辅酶 A 连接酶	*DptI*	甲基转移酶
DptF	肽基载体蛋白(PCP)	*DptJ*	色氨酸,2,3-双加氧酶
DptA	肽合成酶	*DptR₁~DptR₃*	调控蛋白
DptBC	肽合成酶		

(二) 达托霉素生物合成机制

达托霉素由 13 个氨基酸组成,其中有 6 个非蛋白源氨基酸、3 个为 D 型氨基酸,分别是由对应模块中的 E 结构域催化将 *L*-构型氨基酸转化为 *D*-构型产物。一个鸟氨酸(Orn)主要由细胞初级代谢提供,一个 *L*-犬尿氨酸(*L*-kynurenine, Kyn)* 是 *L*-色氨酸犬尿氨酸降解途径中的一个中间产物,色氨酸在色氨酸-2,3-双加氧酶(DptJ)的催化下先形成 *N*-甲酰犬尿酸,然后通过犬尿氨酸甲酰胺酶去掉甲酰基形成 Kyn。一个 *L*-3-甲基谷氨酸(*L*-3-methylglutamic acid, nGlu),由 DptI 编码的 SAM 依赖型甲基转移酶催化 SAM 上的甲基转移至 α-酮戊二酸生成 3-甲基-2-酮戊二酸,随后在转氨酶的作用下生成甲基谷氨酸。

达托霉素侧链色氨酸残基 N 端连接有正癸酰基,正癸酸在连接至环肽之前在 DptE 催化下利用 ATP 将其活化为正癸酰-AMP,随后将正癸酰-AMP 转移至 holo-DptF 上的磷酸泛酰巯基乙胺的巯基上,从而起始达托霉素的合成。随后由 3 个 NRPSs: DptA、DptBC 和 DptD。首先 DptA 的第一个模块 C 结构域的催化色氨酸与 DptF 活化的正癸酰-AMP 之间发生缩合,然后经过后续不同模块级联活化并组装其余氨基酸直到 DptD 的最后一个模块 13 的 T 结构域,形成一个含有 13 个氨基酸的长链脂肽,最后在 TE 结构域催化下 Kyn13 与 Thr4 之间形成酯键,将达托霉素从 NRPS 装配线上释放下来(图4-19)。

---

*   目前报道的化合物中只有达托霉素中含有该非蛋白氨基酸。

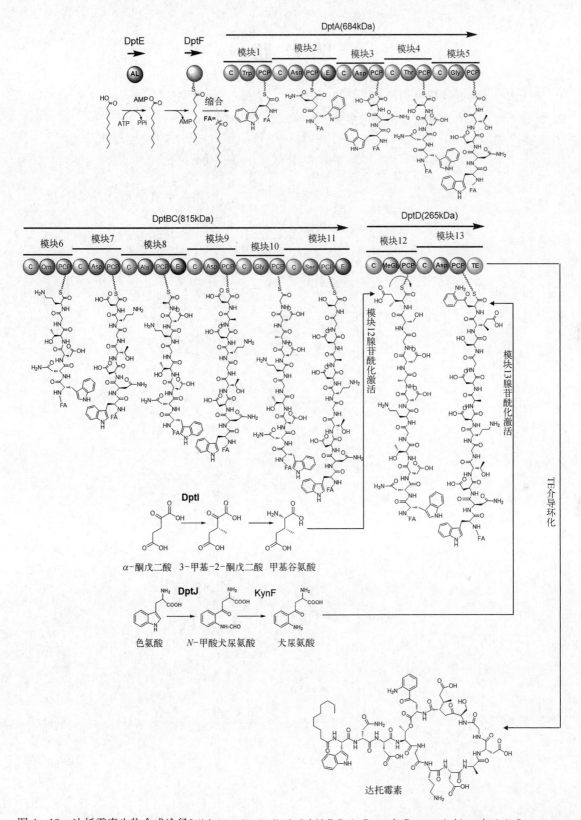

图 4 - 19　达托霉素生物合成途径［引自 Miao V，Coëffet-LeGal M F，Brain P，et al. Daptomycin biosynthesis in Streptomyces roseosporus：Cloning and analysis of the gene cluster and revision of peptide stereochemistry［J］. Microbiology. 2005，151 （5）：1507 - 1523. ］

AL 为酰基辅酶 A 连接酶（acyl-CoA ligase），ACP 为酰基载体蛋白（acyl carrier protein），A 为腺苷酰化结构域（adenylation domain），PCP 为肽基载体蛋白结构域（peptidyl carrier protein domain），C 为缩合结构域（condensation domain），E 为异构化结构域（epimerization domain），TE 为硫酯酶结构域（thioesterase domain）

思 考 题

1. 天然产物生物合成研究的趋势是什么?
2. 天然产物合成生物学的前沿技术有哪些?

第五章
天然药物化学成分的结构修饰

天然药物是人类最早使用的药物,药用植物为其主要来源。19 世纪中期,随着化学学科的发展,人类已经不满足于应用天然植物治疗疾病,而是致力于从中发现具有治疗作用的活性成分,先后成功地从天然植物中制备得到用于治疗疾病的各种药效成分,如吗啡、士的宁等。19 世纪末至 20 世纪初,基于植物资源有限或有效成分在原植物中含量较低等原因,人类开始通过化学合成制备出一些结构简单的化学药物,如阿司匹林、水杨酸、非那西丁等。随着天然药物和合成药物数量的不断增加,人们开始有目的、有针对性地对有效成分进行结构修饰和改造,并开始探索药物的药效基团、作用机制、受体结构和构效关系等。

第一节　天然药物有效成分结构修饰的意义与准则

天然药物有效成分的结构修饰与改造,不仅可以大大提高新药的研发速度,缩短新药研发周期,而且可以极大地降低新药研发成本。最早的结构修饰和改造实例是吗啡,在此基础上学者们通过结构修饰与改造开发出了多种镇痛药。近年来,天然药物的结构修饰与改造取得了迅速的发展。以活性天然产物为先导化合物(lead compound)进行全合成、结构修饰和改造,成为新药创制的重要途径之一。在我国,由于中药的应用历史悠久,临床疗效明确,以中药成分为先导化合物研制新药而获得成功的可能性更大,如本书中前面章已述及的青蒿素、石杉碱甲、喜树碱等的成功研发,均为基于中药本身的临床疗效为指导,通过对有效成分的进一步结构修饰和改造开发成功的范例。我国中药、民族药、民间用药的天然资源极为丰富,为发现新的先导化合物进而开展新药研发奠定了坚实的资源基础。由我国科学家自主创制的抗疟新药青蒿素、治疗白血病的新药三氧化二砷(As_2O_3)等的出现,引起国外同行的极大关注,为我国在国际医药界赢得了极高的声誉。

一、天然药物有效成分结构修饰的意义

结构修饰和改造对提高药效、减轻毒副作用、改善溶解性、改善有效成分的药代动力学特性、提高生物利用度、改善代谢途径、提高代谢稳定性,以及探索药效基团、作用机制等均具有重要的意义。

(一) 提高药效

通过结构修饰,可使某些有效成分原有的药理活性增强。例如,在研究孔石莼多糖及其磺化衍生物时发现,磺化孔石莼多糖对脂肪的结合能力减弱了,但对胆固醇和胆盐的结合能力有显著增强。又如,葛根素是葛根中重要的活性成分之一,在心脑血管疾病的治疗中应用广泛,除此之外还具有抗肿瘤、抗炎、抗病毒和抗氧化等药理作用。但葛根素水溶性和脂溶性均较差,且生物利用度较低,限制了临床应用。有学者合成了 $4'-O-(\beta-羟乙基)$琥珀酸单乙酯葛根素及其钠盐,其在胃液中不易解离,而在肠液中非解离型浓度为葛根素的 993 倍,因此有利于提高葛根素的生物利用度,从而提高药效。此外,二氢槲皮素制成亚硝基衍生物后,抗自由基作用增强 10%~15%(图 5-1)。

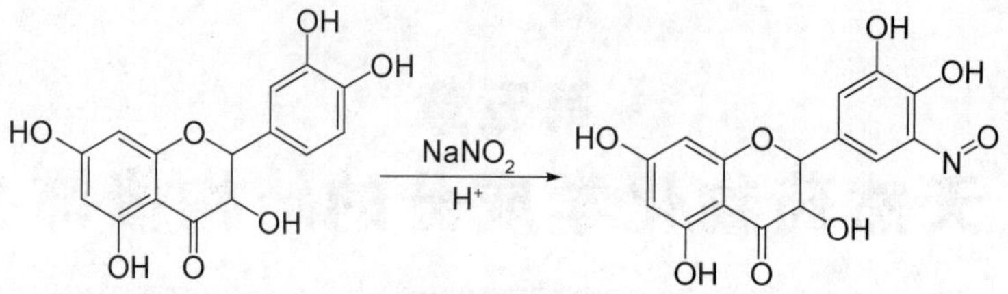

图 5-1 二氢槲皮素亚硝基衍生物的制备反应实例

（二）改善药物溶解性

许多药物的溶解性很低，限制了其临床应用，通过化学修饰的方法可以使其水溶性增强，从而可以提高药物的利用度。例如，姜黄的主要活性成分姜黄素为多酚类衍生物，具有抗炎、抗动脉粥样硬化、抗氧化、抗病毒、抗肿瘤等药理作用。但姜黄素水溶性差，口服生物利用度低，体内代谢迅速，这些缺点致使其成药性差。学者们以单甲基聚乙二醇对其进行结构修饰，可以提高姜黄素分子的水溶性，延长血液循环半衰期，减小毒副作用。有研究合成了葛根素-$4'-O-\beta-D$-吡喃葡萄糖苷，其水溶性是葛根素的15.2 倍，且药效不受影响；另有研究在 $4'$-OH 以乳酸基进行修饰，得到乳酸葛根素，发现其水溶性、脂溶性及抗缺氧能力均得到显著的提高，具有很好的开发应用价值。

（三）消除或降低药物毒副作用和不良反应

例如，鬼臼毒素是从鬼臼类植物中分离得到的天然抗肿瘤活性成分，其与秋水仙碱有类似的抗肿瘤作用机制，但对人体有严重的毒副作用。学者们通过对其进行适当的结构改造，力图寻找低毒的衍生物。国内外研究表明许多 C4 位芳氨基、烷氨基、烷硫基、酰氨基等取代的 $4'$-去甲基鬼臼毒素的抗肿瘤活性超过细胞周期特异性抗肿瘤药物依托泊苷（鬼臼毒素的 C4 糖苷化衍生物），且毒副作用减轻。目前，有多种此类衍生物已经进入临床应用。

（四）改善药物的稳定性

许多药物因结构特点具有不稳定性，如易氧化分解、光照分解、贮藏的过程中等原因需要对药物的结构进行改造，如二氢杨梅素为多酚羟基二氢黄酮醇类化合物，溶液易发生氧化，稳定性较差。有研究选择性对二氢杨梅素 B 环上的 $C3'$、$C4'$、$C5'$ 位的邻三酚羟基结构和 C3、C5、C7 位的羟基取代结构进行修饰，进而达到改善脂溶性和水溶性、增强分子稳定性的目的。

（五）提高药物选择性作用

通过对药物进行结构修饰与改造，从而使药物在特定的组织器官富集，减少其在其他部位的作用，达到增强作用效果或减少毒副作用的目的。例如，香豆素是广泛存在于自然界的内酯类化合物具有抗肿瘤、抗血管硬化、抗菌、抗氧化等作用。在研究香豆素及其衍生物对人静脉内皮细胞及癌细胞的毒性时发现，C4 引入氰基能够明显提高其对人静脉内皮细胞的选择性。

（六）改善药物药代动力学性质

通过药物修饰的方法，可以改变药物代谢和排泄速率，延长药物的半衰期，延长药物在体内停留的时间，从而提高药效。例如，白藜芦醇有多种药理活性（抗菌、抗氧化、抗癌、抗血小板凝聚、保护肝脏等）。有研究认为，白藜芦醇具多酚羟基取代，为强抗氧化剂，可作为自由基清除剂和酶氧化活性抑制剂。但该成分局部外用受到限制。为此，学者们合成了白藜芦醇三磷酸盐（图 5-2）。该化合物在皮肤组织内酶的作用下，可发生脱磷酸化作用，延缓了白藜芦醇活性的释放。该成分作为白藜芦醇的前药，可涂抹在皮肤上，在角质层和有活力的表皮内分布后，生物利用度比白藜芦醇直接涂抹外用有显著提高。

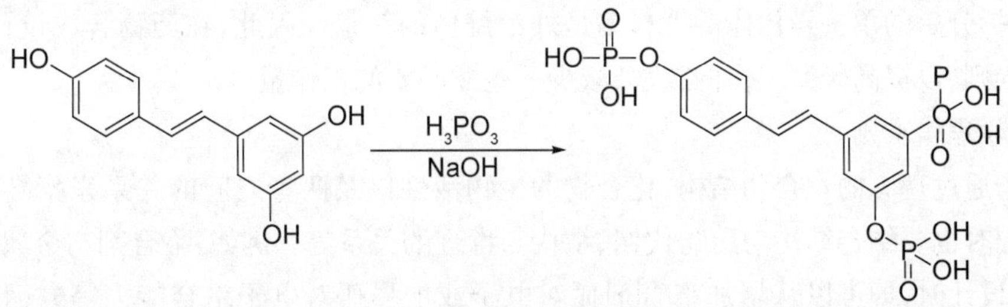

图 5-2　白藜芦醇三磷酸盐的制备反应实例

二、天然药物有效成分结构修饰的准则

在天然药物有效成分结构修饰与改造过程中,学者们总结出一些经验性准则,对化合物结构修饰和改造中各种方法的准确及规范的应用具有重要的指导意义。

(一) 最少修饰准则

该准则是指优先设计与先导化合物结构相近的类似物,或结构仅做微小的改变。微小的结构变换可以通过一些简单的化学反应(如还原反应、羟基化反应、甲基化反应、乙酰化反应等),以及外消旋体拆分、取代基的变换和电子等排体变化进行,一般可达到增强生物活性、增加选择性的目的,有时还可以降低毒性,但也有可能会显著改变药物的活性。如紫杉醇小的结构改造物 SB - T - 101131 无明显神经毒性、心脏毒性,其抗耐药人乳腺癌 MCF - 7 的活性是紫杉醇的 50~80 倍。但一些较大改变的结构改造物反而几乎没有成功的。

(二) 最简合成准则

该准则是指化合物的结构修饰和改造一般应选取相对最为简单的合成路线,原料廉价、易得,可提高合成效率并节约成本。一般推荐合成杂环化合物类化合物的基本思路。药物统计数据可见,天然药物分子中至少有一个杂环的比例接近 80%。实际上,合成杂环具有许多优点:① 杂环中杂原子的插入可以产生新的作用;② 可以进行大量的组合变换,便于开展针对性的合成;③ 杂环化合物具有与内源性物质相似的结构;④ 合成的方法相对简便,较容易扩大化合物的合成数量。

(三) 最优取代准则

该准则也是化合物结构修饰与改造的一个重要基本原则。现有药物中约有一半含芳香环,这些芳香环骨架很容易引入烷基、卤素、羟基、硝基等取代基,可显著地改变药物的作用强度、持续时间甚至可改变药物的活性。最优取代基的选择一般应结合亲脂性参数、电负性参数和空间效应等方面来综合确定。目前已经建立一些计算模型,通过计算机辅助设计也会给出一些有益的建议。随着我国创新药物基础研究能力的提高和计算机辅助药物分子设计等前沿课题的不断突破,活性成分的结构修饰与改造将会取得更重要的研究成果。

(四) 去除手性中心准则

该准则是指在必须考虑手性中心的时候,可先合成外消旋体,当发现显著活性时,再进行单一异构体的研究。非对称性分子的全合成或结构修饰的研究难度较大,而有时并不是活性所绝对必需的,如吗啡结构中有 5 个手性中心,它的合成代用品芬太尼(fentanyl)却没有手性中心,但其镇痛作用为吗啡的80 倍。同时,两种光学异构体在化学剂量下一般不存在拮抗关系,根据受体作用点的空间关系,手性中心从 S 型转变为 R 型或从 R 型转变为 S 型,只是作用强度发生变化;而一种对映体与受体呈现最佳结合状态,也就是最大数量地产生非共价键作用,那么其对映异构体即使在最佳结合状态,也只产生较弱的作用,提示若外消旋体无活性,就没有必要进行单一异构体的拆分。而且外消旋体往往反映出两种异构体的平均值,拆分后的单一异构体活性最多是外消旋体的 2 倍。因此,在药物合成设计时,通常遵循去除手性中心准则,以提高研究工作的效率,减少一些非必要的工作量。

（五）生物学逻辑准则

该准则是指通过现有的化合物结构、化合物的生物活性以及两者之间的关系来指导化合物的结构修饰与改造。同时也要结合结构与药物代谢、结构与毒理的关系等。例如,络合剂与金属辅酶结合力较强,在进行药物设计时,即可以从增加络合剂孤对电子或增强孤对电子络合能力等方面进行考虑。此外,有效成分为碱性化合物,选择与其成盐的相反离子时,一般不用草酸盐和硝酸盐,而是盐酸盐的应用较广。

（六）结构逻辑准则

该准则是指在进行化合物的结构修饰与改造时,化合物的结构参数(如电荷间距、E 或 Z 构型、直立或平伏键、取代基及取代基的定位等)具有重要的指导意义,在药物设计时应重点考虑这些因素。行之有效的办法是将合成化学与计算化学相结合,通过计算机辅助设计,取得最佳结果。

（七）药理学逻辑准则

科学的药理学研究必须遵循一定的准则,如量效关系、最佳剂量、对照物参比试验、达峰时间的确定等。在进行高通量筛选时,常发现具有较强体外活性的化合物,经体内完整的实验验证往往比预期的结构低很多。另外,在通过构效关系研究确定了与提高活性相关的结构特征之后,必然要对其中最感兴趣的化合物进行合成。但至少还要合成一种根据研究结果认为是无活性的化合物,进行正反推理验证,可以提高研究的可信度。

以上为一些化合物结构修饰与改造的方法和准则,在实际工作中还要依据研究经验并结合具体研究进行综合分析与应用,不能简单照搬照用。

中药是中华民族的瑰宝,近年来的实践表明从中药中发现先导化合物,并对其结构进行修饰和改造,是一条事半功倍地研制新药的途径。近年来随着我国对中医药及自主研发创新药物的重视,将会从中药中挖掘出更多的先导化合物,加快我国中药及天然药物新药创制研究的步伐,开发出更多获得国际公认的新药,使中药及天然药物为人类的健康做出更大贡献。

第二节　天然药物有效成分结构修饰的方法

中药有效成分的结构修饰与结构改造需要通过氧化反应、还原反应、缩合反应等多种反应来实现。现将天然药物化学成分的结构修饰与改造中应用的重要反应介绍如下。

一、氧化反应

氧化反应是一类最常用和极重要的有机化学反应,是指有机物分子中氧原子的增加、氢原子的消除或者两者兼而有之的一大类反应(不包括 C—X、C—N 和 C—S 形成的反应)。

氧化反应是通过氧化剂或氧化催化剂等来实现的,在不同氧化试剂的条件下,通过氧化反应可制得不同氧化程度的产物。

（一）烃类的氧化反应

1. 苄位烃基的氧化　　常用的苄位羟基化、酰氧化的试剂为四乙酸铅(lead tetraacetate, LTA)见图 5-3。二氢萘中苄位上的 C—H 键在 LTA 的作用下,可氧化成酯,继而在碱性条件下水解,可得到 1-羟基二氢萘。

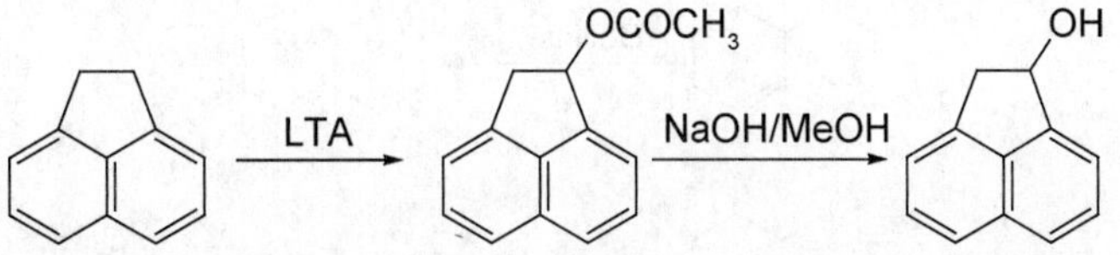

图 5-3 由二氢苊制备 1-羟基二氢苊的反应实例

如果某些芳烃化合物结构中苄位上碳原子只有一个氢原子，则可以选择较强的氧化剂，并且获得相应单一的氧化产物，如 10-甲基蒽酮在 H_2O_2 作用下，可获得较好收率的 10-羟基-10-甲基蒽酮（图 5-4）。

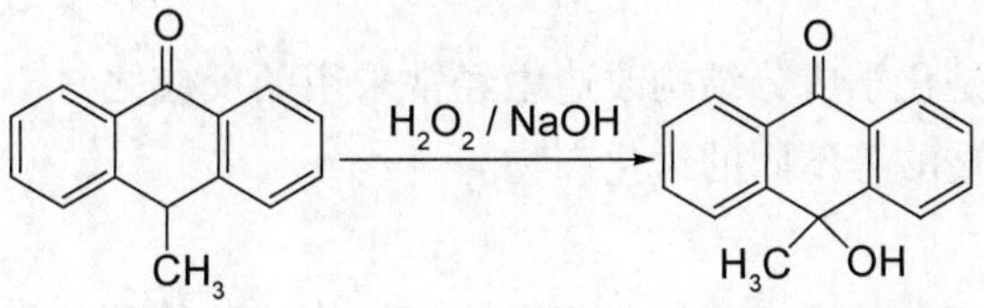

图 5-4 由 10-甲基蒽酮制备 10-羟基-10-甲基蒽酮的反应实例

2. 羰基 α 位活性烃基的氧化 羰基 α 位活性烃基可被氧化成 α-羟基酮，常用 LTA 或醋酸汞作为氧化剂。3-乙酰氧基孕甾-11,20-二酮在三氟化硼（BF_3）存在时，可被氧化成 3,21-二乙酰氧基孕甾-11,20-二酮（收率 85% 以上）（图 5-5）。

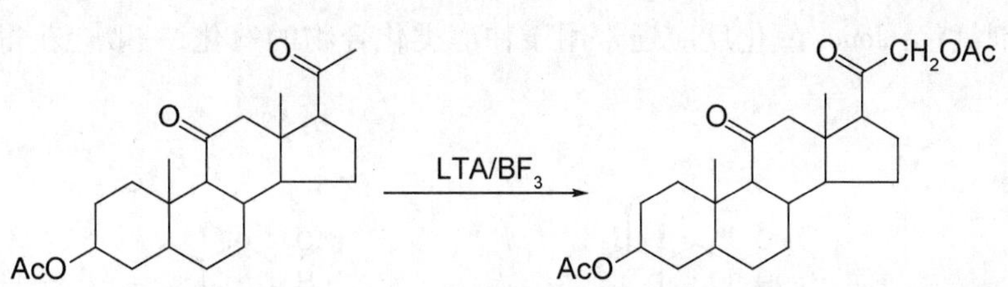

图 5-5 以 LTA 为氧化剂制备 3,21-二乙酰氧基孕甾-11,20-二酮的反应实例

位于共轭体系中的活性亚甲基，可被二氧化硒（SeO_2）氧化成相应的不饱和酮。如醋酸地塞米松中间体的制备，以 SeO_2 作为氧化剂，氧化羰基 α 位，生成 α,β-不饱和酮（图 5-6）。

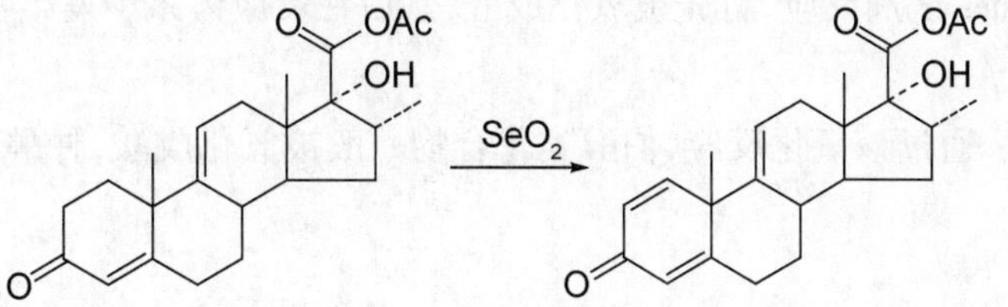

图 5-6 以 SeO_2 为氧化剂制备醋酸地塞米松中间体的反应实例

3. 烯丙位烃基的氧化 烯丙位的甲基、亚甲基或次甲基在一些氧化剂作用下可被氧化成相应的醇（酯）、醛或酮，而双键不被破坏，但是有可能发生双键的移位。较好的氧化剂为 Collins 试剂、氯铬酸吡啶鎓盐（pyridinium chlorochromate，PCC）等，在室温下可以迅速将醇氧化成羰基化合物，对醇中的双键、苄位亚甲基、硫醚等则不发生作用（图 5-7）。

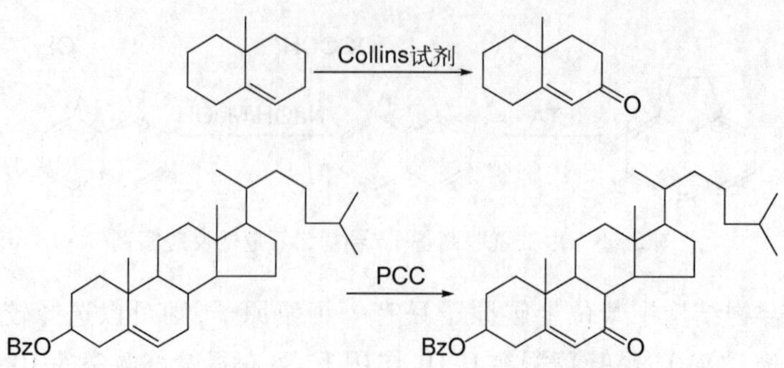

图 5-7 烯丙位烃基的氧化反应实例

（二）醇类的氧化反应

醇类化合物的氧化反应是化学成分结构改造中经常采用的反应之一。在不同的氧化条件下,同一种醇类化合物可获得醛、酮、羧酸等不同的氧化产物。

1. 伯醇与仲醇的氧化

（1）PCC 试剂氧化:PCC 氧化反应为目前使用较广的伯醇和仲醇的氧化成醛和酮的方法,重铬酸吡啶鎓盐(pyridinium dichromate, PDC)氧化法也比较常用,如香茅醇的氧化(图 5-8)。

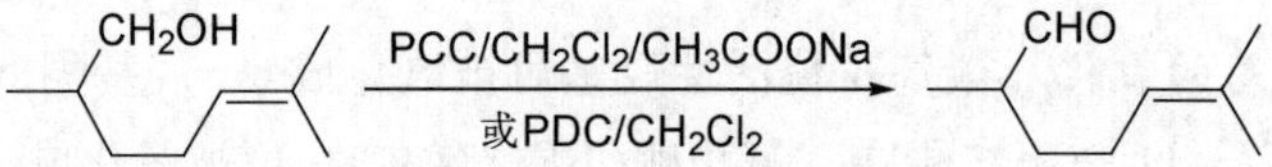

图 5-8 PCC 试剂氧化反应实例

（2）Jones 试剂氧化:Jones 氧化反应通常用于仲醇类化合物的氧化,一般会获得相应的酮类衍生物,见图 5-9。

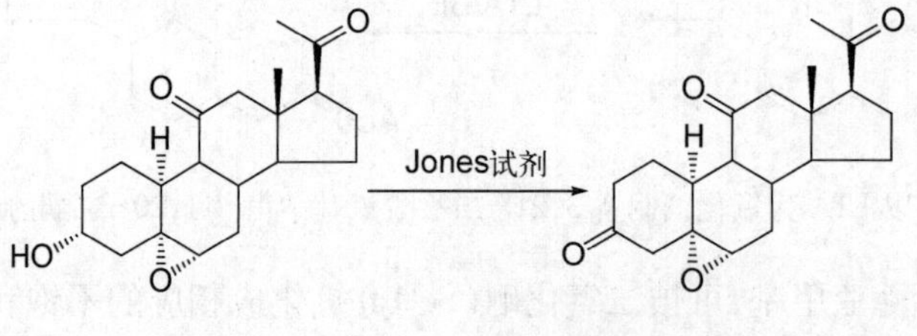

图 5-9 Jones 试剂氧化反应实例

仲醇类化合物与 Jones 试剂反应,首先被氧化成醛,然后在反应体系中发生水合作用形成缩醛,缩醛进一步被氧化生成羧酸。

（3）重铬酸钾氧化:通过该氧化反应,伯醇类化合物一般被氧化成酸,仲醇类化合物通常被氧化成酮(图 5-10)。

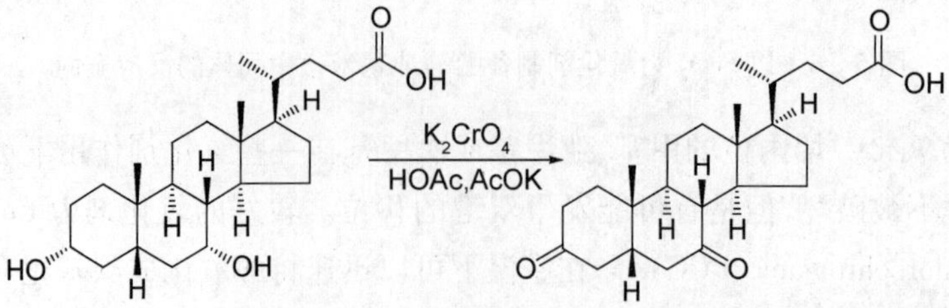

图 5-10 重铬酸钾氧化反应实例

（4）活性 MnO_2 试剂氧化：MnO_2 是 α,β-不饱和醇的选择性氧化剂,反应条件比较温和（图5-11）。

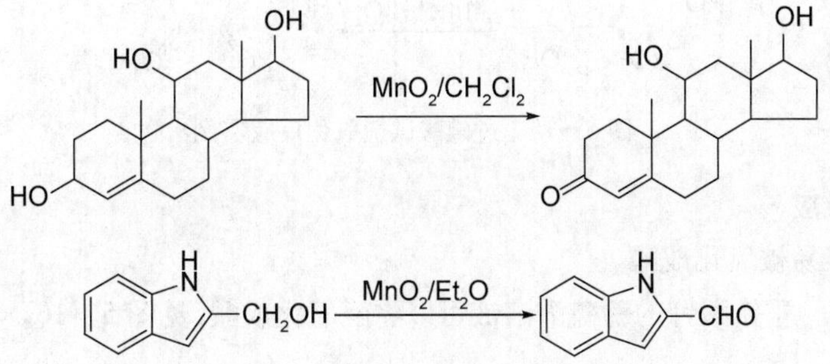

图 5-11 活性 MnO_2 试剂氧化反应实例

（5）DMSO-DCC 试剂氧化：二甲基亚砜-二环己基碳二亚胺(DMSO-DCC)作为氧化剂可用于对酸敏感的保护羰基的氧化(图5-12),不影响双键、三键、酯、酰胺、苷键等,反应常在室温下进行。该方法优先用于氧化空间位阻小的羟基。

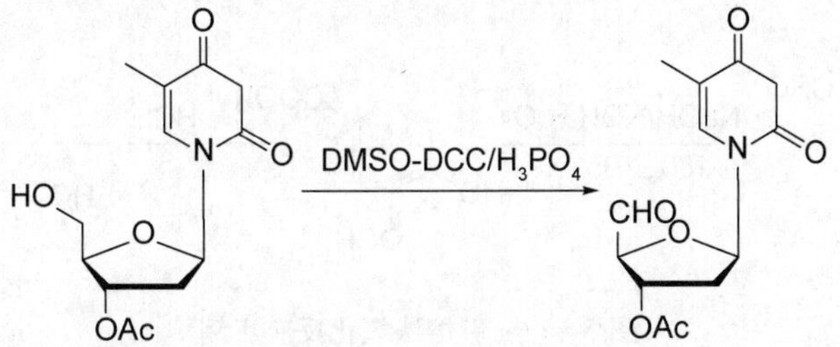

图 5-12 DMSO-DCC 试剂氧化反应实例

（6）Oppenauer 试剂氧化：适宜于仲醇氧化成酮,一般以异丙醇铝、叔丁醇铝等作为催化剂。甾体避孕药物左炔诺孕酮中间体的制备即采用此法进行(图5-13)。

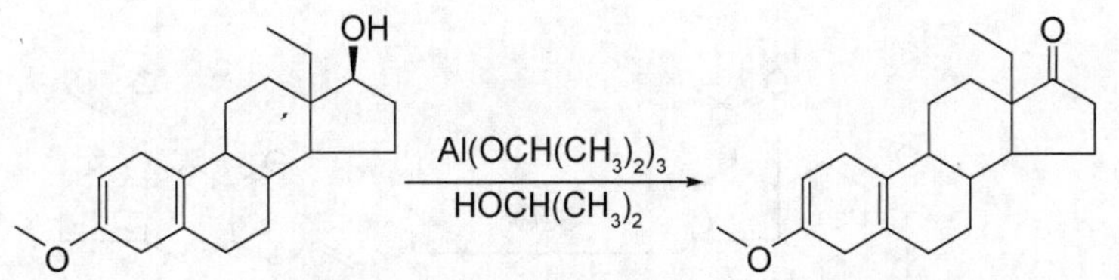

图 5-13 Oppenauer 试剂氧化反应实例

2. 1,2-二醇的氧化 是一种非常重要的引入羰基的合成方法。传统所使用的氧化剂包括高碘酸、高碘酸钠、四乙酸铅、高锰酸钾等。

（1）$Pb(OAc)_4$ 试剂氧化：$Pb(OAc)_4$ 试剂氧化时发生 C—C 键的断裂,生成相应的小分子醛或酮(图5-14)。

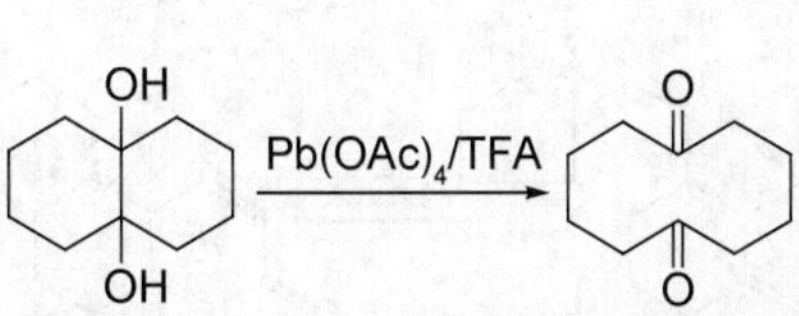

图 5-14 $Pb(OAc)_4$ 试剂氧化反应实例

（2）过碘酸试剂氧化：过碘酸试剂可氧化邻二醇羟基成醛酮（图 5 - 15）。

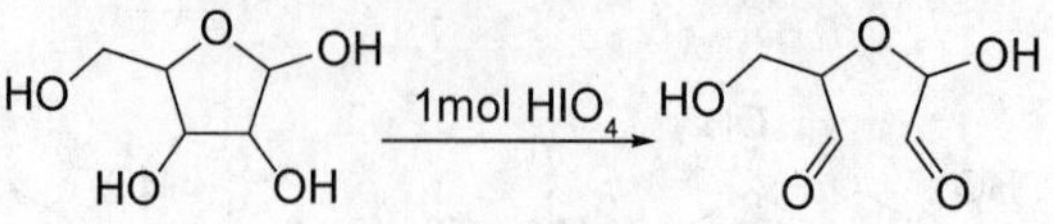

图 5 - 15　过碘酸试剂氧化反应实例

（三）醛的氧化反应

一般情况下，醛容易被氧化成酸。

1. 重铬酸钾氧化　重铬酸钾的稀硫酸溶液可以将醛氧化成酸，见图 5 - 16。

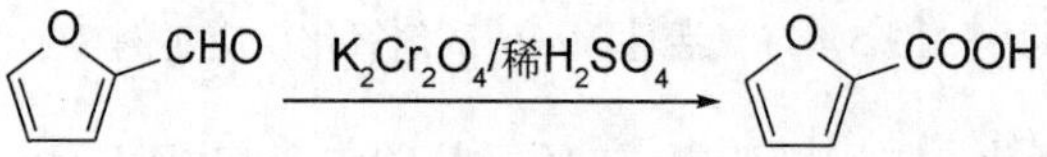

图 5 - 16　重铬酸钾试剂氧化反应实例

2. 碱熔法　在熔融状态下，NaOH 或 KOH 可以将醛氧化成羧酸，用此方法可将香兰醛氧化成香草酸（图 5 - 17）。

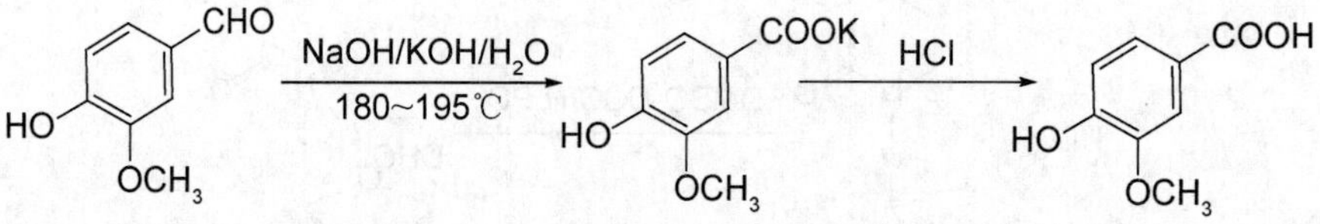

图 5 - 17　碱熔法氧化反应实例

（四）脱氢反应

在分子中消除一对或几对氢原子形成不饱和化合物的反应称为脱氢反应。许多脱氢反应在甾酮类衍生物研究较多。如 3 -酮基和 12 -酮基甾体化合物，氧化脱氢可以在甾体母核的 C1、C2 位引入双键（图 5 - 18）。

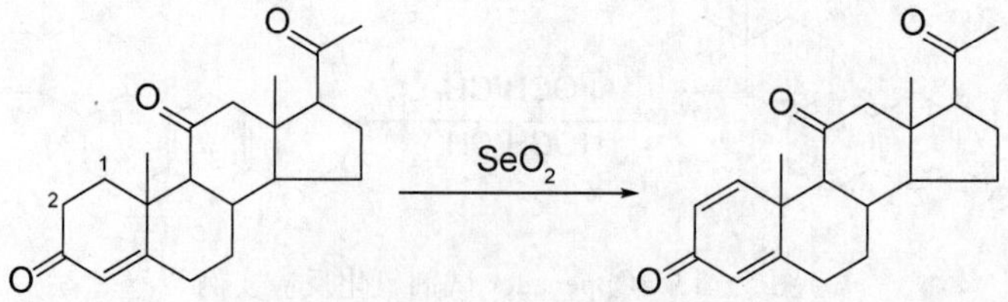

图 5 - 18　通过脱氢反应在 3 -酮基甾体化合物的 C1、C2 位引入双键的反应实例

又如，雄甾 4 -烯-3,17 -二酮发生羰基的 α,β -脱氢反应，以 2,3 -二氯-5,6 -二氰基-1,4 -苯醌（DDQ）氧化，可制备得到雄甾 1,4 -二烯-3,17 -二酮（图 5 - 19）。

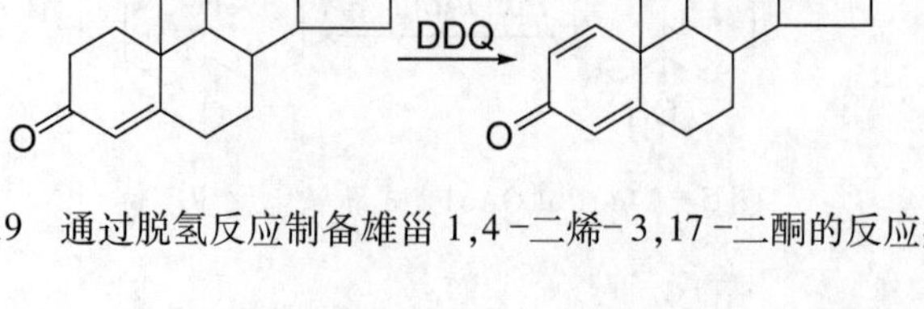

图 5 - 19　通过脱氢反应制备雄甾 1,4 -二烯-3,17 -二酮的反应实例

（五）双键的氧化反应

1. 氧化成环氧化物

（1）与羰基共轭的双键的氧化：α,β-不饱和羰基化合物中，$C=C$ 与羰基形成共轭体系，在碱性条件下以过氧化物（如 H_2O_2 或 $t-BuOOH$）作为氧化剂进行氧化，可形成环氧化物中间体（图 5-20）。

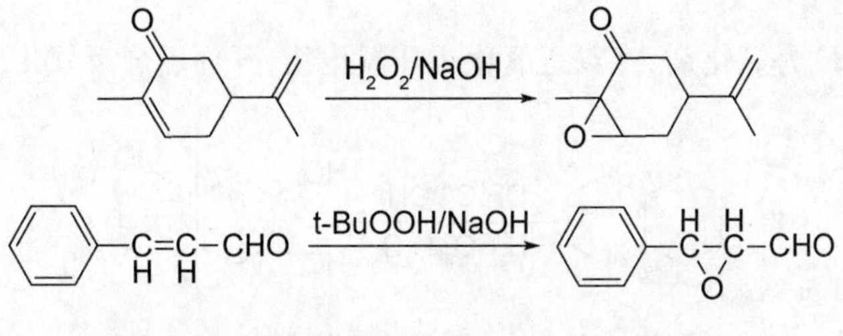

图 5-20 与羰基共轭的双键的氧化反应实例

（2）不与羰基共轭的双键的氧化：用过氧化氢或叔丁基过氧化氢作氧化剂，在简单的烯烃结构中，若双键碳上连有多个取代基时，可加快氧化速度，但是氧化产物由结构的立体因素决定，氧化的环氧环在位阻较小的一侧生成（图 5-21）。

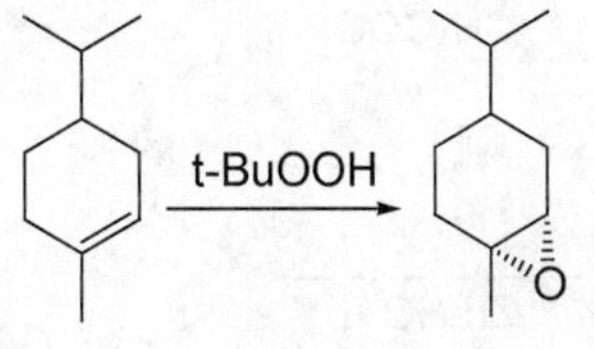

图 5-21 不与羰基共轭的双键的氧化反应实例

2. 氧化成 1,2-二醇 高锰酸钾（$KMnO_4$）作为氧化剂常得到顺式 1,2-二醇，但需要严格控制条件，否则将进一步被氧化（图 5-22）。

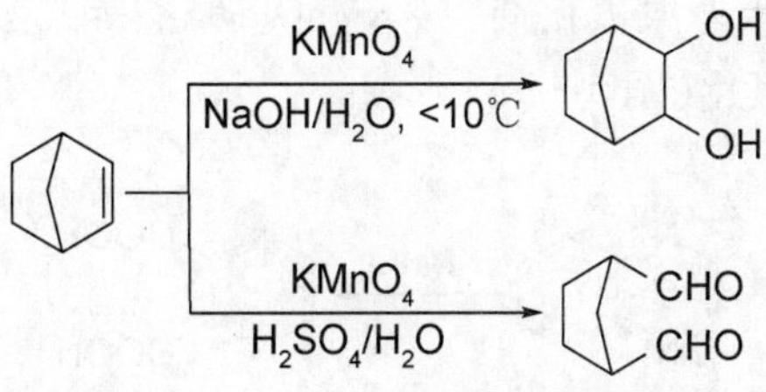

图 5-22 不同条件下高锰酸钾氧化双键的反应实例

四氧化锇（OsO_4）作氧化剂对烯烃进行氧化，可得到收率较高的顺式 1,2-二醇，常加入叔胺以加速反应（图 5-23）。

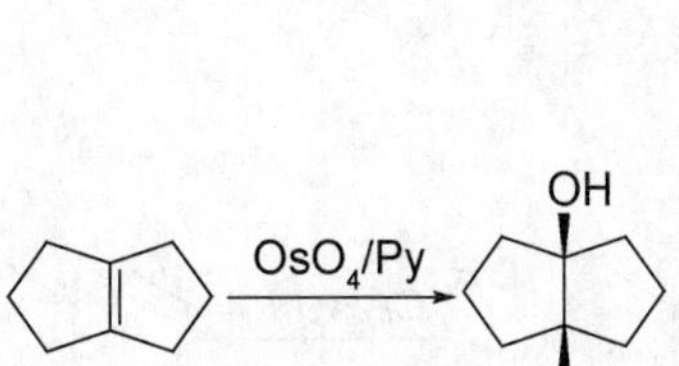

图 5-23 四氧化锇氧化烯烃的反应实例

以羧酸银(CH₃COOAg)和碘(I₂)为氧化剂,在无水条件时,得到反式 1,2-二醇(图 5-24)。

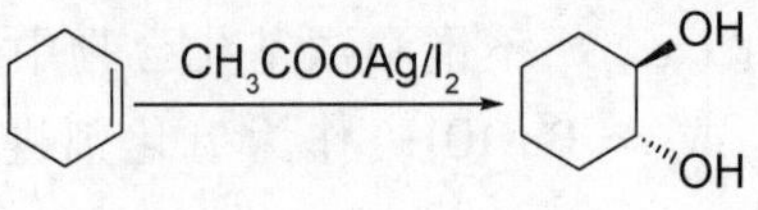

图 5-24　碘和羧酸银为氧化剂氧化烯烃的反应实例

以过氧酸(CF₃COOH)为氧化剂,将双键氧化成环氧化物,开环后成反式 1,2-二醇(图 5-25)。

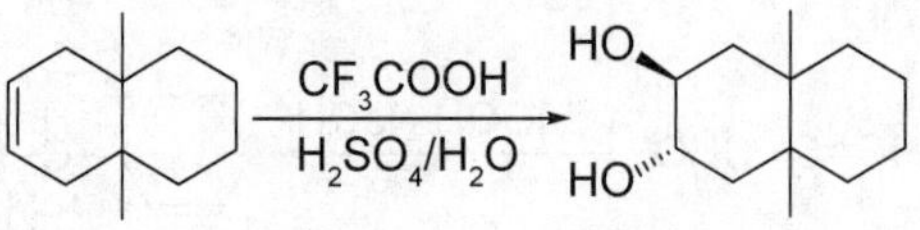

图 5-25　过氧酸为氧化剂氧化烯烃的反应实例

3. 双键的断裂氧化　常采用高锰酸钾(KMnO₄)和臭氧(O₃)作为氧化剂,反应实例见图 5-26。

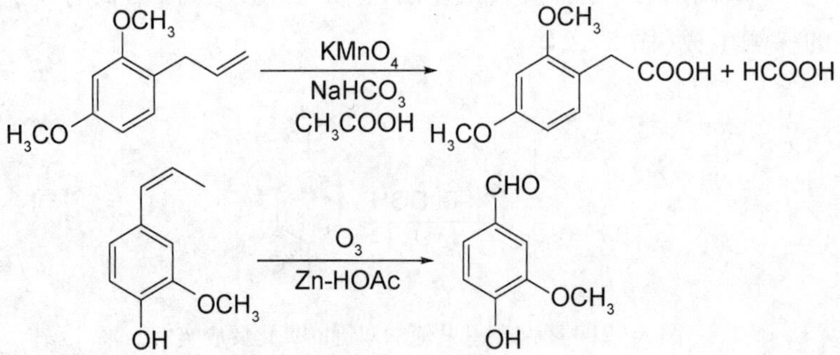

图 5-26　双键的断裂氧化反应实例

(六) 芳烃的氧化反应

1. 芳烃氧化开环　芳烃对于一般氧化剂(如 KMnO₄、铬酸等)是相对稳定的,但是苄位容易被氧化,芳环有供电基团时有利于被氧化(图 5-27)。

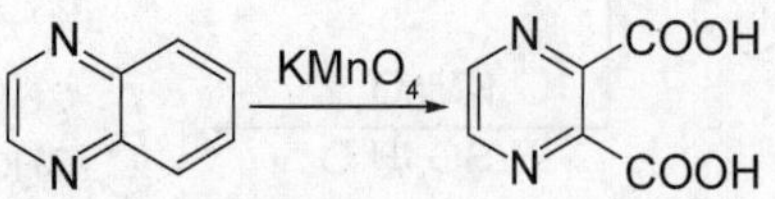

图 5-27　芳烃氧化开环反应实例

2. 芳烃氧化成醌　芳环上连有羟基、氨基、烷氧基等取代基团都可使芳环活化,较易被硝酸铈铵(CAN 试剂)等氧化剂氧化成相应的醌(图 5-28)。

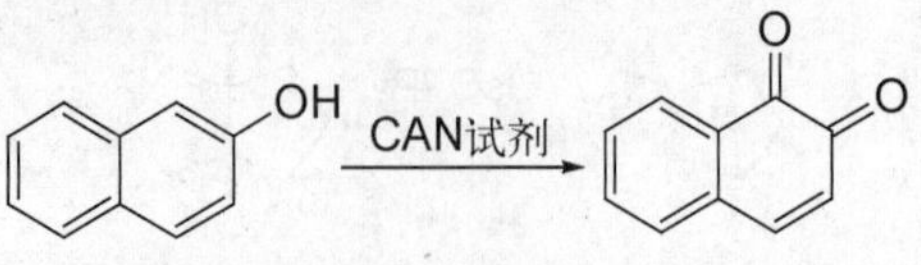

图 5-28　芳烃氧化成醌反应实例

二、还原反应

（一）不饱和烃的还原反应

常用的氢化还原的催化剂种类繁多，最常用的为金属镍（Ni）、钯（Pd）、铂（Pt）和锌汞齐（Zn－Hg）。

例如，合成维生素 A 的中间体（图5－29），就是在钯催化剂中加入适量的喹啉，降低催化剂的活性，可达到选择性还原的目的。

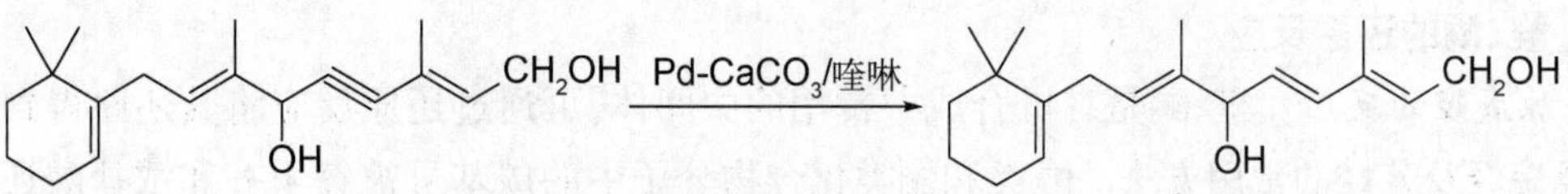

图5－29　通过脱氢反应制备维生素 A 中间体的反应实例

甾体化合物常用 Pd 作为催化剂，可还原双键（图5－30）。

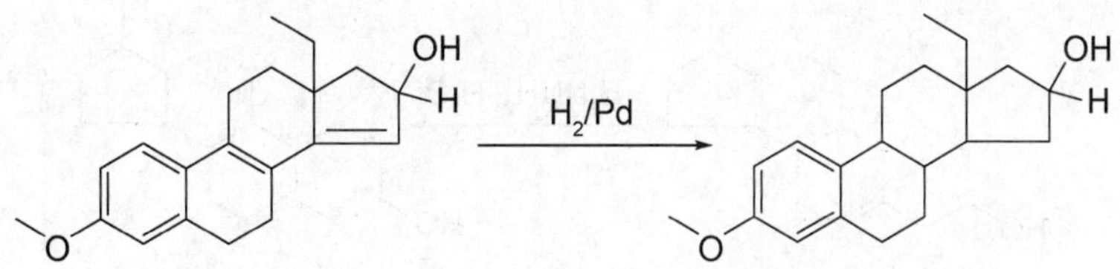

图5－30　通过脱氢反应还原甾体化合物结构中双键的反应实例

又如，以香草醛为起始原料与硝基甲烷缩合后，经锌汞齐（Zn－Hg）还原方法及去甲基反应等制得多巴胺。其中，锌汞齐还原方法制备中间体的原理见图5－31。

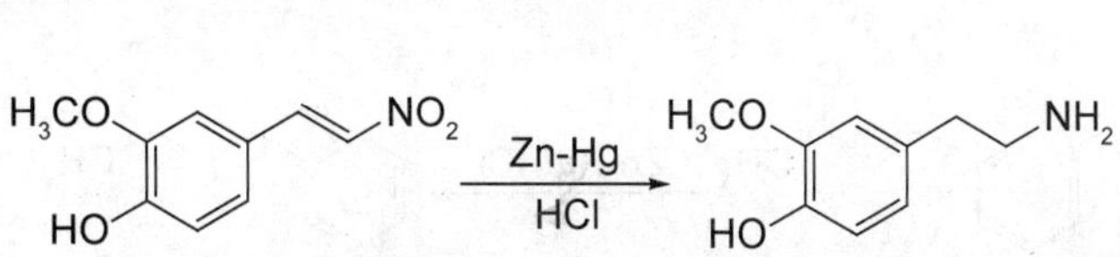

图5－31　通过脱氢反应由香草醛制备多巴胺的反应实例

（二）芳烃的还原反应

1. 钠（锂或钾）还原反应　芳香族化合物在液氨中用钠（Na）[锂（Li）或钾（K）]还原，生成非共轭二烯类化合物。18－甲基炔诺酮（长效避孕药）中间体的制备即采用此法（图5－32）。

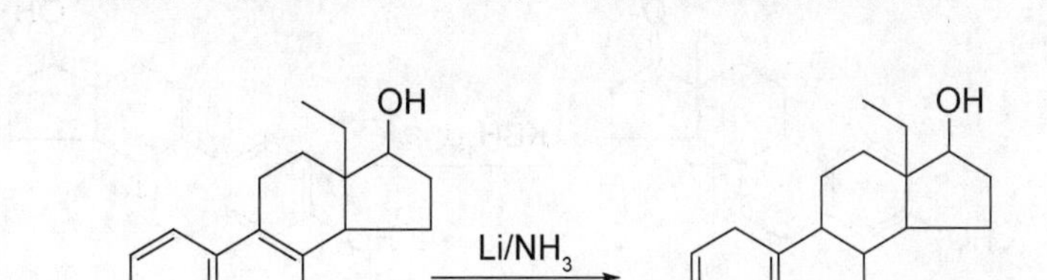

图5－32　通过锂还原反应制备18－甲基炔诺酮中间体的反应实例

2. 钯、铂等金属还原反应　苯环是比较难以还原的芳烃，但取代苯（如苯酚或苯胺）则相对易于还原，可以用钯（Pd）、铂（Pt）等金属作为催化剂进行催化氢化（图5－33）。

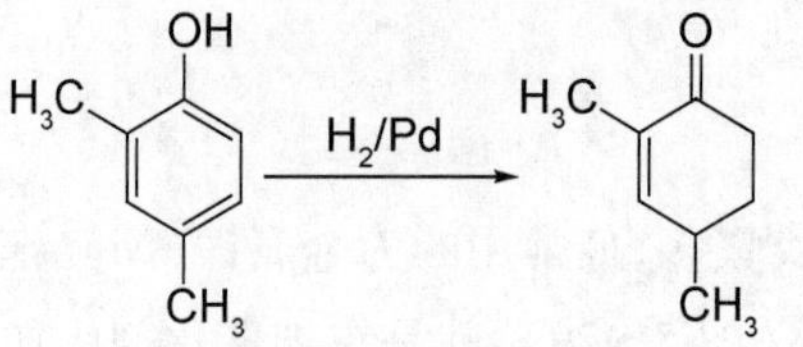

图 5 - 33   通过钯还原反应还原取代苯的反应实例

（三）醛、酮的还原反应

1. 还原成烃的反应   醛、酮是有机合成中常用的中间体,可通过还原反应将其还原得到烃类化合物,是合成烷烃及芳烃的常用方法。醛类和酮类化合物分子中的羰基可被锌汞齐和浓盐酸还原为亚甲基[克莱门森反应(Clemmensen 反应)],但此法只适用于对酸稳定的化合物。对酸不稳定而对碱稳定的化合物可用 Wolff - Kishner -黄鸣龙反应进行还原(图 5 - 34)。

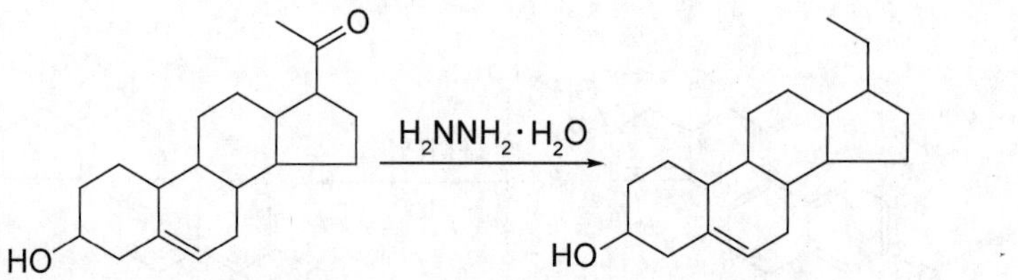

图 5 - 34   Wolff - Kishner -黄鸣龙反应实例

如果为 α,β -不饱和酮,用克莱门森反应进行还原,不饱和键和羰基可同时被还原,得到饱和烃(图 5 - 35)。

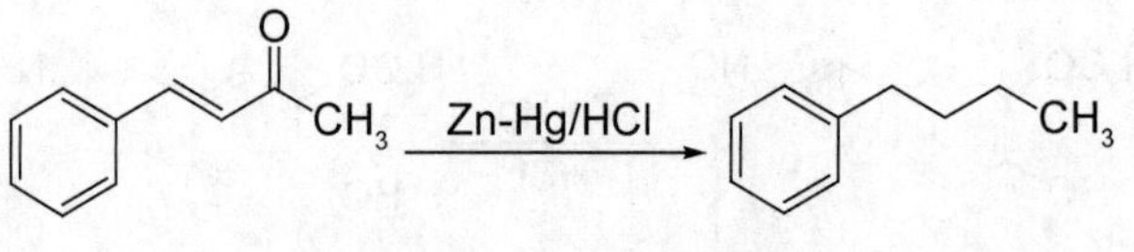

图 5 - 35   克莱门森反应实例

2. 还原成醇的反应   在复杂天然产物的合成中,金属氢化合物已成为将羰基化合物还原为醇的首选试剂。反应实例见图 5 - 36。

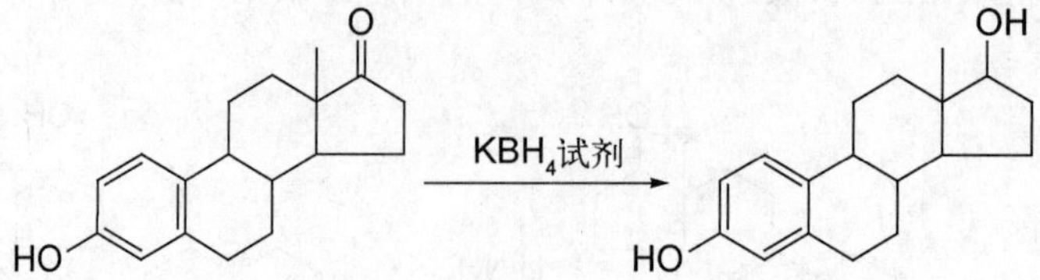

图 5 - 36   以 KBH$_4$ 试剂还原醛酮成醇的反应实例

（四）羧酸及其衍生物的还原反应

1. 酰卤的还原反应   在适当的条件下,酰卤可被催化氢化或金属复氢化合物选择性地还原为醛(图 5 - 37)。

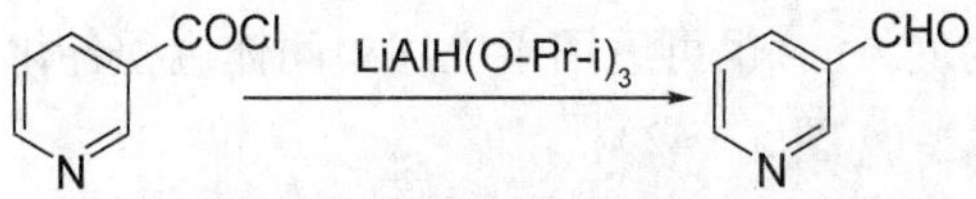

图 5 - 37　酰卤的还原反应实例

2. 酯的还原反应　金属复氢化合物为广泛使用的还原剂,可将酯还原成醇(图 5 - 38)。

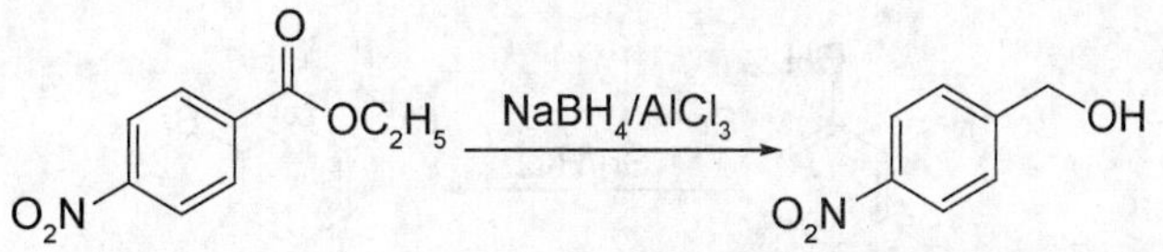

图 5 - 38　酯的还原反应实例

鲍维特-布朗克反应(Bouveault - Blanc 反应)将羧酸酯用金属钠(Na)和无水乙醇(C_2H_5OH)直接还原生成相应的伯醇(图 5 - 39)。该反应主要用于高级脂肪酸酯的还原。

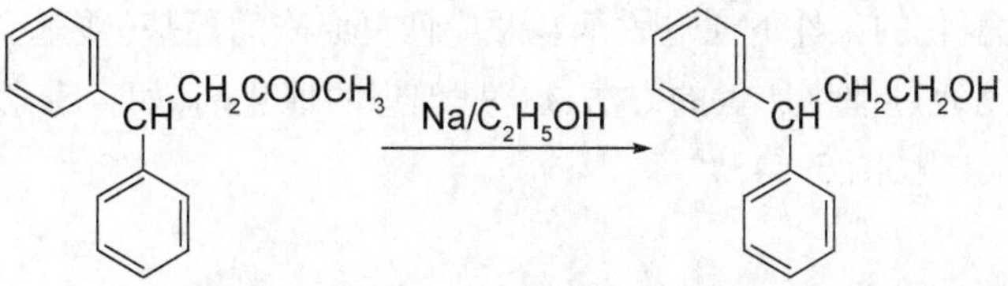

图 5 - 39　鲍维特-布朗克反应实例

3. 酰胺的还原反应　酰胺的还原可得到伯胺、仲胺和叔胺。金属复氢化合物是还原酰胺的主要还原剂,氢化铝锂($LiAlH_4$)试剂更为常用,可在较温和的条件下进行反应。抗肿瘤药物三尖杉酯碱的中间体的合成示例见图 5 - 40。

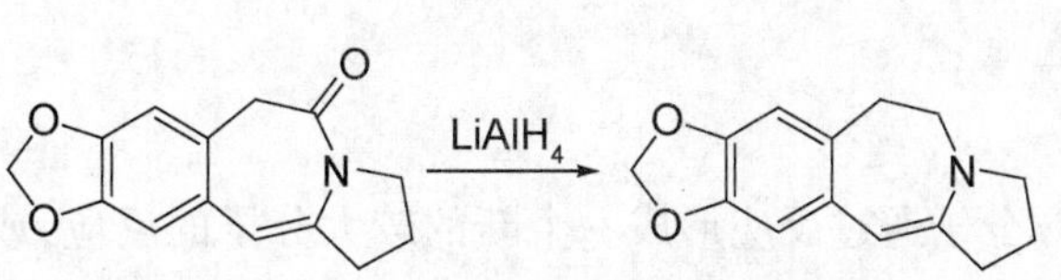

图 5 - 40　酰胺的还原反应实例(三尖杉酯碱中间体的合成)

4. 腈的还原反应　该反应是指将腈分子中的氰基还原为胺基的反应。氢解反应是腈的还原反应中重要的一种类型,常采用硼氢化、金属复氢化合物和催化氢化等作为还原剂,得到相应的胺类化合物(图 5 - 41)。腈易水解为酸,故不宜采用活泼金属与酸的水溶液作为还原体系。

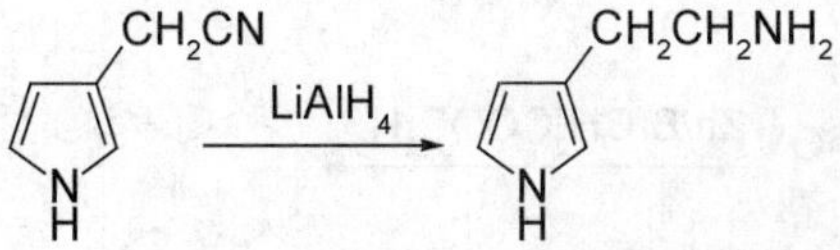

图 5 - 41　腈的还原反应实例

5. 硝基化合物的还原反应　硝基化合物还原成胺,通常是通过亚硝基化合物、羟胺、偶氮化合物等中间过程,用于还原硝基化合物的方法,也可适用于上述中间体过程各化合物的还原。活泼金属还原法是还原硝基化合物常用的方法之一(图 5-42)。

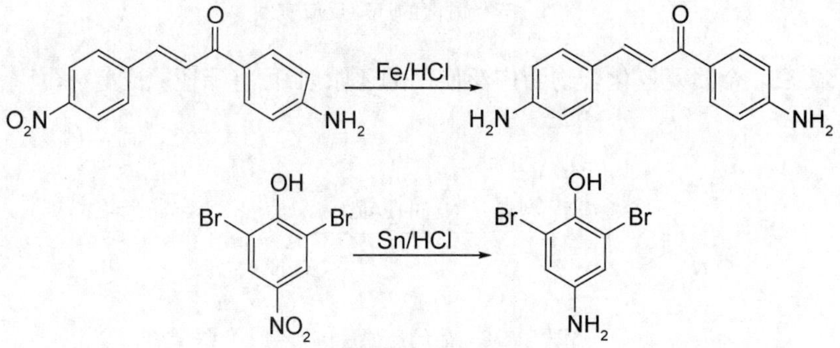

图 5-42　硝基化合物的还原反应实例

6. 脱苄反应　该反应是在温和的条件下脱保护基的方法,在复杂天然药物的合成中有重要意义。在有机合成中,苄基可以作为羟基(或羧基、氨基等)的保护基,先使羟基(羧基、氨基等)通过苄基化反应生成苄基醚,再在催化氢化的条件下通过脱苄基反应恢复原来的羟基(羧基、氨基等)。

苄基醚的裂解主要是通过催化加氢的方法,Pd 是理想的催化剂,如青霉素合成中间体氢解脱保护而不会导致 β-内酰胺环破裂(图 5-43)。

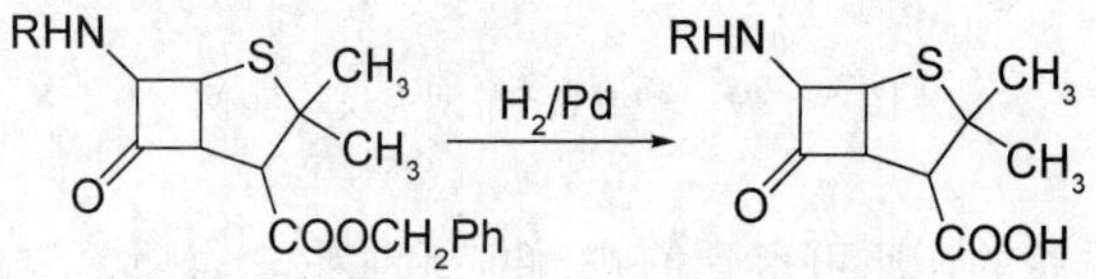

图 5-43　脱苄反应实例

三、C—C 键连接反应

(一) 缩合反应

两个或多个有机化合物分子通过反应形成一个新的较大分子的反应,或同一个分子发生分子内反应形成新分子都可称为缩合反应。活性成分的合成及结构修饰与改造常见的缩合反应主要包括以下几个重要反应。

1. Reformatsky 反应　由 α-卤代酯和锌粉制备得到的有机锌试剂对含羰基化合物(醛、酮、酯)进行亲核加成、生成 β-羟基酯的反应,称为雷福尔马茨基反应(Reformatsky 反应)。如用紫罗兰酮为原料,通过 Reformatsky 反应得到维生素 A 中间体(图 5-44)。这是维生素 A 的工业化生产路线之一。

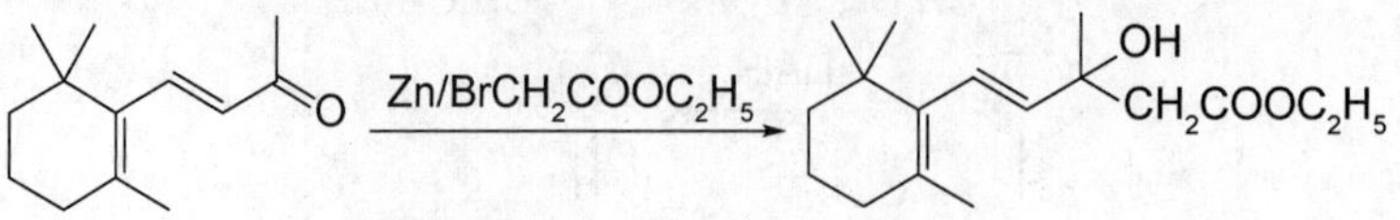

图 5-44　Reformatsky 反应实例

2. Mannich 反应 具有活性氢(通常为羰基化合物)的化合物与甲醛或其他醛、胺进行缩合,生成胺甲基化合物(称为 Mannich 碱),该反应称为曼尼希反应(Mannich 反应)。糠醇经 Mannich 反应制备得到 5-二甲胺基甲基糠醇(图 5-45)。

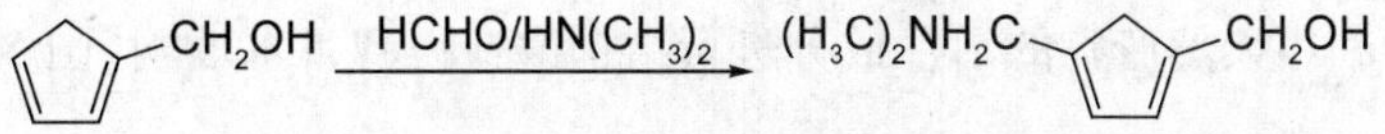

图 5-45 Mannich 反应实例

该反应在生成的曼尼希碱(Mannich base)与碘甲烷作用得到季铵盐,后者经热消除形成不饱和键。因此,该反应可以用于在特定碳原子上引入双键的化合物结构改造需要。

3. Wittig 反应 醛或酮与含磷试剂(烃代亚甲基三苯磷)反应,醛类或酮类化合物分子中的羰基上的氧原子被亚甲基所取代,生成相应的烯类化合物及氧化三苯磷,该反应称为维蒂希反应(Wittig 反应)。这是一个非常有价值的合成方法,用于从醛类或酮类化合物直接合成烯烃(图 5-46)。

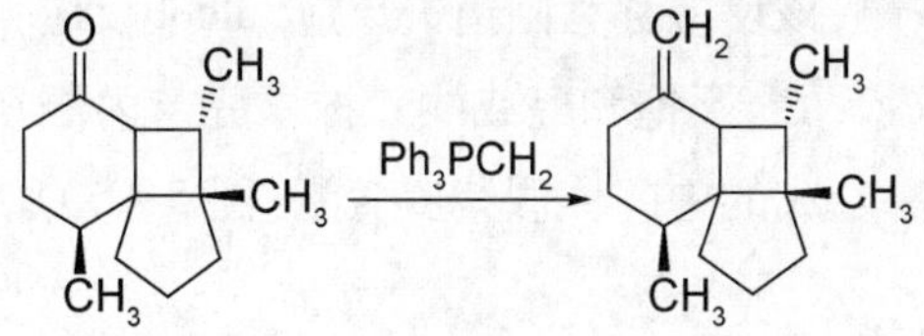

图 5-46 Wittig 反应实例

4. Blanc 卤甲基化反应 芳烃在甲醛、卤化氢及无水 $ZnCl_2$ 或质子酸作用下,可在芳烃结构中引入卤烷基,该反应称为布朗克卤甲基化反应(Blanc 卤甲基化反应),见图 5-47。该反应在有机合成中具有重要的应用。

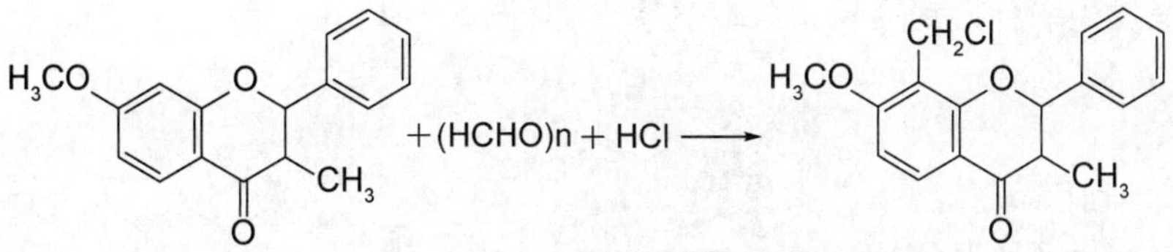

图 5-47 Blanc 卤甲基化反应实例

5. Darzens 缩合反应 在碱催化条件下,醛或酮与 α-卤代酸酯反应,可生成 α,β-环氧羧酸酯,该反应称为达琴缩合反应(Darzens 缩合反应)。例如,α-氯代乙酸(8-苯基薄荷酯)即采用此方法进行结构修饰(图 5-48)。

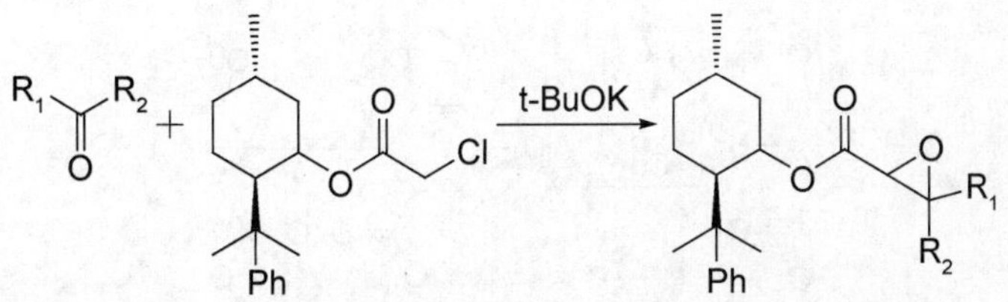

图 5-48 Darzens 缩合反应实例

Darzens 缩合反应是一种构成环氧、氮杂环丙烷和环丙烷的重要方法。该反应具有良好的适用性,芳香族醛和酮、脂肪族酮,以及 α,β-不饱和酮和环状酮均能获得良好的产率。脂肪族醛也可用于该反应,但产率相对较低。

6. 环加成反应 两个不饱和分子在加热或光照的条件下,通过双键相互加成生成环状化合物的反应,称为环加成反应。利用天然产物的活性成分进行结构改造得到番木瓜酮(图 5-49)。

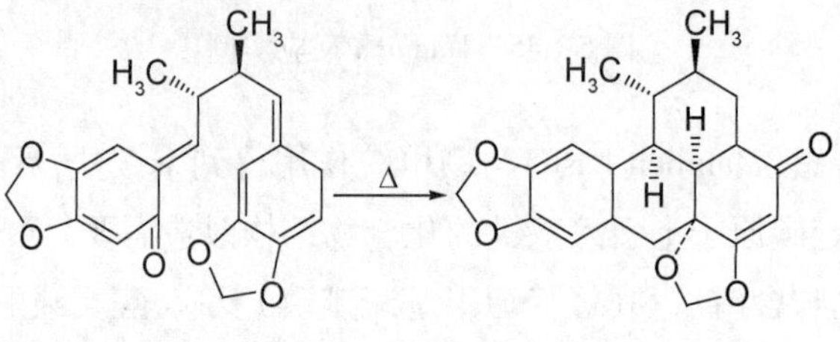

图 5-49 环加成反应实例

7. Aldol 反应 含有 α-活性氢原子的醛或酮在酸或碱的作用下发生自身缩合或与另一分子的醛或酮缩合反应,生成 β-羟基醛或酮,该反应称为阿道夫反应(aldol 反应),又称醛(酮)、醇缩合反应。该反应产物不稳定,易消除脱水生成 α,β-不饱和醛或酮。柠檬醛与丙酮在碱性条件下发生反应,形成新的碳碳键,即可得到直醇或异直醇合成的中间体假紫罗兰酮(图 5-50)。

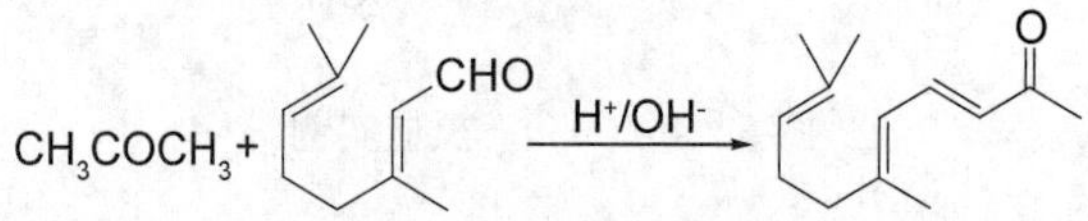

图 5-50 Aldol 反应实例

8. Grignard 反应 格氏试剂(Grignard reagent)可以与醛、酮等化合物发生加成反应,经水解后生成醇,这类反应被称作格利雅反应(Grignard 反应),即格氏反应。维生素 A 醋酸酯的制备过程中,可利用格氏试剂与 C14 醛发生缩合得到羟基去氢维生素 A 醇(图 5-51)。

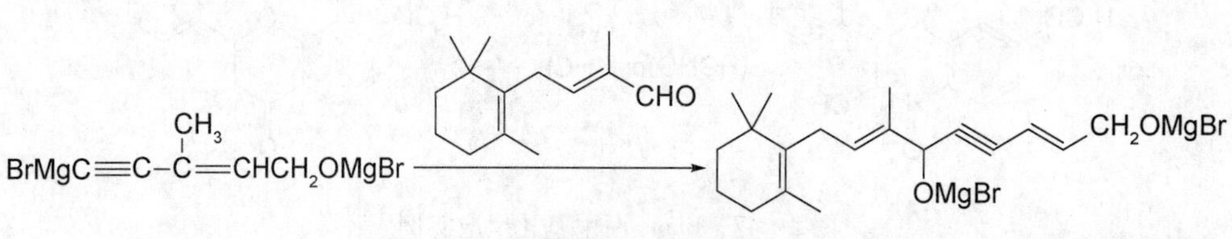

图 5-51 Grignard 反应实例

9. 金属铜的催化反应 在金属铜(Cu)作用下,发生分子间的缩合反应,该类反应统称为金属铜的催化反应。以溴代芳烃为中间体,在金属铜的催化下,可以制备得到肝病辅助治疗药物联苯双酯(图 5-52)。

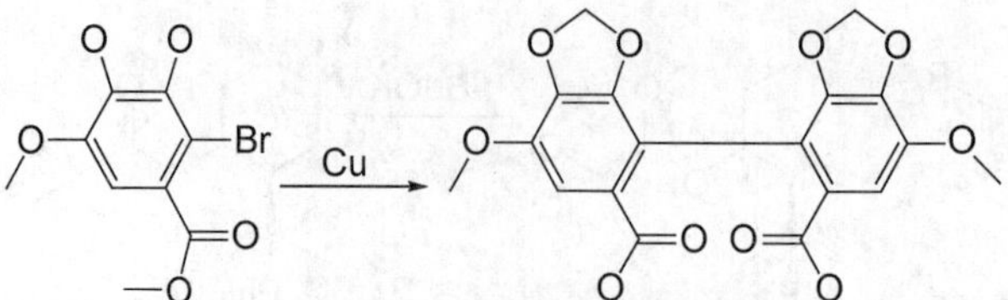

图 5-52 金属铜的催化反应实例

（二）烃化反应

在一定的条件下,有机化合物发生烃基取代,该类反应统称为烃化反应。

1. 傅克反应　在三氯化铝(AlCl$_3$)催化下,芳香族化合物与卤代烃反应,可在环上引入烃基,此类反应称为傅克反应(Friedel - Craft reaction)。通过傅克反应制备得到镇痛药四氢帕马丁的中间体。该反应是一类芳香族亲电取代反应,可以用于制备芳酮及长链正构烷基苯(图5 - 53)。

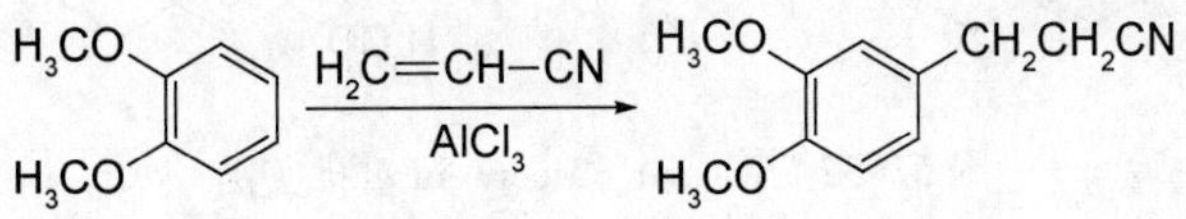

图5 - 53　傅克反应实例

2. 烯丙位或苄位的碳烃化反应　在强碱性条件下,烯丙位或苄位的化合物可生成相应的烯丙位或苄位碳负离子,可用不同的烃化试剂进行碳烃化反应(图5 - 54)。

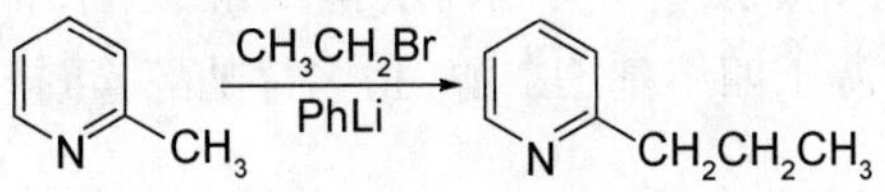

图5 - 54　烯丙位的碳烃化反应实例

3. 羰基化合物 α-碳烃化反应

（1）活性亚甲基化合物的 α-碳烃化反应:具有活性氢的化合物易溶于醇,在醇盐条件下,与卤代烃发生活性亚甲基的 α-碳烃化反应,如镇静、催眠药物异戊巴比妥中间体的合成,即采用此方法发生2次活性亚甲基的烃化反应制得(图5 - 55)。

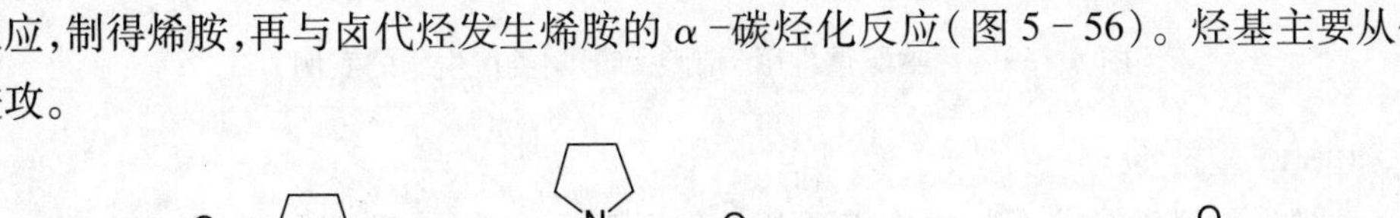

图5 - 55　活性亚甲基化合物的 α-碳烃化反应实例

（2）醛、酮、羧酸衍生物的 α-碳烃化反应:此类反应情况比较复杂,应用较多的是利用醛或酮与胺发生缩合反应,制得烯胺,再与卤代烃发生烯胺的 α-碳烃化反应(图5 - 56)。烃基主要从位阻较小的一侧进行进攻。

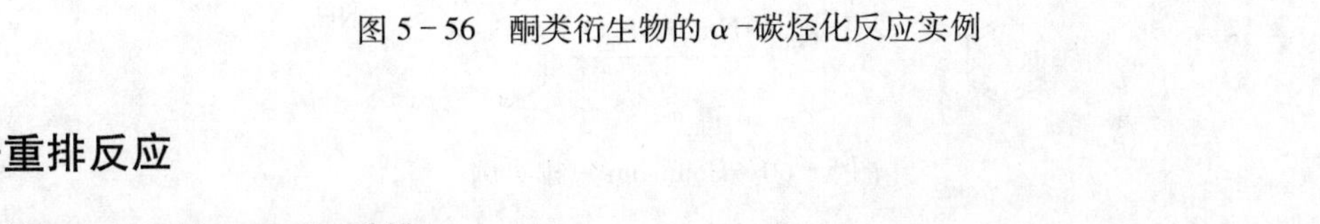

图5 - 56　酮类衍生物的 α-碳烃化反应实例

四、分子重排反应

（一）Wagner - Meerwein 重排

脂族醇在酸催化下脱水,其邻位碳上的取代基(烷基、芳基或氢)发生 C1、C2 位重排,称为瓦格纳-

梅尔外因重排(图5-57)。该重排反应可用于甾体化合物16-胺基-D-失碳甾体的制备,经亚硝酸化、重排的同时,发生扩环和缩环的结构变化。

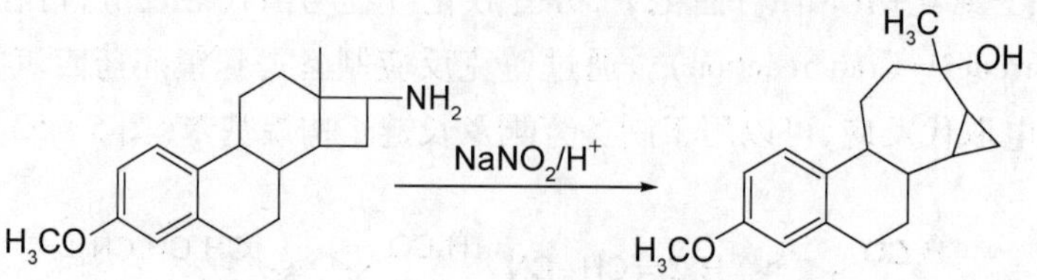

图5-57　Wagner-Meerwein重排实例

Wagner-Meerwein重排是俄国化学家格哈德·瓦格纳(Gerhard Wagner)研究双环萜类化合物莰醇在路易斯酸(Lewis acid)作用下脱水反应时发现的。除醇类化合物外,卤烃、胺类及烯烃等均可发生Wagner-Meerwein重排。

（二）片呐醇重排

在酸催化条件下,邻二叔醇可失去一分子水,重排成醛或酮,该反应称为片呐醇重排(pinacol rearrangement)。该重排反应名称源于四甲基乙二醇(俗名片呐醇)重排、生成甲基叔丁酮(俗名片呐酮)的反应,因而亦称为片呐醇重排。

该类重排是一类亲核重排反应,可用于螺环烃的合成(图5-58)。

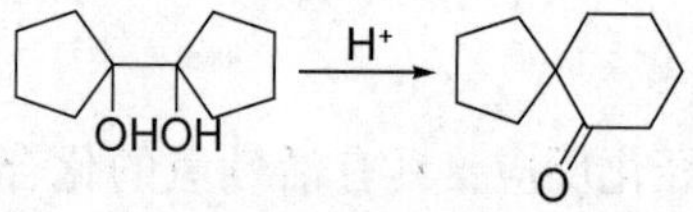

图5-58　片呐醇重排用于螺环烃合成的实例

该类重排反应在甾体药物研究中也有所应用。如下列化合物在酸催化下发生氢迁移重排,得到雌酚酮类(图5-59)。

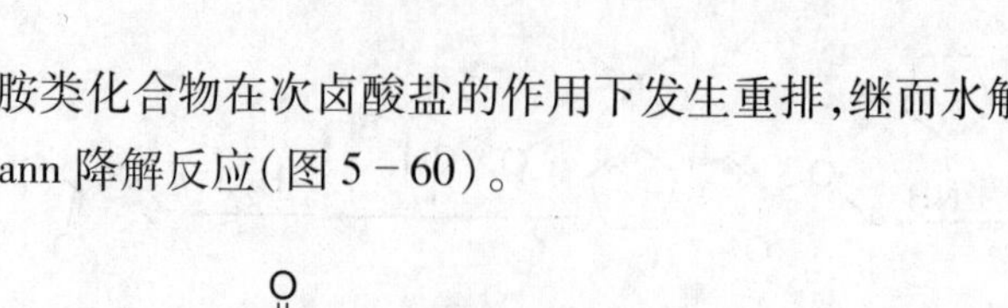

图5-59　片呐醇重排用于制备雌酚酮类衍生物的实例

（三）Hoffmann重排

Hoffmann重排是指酰胺类化合物在次卤酸盐的作用下发生重排,继而水解,生成少了一个碳原子的伯胺类化合物,亦称Hoffmann降解反应(图5-60)。

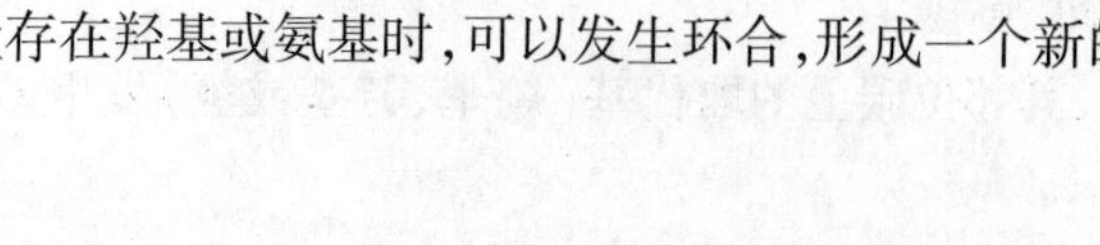

图5-60　Hoffmann重排实例

当酰胺分子的适当位置存在羟基或氨基时,可以发生环合,形成一个新的环系结构。

（四）Beckmann 重排

在酸性条件下，醛肟或酮肟发生重排，生成取代的酰胺，称为贝克曼重排（Beckmann 重排）。如大环内酯类抗生素药物红霉素经结构修饰生成红霉素肟，再经 Beckmann 重排、还原反应及甲基化反应，得到阿奇霉素（图5-61）。

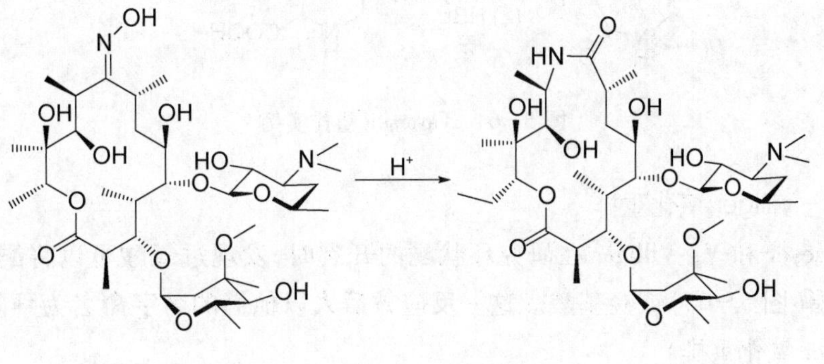

图5-61　Beckmann 重排实例

常用的 Beckmann 重排试剂有硫酸、五氯化磷和某些酰卤等。Beckmann 重排在基础研究和化工生产中都占有极其重要的地位。在基础研究中，Beckmann 重排常用于确定酮类化合物的结构或合成酰胺。工业上则利用环己酮肟的 Beckmann 重排合成 ε-己内酰胺。分子内的 Beckmann 重排为某些环状化合物尤其是含氮杂环化合物的合成提供了很好的途径。

（五）克莱森重排

一般而言，烯醇类或酚类化合物的烯丙基醚在加热条件下可发生分子内重排，生成 γ,δ-不饱和醛（酮）或邻（对）位烯丙基酚，该反应称为克莱森重排（Claisen rearrangement）。广义而言，凡是含有两个双键且一个双键与杂原子（如 O、S、N 等）有共轭关系的化合物在加热条件下发生的重排反应，均可称为克莱森重排。芳香族化合物的克莱森重排包括邻位重排（图5-62）和对位重排。邻位重排产物是通过克莱森重排和互变异构生成的。该反应是在酚类化合物的苯环上引入烯丙基的良好途径。

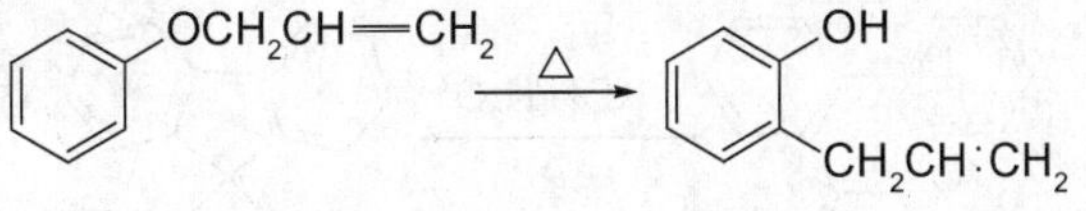

图5-62　克莱森重排形成邻位重排的实例

在地普兰钦碱（deplancheine）结构中，可经过重排在分子中引入丙二酸二乙酯（图5-63）。

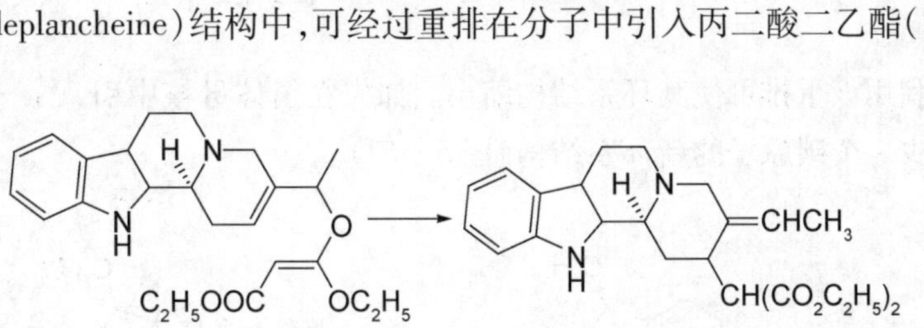

图5-63　利用克莱森重排在地普兰钦碱分子中引入丙二酸二乙酯的实例

（六）Favorskii 重排

α-卤代酮在碱性（醇钠、氢氧化钠、氨基钠等）催化条件下脱去卤素原子，重排为羧酸或其衍生物的反应,称为法沃尔斯基重排(Favorskii 重排)。其在以杂环化合物合成各种新药结构的应用中越来越广泛。通过该重排反应制得了重要药物中间体 2 -哌嗪酸(图 5 - 64)。

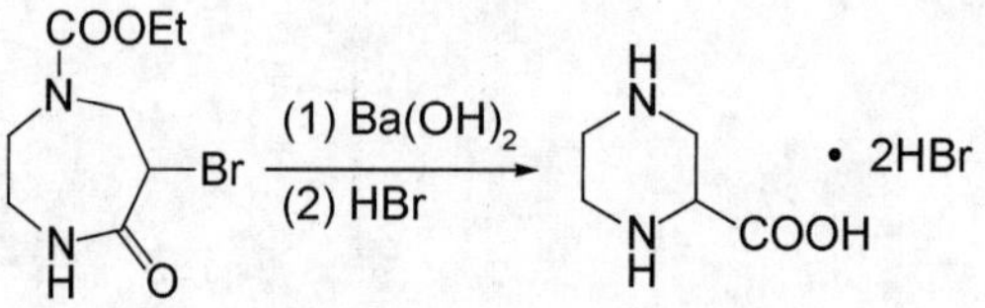

图 5 - 64   Favorskii 重排实例

(七) Baeyer - Villiger 氧化重排

化学家 A. Baeyer 和 V. Villiger 在研究环状酮的开裂时,发现过氧酸可以将酮转化为酯或可将环状酮转化为内酯(图 5 - 65)或羟基酸。这一反应被后人以他们的名字命名为拜耳-维利格氧化重排(Baeyer - Villiger 氧化重排)。

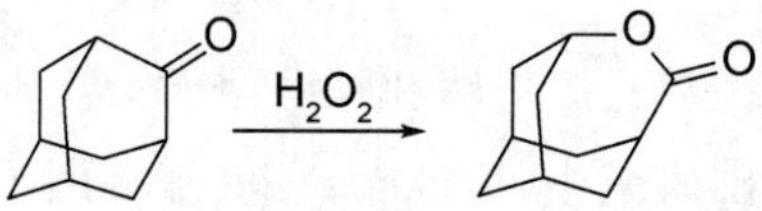

图 5 - 65   Baeyer - Villiger 氧化重排实例

常用的 Baeyer - Villiger 氧化试剂包括过氧马来酸、单过氧邻苯二甲酸、3,5 -二硝基过氧苯甲酸、对硝基过氧苯甲酸、间氯过氧苯甲酸、过甲酸、过苯甲酸、过氧乙酸、过氧化氢等。这类氧化剂的特点是反应速率快、产率高,反应温度一般在 10~40℃。

(八) 二苯基乙二酮-二苯基醇酸型重排

该重排在碱性催化条件下进行,具有二苯基乙二酮结构特征的化合物可重排为二苯基醇酸(图 5 - 66)。

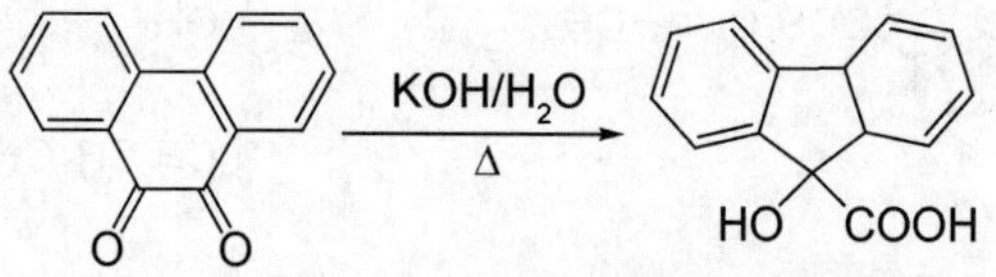

图 5 - 66   二苯基乙二酮-二苯基醇酸型重排实例

在甾体化学中,利用该重排可使其环系结构缩小。如先在甾体母核中引入 α -二酮结构,在碱性条件下重排,可获得减少一个碳原子的新环系结构(图 5 - 67)。

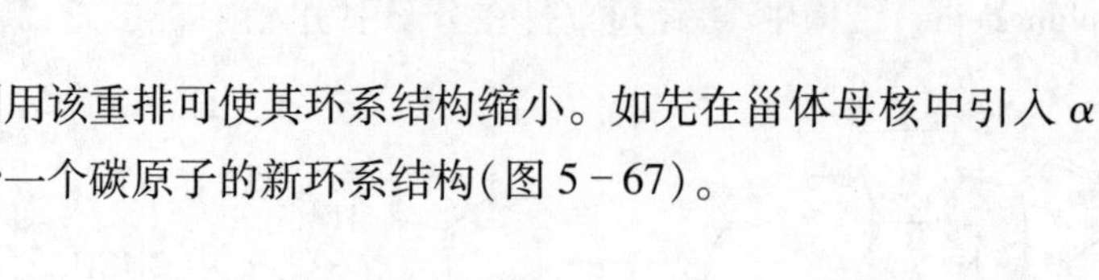

图 5 - 67   利用二苯基乙二酮-二苯基醇酸型重排使甾体环系结构缩小的实例

思 考 题

1. 如何理解天然药物有效成分的结构修饰是新药研制的重要途径之一？

2. 天然药物有效成分的结构修饰过程中，"最少修饰准则""最简合成准则"等经验原则如何综合运用？试举例说明。

第六章
天然药物化学成分生物转化

生物转化(biotransformation),又称生物催化(biocatalysis),是指利用处于生长状态的生物体系(包括植物细胞、动物细胞、微生物及细胞器等)和酶体系等对外源性底物(exogenous substrates)进行结构修饰所发生的化学反应,其本质是生物体系中的酶对外源性底物的催化反应。

生物转化技术现已广泛应用于医药研究的诸多领域。例如,在复杂化合物的结构修饰、不对称基因的引入、药物代谢研究等方面,生物转化技术具有明显优势。由于生物转化在温和条件下进行,具有选择性高、立体专一性强、效率高、方法简便等优点,尤其是可以完成化学方法通常不能进行的反应,因而越来越受到生药学和中药化学工作者的重视。

生物转化根据生物体系的不同可以分为微生物转化、植物细胞培养转化、酶转化等。本章重点对中药化学成分生物转化的反应类型、研究方法及其应用进行介绍,并对天然药物化学成分生物转化研究的发展趋势进行展望。

第一节　天然药物生物转化主要研究方法

天然药物的生物转化古已有之,早在两千多年前,我国人民就根据经验无意识地运用生物转化的方法加工天然药物,采用微生物发酵方法达到提高药效、改变药性、降低毒副作用的目的。例如,神曲为面粉和青蒿、苍耳、辣蓼等药物混合后经发酵而成的加工品,有增进食欲、促进消化的作用,至今仍广泛使用。又如半夏曲、沉香曲和红曲等这些经典中药都是经微生物生物转化后提高药效或产生新的药理活性。但这些中药制品都是利用自然界的菌种转化的,并未对微生物进行筛选,有一定的随机性,由于菌种不纯,针对性不强,因而使转化产品质量难以控制,限制了其广泛应用。

一般认为,现代生物转化研究始于巴斯德时代,1864年巴斯德发现乙酸杆菌能将乙醇氧化为乙酸,人类自此开始利用微生物转化的方法合成转化化学物质。1949年,享奇(Hench)等用微生物转化而制得的皮质酮(可的松)治疗风湿性关节炎获得奇效,轰动了当时的医学界,并因此获得了诺贝尔生理学或医学奖。20世纪50年代,生物转化技术得到突飞猛进的发展,这主要得益于将微生物转化应用于甾体药物工业生产,并取得了巨大的经济效益。1952年彼德森(Peterson)应用根霉菌(rhizopus),解决了可的松生产过程中的最大困难,从而使黄体酮合成皮质酮,仅需三步反应,且收率高达90%,使体内微量的各类甾体激素能够成为临床治疗药物(图6-1)。

近年来,随着基因工程、细胞工程、酶工程技术的不断发展和完善,生物转化技术目前已广泛用于小分子化合物的转化、天然化合物的生物合成、药物前体化合物的转化、生物催化的有机化合物不对称合成、手性药物的对映体拆分、活性成分筛选及新药开发、药物代谢研究等药学研究的诸多领域。

天然药物化学成分转化用到的生物体系主要有真菌、细菌、藻类、植物悬浮细胞、组织或器官,以及动物细胞、组织等,其中应用最多的是植物细胞悬浮培养体系和微生物体系。生物转化根据所用生物体系的来源及作用特点主要分为微生物转化(microbial transformation)、植物细胞组织培养转化(plant cell

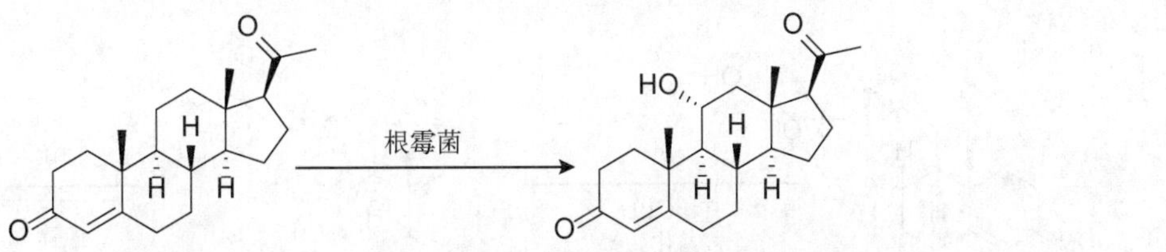

图 6-1 根霉菌对孕甾酮的生物转化

transformation）、酶转化（enzyme transformation）三大类。本节主要对上述三类生物转化的研究方法及在天然药物研究中的应用进行介绍。

一、微生物转化

微生物转化是利用细菌、霉菌、酵母菌等微生物体系的酶对外源性底物进行结构修饰所发生的化学反应。微生物种类繁多（已发现 10 万种以上）、分布广、繁殖快、培养简单、容易变异，对自然环境的变化有极强的适应能力。微生物酶系丰富，具有产生一些新型酶和特异性酶的巨大潜力，作为生物转化体系具有独特的优势。微生物生物转化技术以其反应周期短、专一性强、条件易控、易于放大等优点而受到青睐，成为生物转化技术中发展最迅速的分支之一。现代提取、分离和结构鉴定技术的发展，进一步拓宽了该技术的应用范围。

微生物转化的实质是利用微生物代谢过程中产生的酶对外源性底物进行的催化反应。微生物细胞的增殖比植物细胞更快，基因转化表达、基因重组、原生质体融合比动植物细胞更容易成功，所以整个转化过程可以实现自动化、连续化，转化效率更高。微生物转化具有合成步骤少、反应速率快、生产周期短、收率高、副反应少、反应条件温和等诸多优点。与化学合成相比，微生物转化最大的优势是反应的立体选择性和区域选择性，对于比较复杂和难以进行的有机化学反应用微生物转化方法往往可非常专一、迅速地完成。

（一）微生物转化的应用

由于微生物转化属于酶促反应，因此对底物的立体结构具有高度的选择性，许多难以大规模工业生产的天然药物和人工半合成药物由于采用了微生物转化而实现了工业生产，从而推动了制药工业的发展。目前，利用微生物转化已经实现了许多手性药物，如有机酸、氨基酸、核苷酸、抗生素、维生素、甾体激素和萜类等工业化生产。

微生物对天然药物的生物转化主要分为对某种单一有效成分的转化和对全成分转化。研究表明微生物对天然药物中含有的甾体、萜类、生物碱类、黄酮类、醌类、木脂素类等化学成分均能进行生物转化。目前对甾体类、萜类和生物碱类成分微生物转化的研究开展较多。

1. 甾体类化合物的生物转化　甾体激素的微生物转化从 20 世纪 50 年代起一直是从事生物转化和生物制药研究工作者的研究热点，而且至今方兴未艾。微生物转化用于甾体类药物的合成，克服了采用单一化学方法时存在的合成步骤繁多、效率低及价格昂贵等缺点，使得甾体类药物能广泛应用于临床。微生物转化可使甾体类化合物发生羟基化、环氧化、过氧化、双键还原等氧化反应和还原反应。甾体类药物中 C19-甲基的羟基化是 C19 去甲基中的关键步骤，因此甾体的 C19-甲基的氧化是一个非常关键且极具意义的工作。然而，实现这种转化是具有挑战性的。武汉大学王军林等通过对非常低效的野生丝核薄膜革菌催化甾体 C19 直接羟化方法进行改进，包括一系列的发酵条件的优化及发酵底物的结构修饰，成功将羟化效率由 20% 提高到 80%（图 6-2），实现了高效合成 19-羟基化天然活性甾体及重要药物中间体的研究。

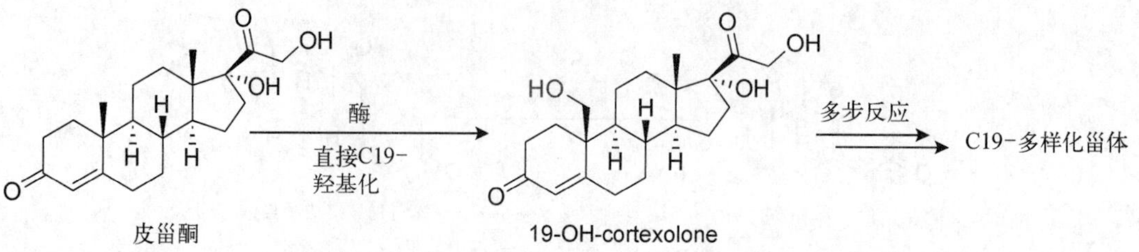

图 6-2 甾体药物中 C19-羟基化反应

现已阐明微生物几乎对甾体母核各个位置都能进行专一反应,优于化学合成和动物体内酶的转化,这大大丰富了甾体类药物的化学结构。微生物及其酶体系能够在甾体化合物的 C1~C21 和 C26 位进行羟基化,以提高其生物活性和制备中间体。涉及甾体类药物的微生物转化反应主要有 C11α-羟基化,C11β-羟基化,C16α-羟基化,A 环的 C1、C2 位及 C4、C5 位脱氢,A 环的芳构化,C3-OH 的脱氢及甾醇的边链切除等。

2. 对萜类成分的生物转化 萜类化合物是天然药物化学成分中生物活性比较突出的一类成分,很多萜类化合物都在临床上作为药物广泛使用,因此对萜类化合物微生物转化研究也比较多。迄今,已对芍药苷、栀子苷、穿心莲内酯、人参皂苷、柴胡皂苷等数十种萜类化合物的微生物转化进行了研究。研究结果显示,微生物转化可使单萜、倍半萜、二萜、三萜等萜类及其苷类化合物发生羟基化、环氧化、过氧化、双键还原等氧化反应和还原反应,大大丰富了萜类成分的化学结构。

青蒿素是 1971 年从药用植物黄花蒿中分到的一个具有过氧桥结构的倍半萜类化合物,具有快速、高效、低毒的抗疟活性。许多科研工作者都试图通过结构改造,提高药物疗效,以提高青蒿素的资源利用率。微生物是最有效的生物催化剂之一,具有代谢各种底物的能力。青蒿素的生物转化通常包括甲基、亚甲基和亚甲基的羟基化、脱氧反应、水合反应和杂环断裂等过程。在以往的研究中,通常利用酵母菌、黄曲霉、黑曲霉和毕赤酵母对青蒿素进行生物转化。黄曲霉(*Aspergillus flavus*)能够将青蒿素转化为脱氧青蒿素,雅致小克银汉霉菌(*Cunninghamella elegans* ATCC 9245)可以将青蒿素转化为 9β-羟基蒿甲醚、3α-羟基脱氧蒿甲醚和环重排 9β-羟基青蒿素甲醚(图 6-3)。利用微生物培养技术,用 *Cunninghamellaechinulata*(AS3.3400)可将青蒿素进行生物转化为 10β-羟基青蒿素(10β-hydroxyartemisinin);*Aspergillus niger*(AS3795)可将青蒿素进行生物转化为 3α-羟基去氧青蒿素(3α-hydroxydeoxyartemisinin)。

3. 对生物碱类成分的生物转化 生物碱类化合物大多具有很好的生物活性,如吗啡、紫杉醇、小檗碱、长春碱、苦参碱等,有很多生物碱类和源自生物碱的药物在临床上广泛使用,因而生物碱一直是天然药物化学工作者重点关注的对象。生物碱大多具有比较复杂的环状结构和立体结构,结构稳定较差,因此利用化学方法对其进行结构修饰,往往是步骤复杂、费时且产率极低。

而微生物转化则提供了一种选择性高、无须活性基团保护、清洁环保的结构修饰方法。例如,吗啡具有强大的中枢镇痛作用,可以提高痛阈,还有强大的镇咳作用,采用化学方法对其结构进行修饰而不破坏其环结构比较困难。来自斯坦福大学克里斯蒂娜·D.斯莫尔克(Christina D. Smolke)领导的研究小组利用基因改造的酵母成功合成出阿片类化合物,这是至今为止合成生物学中最复杂的工作之一。这种基因工程酵母,包含 20 多种来自酵母本身、植物、细菌,甚至还有一段来自啮齿类动物的基因,能把糖转化为蒂巴因(thebaine),是吗啡类止痛药的关键前驱体。而人们在数千年来,一直依赖从植物罂粟中提取这些止痛药。该研究团队还发现,通过对酵母的进一步改造,它还能生产氢可酮(hydrocodone),这是一种广泛使用的止痛药,目前由蒂巴因通过化学转化而得。此外,通过

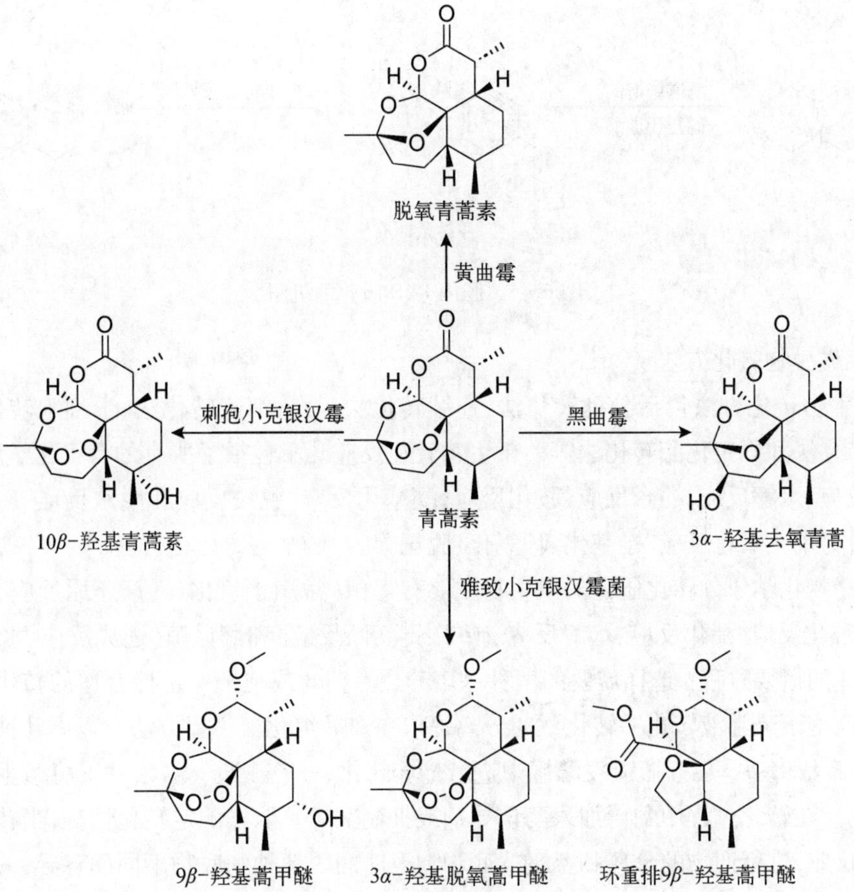

图6-3 青蒿素的生物转化

该种生物合成方法,还验证了表达DRS-DRR的菌株在异源阿片生物合成途径中催化(S)-牛心果碱到(R)-牛心果碱的能力(图6-4)。

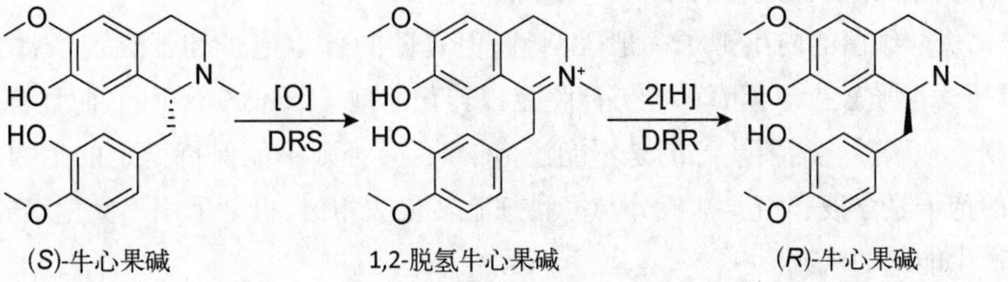

图6-4 DRS-DRR催化反应的生物合成方法

肠内细菌中含有种类繁多的酶,能对天然药物进行多种结构修饰。肠道细菌的生物蓄积可能是改变药物可用性和细菌代谢的常见机制,以个体方式对微生物群组成、药代动力学、副作用和药物反应产生影响。

其中,生物碱能在肠内细菌作用下发生去甲基化、酯化、酰基水解等多种氧化还原反应。在人肠内细菌作用下,小檗碱(berberine,BBR)被还原为可吸收的二氢小檗碱(dihydroberberine,dhBBR),dhBBR被肠道组织吸收后再氧化为BBR,进入血液(图6-5)。因此,肠道菌群与口服药物之间的相互作用可能会改变化学物质的结构和功能,在药物研究中具有重要意义。

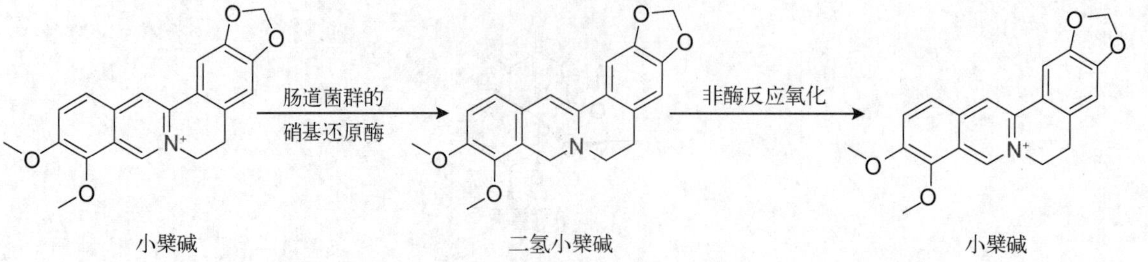

图 6-5　肠内 BBR 吸收的机制

（二）常用微生物转化方法

常用的微生物转化方法包括分批转化法、连续转化法、静息细胞转化法、干细胞转化法、孢子转化法、定化细胞转化法和固定化酶转化法等。微生物转化反应几乎包括了所有的有机化学反应类型,如氧化反应、还原反应、水解反应、缩合反应、胺化反应、酰基化反应、脱羧反应和脱水反应等,其中氧化反应最为常见,可分为单一氧化反应、羟基化、环氧化、脱氢等。

用于天然药物化学成分转化研究的微生物主要有霉菌(常用于氧化反应、还原反应、水解反应)、细菌(脱氢反应、环化反应、酯化反应、水解反应、碳-碳键切断反应)和酵母菌(还原反应、水解反应)。

微生物转化的概要过程:选择需要的菌种→培养成熟菌丝或孢子→选择合适的转化方式→转化培养或转化菌丝及孢子悬浮液转化→转化液的分离提取→产品纯化。主要方法有以下几种。

1. 分批培养转化法　在摇瓶或发酵罐中进行培养转化,一般在通气的条件下将微生物培养至适当时期,加入底物。在转化过程中酌情加入酶诱导剂或抑制剂等。取样测定转化情况,当转化产物不再增加时停止转化反应,进行产物的分离和鉴定。底物加入时间因菌种和底物不同而各异,一般取对数生长期,但也有在延迟期和稳定期加入的。

2. 静止细胞转化法　静止细胞是指活而不再生长的菌丝体,它保持着原有各种酶的活力。静止细胞转化法是将培养至一定阶段的菌丝体分离,将其重新悬浮于不完全的培养基(缺少某种营养,如氮源等)中,使其不能继续生长,然后加入底物在适宜的温度、pH 和振荡条件下培养至转化终点。该方法是一种将生长影响降低至最小而进行的生物转化方法。

3. 孢子转化法　细菌的内生孢子一般无活性,但真菌的分生孢子和子囊孢子常含有活力很高的酶,并比菌丝体所含杂质较少。但真菌能够产生足以转化的孢子数量各不相同,而且有效的孢子形成方法并不容易找到。孢子转化需要注意的是不能让孢子萌芽,否则不能保持稳定的生物转化活力。应用于微生物转化的孢子悬浮液和培养基成分与静止细胞转化法相似,也是采用不完全培养基,仅含有缓冲液及葡萄糖等产生能量的碳源。

4. 渗透细胞转化法　该技术主要是促使底物容易渗入细胞内和酶充分接触,同时便于转化产物透出细胞外。这种方法更适合于胞内酶作用的生物转化。增大细胞渗透性或改变细胞膜孔,一般采用表面活性剂或有机溶媒,有时也可采用作用于细胞膜的抗生素来增加膜的渗透性,但用量须控制,不能杀死转化微生物。

5. 固定化细胞转化法　该方法分为两大类:一是将细胞与固定材料通过化学反应相结合或分子键的形式缔合;二是将整个细胞包埋在胶基内(如角叉菜胶),称包埋法。固定化细胞在适宜的转化条件(pH、搅拌速率和培养基)下进行转化能保持细胞相对活的状态,同时使用固定化细胞还使得产物提取简单,也可以长期反复使用,便于自动化和大规模工业生产。目前常用的固定化方法有聚丙烯酰胺聚合法和卡拉胶包埋法。

6. 干燥细胞法　实际上是另一种静止细胞转化法，便于储备随时使用。干燥细胞的制备有以下两种常用方法。① 冷冻干燥法：将培养化的菌丝液，通过离心或过滤，洗涤后获得干净的菌丝体并重新悬浮于稀的缓冲液或纯水中，冰冻后抽真空，直接升华除去水分，得到蓬松的粉末。这种干燥菌丝体在冰冻保存的条件可以保持活力达数年之久，适合于大规模的工业化生产。② 丙酮干粉制备法：将菌丝体悬浮于-20℃的丙酮中处理 3 次，每次获得泥浆状的丙酮液，用抽气过滤进行收集，最后用冷乙醚洗涤，以帮助洗去残余的丙酮。丙酮干粉制备剂必须冰冻贮藏，以供随时使用。

二、植物培养生物转化

植物培养生物转化系统是在植物细胞培养技术的基础上移植微生物转化技术建立起来的。20 世纪 70 年代以来，人们用植物细胞和器官作为生物转化体系来转化一些外源化合物并取得了一些重要进展。据不完全统计，到 2000 年已成功应用于生物转化的植物细胞种类达到 39 种。

与微生物及其产生的酶进行的生物转化相比，植物生物转化系统的独特之处在于植物中具有许多微生物中不存在的独特的酶，它们可以催化一定的反应，生成许多复杂的化合物，甚至是新化合物，而用化学的方法来合成这些化合物的步骤烦琐且费用昂贵。因此，利用植物细胞及从植物细胞中分离出的酶来进行药物生产或新药研制开发具有极大潜力。

目前已知离体培养植物细胞具有酯化、氧化、葡萄糖基化、异构化、甲基化、去甲基化、乙酰化等多种生物转化能力，它具有反应选择性强、反应条件温和、副产物少、不造成环境污染和后处理简单，以及可以进行传统有机合成所不能或很难进行的化学反应等优点。

植物细胞和器官培养物进行生物转化的影响因素主要有前体物的溶解性、细胞通透性、有活性的酶量、酶的存在位置、不良反应的存在、参加降解目的产物的酶量、诱导作用、pH 变化及渗透作用等。

植物来源的生物转化体系主要有悬浮细胞培养、悬浮器官培养（茎尖、根）、固定化细胞培养、毛状根培养和植物酶制剂等。

（一）悬浮细胞培养

植物细胞培养具有巨大地产生特定次生代谢物的潜力。在植物细胞培养中，一些重要的次生代谢物并不形成和累积，但却保留了将外源性底物转化为有用产物的能力。悬浮细胞培养是最早被开发的使用植物生物转化系统，具有直接使用前体、工艺操作简单、细胞转移限制少和不存在影响细胞活力和生理状态的介质等优点。因此，它是目前使用最多，也是取得结果最为满意的一个转化系统。

夹竹桃科植物长春花[*Catharanthus roseus* (L.) G. Don]悬浮细胞富含参与生物碱等生物合成的酶系，是较常用的悬浮细胞培养体。利用该体系能进行羟基化、氧化、还原、碳-碳双键氢化、糖苷化和水解 6 种类型的转化反应。长春花细胞悬浮培养细胞可将抗疟药物青蒿素（artemisinin）转化成 3α -羟基去氧青蒿素（3α - hydroxydeoxyartemisinin），将大黄素生物糖苷化为大黄素 $- 8 - O - \beta - D$ -葡萄糖苷，将天麻素水解为羟基苯甲醇。

利用长春花悬浮培养细胞进行生物转化也已经得到了一些具有很好药理活性的化合物。例如，通过水解反应获得的紫杉烷类化合物中就有抗癌活性的新化合物。

植物悬浮细胞培养也存在细胞生长缓慢、转化率低、易污染、体细胞克隆不稳定等一些不足，为了维持高产就必须持续不断地筛选细胞株，利用植物组织如芽和根进行培养时也存在这一问题。

（二）毛状根培养

毛状根为发根农杆菌侵染植物后产生的发状根，发根系统为获取有价值的次生代谢物提供了一种有潜力的生物技术方法，与植株、不定根、微生物等相比，具有其独特优势。20 世纪 80 年代以来，随着植物生物技术的发展,有关毛状根的研究进展十分迅速,应用毛状根生物技术诱导植物次生代谢产物的形成与生物转化等均有长足的进展,这一生物技术为植物有用成分的大量生产提供了新的途径,日益引起人们的关注。

毛状根,也称为转化根培养物,属于生长激素自养型,通常在无激素的培养基上能旺盛生长,与植物细胞悬浮培养相比其生长速度更快,不需要添加外源生长素,而且由于其属于器官培养,具有分化性,其遗传稳定性增加,因此其代谢产量也非常稳定。提高毛状根次生代谢物产量的策略有多种,包括提高底物利用率、调控关键生物合成基因、多基因工程、基因工程与诱导相结合、利用转录因子(transcription factor, TF)和引入新基因等。

何首乌毛状根悬浮体系是毛状根培养中常用的一种培养体系。该体系中存在多种生物酶系统,可对外源性底物进行糖基化、氧化、还原和羟基化修饰。用何首乌毛状根培养可将倍半萜类化合物 furannoligularenone 生物转化为 3 - oxo - eremophila - 1,7(11) - dien - 12,8 - olide 和 3 - oxo - 8 - hydroxy - eremophila - 1,7(11) - dien - 12,8 - olide 两个氧化产物(图 6 - 6)。

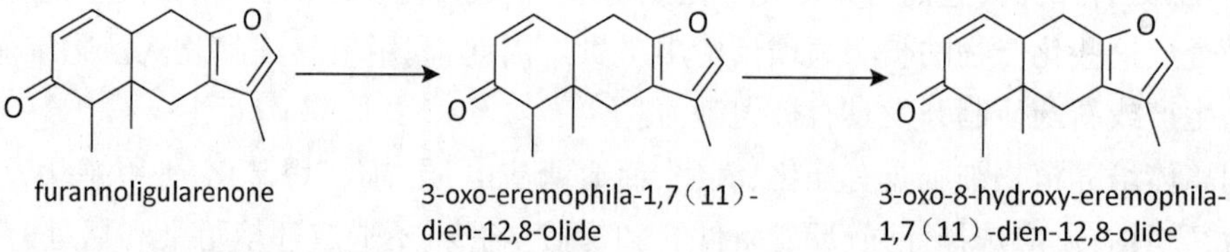

furannoligularenone

3-oxo-eremophila-1,7(11)-
dien-12,8-olide

3-oxo-8-hydroxy-eremophila-
1,7(11)-dien-12,8-olide

图 6 - 6　何首乌毛状根培养对 furannoligularenone 的生物转化

何首乌毛状根悬浮培养体系还可以以对苯二酚(4 - hydroxy phenol)为底物生物合成熊果苷(arbutin),转化率可达 81.45%。

利用毛状根的生物转化功能,还可以产生许多新的化合物,如从茉莉酸甲酯(MeJA)处理的丹参毛状根的转录组数据中对 MYB 转录因子进行了筛选,鉴定出对 MeJA 响应最为强烈的 SmMYB2(图 6 - 7)。该研究发现,SmMYB2 定位于细胞核。此外,通过过表达 SmMYB2,丹参毛状根中的丹酚酸含量提高并且 CYP98A14(丹酚酸生物合成关键基因)表达显著上调,而抑制丹参毛状根中的 SmMYB2 表达则会导致丹酚酸含量降低及 SmCYP98A14 的下调。进一步的双萤光素酶试验和凝胶迁移滞后实验结果表明,SmMYB2 与 SmCYP98A14 启动子中的 MYB 结合基序结合,从而可以在

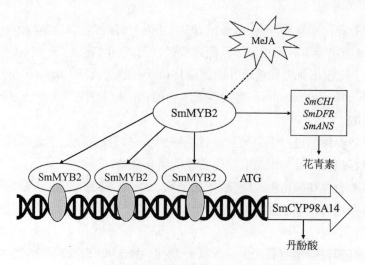

图 6 - 7　SmMYB2 在调控酚酸生物合成中的作用

体内及体外激活细胞色素 P450 还原酶(SmCYP98A14)的表达。该研究还发现了 SmMYB2 对花青素生物合成关键基因 *CHI*、*DFR* 和 *ANS* 表达的促进作用,从而增强花青素积累。

（三）固定化细胞培养体系

1979 年,布罗德利乌斯(Brodelius)首次报道了高等植物细胞的固定化研究。固定化细胞培养就是把植物细胞用琼脂凝胶、海藻酸钙、有机橡胶等包埋后,再用交联剂进行渗透交联处理,提高细胞的通透性的一种培养技术。采用离子交换、聚合、微囊化作用等措施,使细胞内的酶通过氢键、疏水作用力、偶极作用力等吸附在固体支持物上,可以有效地防止胞内酶的渗漏。用于植物细胞固定化的方法有凝胶包埋、吸附、泡沫固定及应用膜反应器等。其中,凝胶包埋法因固定条件温和、方法简单而得以广泛应用。

植物细胞培养的最大问题是培养中的细胞遗传和生理的高度不稳定性。由于细胞间的不一致性,在培养过程中高产细胞系往往出现低产率和产生其他代谢物的情况。固定化细胞培养可以在一定程度上克服这种倾向。与悬浮细胞相比,固定化转化系统有许多优点:固定化细胞能长时间保持细胞活力、可长时间反复使用、抗剪切能力强、耐受有毒前体的浓度高、易于实现高密度培养、转化效率高、后处理难度小等。

但是,固定化细胞培养也存在许多的问题,如大部分情况转化产物可以分泌到细胞外,但仍有少数产物保存在细胞内;与游离细胞相比,转化能力并无太大的改进,甚至可能导致细胞选择性的改变。

迄今,通过植物细胞固定化培养生产次生代谢物的研究已取得了重大进展,如固定化细胞反应器已用于辣椒、胡萝卜、长春花、洋地黄等植物细胞的培养,但在天然药物化学成分生物转化方面应用的研究还鲜见报道。

三、酶生物转化

生物转化反应的实质是一种酶催化反应。微生物及植物细胞组织进行的生物转化最终都要通过各自具有的酶系来实现。由于生物转化反应的多样性,参与的酶也多种多样。利用植物培养体系对天然药物化学成分进行生物转化,其实质是某个酶或多酶体系参与的生理生化反应,与传统的有机合成比较,有其独特的优势。由于外源性底物进入植物细胞后常被多途径代谢,因而形成多种微量转化产物,同时植物细胞自身也会生成大量的次生代谢物,这样给分离带来了较大的困难。利用植物酶进行的生物转化,由于酶本身的特性,生物转化可以定向、定量地进行,且后处理容易。因此,使用植物酶制剂选择性地产生单一或某一类的转化产物是最佳选择。与上述植物来源的生物反应体系相比,以酶为转化体系的制备技术更适合于工业化大生产。但与细胞系统比起来,酶在分离纯化的过程中其活性会有一定的损失。

（一）酶生物转化方法

据酶催化的反应类型,可将酶分为六类,即氧化还原酶、转移酶、水解酶、裂解酶、异构酶和连接酶,其中氧化还原酶和水解酶在中药化学成分的生物转化反应中应用最多。一些从植物中分离出来的以自由或固定状态存在的酶,它们可催化一些重要反应。主要的酶包括木瓜蛋白酶、氧腈酶、环化酶、酚氧化酶、卤化过氧化酶、脂氧酶、细胞色素 P450 单加氧酶,以及 α-氧化酶、崀菪酶 6β-羟化酶和葡萄糖苷酶等,其中区域选择性羟基化、糖基化酶的应用已为改良药物的制备提供了有力的手段。

（二）酶生物转化应用

微生物及其酶已经作为催化剂应用于大规模化学生产,如在精细化学品、药物及高分子材料等领域中的应用。植物细胞中存在的多种参与催化反应的酶,是药物活性成分生物转化所必需的催化剂,能将许多中药化学成分转化为具有较高生物活性的物质。近年来,已有多种催化重要反应的植物酶被分离,如用于合成异羟基洋地黄毒苷(digoxin)的洋地黄毒苷 12β-羟基化酶,用于将莨菪碱(hyoscyamine)转化为东莨菪碱(scopolamine)的莨菪碱 6β-羟基化酶,以及用于紫杉醇半合成的 C10-去乙酰酶、C7-木糖酶等。

水解酶早已经广泛用于中药中苷类成分的提取和结构的研究。由于酶的专属性很强,利用酶催化水解苷键时,所用条件温和,还可以保护糖和苷元的结构不变,也可保留部分苷键得到次级苷,同时可知苷元与糖、糖与糖的连接方式。人参皂苷具有独特的生理和药理活性,在抗癌、抗氧化及延缓衰老方面具有很大的潜力。人参皂苷结构中含有多个糖链,含有不同糖链的人参皂苷生物活性和毒性不同,用化学方法很难实现对其糖基部分的选择性水解。利用酶可以实现人参皂苷糖链的特异性水解,如利用人参皂苷 β-葡萄糖苷酶将人参中含量较高的皂苷 Rb、皂苷 Rc 和皂苷 Rd 等原人参二醇类皂苷转化,得到具有高抗癌活性的人参皂苷 Rh_2。

从经济上来看,酶生物转化最适合用于商业药物的生产,但与细胞系统相比,其应用的关键在于分离过程中酶的活性没有大的损失且能制备出足够量的酶。只有满足上述条件,才能更好地利用酶制剂进行有效和特异的生物转化反应。由于酶在制备过程中或多或少会有一定的活性损失且大量制备难度较大,这在一定程度上限制了酶生物转化在天然药物化学成分生物转化中的广泛应用。我们有理由相信,随着研究的不断深入,这一技术在医药产业上的广泛应用将为期不远。

四、天然药物生物转化与合成生物学

中药的天然活性成分是中药发挥药效的物质基础,也是道地药材形成的关键。但是,天然药物的药用活性成分通常含量较少、提取困难,一直是有待突破的瓶颈问题。合成生物学可以在改造和优化天然表达体系的同时,将动物源和植物源的代谢路径构建到微生物或者植物细胞中,构建出一个微型"细胞工厂",最终实现目标代谢物的异源表达,具有高效性和高选择性。将合成生物学应用于天然药物的生物转化,将会极大推动活性成分合成途径的解析,让天然药物迸发出新鲜活力,实现天然药物资源的合成生物学创新性研究。

"合成生物学"这一名词最早出现于 DNA 重组技术发展的 20 世纪 70 年代。在 2000 年被 Eric kool 重新定义为基于系统生物学的遗传工程,标志着这一学科的正式出现。基于合成生物学的天然药物研究策略主要包括以下五方面:① 天然药物活性成分次生代谢途径的解析;② 生物元件的挖掘、设计与标准化;③ 底盘细胞设计与构建;④ 代谢途径的装配与集成、活性成分的合成及结构鉴定;⑤ 代谢网络的优化设计与重构。其中,底盘细胞的设计与优化是核心步骤。南京中医药大学谭仁祥教授团队创建了一种基于目标结构引导的微生物合成步骤重组策略,实现了金丝桃素的合成生物学制备,产量达 43.1 mg/L(图 6-8)。此策略无须揭示植物成分的生物合成途径,直接从植物成分的结构出发,通过巧妙编辑微生物合成步骤,用发酵法快速合成植物成分。此外,一些模式植物如烟草和拟南芥等也用来构建天然产物底盘细胞。与微生物底盘相比,由于植物与天然产物的亲缘关系接近,利于天然产物相关基因的正确表达,植物底盘在膜蛋白表达、前体供应、产物耐受、分区化合成等方面具有明显的优势。例如,科学家利用植物底盘在紫杉醇的合成生物学研究中取得进展。将紫杉二烯合酶[taxa-4(5),11(12)-diene synthease]、紫杉二烯 5α-羟化酶(taxadiene-5α-hydroxylase)及其还原酶(cytochrome P450 reductase)导入了本氏烟草体系中,通过叶绿体分区工程化策略,成功实现了 5α-羟基紫杉二烯的合成,产量为 0.9 μg/g 鲜重叶片;通过共强化 1-脱氧-D-木酮糖 5-磷酸合酶和牻牛儿基牻牛儿基焦磷酸合酶基因将紫杉二烯的产量提高 10 倍(至 56 μg/g 鲜重水平),5α-羟基紫杉二烯的产量提高至 1.3 μg/g 鲜重叶片。该研究为复杂天然产物的异源合成提供了一种基于植物底盘的成功案例,所建立的工程化烟草体系,为进一步解析紫杉醇的未知合成途径提供了可能。

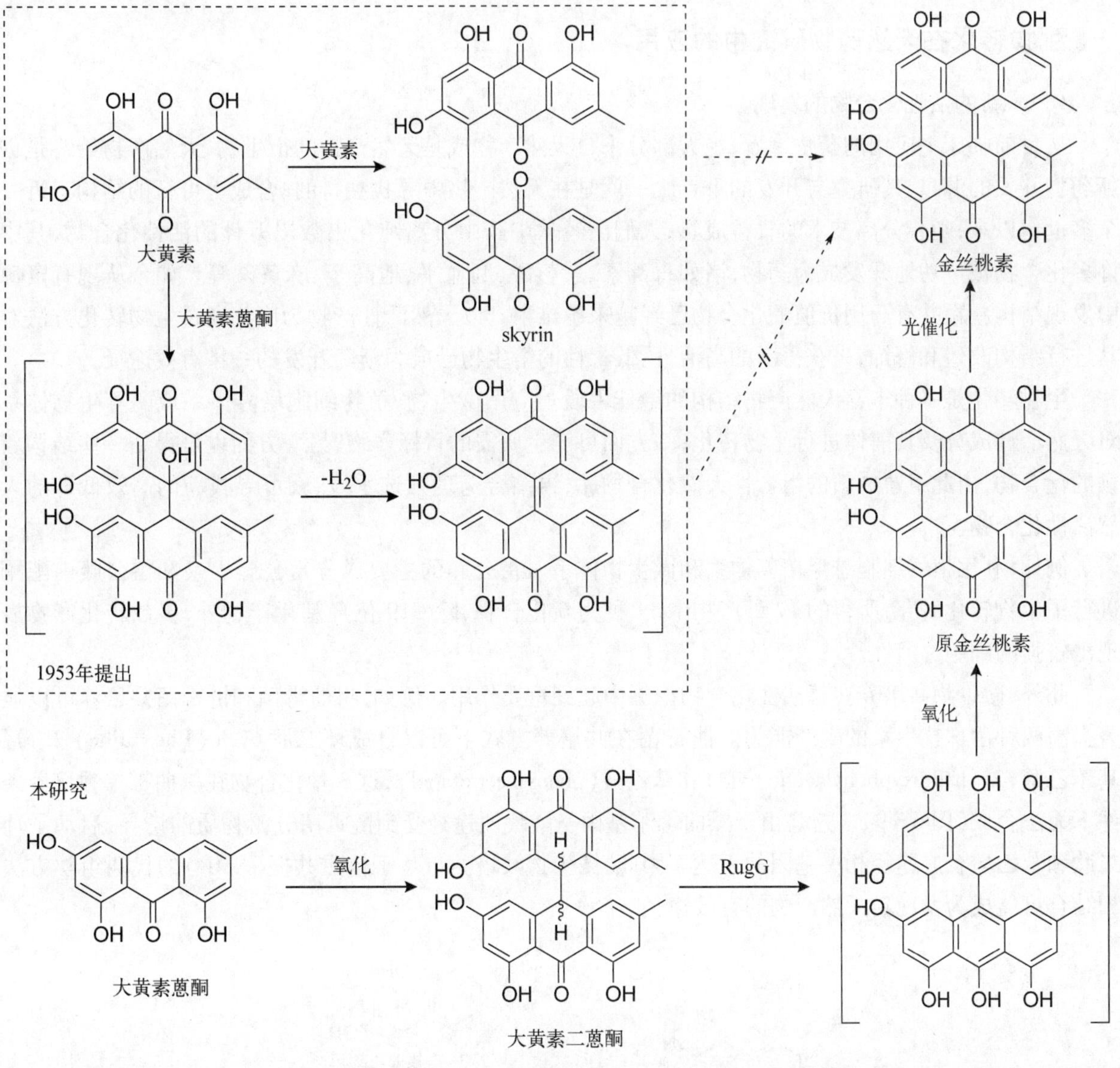

图 6-8 金丝桃素的生物合成

合成生物学已经进入快速发展阶段,突破性成果不断涌现,技术转化与产业应用也初见成效。例如,利用大肠杆菌生产大宗化工材料,摆脱了石油原料的束缚;利用酵母菌生产青蒿酸和稀有人参皂苷,有效促进了新药的研发。结合 DNA 合成、基因编辑、高通量筛选、分子探针、全基因组关联性分析等技术和相关平台的建设,以及政策的支持和投融资的持续活跃,有望进一步推动生物产业及生物经济的发展。

第二节　天然药物化学成分的生物转化

天然药物的活性成分是药物化学家寻找新的药理活性分子的重要来源。用生物转化的方法处理天然药物的化学成分,既可产生新的化合物,又可改造已有的化合物,增加目标产物的产量及克服化学合成的缺点,对更好地发挥药效作用、充分发挥我国的资源优势,开发具有自主知识产权的新药具有十分重要的意义。

一、生物转化在天然药物研究中的应用

（一）新的活性化合物的发现

从目前临床上应用的药物来看,绝大部分来自天然产物或是天然产物的衍生物,天然产物始终是创新药物开发的源泉,其研究与开发的重点之一就是在天然产物中寻找独特的、合成上可行的结构。近一个多世纪以来,随着分离技术的日益成熟,人们已经从中药中分离纯化出数以万计的活性化合物,其中许多化合物被成功地开发成为药物,诸如青蒿素、紫杉醇、利血平、地高辛、麻黄碱等。如今从现有资源中发现结构新颖并有药用价值的化合物已经越来越难了。以天然活性产物为底物通过生物转化方法对其进行结构改造和修饰,来获得新的高活性、低毒性的衍生物已成为新药开发的一条有效途径。

生物转化是一种丰富天然产物结构的绝佳手段。应用微生物、植物细胞培养体系或酶等生物体系对天然活性成分及其前体进行生物转化,一方面可产生所需的目标产物,另一方面也可得到一些结构新颖的化合物,由此组建成新的组合性天然化合物库,再结合药理筛选手段,就可寻找新的高效低毒的天然活性化合物。

例如,利用植物细胞悬浮培养体系和微生物体系对雷公藤的主要成分雷公藤甲素和雷公藤内酯酮进行了生物转化研究,所得的 17 种产物中 11 种为新化合物,除 C19 位羟基化产物外,多数转化产物表现出较强的细胞毒活性。

此外,微生物共培养在新活性化合物挖掘中起到重要作用。例如,将曲霉菌和链霉菌共培养可以显著提高两种菌株抗生素的生产能力。曲霉菌在共培养方式下可以合成环二肽 cyclo(Phe‐Phe) 、2‐羟基苯乙酸(2‐hydroxyphenylacetic acid) 和苯乙酸(phenylacetic acid) ,这 3 种化合物在黑曲霉单独培养条件下无法合成(图 6‐9)。这是由于黑曲霉苯基丙氨酸代谢途径受到链霉菌分泌物质的诱导,启动了环二肽和苯乙酸合成途径相关基因的表达。因此,微生物共培养与基于核磁共振(NMR) 的代谢组学方法相结合可能成为发现新天然产物的有效途径。

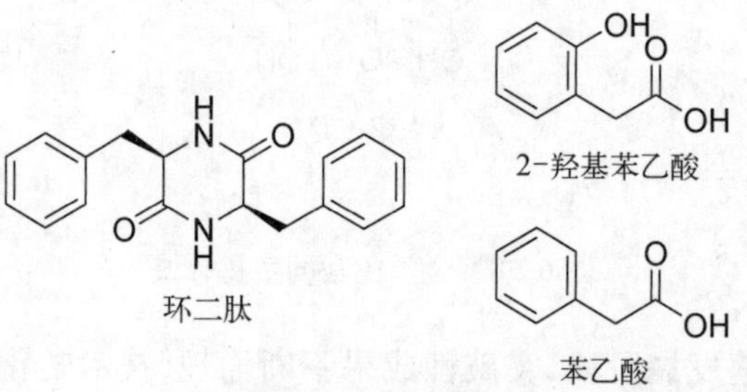

2‐羟基苯乙酸

环二肽

苯乙酸

图 6‐9　曲霉菌和链霉菌共培养产生的 3 种新化合物

（二）改善中药化学成分的性质

中药中含有的许多化合物被成功地开发成为药物,如利血平、地高辛、青蒿素、麻黄碱、紫杉醇等。但很多中药活性成分由于药理作用不显著、毒副作用大、水溶性差等原因极大地限制了它们的广泛应用。利用传统的化学转化法对其进行结构修饰,存在收率不高、某些反应难以进行的不足,且大量化学试剂的使用会带来溶剂的残留和环境污染等问题。利用生物转化术可将一些天然产物的、与活性成分生源关系相近或结构类似的、无效成分或低活性成分结构转化,改善其性质,从而获得更高活性、低不良反应的目标产物,提高资源的利用和中药产品的附加值。

1. 增强中药化学成分活性　通过对中药中有效成分进行修饰,可以获得更为有效的成分以提高治疗效果。例如,淫羊藿苷有增强内分泌、促进骨髓细胞 DMA 合成和骨细胞生长的作用。研究表明低糖基淫羊藿苷和淫羊藿苷元活性均明显高于淫羊藿。利用曲霉属霉菌产生的诱导酶水解淫羊藿苷可制得低糖基淫羊藿苷和淫羊藿苷元,且转化率高。

青蒿素是我国从中药中自主开发的抗疟药物,青蒿素类成分的活性与其水溶性有关。我国药学研究人员已经分别利用微生物生物转化技术在青蒿素及其衍生物蒿甲醚结构中引入了羟基,而其抗疟作用活性中心过氧桥并未发生任何改变,这在有机合成中是较难做到的。利用灰色链霉菌 *Streptomyces griseus* 可在青蒿素及其衍生物蒿甲醚结构中引入羟基,得到 9α-羟基青蒿素,而其抗疟作用活性中心过氧桥并未发生任何改变。体外抗疟实验表明该化合物具有抗恶性疟原虫(plasmodium falciparum)的作用,这在有机合成中是较难做到的,对新药的开发具有重要的现实意义。此外,利用黄曲霉 *Aspergillus flavus* 能够将青蒿素转化为脱氧青蒿素,且脱氧青蒿素的生物活性可为新型抗菌药物的设计提供初步依据。

2. 降低中药化学成分毒性　通过生物转化对化学成分进行结构修饰,可以降低中药有效成分的毒性。例如,强心甾类化合物是一类能够有效治疗心力衰竭的重要天然产物。强心甾类化合物 C3 位的糖基化,可以显著降低毒性并提高其生物活性,对强心甾药物的临床开发和应用具有重要意义。研究者确认了来源于药用植物牛角瓜中糖基转移酶 UGT74AN2 的催化功能,发现 UGT74AN2 能够高效催化不同结构的强心甾进行 C3 位糖基化修饰(图 6-10)。

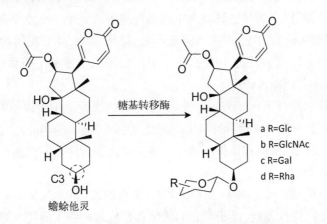

图 6-10　糖基转移酶对强心甾的生物转化

雷公藤二萜具有多种显著的生理活性,但由于肾毒性大,其临床应用一直受限制。黑曲霉(*Aspergillus niger* AS3.739)能较完全地转化雷公藤内酯酮,转化产物分别为 17-羟基雷公藤内酯酮、5α-羟基雷公藤内酯酮和雷公藤甲素。药理活性的研究发现它们的细胞毒性都小于原来的转化底物,这正是临床上使用雷公藤类药物所需要的。

3. 提高中药化学成分的生物利用度　中药活性成分的体内外药效学活性差异较大,其中一个重要因素是其在体内吸收不好,导致生物利用度太低。利用生物技术实现天然结构复杂活性化合物的结构修饰,对提高这类成分的生物利用度,进而实现产业开发具有重要意义。

中药化学成分经生物转化后其理化性质常常发生显著的变化,因此可以用生物转化反应来提高某些活性成分的生物利用度。例如,以黄酮苷为代表的糖苷类化合物,通过糖基化修饰有助于其在人体中的吸收和代谢,提高生物利用度,充分发挥其药理活性。因此,高效合成该类化合物有重大意义。研究人员为糖基化黄酮醇的高效合成提供了一条可行的道路,并指导了糖基转移酶的半理性设计,即通过改变酶结构中的特定区域来改善酶的活性,利用植物来源的酶促进植化产品的糖基化修饰,实现植化单体开发与利用(图 6-11)。

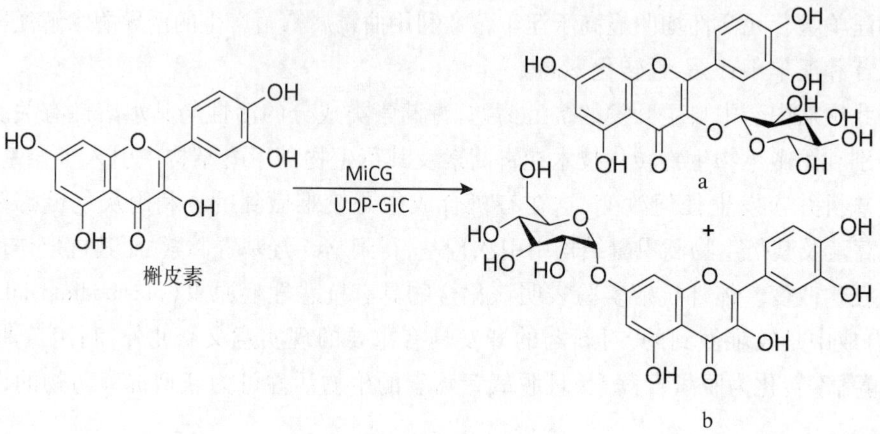

图 6-11 糖基化槲皮素(a/b)

（三）用于天然药物化学成分体内代谢过程的研究

真菌和哺乳动物均为真核生物，主要生理功能和涉及的酶系较为相似，真菌对药物的代谢结果与哺乳动物具有很大的相似性。Smith 和 Rosazza 在 1974 年提出了"哺乳动物药物代谢的微生物代谢模型"理论。该理论创造性地提出了利用微生物转化系统来研究哺乳动物药物代谢情况。"微生物代谢模型模拟哺乳动物体内药物代谢"已成为生物转化在中药活性成分研究中一个重要研究方向。

利用微生物转化模型制备体内代谢产物具有成本低、操作简单、易于控制和调节、可以得到足够量的代谢产物用于活性研究等特点。因此，该项技术完全可以用来辅助鉴定药物代谢中的微量乃至痕量的代谢产物，并可以大量制备以深入研究。

乌头碱在人肠内的脆弱拟杆菌(*Bacteroides fragile*)在磷酸缓冲液中可以被转化为苯甲酰乌头原碱(benzoylaconine)和 C8 位上的乙酸被脂肪酸取代的脂类生物碱(lipoaconitine)。分析结果证实这些脂肪酸来源于脆弱拟杆菌。同样地，使用其他肠内细菌与乌头碱厌氧温孵培养也能产生相应的脂类生物碱，脂肪酸也来自所使用的细菌。

肠道菌群产生的脱氧胆酸(deoxycholic acid, DCA)及石胆酸(lithocholic acid, LCA)是两个对调节人体代谢具有重要影响的次级代谢物，由于对它们的生物合成过程的了解还不够完整，且缺乏有效修饰产生菌的基因工具，致使调控宿主中胆汁酸的代谢变得十分困难。斯坦福大学研究人员通过对胆汁酸 7α-去羟基化的代谢通路进行分析确认，并将其在异源肠道菌种中实现了异源表达，不仅为理解和调控胆汁酸的代谢途径提供了重要参考价值，也为研究肠道菌群中其他代谢通路的异源表达及调控提供了经验。

（四）用于天然药物有效成分的制备和生产

生物转化为天然药物有效成分的生产提供了新的技术平台。由于天然药物有效成分往往含量低、资源有限，利用生物转化技术可通过对一些与有效成分生源关系相近或结构类似的无效成分，以及低活性成分进行转化制备成高活性成分，以提高资源的利用度。

京尼平（图 6-12）是环烯醚萜类成分，在抗肿瘤、治疗肝硬化等方面疗效显著。利用高产 3-葡萄糖苷酶菌种制备游离细胞和固定化细胞，在温和条件下可将京尼平苷转化为京尼平，转化率高达 98%。这种微生物转化法安全、高效，产品纯度高，是生产京尼平的一种新方法。

天然产物中微量高效成分的研制开发一直是困扰医药产业界的核心问题，利用生物转化技术可将天然产物中的高含量成分转化成微量高活性成分，因此能有效提高微量成分的含量，使其达到产业化的要求。例如，从微生物中分离得到一种人参皂苷葡萄糖苷酶，可以改变人参中含量较高的二醇组皂苷 Ra、皂苷 Rb、皂苷 Rc 和皂苷 Rd 等糖基，使之定向转化为具有较强抗肿瘤活性的人参稀有皂苷 Rh_2，纯度大于 90%。

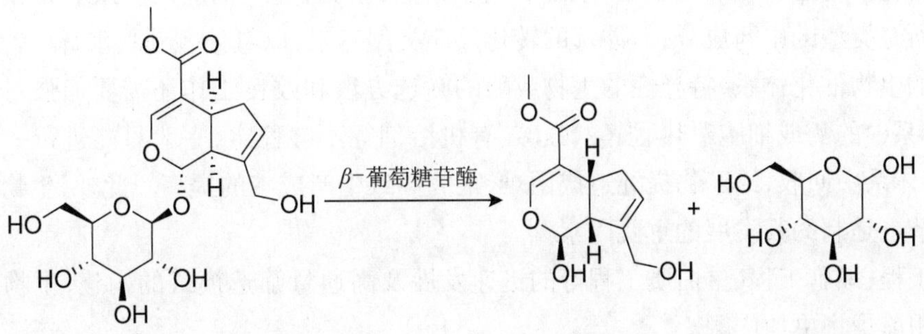

图 6-12　京尼平苷的生物转化

　　紫杉醇在植物红豆杉中的含量极低,树皮中的含量仅为 0.01%~0.07%;而红豆杉生长缓慢,资源匮乏,因此严重限制了紫杉醇的开发应用。微生物可以对紫杉烷类化合物结构中的酰氧基进行选择性水解,利用微生物转化进行紫杉醇的半合成,将红豆杉中几种紫杉烷进行水解,可使紫杉醇的关键半合成中间体 10-去乙酰基巴卡亭Ⅲ的产量提高 4~24 倍。

　　喜树碱(camptothecin)是一种新型抗肿瘤单萜吲哚生物碱,喜树碱及其类似物在抗癌方面的使用量和市场价值仅次于紫杉醇,是第二大木本抗肿瘤药物。由于具有较高的药用经济价值,喜树碱及其衍生物的生物合成和化学合成成了近年来研究的热点和难点问题。研究人员发现了两种喜树细胞色素 P450 单加氧酶,可以特异性催化喜树碱的 C10 和 C11 位氧化,并使用新的酶来生产一套抗癌药物,包括拓扑替康(topotecan)和伊立替康(irinotecan),见图 6-13。

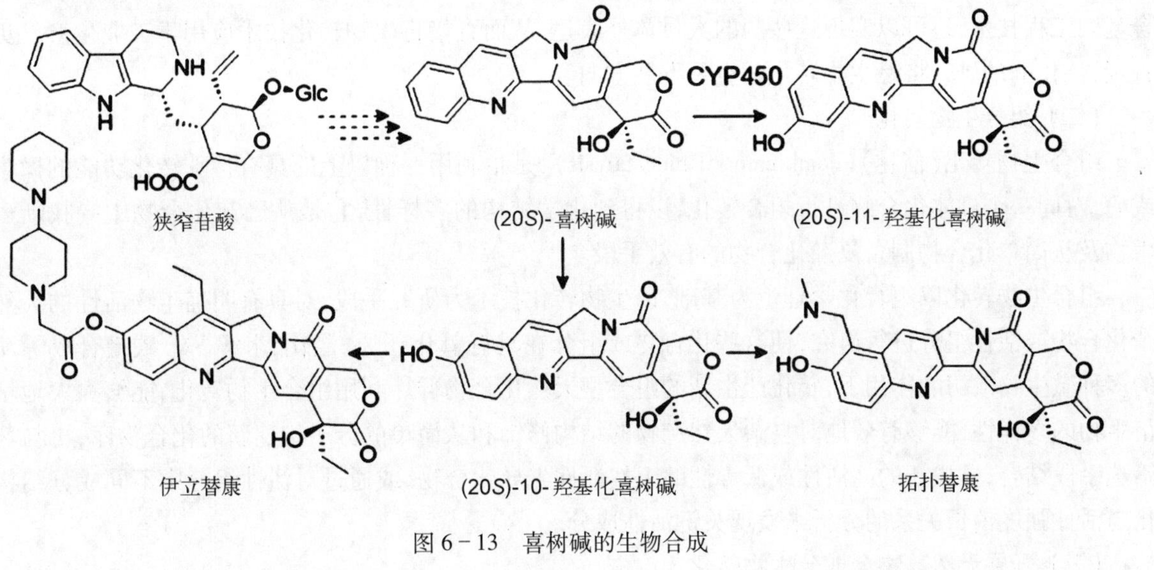

图 6-13　喜树碱的生物合成

二、中药化学成分生物转化研究现状及发展趋势

　　我国天然药物化学成分生物转化方面的研究尚处于起步阶段,近年来发展迅速。现已较为系统地研究了青蒿素、紫杉烷、蟾蜍甾烯、雷公藤内酯、莪二酮、甘草次酸、吴茱萸碱等数十个天然药物活性化合物的生物转化,并取得了不小进展,但绝大部分研究工作仍停留在实验室阶段,缺乏实现工业化生产的范例,且原始创新项目偏少。

现有生物转化技术还存在一些不足,限制了其在天然药物研究中的应用。虽然转化的研究对象已经包括了几乎所有类型的中药成分,但涉及的转化反应类型有限,以氧化、还原、水解、转换反应居多,因此仍需开发新的生物催化体系;特异性的生物或酶的筛选方法和改良工作还需要加强对转化反应机制的研究;生物体系中的酶或细胞对热、强酸、强碱、有机溶剂等不够稳定,一般只能进行一次性的生物转化,难以从反应体系中回收,给产物提纯造成困难,最终导致生产成本的提高。此外,生物转化与药理筛选工作严重脱节也是制约其发展的重要因素。

随着基因工程、细胞工程、蛋白质工程等的迅速发展及高通量筛选模式的构建,生物转化技术在天然药物中的应用前景将更加广阔。

（一）基因工程在生物转化中的应用

由于缺乏高效的特异性生物或酶的筛选方法,在现有中药化学成分生物转化研究中微生物或植物细胞的选择有一定的随机性,因而使得生物转化效率受到了相当大的限制。基因工程与生物转化技术的结合为解决上述不足提供了新的思路。

基因工程是近年来生命科学的研究热点,它在微生物转化方面的应用也越来越广泛。通过酶合成基因可以构建基因工程菌,将几步中间体合成所需的转化酶基因,导入到同一个工程菌中进行表达,这样就可将原本需要几种转化体系连续转化的繁杂过程缩短,一步转化反应即可获得产物。此外,对于某个有意义的转化反应,可利用基因工程手段改造野生菌株或直接对转化酶基因进行改造,以提高转化率或减小底物特异性,这也是非常有前景的研究方向。

在最近的研究中,美国学者利用工程菌将 amorpha - 4,11 - diene 定向转化为青蒿酸,而后者是合成青蒿素的重要前体化合物。该研究方向主要集中在对于生物催化关键酶的深入研究,其中包括酶纯化技术、细胞固定化技术、非水体系生物转化技术、基因工程技术等。

迄今已有多种催化重要反应的酶被分离出来,酶的制备和纯化困难是制约其广泛应用的瓶颈。结合基因工程技术,还可以实现这些酶的大量体外表达,从而直接将生物转化技术应用于工业生产。毋庸置疑,催化酶的研究将是生物转化的重要发展方向。

（二）组合生物转化

组合生物转化（催化）（combinatorial biocatalysis）,是指利用一种以上的具有特殊转化功能的微生物或酶,对同一个母体化合物进行组合转化,以得到化学结构的多样性,它是从已知化合物中寻找新型衍生物及从简单化合物制备复杂化合物的有效手段。

组合生物转化以组合化学理论为基础,以生物转化技术为研究手段,对具有明确生物活性的天然复杂化合物或活性组分进行研究,使这些化合物或组分在具有氧化还原、羟化、水解、碳-碳键合成等功能的多种微生物或酶的作用下,转化产生新的组合型天然化合物群。利用组合生物转化,能够大大地增加衍生物的多样性,能够有效地对复杂天然产物的结构修饰和从简单的分子构建新的化合物库,再与药理筛选手段结合,寻找新的高活性或低毒性的天然活性先导化合物,或通过对活性组分中不同成分结构变化与活性强度消长关系的分析来发现关键活性成分。

（三）开展天然药物全成分生物转化

目前,天然药物化学成分生物转化研究尚以单一化合物的转化研究为主,其研究思路通常是先将单一成分提取出来,经生物转化后,寻找新的化合物,然后对其活性进行筛选,确定是否有深入研究价值。这种研究思路存在一定的局限性,不仅不符合中药药效作用多成分的特点,也不利于将天然药物中的一些无活性的成分转化成活性成分。

天然药物全成分生物转化是指将天然药物中的多种成分加入生物转化体系中,利用生物转化体系中的生物催化剂（如酶、微生物、动植物细胞）对所加入的多种成分同时进行生物转化,对天然药物中的多种成分进行结构修饰,以期提高已有的活性、降低毒副作用、产生新的活性成分,发挥天然药物多成分的整体协调作用。

开展天然药物全成分生物转化可以为天然药物深加工提供有效的方法,为药物合成提供新途径,为天然药物代谢机制研究提供模型,有助于发挥我国传统医药的理论和生物资源丰富的优势,特别是复方多成分的综合效应和整体疗效。同时,天然药物全成分生物转化反应条件温和,容易控制,易于规模的放大,适合药物的工业化生产,成为生产某些天然药用成分的又一途径。

天然药物全成分生物转化研究在我国已逐步开展,但尚未取得突破性进展,今后需加强中药多成分的整体协调作用机制、新型生物催化剂定向筛选、生物转化机制、生物转化过程的优化与放大等方面的研究。

总之,天然药物化学成分生物转化是生物技术、中药化学乃至药物代谢学等内容相结合,涉及多学科、多领域的交叉发展,为中药科研工作带来了新的机遇与挑战。天然药物活性成分的生物转化研究在国内虽然属于刚刚起步,但随着相关学科的发展和科研成果的不断涌现,这一技术必将在天然药物活性成分的开发与利用等领域发挥更加重要的作用。

第三节 天然药物化学成分的生物转化反应

一、羟基化反应

羟基化反应是生物转化的主要反应类型之一,具有很高的区域选择性和立体选择性。羟基化反应是中药化学成分生物转化中最常见的反应。羟基化反应可在底物分子的不同位置立体专一性及立体选择性地引入含氧基,通过选择性加羟基作用,可以将化学性质不活泼的 C—H 键激活,从而在该位点进行一系列的化学反应,而传统有机化学合成很难进行这样的直接羟基化反应。

羟基化的微生物转化技术已成为甾体类药物或其中间体合成路线中不可缺少的关键技术。在甾体母核的 4 个环上有许多相同的亚甲基,在羟基化反应时,常规化学反应是无法区别的。而微生物或植物细胞的羟基化酶则能对某个环上的亚甲基进行羟基化(区域选择性),或者将该亚甲基中的某个氢催化成 α -羟基或 β -羟基(立体选择性)。微生物及其酶体系能够在甾体化合物的 C1~C21 位和 C26 位进行羟基化,以提高其生物活性和制备中间体。

C19 - OH 是一些天然存在的生物活性类固醇的独特特征,但 C19 - OH 类固醇在自然界中通常含量较低,这严重阻碍了其生物学和医学研究。王军林发现对脱氧可的松的 C17 - OH 进行乙酰化可以显著提高酶的特异性和效率(转化率从 20.3%提高到 80%),允许以可扩展的方式形成 C19 - OH -脱氧可的松(图 6 - 14)。

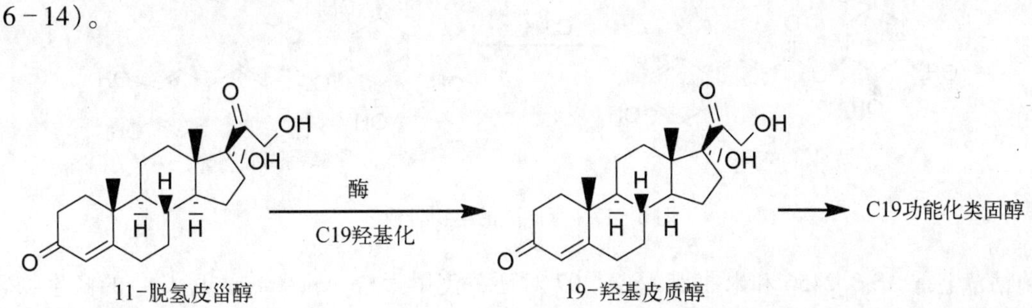

图 6 - 14 甾体化合物的酶促 C19 位羟基化反应

手性醇被用作多种多步手性合成的中间体。利用氧化还原酶对前手性底物进行不对称转化已成为化学途径生产高纯度手性中间体的替代方法。特别是氧化还原酶被广泛应用于催化前手性酮不对称还原成相应的醇。表达双功能融合酶的重组大肠杆菌 Rosetta（DE3）菌株，Lb－ADH 催化前手性酮还原为（R）-醇，而 Cb－FDH 催化辅因子 NADH 的再生，可实现高效的全细胞催化前手性羰基化合物合成手性醇（图 6－15）。

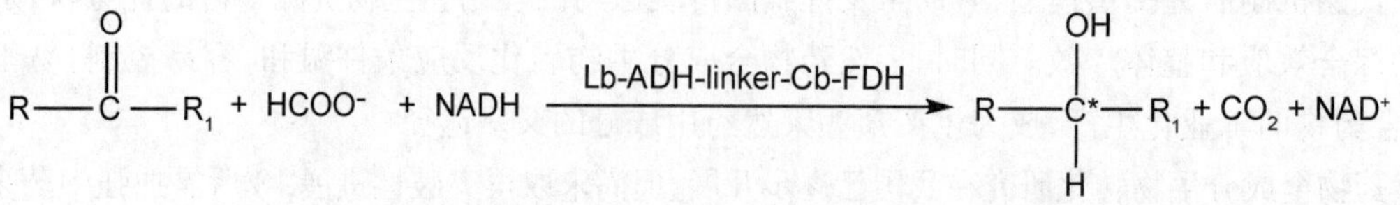

$$R-\overset{\overset{\displaystyle O}{\|}}{C}-R_1 + HCOO^- + NADH \xrightarrow{\text{Lb-ADH-linker-Cb-FDH}} R-\overset{\overset{\displaystyle OH}{|}}{\underset{\underset{\displaystyle H}{|}}{C^*}}-R_1 + CO_2 + NAD^+$$

图 6－15　用双功能融合酶生产手性醇

在类固醇激素中，脱氢表雄酮（dehydroepiandrosterone，DHEA）是人体血液循环中含量最多的肾上腺激素，其羟基衍生物起着重要作用，而最有前途的药物是 7－羟基脱氢表雄酮。甾体化合物的生物转化是在失活位置获得羟基衍生物的一种简单方法。例如，球孢白僵菌仅在 C7 位提供羟基化作用（图 6－16）。

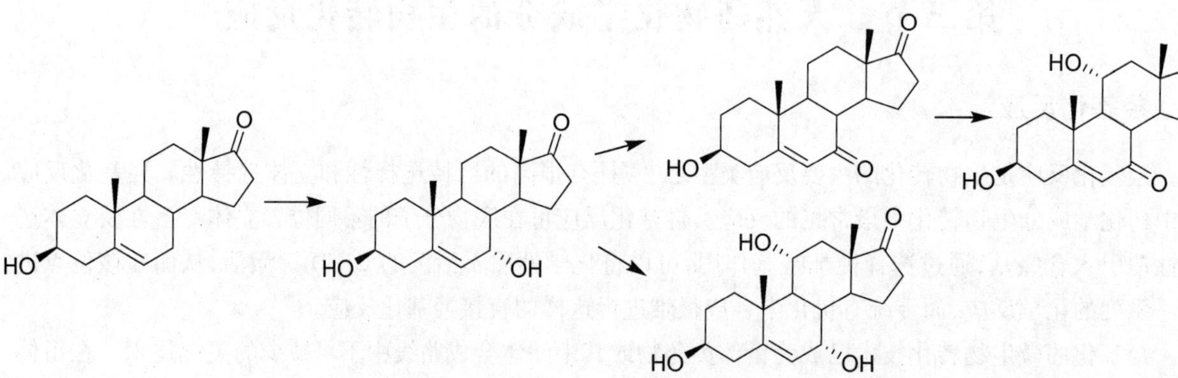

图 6－16　球孢白僵菌培养基中 DHEA 的转化

桑叶（*Morus alba* L.）以绿原酸（chlorogenic acid，CGA）为主要生物活性成分，具有较高的药用价值。在 CGA 生物合成途径中，以对香豆酰奎宁酸为原料，3′羟化酶（C3′H）羟化合成 CGA（图6－17）。

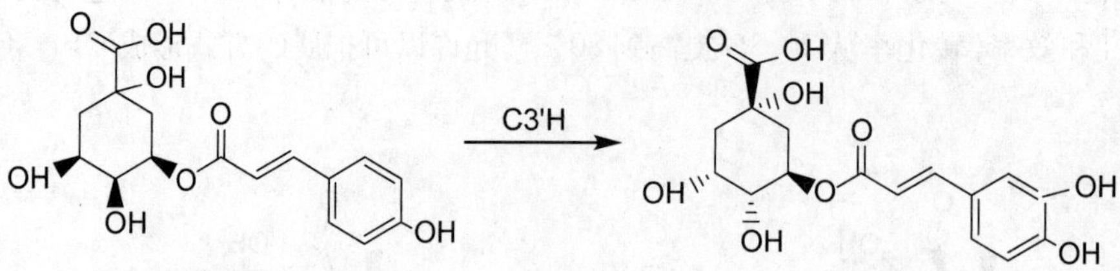

p-库马洛尔喹酸　　　　　　　　　　　绿原酸

图 6－17　绿原酸的生物合成

真菌枯草毛霉 AS 3.2456 和米曲霉 AS 3.407 对环黄芪甲素（cycloastragenol，CA）的微生物转化产生了 19 种代谢产物。通过大量的核磁共振和高分辨质谱数据分析，确定了它们的结构，其中 6 个为新化合物（图 6－18）。这两株真菌表现出不同的生物催化特性。枯草杆菌能催化羟基化和羰化反应。米曲霉主要催化羟基化、乙酰化和扩环反应。这些高度特异的反应很难通过化学合成实现，特别是在温和的条件下。

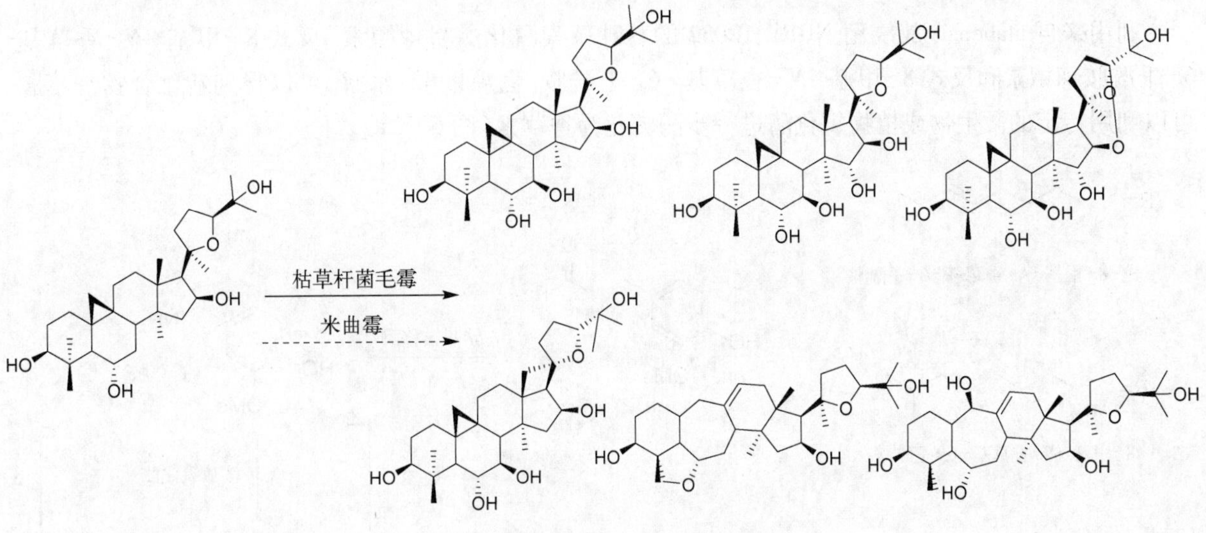

图 6-18 环黄芪甲素(CA)的微生物转化

二、苷化反应

在生物转化过程中,糖苷化是生物体对于外源性物质的一种脱毒反应(detoxification),通过糖苷化可以降低疏水性物质对细胞膜的刺激,从而起到自身防御作用。苷化反应可以使许多外源化合物的理化性质与生物活性发生较大的变化,它可以促使水溶性不好的化合物转变为水溶性化合物。苷化反应主要有两种:一种是在羧酸和糖之间发生酯化反应;另一种是羟基和糖之间的苷化反应。

苷化反应多见于以植物细胞和器官为反应体系的生物转化反应中,如人参毛状根培养物通过间羟基苯甲酸的苷化反应,可将间羟基苯甲酸转化间羟基苯基-D-吡喃葡萄糖苷(图6-19)。

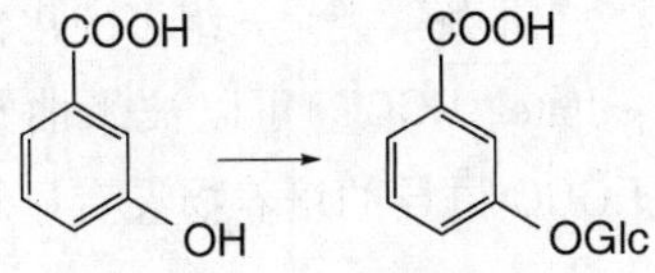

图 6-19 间羟基苯甲酸的苷化反应

三、水解反应

酶用于苷类化合物的水解早在中药化学研究中广泛使用。酶对苷键的水解反应具有条件温和、高专属性的特点。生物转化除能水解苷键之外,还能对酯键进行水解反应,生物转化中水解反应的特点在于它具有化学反应无法比拟的高度区域性或立体选择性。

例如,异槲皮苷是一种罕见的天然成分,具有多种生物活性,橙皮苷酶催化芦丁水解制取异槲皮苷是可行的(图6-20)。

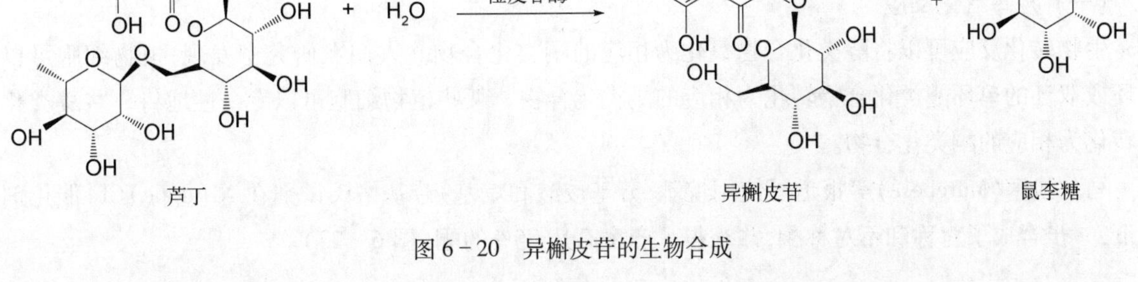

图 6-20 异槲皮苷的生物合成

利用来自 utahensis 放线菌 NRRL 12052 的棘球菌素酰化酶将辣椒素(反式 8 -甲基- N -香草基-6 -壬酰胺辣椒素和反式 8 -甲基- N -香草基- 6 -壬酰胺-氢辣椒素)水解,可以得到新化合物香草胺。可以利用特定的微生物或植物氧化酶进一步酶转化为香草素(图 6 - 21)。

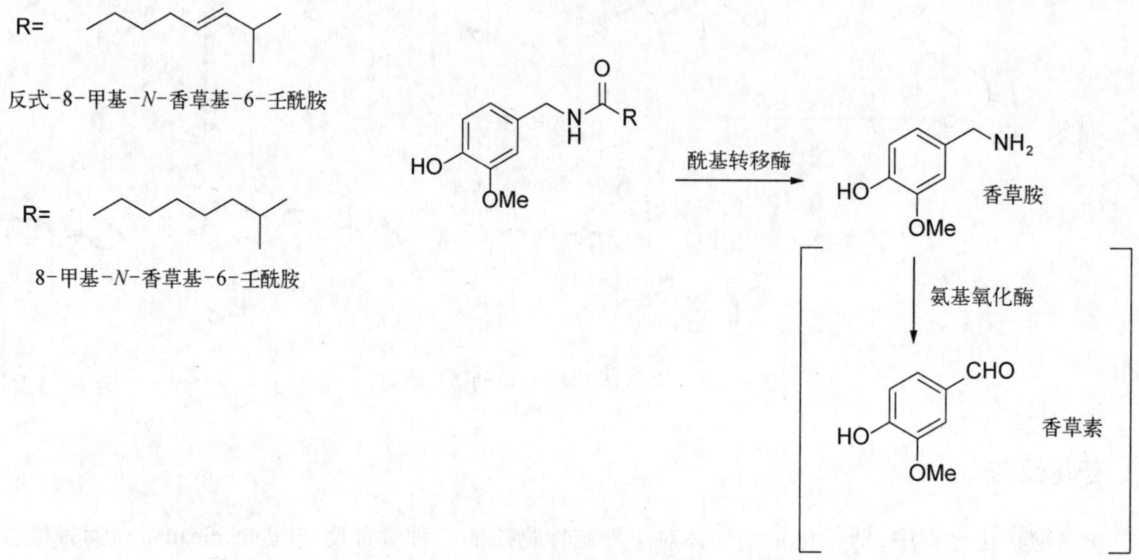

图 6 - 21 两步酶法转化为香草素

儿茶素类是一组多酚化合物,是一种具有有益生物活性的抗氧化剂。表没食子酸盐(epigallocatechin gallate, EGCG)可以被米曲霉的水解酶降解为表没食子儿茶素(epigallocatechin, EGC)。然而,没有 EGCG 诱导的培养物没有显示任何 EGCG 水解性(图 6 - 22)。

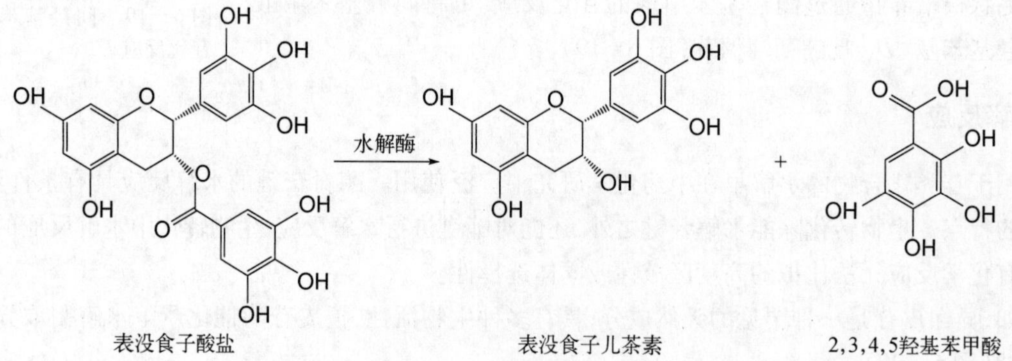

图 6 - 22 EGCG 的酶水解

四、氧化反应

(一) 羟基氧化反应

生物转化反应可以将醇类化合物氧化为相应的酮类化合物。人们在研究中发现,植物细胞可以将单环或双环的单环醇类化合物转化为相应的酮类化合物。某些植物细胞可以专一性地将一些醇类化合物转化为相应的酮类化合物。

马尔凯塞(Marchese)等报道了使用烷基/芳基羧酸和烷基/芳基格氏试剂在 Ni(dppe)Cl₂ 催化剂存在下,一步合成了对称和不对称酮,并获得了产率高达 75% 的酮(图 6 - 23)。

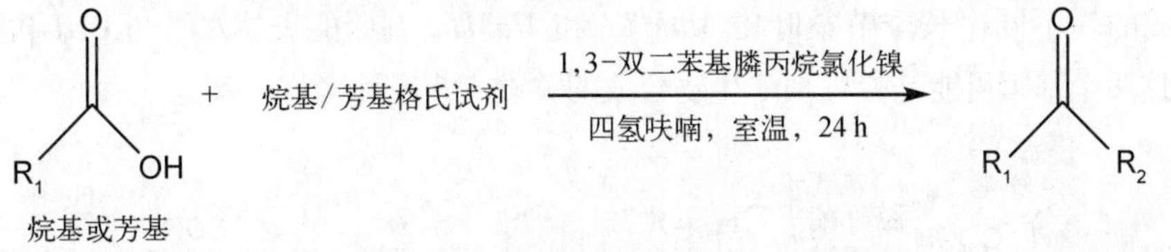

图 6-23 对称和不对称酮的羟基氧化反应

（二）环氧化反应

来自日本曲霉的非血红素铁（Aj_EasH）是一种最近发现的酶，参与了天然产物环棒麦角素的生物合成黄素酶（EasA）和 NADPH 依赖的氧化还原酶（EasG）一起工作。这 3 种酶共同催化向环锁骨碱 4 的转化。在这个过程中，Aj_EasH 负责将 EasA 产物的一个 6 元环转化为环锁骨碱 4 中观察到的融合 5-3 环体系（图 6-24）。

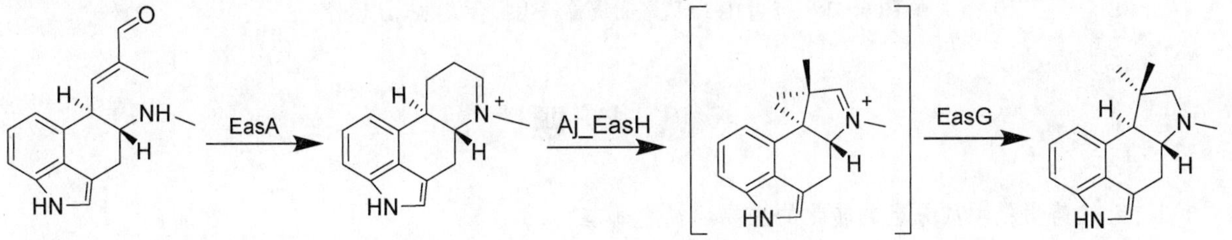

图 6-24 Aj_EasH 催化反应生成环锁骨碱 4

五、甲基化反应

天然药物化学成分结构中含有的羟基可在微生物生物转化中发生甲基化反应。例如，甲基化白藜芦醇类似物显示出与白藜芦醇相似的生物活性，且表现出更好的生物利用度，因为它们更容易转运到细胞中并且更耐降解。一个加入了白藜芦醇生物合成基因和白藜芦醇-O-甲基转移酶基因的单一载体系统用于从大肠杆菌中的酪氨酸开始生产甲基化白藜芦醇（图 6-25）。

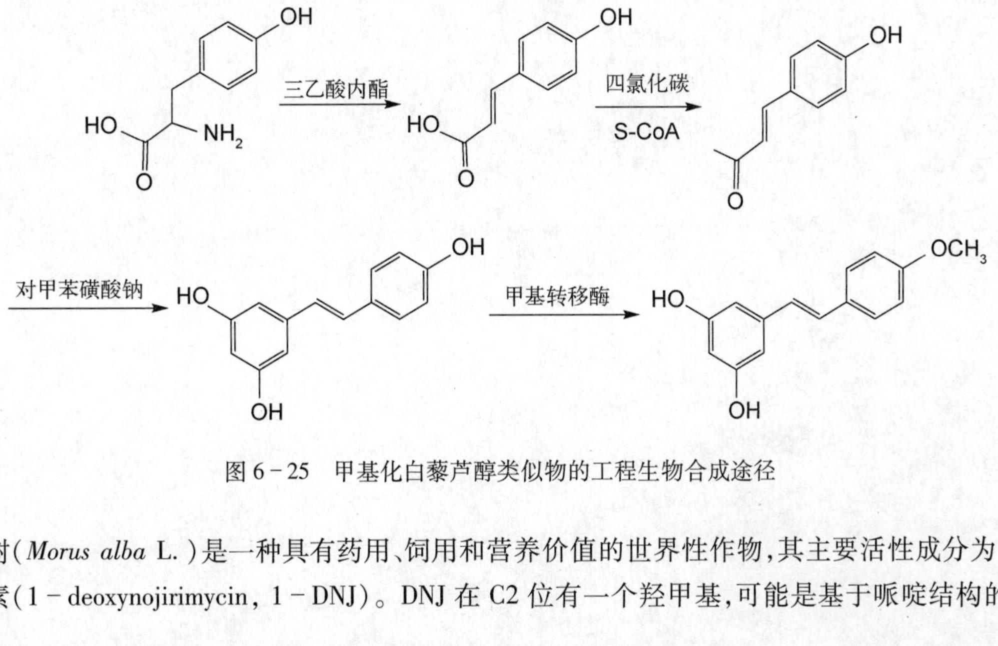

图 6-25 甲基化白藜芦醇类似物的工程生物合成途径

桑树（*Morus alba* L.）是一种具有药用、饲用和营养价值的世界性作物，其主要活性成分为 1-脱氧野尻霉素（1-deoxynojirimycin，1-DNJ）。DNJ 在 C2 位有一个羟甲基，可能是基于哌啶结构的甲基化和羟化修饰形成的。不同生长季节桑叶中 *MaMT1* 和 *MaMT2* 基因的表达水平与 DNJ 含量的变化呈极显著正相关,提示这两个基因可能是参与 DNJ 生物合成的关键 *MT* 基因(图 6-26)。

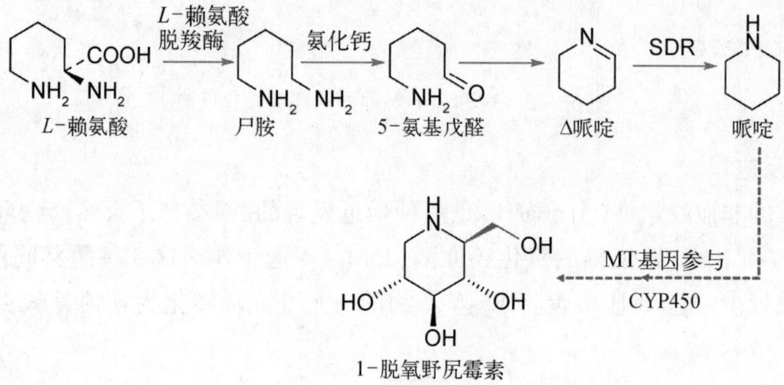

图 6-26　桑叶中 1-脱氧野尻霉素生物合成的拟议途径

思 考 题

1. 天然药物化学成分生物转化的主要途径有哪些?
2. 天然药物化学成分生物转化的研究程序是怎样的?
3. 如何利用生物转化技术提高天然药物的药效和降低毒副作用?
4. 目前制约天然药物化学成分生物转化应用于工业化生产的因素有哪些?

第七章
天然药物有效成分的体内代谢过程研究

第一节 天然药物有效成分的肠道代谢

大多数药物成分在体内吸收入血前都必须经过肠道代谢。隶属于下消化道的肠道是天然药物代谢的主要器官和重要场所。肠道代谢对天然药物成分的药代动力学过程和药理活性的发挥具有十分重要的影响。天然药物成分是以原型还是以代谢物形式产生作用,主要是由肠道代谢过程所决定的。

肠道可以分为小肠和大肠。从解剖学和生理学上,小肠常分为十二指肠、空肠和回肠。大肠是人体吸收水分、维生素和无机盐的重要场所。它可分为盲肠、阑尾、结肠、直肠和肛门。肠道内存在多种对天然药物具有代谢作用的酶。

(1)肠消化酶:由于在强酸性的胃液环境,进入肠道后的胃蛋白酶已失去活性。而具有活性的酶为随着胰液和肠液进入肠道且被激活的酶,主要包括胰淀粉酶、胰脂肪酶、胰蛋白酶、糜蛋白酶、羧基肽酶、核糖核酸酶、脱氧核糖核酸酶、磷脂酶、肠激酶和胆固醇酯酶。另外,在小肠黏膜上皮细胞微绒毛表面的细胞衣中含有几种肽酶和双糖酶,包括蔗糖酶、麦芽糖酶、乳糖酶。药物成分在上皮细胞表面被这些消化酶持续消化,且伴随着小肠绒毛顶端上皮细胞的脱落,这些消化酶也可进入小肠液中。

(2)人肠壁上皮细胞内代谢酶:肠壁上皮细胞从绒毛底端移动到顶端后脱落,这个过程中上皮细胞逐渐成熟,整个过程需要 2~3 天。肠壁中代谢酶主要分布于成熟的上皮细胞内,其中绒毛尖端酶活性最高。不同部位肠壁上皮细胞内代谢酶的分布和活性不同。其中,十二指肠和空肠代谢酶活性较高,回肠开始到结肠的酶活性逐渐下降。人肠壁上皮细胞内代谢酶主要包括尿苷二磷酸(UDP)-葡萄糖醛酸转移酶、硫酸转移酶、乙酰转移酶、酯酶、β-葡萄糖醛酸苷酶、儿茶酚氧化甲基转移酶和细胞色素 P450。

(3)人肠道菌群产生的代谢酶:另外,人体的消化道菌群代谢也主要在肠道进行。肠道菌群大体分为需氧菌、厌氧菌和兼性厌氧菌三大类。肠道菌群从小肠到大肠需氧菌逐渐减少,厌氧菌逐渐增多,总菌群数量则是逐渐增加的。人体肠道菌群能产生多种酶,使进入肠道的药物成分代谢或生物转化。目前发现的常见酶主要包括 β-葡萄糖醛酸苷酶、β-葡萄糖苷酶、β-半乳糖酶、β-鼠李糖苷酶、偶氮还原酶、硝基还原酶、硫酸酯酶等。

一、水解代谢反应

1. 具有酯键化合物的水解 酯键水解是成分代谢中非常常见的反应。而天然药物中含有各种各样的含酯键的天然化学成分。肠壁细胞及肠道中菌群能产生多种酯酶对这类含酯键化合物进行水解代谢,从总体上可使其分子量下降,代谢产物极性增大,进而有利于随尿液排出。

　　绿原酸是中药金银花和山银花的特征性的活性成分。它的结构是由一分子咖啡酸和一分子奎宁酸通过酯键连接起来的。它在肠道中容易被酯酶水解。在肠内容物中,迷迭香酸也可通过酯键水解得到咖啡酸和丹参素(图7-1)。

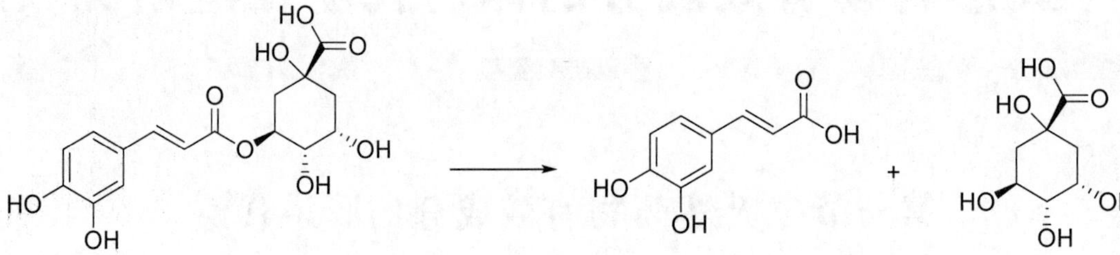

图7-1　绿原酸的水解代谢

　　2. 具有糖苷键化合物的水解　糖苷类化合物是天然药物中非常重要的一类成分。很多天然药物的有效成分和特征性成分都是糖苷类化合物。它由非糖部分和糖通过苷键连接而成,苷中的非糖部分称为苷元或者配基。根据苷键上的原子不同可分为氧苷、氮苷、硫苷和碳苷。肠道菌群产生的β-葡萄糖苷酶、β-鼠李糖苷酶、葡萄糖醛酸苷酶、酯酶等可使许多含有苷键、葡萄糖醛酸结构、酯键的天然有效成分发生水解。例如,天麻中的天麻苷、红景天中的红景天苷、牡丹皮中的丹皮苷、秦皮中的七叶苷,这些天然有效成分均属于含氧苷的化合物。值得注意的是,如果苷元是以羧基和糖的端基碳进行缩合得到的苷,则叫作酯苷。

　　而天然存在的碳苷类成分的结构相对稳定,如葛根素、芦荟苷等,可被一些特殊肠道菌群所产生的酶进行水解。这些水解反应是有效成分在肠内菌群作用下的主要生物代谢方式,且一般具有特异性。

　　京尼平苷与人肠内菌温孵10 h以上,可发现两个转化产物京尼平苷元(genipin)和京尼平碱(genipinine)(图7-2)。用苦杏仁β-葡萄糖苷酶在氯化铵存在下,与京尼平苷温孵4 h,京尼平苷被完全水解,也可检出京尼平苷元和京尼平碱。

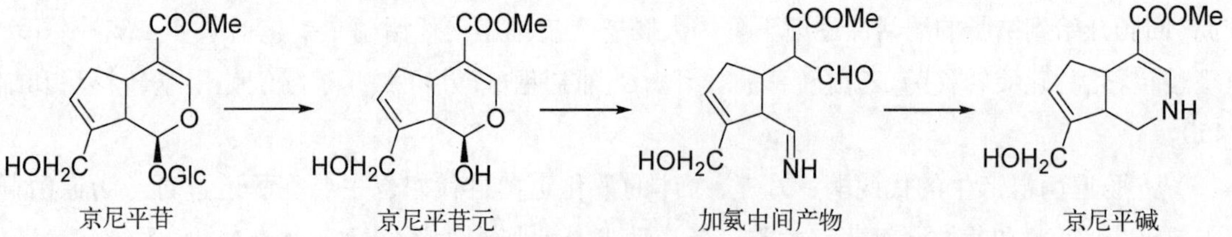

图7-2　京尼平苷的肠内转化

二、氧化代谢反应

　　胆汁酸分泌进入十二指肠、空肠之后,再进入回肠,其中有95%以上会被肠道重吸收。大肠内细菌对胆酸的代谢,也影响了小肠对胆酸的吸收。胆酸代谢的主要途径有脱共价结合物残基、脱羟基,特别是7α-羟基,以及羟基部分脱氢成酮等。在厌氧培养环境中,简单节杆菌 Arthrobacter simplex(ⅡCB 227)可将胆酸代谢为多种化合物见图7-3。

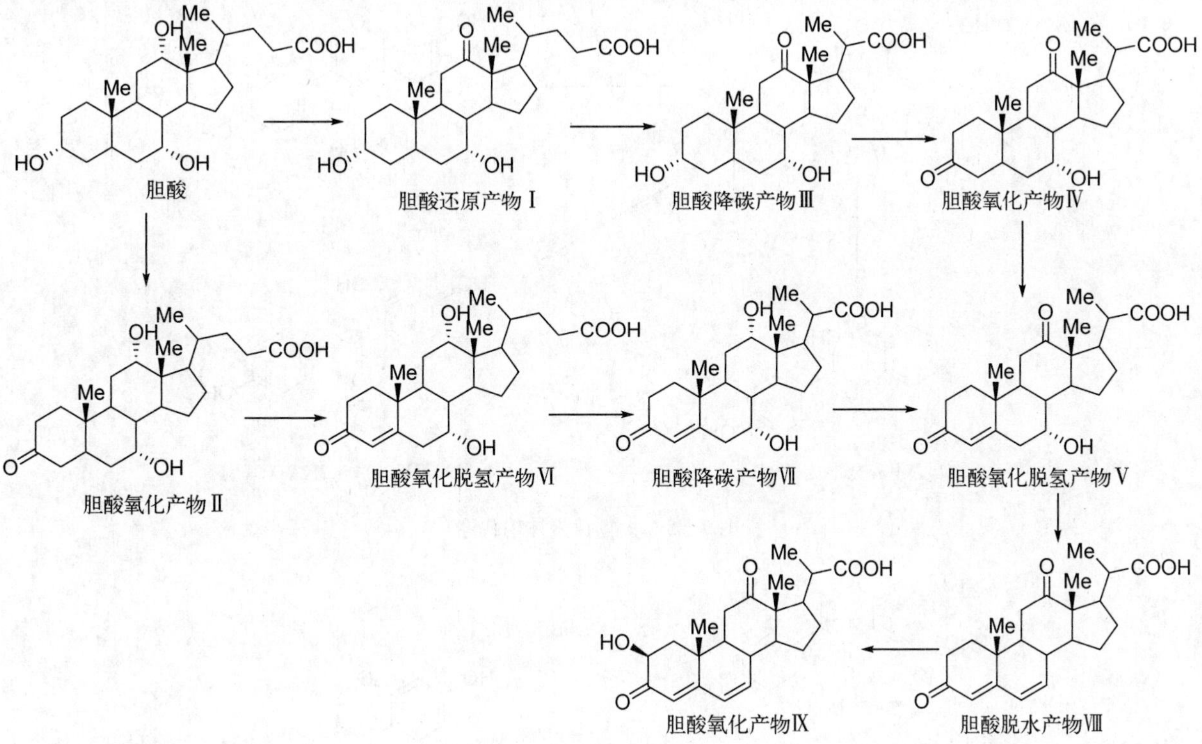

图 7-3 胆酸的代谢途径

三、还原代谢反应

在人体肠内环境中,肠道菌群可产生的在肝脏中所没有的酶,可对天然化学成分进行加氢还原代谢,其对象主要针对含双键和硝基等官能团的天然化合物,如不饱和脂肪酸类、苯丙素类。苯丙烯酸类成分可被还原成相应的丙酸类衍生物。伞形花内酯与大鼠盲肠菌丛共孵育,内酯开环同时双键也被还原,进而生成 2,4-二羟基苯丙素。

肠道菌群产生的硝基还原酶和亚硝基还原酶可使硝基类化合物转化成相应的胺类化合物(图 7-4)。而且这类还原酶只在存在于肠道中。例如,马兜铃酸可还原转化成马兜铃内酰胺。

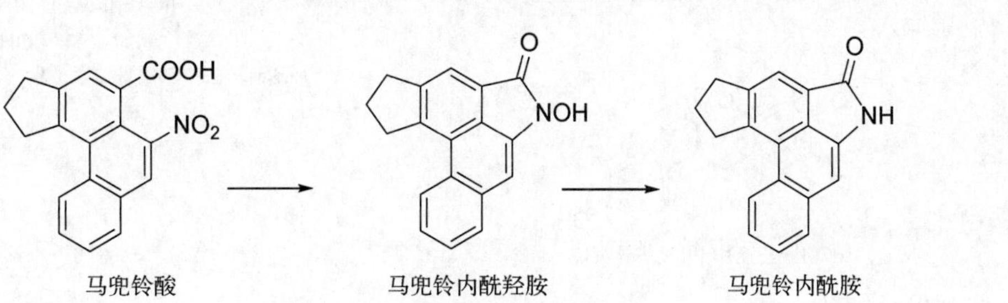

图 7-4 马兜铃酸转化为马兜铃内酰胺

大豆黄苷在肠内首先被肠内细菌水解为大豆黄素(daidzein)。大豆黄素进一步可被肠内细菌将黄酮骨架中的 C 环开裂进而代谢为雌马酚(equol)。碳同位素标记实验表明,将大豆黄素口服,可在尿中检测出大豆黄素及其代谢产物,包括 *O*-去甲基安哥拉紫檀素(*O*-demethylangolensin)、雌马酚和 4-羟基苄基-2,4-二羟基苯基酮(4-hydroxybenzyl-2,4-dihydroxyphenyl ketone),见图 7-5。

让绝经妇女口服黄豆黄素(glycitein)饮料后,在其血浆中检测到其代谢产物二氢大豆黄素,在尿液中检测到 *O*-去甲基安哥拉紫檀素、雌马酚和二氢染料木素(图 7-6)。

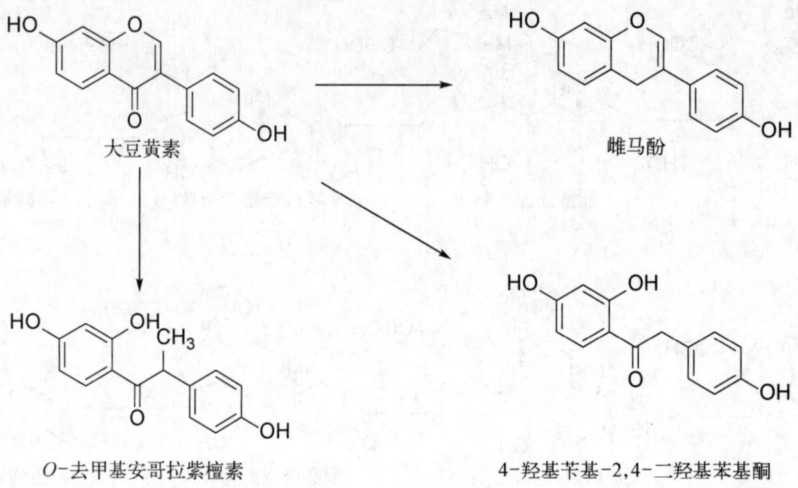

图 7-5　大豆黄素体内代谢

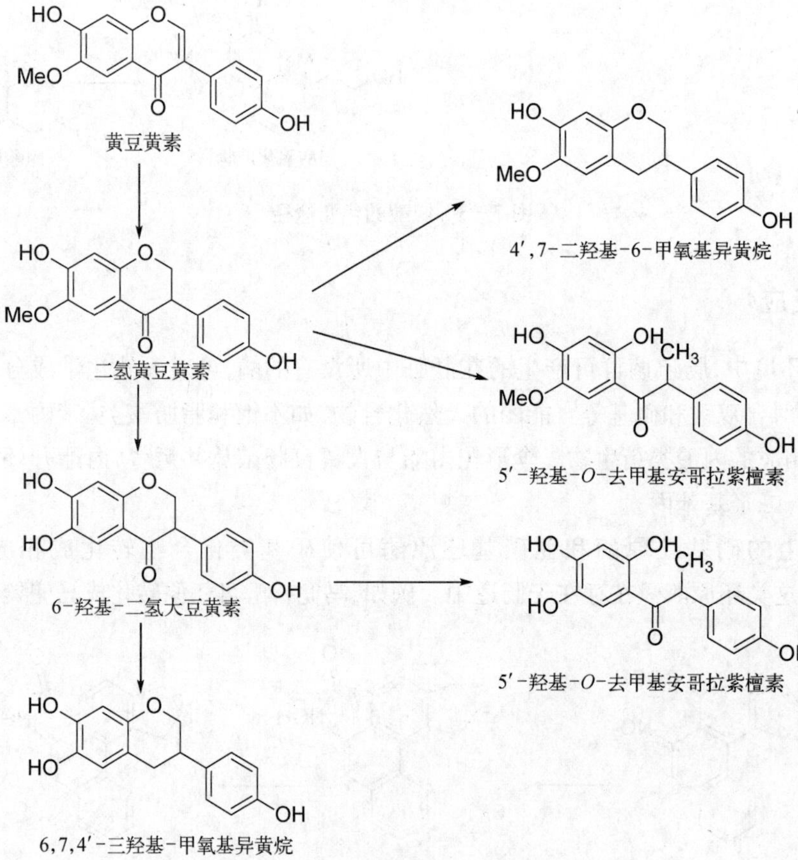

图 7-6　黄豆黄素体内代谢途径

四、异构化代谢反应

　　肠道中存在某些特定菌种,可使化学成分结构发生异构化代谢,进而改变原有结构中的立体构型、构象甚至取代基位置,如厚朴酚的异构化代谢反应。二萜类成分穿心莲内酯,可在肠内代谢进行异构化反应。其 C4 位羟基被脱水生成双键,同时双键也发生位移。另外,也可利用该肠内转化代谢可进行一些在有机合成中难以进行的反应。

五、环裂解代谢反应

众多天然有效成分含有多种多样的环系。不同的环系在肠道菌群产生的酶作用下可发生不同的开环裂解反应。目前研究最多的是基于黄酮骨架化合物的裂解反应及其模式。根据裂环部位的不同,可将黄酮类化合物的裂解分为 A、B、C、D 4 种模式。

1. A 型裂解　开裂部位在 C 环的 C4 和 A 环的 C5 之间,生成具有苯环和 3 个碳原子侧链的所谓 C_6-C_3(苯丙酸)型衍生物、黄酮及二氢黄酮类化合物主要以这种开裂方式代谢。在此类反应中,B 环的 C4′和 A 环的羟基是必要的。例如,给大鼠口服芹菜素(apigenin)后,在尿中可检查出对羟基苯丙酸、对羟基桂皮酸和对羟基苯甲酸。又如将芹菜素与大鼠盲肠细菌共孵育,则只产生对羟基苯丙酸,说明在消化道内的代谢物主要为对羟基苯丙酸,而对羟基肉桂酸和对羟基苯甲酸可能是在组织内由主代谢产物对羟基苯丙酸经脱氢或 β 氧化而转化而来的(图 7-7)。

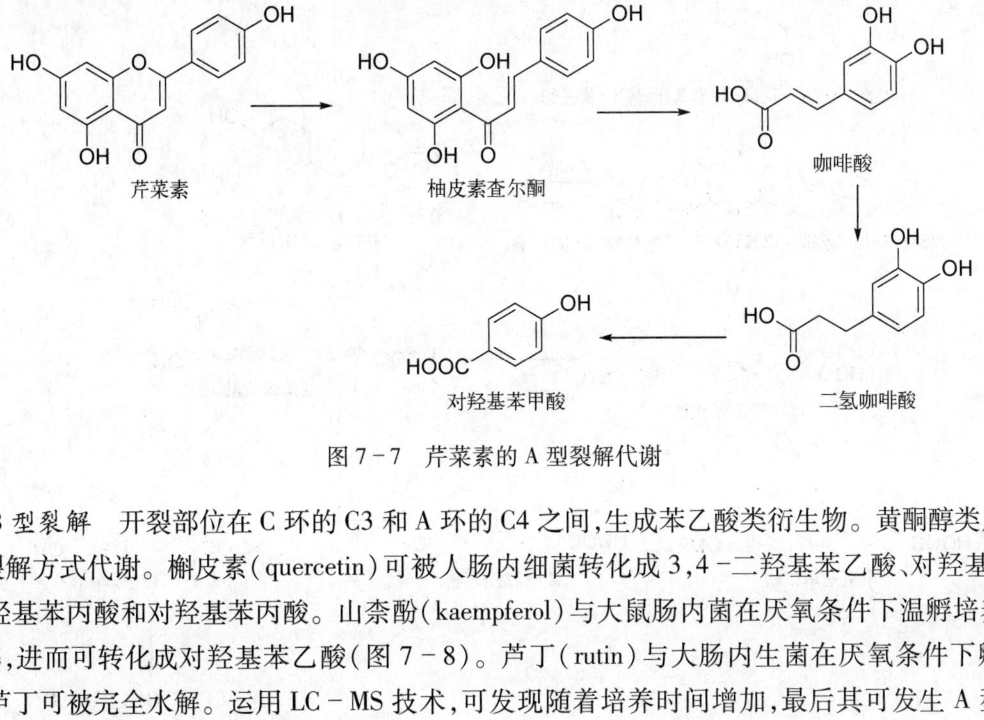

图 7-7　芹菜素的 A 型裂解代谢

2. B 型裂解　开裂部位在 C 环的 C3 和 A 环的 C4 之间,生成苯乙酸类衍生物。黄酮醇类成分主要以这种裂解方式代谢。槲皮素(quercetin)可被人肠内细菌转化成 3,4-二羟基苯乙酸、对羟基苯乙酸、3,4-二羟基苯丙酸和对羟基苯丙酸。山柰酚(kaempferol)与大鼠肠内菌在厌氧条件下温孵培养可发生 B 型裂解,进而可转化成对羟基苯乙酸(图 7-8)。芦丁(rutin)与大肠内生菌在厌氧条件下孵育培养 60 min,芦丁可被完全水解。运用 LC-MS 技术,可发现随着培养时间增加,最后其可发生 A 型裂解进而产生 3-羟基苯乙酸。

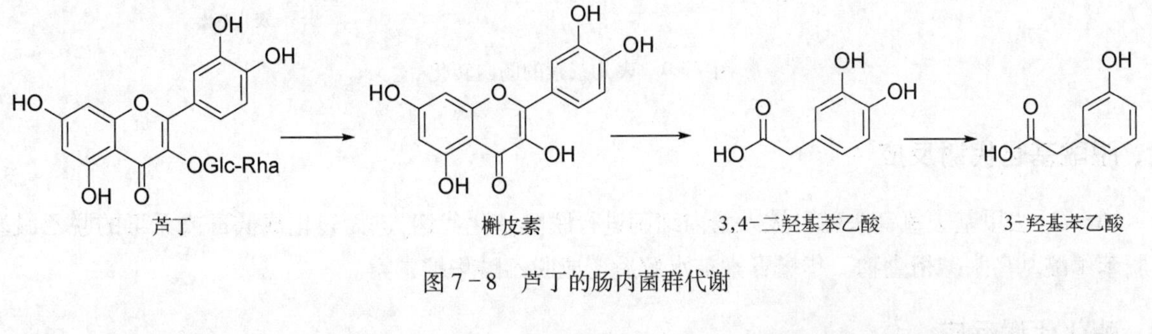

图 7-8　芦丁的肠内菌群代谢

3. C 型裂解　裂解部位主要在 A 环,中间经内酯环中间体,最后形成苯丙酸类衍生物。儿茶素类的黄烷类及二氢黄酮醇类成分主要以此种开裂方式代谢。人肠内菌悬浮液和大鼠肠内细菌均可对(-)-表儿茶精进行转化,可得一系列开环降解衍生物。

4. D 型裂解 开裂部位在 C 环的 C1 和 C2 之间,生成乙基苯类衍生物,异黄酮类化合物主要是以这种方式代谢。染料木素可被肠内细菌转化为对乙基苯酚,而(-)-表儿茶素(epicatechin)在体内苯丙酸类衍生物(图 7-9)。

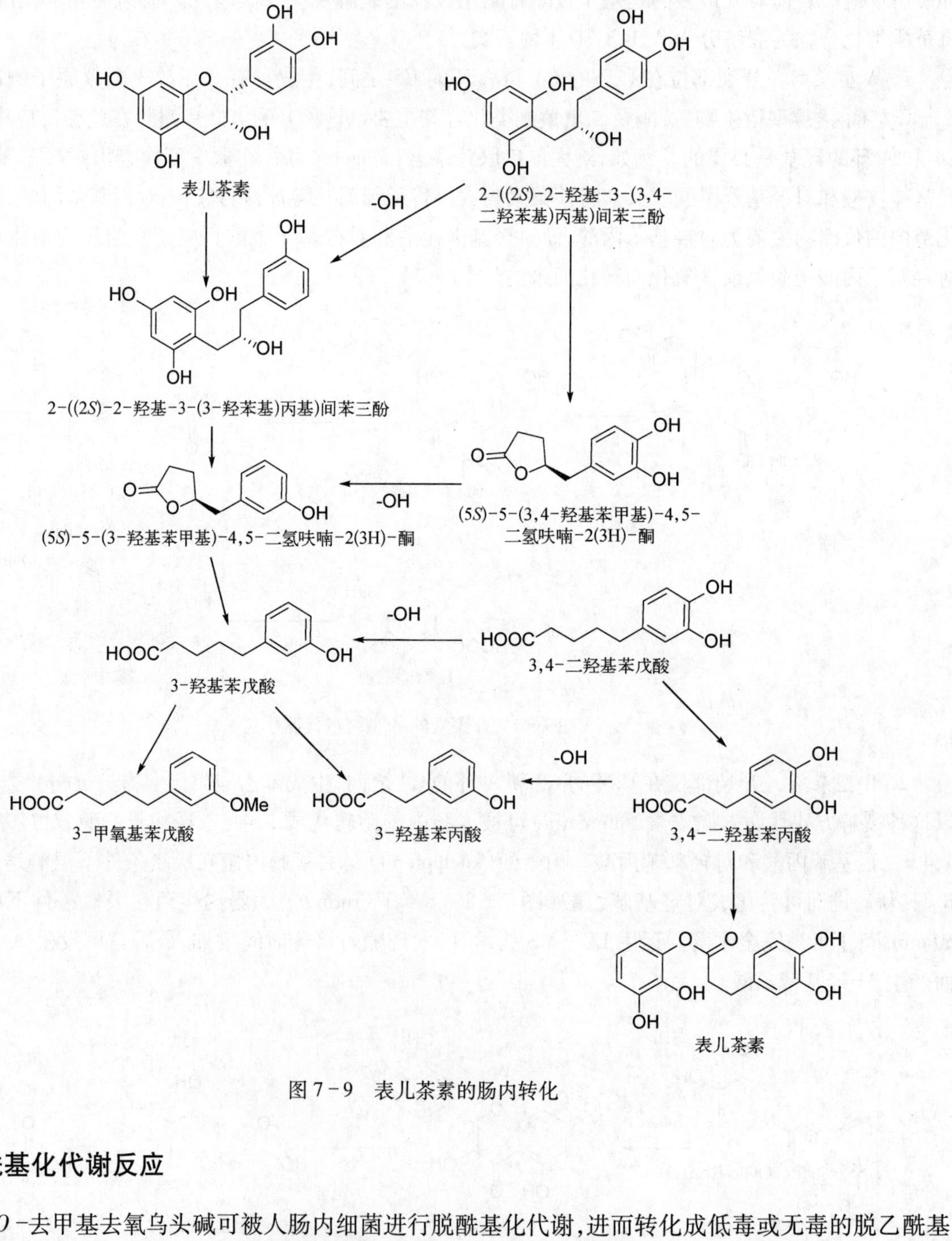

图 7-9 表儿茶素的肠内转化

六、脱酰基化代谢反应

16-O-去甲基去氧乌头碱可被人肠内细菌进行脱酰基化代谢,进而转化成低毒或无毒的脱乙酰和脱苯甲酰基乌头碱衍生物。华蟾毒素被水解后变成脱乙酰华蟾毒素。

七、酯化代谢反应

肠道菌群产生的酶可将自身细胞壁中的脂肪酸与天然成分结合成脂类成分,如乌头碱的肠内菌群转化。

八、聚合代谢反应

某些成分在肠道菌群作用下转化成活泼中间体,进一步相互聚合形成更稳定的聚合物成分。紫草素(shikonin)可在人肠内菌群进行厌氧共孵育下,进行聚合代谢,最终形成多种萘醌二聚体成分(图7-10)。

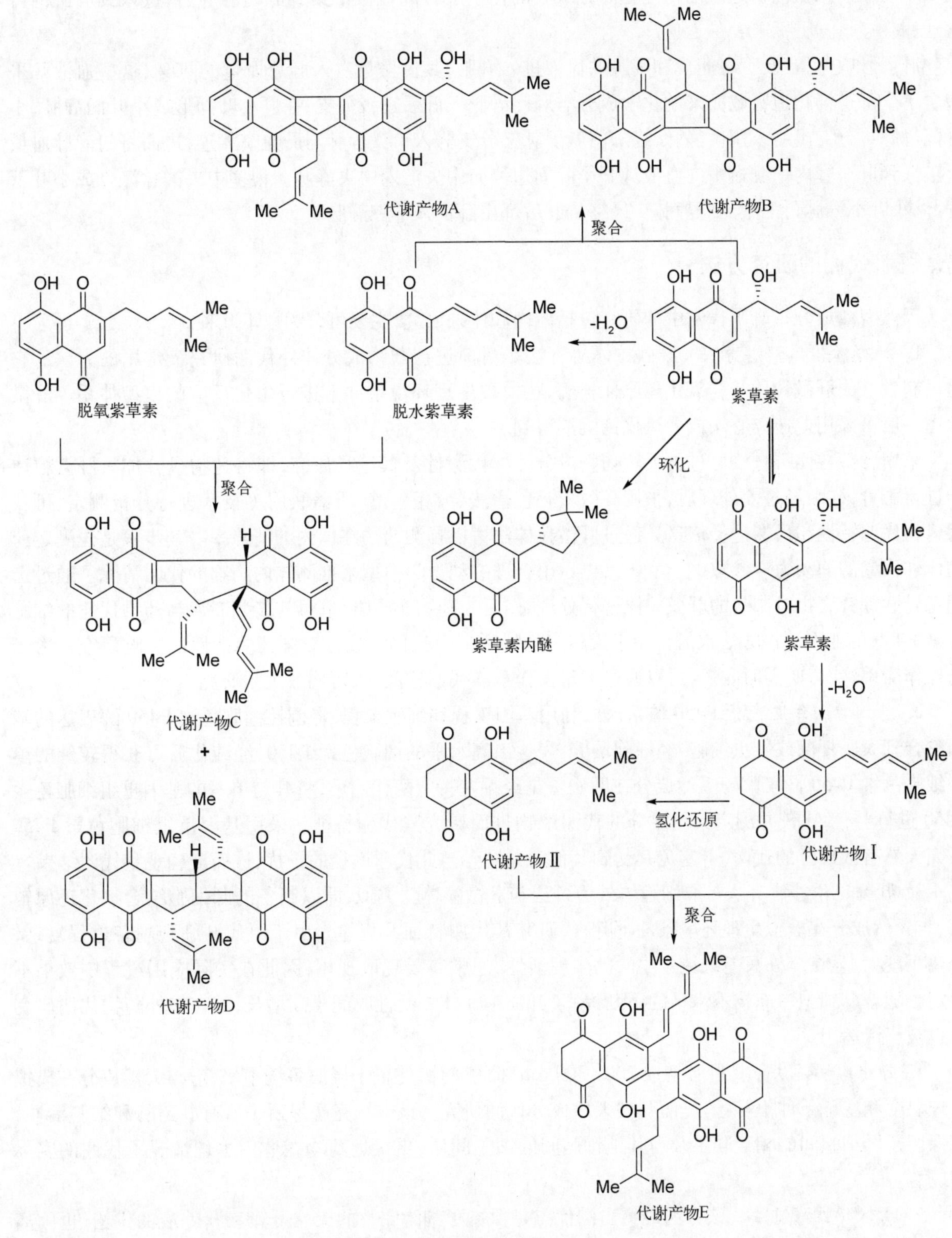

图7-10 紫草素的肠内聚合反应途径

第二节　天然药物有效成分的肝脏代谢

药物成分口服进入消化道后,主要通过两种方式进入血液:一种是成分不被吸收进入血液;另一种是被吸收后进入血液。通过消化道各部分吸收的化学成分随血液汇集到肝门静脉后,进入到肝脏内再次代谢。

肝静脉收集胃、肠、胰、胆囊和脾脏的血液进入肝脏,其供血量占入肝总血量的70%,这些血液几乎包含了全部被消化道吸收而来的化学成分。肝门静脉入肝后逐级分支,在肝小叶间形成小叶间静脉,小叶间静脉再分支出终末门微静脉,终末门微静脉又分支为入口微静脉与肝血窦相连,进而将门静脉血最终输入到肝血窦内。肝血窦内血液从肝小叶周边流向中央汇入中央静脉。很多中央静脉汇合成小叶下静脉,小叶下静脉再汇集到肝静脉。最终从肝后部出肝汇入下腔静脉。

一、肝脏代谢的研究方法

天然有效成分在肝脏代谢中的研究包括体内和体外研究,主要可分为以下几种。

1. **肝微粒体体外孵育法**　肝微粒体孵育法是目前进行药物成分体外代谢研究最常用的方法。它是由制备好的肝微粒体结合氧化还原性辅酶,在模拟生理环境条件下进行生化反应的模型体系。肝微粒体一般可采用差速离心法或者氯化钙沉淀得到。

采用肝微粒体孵育法可进行天然药物成分体外代谢性及其途径研究,即将药物成分加入肝微粒体中进行孵育,样品经过前处理后,采用高效液相色谱法、液相色谱-质谱联用等技术进行分析测定,可获得药物代谢特性和代谢途径信息。通过肝微粒体法可以预测药物在体内的清除率。其步骤是先测定药物体外代谢的酶动力学参数 V_{max} 和 K_m,再运用合理的动力学模型来推测体内药物的代谢清除。通过选用特异性探针底物对制备的肝微粒体进行处理,然后与药物共同孵育,可初步判断参与药物代谢的细胞色素 P450 的亚型。该方法也经常用于天然产物特别是中药化学成分对肝药酶活性的影响研究。由于它操作简单,代谢所需时间短,可以通过大量操作积累代谢样品,进行构效关系研究。

2. **基因重组细胞色素 P450 酶系法**　利用基因工程和细胞工程,将调控细胞色素 P450 酶表达的基因整合到大肠杆菌或昆虫细胞,经细胞培养,表达出高水平的细胞色素 P450,经纯化后可获得较纯的单一细胞色素 P450 同工酶。天然成分在明确了是经哪些特定酶代谢后,将其与单一的基因重组细胞色素 P450 进行孵育,比较并测定天然成分的代谢产物进而研究其代谢特征。采用基因重组细胞色素 P450 研究天然有效成分的代谢,可避免其受到其他酶共同参与此代谢途径的干扰,进而准确观察代谢结果。

3. **肝细胞体外孵育法**　肝细胞体外孵育法与肝微粒体法类似,即以制备的肝细胞结合氧化还原辅酶,与天然成分在模拟生理环境条件下孵育,研究其代谢特征及规律。由于原代肝细胞制备过程复杂,分离难度大,且在体外只能维持 4 小时的生理活性,通常需要现取现用,因此在实际应用过程中效果不稳定。随着肝细胞冷冻技术水平的不断提高,肝细胞在体外活性时间不断增长,其在体外药物代谢研究中也被广泛运用。

4. **肝组织切片法**　将肝脏切成 200~300 μm 米的薄片,并置于浸润系统中培养,与天然成分在模拟生理温度和生理条件下孵育,进而开展天然成分代谢研究。该方法完整保留了所有肝药酶和细胞活性,还保留了肝细胞间的相互联系及与其他细胞间的细胞间质,更接近药物在体内生理情况下代谢的实际情况。

5. **离体肝脏灌流法**　该方法最突出的优点是保持了细胞完整的天然屏障和营养液的供给,也因离体性质排除了其他组织的干扰,可以考察天然成分在接近生理状况条件下的代谢情况,并能对受试物及其代谢产物进行动态定量分析。该方法的基本步骤是将通过手术取得的完整肝脏连接到灌流系统上，然后将天然成分模拟血液从肝门静脉进入肝脏的生理情况灌流入肝脏，来对其进行代谢研究。离体肝脏灌流法结合了体外试验和整体动物实验的优点，更适合定量研究药物体外代谢行为和特点，但该方法对实验设备有一定要求，试验易受多种因素的干扰，而且操作技术较为复杂，因此该方法的应用受到了一定限制。

6. 体内实验法　最常用的体内实验法是将天然成分给予动物灌胃后，在一定时间采集血液、尿液、粪便、胆汁、脏器进行检测，通过分析代谢物的结构和含量的经时变化特征，发现天然成分体内代谢特征。另外，可利用微透析在体取样技术，将微透析针埋入肝脏内，在动物给药后直接对肝细胞外液中的天然成分及其代谢产物进行持续取样监测，能准确获得每个取样时间点天然产物在肝脏内的代谢信息，研究天然成分代谢的整个过程。

二、肝脏代谢的酶系统

肝脏的药物代谢酶主要分布在肝细胞内的滑面型内质网上，另外还有部分分布在线粒体、微体和细胞液中。在肝细胞离体研究中，将肝组织细胞匀浆破碎或差速离心后，细胞内膜系统的膜结构破裂后自己重新封闭起来，形成近似球形的膜囊泡状结构，被称为微粒体。微粒体是一种异质性的集合体，直径约为 100 nm。除了原细胞中的内质网、高尔基体、游离的核糖体和线粒体外，内含丰富的酶，故其所含酶又被称为微粒体酶。

肝脏代谢相关酶种类众多。主要包括细胞色素 P450、单胺氧化酶、黄素单氧化酶、黄素腺嘌呤二核苷酸（FAD）-单加氧酶、黄嘌呤氧化酶、酮还原酶、硝基还原酶、醛还原酶、偶氮还原酶、醇脱氢酶、环氧化物水合酶、醛脱氢酶、谷胱甘肽转移酶、UDP -葡萄糖醛酸转移酶、N -乙酰基转移酶等。

1. 细胞色素 P450　参与 I 相代谢反应的主要代谢酶为细胞色素 P450，它可以影响药物代谢动力学特性，由其催化的 I 相反应是体内代谢的关键步骤及药物消除的限速步骤。细胞色素 P450 是以铁卟啉为辅基的蛋白质，是由一系列同工酶组成的大家族，广泛分布于脊椎动物的肝、肾、肺、脑、胃肠道、皮肤、胎盘等部位，其中肝脏是含量最为丰富的器官。细胞色素 P450 是一个多功能酶系，可以作为单加氧酶、脱氢酶、还原酶、过氧化酶、酯酶等催化代谢过程，因此一种底物可能同时产生几种不同的代谢产物。除此之外，细胞色素 P450 还具有以下几个主要特征。

（1）细胞色素 P450 没有明显的底物结构特异性：可催化各种类型骨架底物的代谢反应，对大分子底物和小分子底物均能催化代谢。

（2）细胞色素 P450 具有多型性和多态性：不同动物有超过 30 种细胞色素 P450，每一种又有多个亚型，如 CYPP3A4、CYPP3A5、CYPP2C9、CYPP2C19 等。其多态性，是指同一种属不同个体间某一个细胞色素 P450 的表达存在明显差异，导致在不同个体间其活性存在较大差异。个体按代谢速度的快慢可分为快代谢型和慢代谢型，人肝中以 CYPP2B6、CYPP2D6、CYPP2C19 的基因多态性最为典型。

（3）细胞色素 P450 具有可诱导和可抑制性：是指很多化学成分可对某些细胞色素 P450 产生诱导或者抑制作用，使酶活性显著增加或降低，导致其参与的药物代谢加速或减缓。临床上，典型的诱导剂包括苯巴比妥、地塞米松等；典型的抑制剂有氟康唑、奎尼丁、酮康唑等。天然有效成分中很多具有类似的功效。例如，隐丹参酮对 CYPP1A2、人参皂苷 RcCYPP3A4 和 CYPP2C11 具有诱导活性；葛根素、香柑素、欧前胡素等可选择性地抑制特定细胞色素 P450 活性。

（4）细胞色素 P450 的形式可分为固有性和诱导性：固有性是指细胞色素 P450 主要介导内源性物质的代谢，它的存在不受外源性物质诱导。

2. 单胺氧化酶（monoamine oxidase，MAO）　多存在于线粒体外膜上，分为 MAO - A 和 MAO - B 两

种,主要催化胺类的氧化代谢反应。

3. 黄素单加氧酶(flavin-containing monooxygenase, FMO)　Ⅰ相代谢酶,常见的有5种(FMO1、FMO2、FMO3、FMO4、FMO5),主要催化含N、S、P等杂原子化合物的氧化代谢,反应过程需要氧和还原性辅酶Ⅱ参与,生成过氧化物。

4. FAD-单加氧酶(FAD-monooxygenase)　又称胺氧化酶(amine oxidase),为Ⅰ相代谢酶,主要催化含N化合物的代谢,如仲胺的羟基化,以及叔胺、羟胺的氧化。

5. 羧酸酯酶(carboxyledterase)　Ⅰ相代谢酶,广泛分布于哺乳动物各组织的内质网中,主要催化内源性或外源性酯、硫酸酯及酰胺类化合物的水解反应。

6. 黄嘌呤氧化酶(xanthine oxidase)　Ⅰ相代谢酶,是一种含Mo的黄素蛋白。它可直接催化黄嘌呤生成尿酸,还能催化次黄嘌呤生成黄嘌呤,最后生成尿酸。另外,它还可以催化醛类的氧化过程。

7. 谷胱甘肽S-转移酶(glutathione S-transferase, GST)　Ⅱ相代谢酶,其主要分布于胞质、线粒体、微粒体内。其生物活性非常复杂多样,性别、年龄、组织和肿瘤均会影响其表达。GST主要催化谷胱甘肽与底物的结合反应,由于GST的底物通常为亲电体,对细胞具有破坏性。因此,GST被认为是一种重要的解毒酶。

8. 鸟苷二磷酸葡萄醛糖酸转移酶(UDP-glucuronosyltransferase, UGT)　是人体中最重要的Ⅱ相代谢酶,它广泛分布在人体各种组织中,其中以肝脏中该酶的活性最高。其能催化鸟苷5′-二磷酸葡萄糖醛酸与大量的内源性和外源性化学成分进行葡萄糖醛酸结合,形成的代谢产物多数无活性。人体中UGT分为4个基因家族,即 *UGT1*、*UGT2*、*UGT3* 和 *UGT8*,在药物葡萄糖醛酸结合反应中起重要作用的是 *UGT1* 和 *UGT2*。

9. 磺基转移酶(sulfotransferase)　又称为硫酸转移酶,存在于胞质中。其由磺基转移酶介导的磺酸化代谢是Ⅱ相代谢的主要途径之一。磺基转移酶具有广泛的底物,硫酸基团在体内能够与羟基和氨基结合,故多羟基和多氨基化合物在体内可进行磺酸化代谢。

三、天然药物有效成分肝脏代谢反应的类型与特点

药物成分被肠道消化代谢并吸收入血之后,会随着血液汇集到肝门静脉进入肝脏,在此将进行两种代谢过程:Ⅰ相和Ⅱ相代谢反应。Ⅰ相代谢反应,主要是药物在以细胞色素P450为核心酶催化发生的氧化、还原、水解等反应,通常是脂溶性药物分子在引入—OH、—NH$_2$、—COOH等极性基团,使药物分子水溶性增强,活性发生改变;Ⅱ相代谢反应主要是在各种转移酶的催化作用下,与葡萄糖醛酸等发生的结合反应,促使成分极性增大,以便于其随尿液排泄。Ⅰ相和Ⅱ相代谢是两个相互衔接的过程。

1. 氧化反应　氧化反应是天然药物成分体内代谢最常见的反应。大部分氧化反应是在肝微粒体中由单加氧酶末端酶系细胞色素P450进行催化。另外,少部分是由线粒体和细胞质中的脱氢酶或者氧化酶催化。

(1)烷烃氧化:中药成分多具有饱和烃的烷基,在单加氧酶的催化下,末端甲基或者其前面的邻位亚甲基可分别发生氧化,转化成相应的醇,如丁苯酞(butylphthalide)的氧化代谢(图7-11)。又如五味子醇甲(schisandrol A)经大鼠腹腔给药后,可在尿中检出3个代谢产物。若甲基和乙基直接结合到双键和芳香环上时,其末端甲基经常会发生氧化(图7-12)。还如川芎嗪在肝微粒体中共孵育,可检测得到2个代谢产物,且这些代谢物随着时间延长,其含量不断增大。若在肝微粒体中加入CYPP3A特异性诱导剂或抑制剂则可明显促进或抑制代谢,川芎嗪代谢消失率与 *N*-脱甲基酶活性相关性强,而 *N*-脱甲基反应是CYPP3A的特征性反应,所以认为CYPP3A参与川芎嗪的代谢过程。

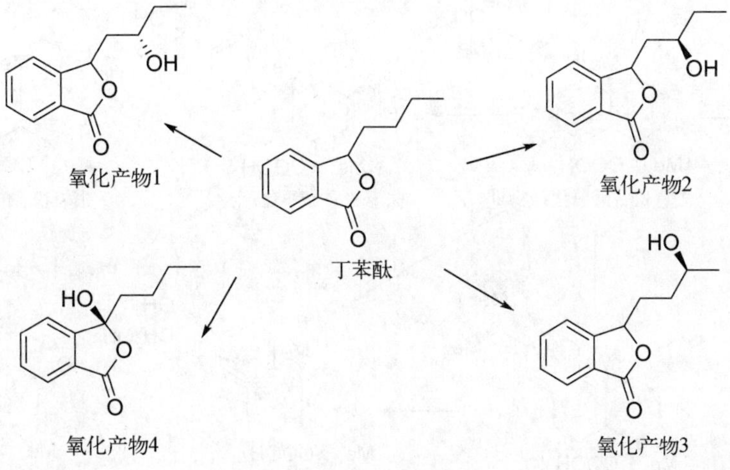

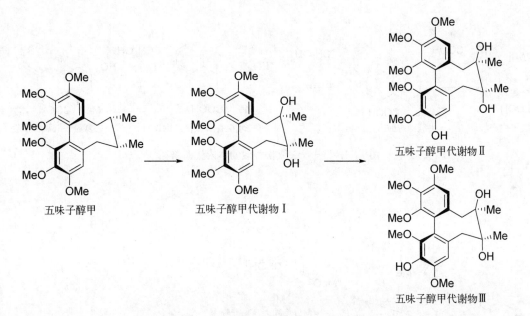

图 7-11 丁苯酞氧化代谢

图 7-12 五味子醇甲脱甲氧基的转化途径

（+）-去氢松香酸[（+）-dehydroabietic acid]在兔子动物模型中给予灌胃处理（图 7-13），从其尿液的 β-葡萄糖醛酸苷酶和硫酸酯酶水解液中鉴定出 10 个代谢产物。其中去氢松香酸氧化产物的含量最高。

（2）烯烃氧化：碳碳双键可被氧化成环氧化物，但生成的环氧化物进一步被环氧化合物水解酶水解。另外，连接碳碳双键的亚甲基也容易被氧化。例如，蛇麻醇与大鼠肝微粒体共温孵培养，侧链双键被氧化为环氧乙烷类化合物，但三元环不稳定，它会水解产生邻二醇结构再继续脱水缩合异构化。三元环也可被空间邻近的酚羟基进攻开环后产生更稳定的五元或六元环氧化合物。

人重组细胞色素 P450 可将鱼藤酮（rotenone）的异丙烯基的双键或者甲基氧化，其主要代谢产物见图 7-14。另外，不同的人重组细胞色素 P 亚型转化鱼藤酮的活性也不同。

（3）芳香烃氧化：芳香烃类化合物在天然成分中特别是挥发油类成分中占比很大。芳香环上的质子可被氧化成羟基，且其质子的氧化顺序一般是从高电子云密度部位优先开始。另外，芳环上的双键也可被氧化成环氧化物，再进一步被转化成羟基取代化合物，如茴香醚的代谢转化。茴香醚从细胞色素 P450 酶系引入一个氧原子，形成芳香烃环氧化物。这个环氧化物与前述的烷烃环氧化物相比，在化学

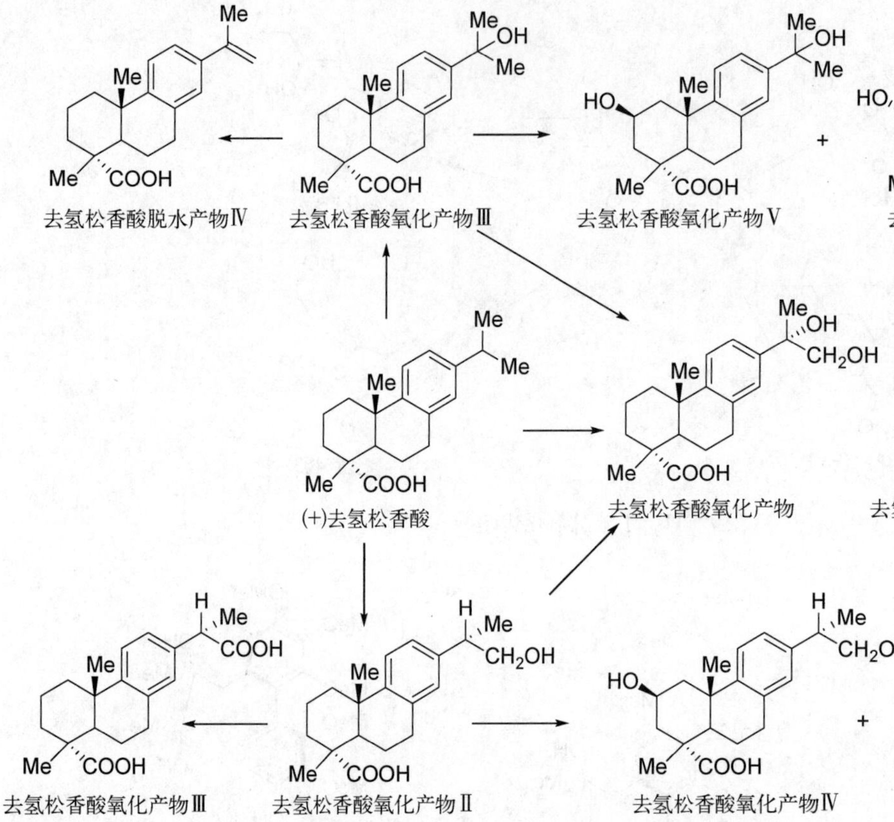

图 7-13 (+)-去氢松香酸的体内代谢路径

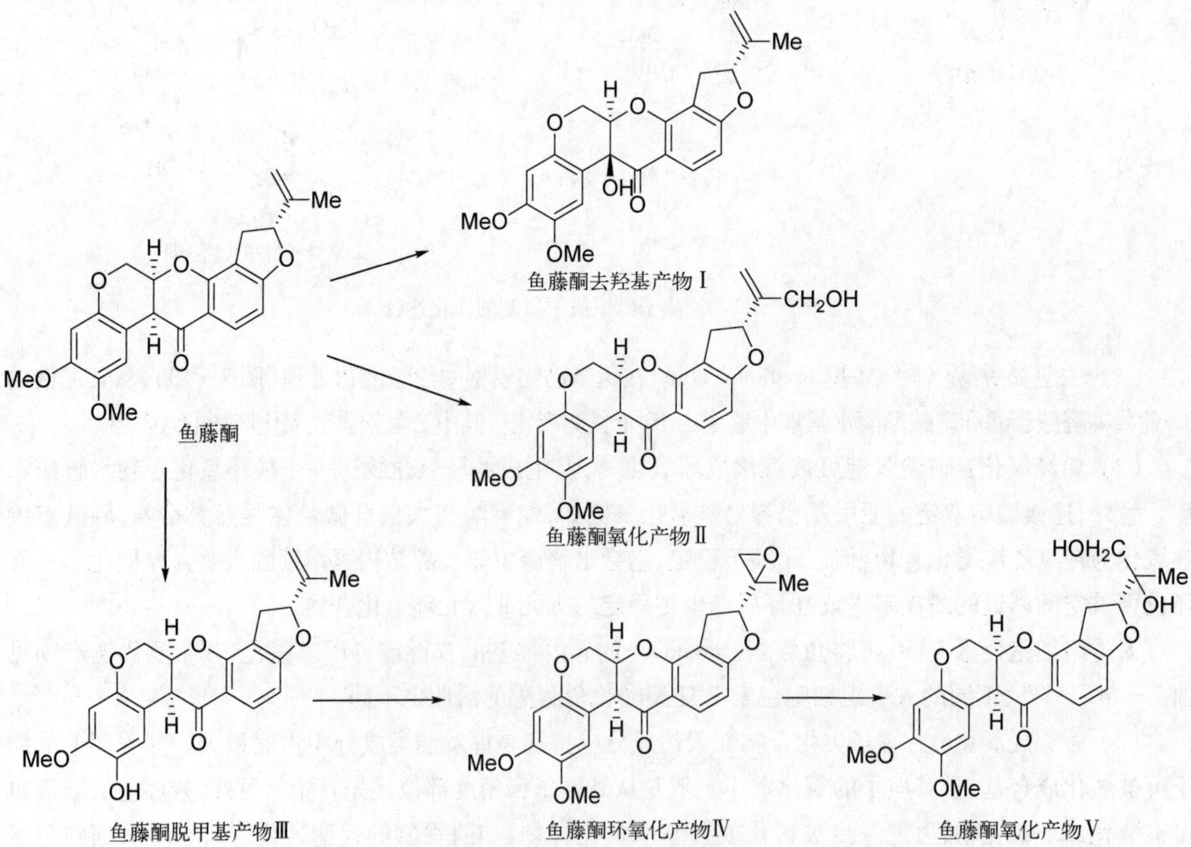

图 7-14 人重组细胞色素 P 亚型转化鱼藤酮的代谢途径

结构式更不稳定。在生理条件下,此环氧化物开环,生成 4 -羟基茴香醚或者经重排生成环己二烯酮,最终互变异构为 3 -氚- 4 -羟基茴香醚。高良姜黄素被人原代肝细胞代谢并转化生成 5 种代谢物,只有 1 种为氧化代谢产物,且其占所有检测到的代谢物总量的 2%。

(4) O -脱烃:即碳氧键断裂,产生羟基而脱去烃基。O -脱烃反应可发生于黄酮类化合物的代谢。大豆黄素为异黄酮化合物,可被代谢成雌马酚。其代谢机制可能为黄酮骨架 C 环的 D 型开裂生成而来。在尿中可检出大豆黄素和代谢产物 O -去甲基安哥拉紫檀素、雌马酚和 4 -羟基苄基- 2,4 二羟基苄基酮。

对甲基莲心碱可在体内转化成 4 种代谢产物。其中,M2 和 M4 通过与对照品的色谱和质谱比对。M2 和 M4 的 $[M+H]^+$ 准分子离子峰 m/z 均为 611.3,但保留时间不同,分别为 3.6 min 和 5.1 min,且与甲基莲心碱原型药的 $[M+H]^+$ 准分子离子峰 m/z 625.3 相差 14 Da,其中主要代谢物 M2 的色谱和质谱行为与对照品莲心碱相同,推测 M2 为甲基莲心碱的去甲基化物,即莲心碱,亦为甲基莲心碱苄基上 O -脱甲基化代谢的产物。M4 的色谱和质谱行为与对照品异莲心碱相同,为甲基莲心碱喹啉环上 O -脱甲基化代谢的产物。M1 和 M3 的保留时间(t)分别在 M2 和 M4 之前,而且准分子离子峰 m/z 为 597.3,比 M2 和 M4 的准分子离子 m/z 为 611.3 少了 14 Da。由此推测 M1 和 M3 可能分别为 M2 和 M4 进一步的 O -脱甲基化或者 N -脱甲基化的产物,M1 和 M3 可能为去甲基莲心碱和去甲基异莲心碱。根据文献可知,甲基莲心碱在肝微粒体中温孵,通过 HPLC - MS 检测鉴定代谢产物只有一个峰,它的色谱质谱行为与对照品莲心碱的一致,即产物为甲基莲心碱的脱甲基物。而在肝药酶中催化 O -脱烷基化反应的主要是细胞色素 P2D1,它的特异性抑制剂奎尼丁的浓度在 10 μmol/L 下可显著抑制莲心碱的生成,抑制率为 80.5%,说明 cypP2D1 参与了甲基莲心碱转化为莲心碱的反应,甲基莲心碱的代谢以 O -脱甲基化为主。

罂粟碱在大鼠肝微粒体中代谢物有 5 种,根据高效液相色谱法保留时间与电喷雾离子阱质谱裂解规律,推断它们为罂粟碱不同程度去甲基化物,去甲基化后羟基化产物,原形药羟基化物。双环醇是我国研制的保肝作用新药,它在肝微粒体中代谢为 4 -脱甲基化合物或 4′-脱甲基化合物。

(5) S -脱烃:一般由 FAD -单加氧酶催化,碳硫键断裂,产生巯基进而脱掉烃基。

(6) N -脱烃:即碳氮键断裂,产生- NH,进而脱去烃基。生物碱类化合物大多可发生 N -脱烃反应。有报道在人肝微粒体和人细胞色素 P 重组酶上研究二氢吗啡的 N -脱甲基反应。结果表明,这一反应主要由 CYPP3A4 所介导,其次是 cypP2C9。

(7) N -氧化:一般是 FAD -单加氧酶催化,使叔胺类氧化导入氮氧键。伯胺、仲胺和酰胺先氧化成羟胺,进而生成不稳定的氮羧化合物,而后水解生成醛和一元羟胺,如吴茱萸碱的代谢转化。吴茱萸碱经静脉或口服给予大鼠,在尿液中检出原形化合物和体内代谢物吴茱萸次碱、去氢吴茱萸碱(图 7 - 15)。

吴茱萸碱

吴茱萸次碱

去氢吴茱萸碱

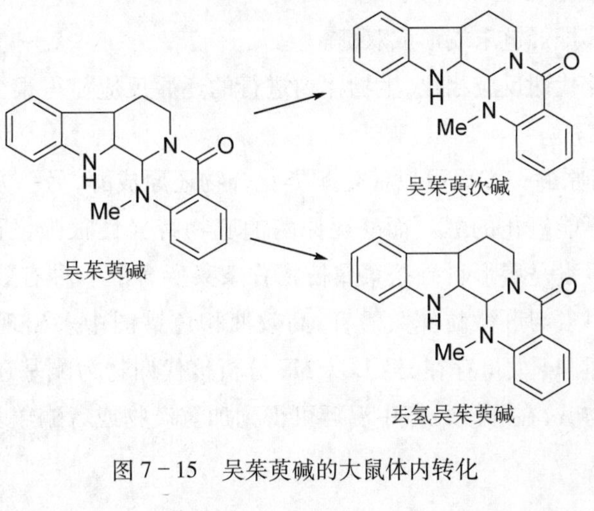

图 7 - 15　吴茱萸碱的大鼠体内转化

粉防己碱是从防己科植物粉防己中提取的双苄基四氢异喹啉类生物碱,在 0~12 h 内不同时间点对大鼠连续性取样进行体内代谢分析,发现大鼠肝组织总离子流图中除了准分子离子峰[M+H]⁺即 m/z 为 623 外,还有一系列新的相关离子,对离子进行多级质谱分析,根据质谱及色谱行为并与原药对比,确定新的代谢成分结构。代谢物 M1a 为防己诺林碱。由于没有对照品,只能确定 M1b 为原药去甲基化产物。M2 为 N-去甲基和 O-去甲基的双去甲基化物,但去甲基具体对应位置尚不明确。M3a 和 M3b 是原药羟基化物,互为同分异构体。

(8) S-氧化:一般是由 FAD-单加氧酶催化,可导入硫氧键。

(9) 脱氨基:氧化脱氨基是一种常见的代谢方式,包含-CH(Me)NH2 结构的胺类由混合功能氧化酶系代谢释放出氨,形成相应的酮,如甲基麻黄碱可以发生此类反应。

(10) 脱硫:一般由 FAD-单加氧酶催化,可通过氧原子的置换反应使原子态硫脱掉。

(11) 醇氧化:即醇被脱氢酶氧化成醛或者酮。与微粒体乙醇氧化系统不同,醇脱氢酶是以 NAD⁺为辅基的,并且是真正意义上的脱氢酶。海南粗榧新碱衍生物 HH07A 经肝微粒体的代谢转化为具有五元内酰胺环状结构的产物(图 7-16)。代谢物红外光谱中 1 687 cm⁻¹ 处有强吸收峰。其 UV 光谱中 209 nm 和 287 nm 处的吸收与原形化合物一致,说明代谢后化合物骨架未发生改变,且羰基也不会在 C10 位,否则苯环特征紫外峰吸收会红移。结合 ¹H NMR 谱图对比,发现产物在 C7 位的尖锐峰消失,C9 位两个质子信号位移均增大,说明氧化位置发生在 C7 位上。

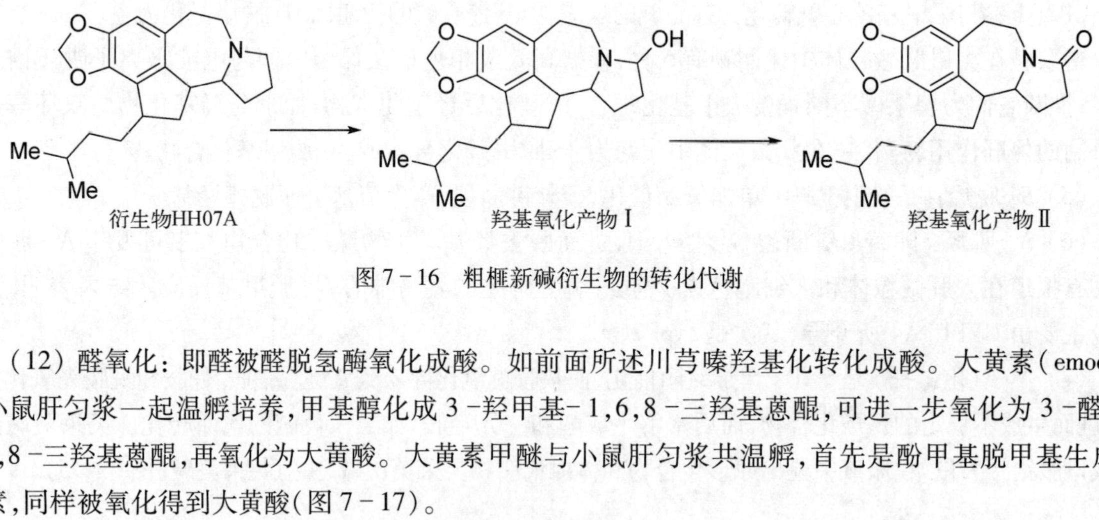

衍生物HH07A　　　　　　　羟基氧化产物Ⅰ　　　　　　　羟基氧化产物Ⅱ

图 7-16　粗榧新碱衍生物的转化代谢

(12) 醛氧化:即醛被醛脱氢酶氧化成酸。如前面所述川芎嗪羟基化转化成酸。大黄素(emodin)与小鼠肝匀浆一起温孵培养,甲基醇化成 3-羟甲基-1,6,8-三羟基蒽醌,可进一步氧化为 3-醛基-1,6,8-三羟基蒽醌,再氧化为大黄酸。大黄素甲醚与小鼠肝匀浆共温孵,首先是酚甲基脱甲基生成大黄素,同样被氧化得到大黄酸(图 7-17)。

(13) 烃基不饱和化:即烃链末端形成双键。

2. 还原反应　与氧化代谢反应相比,生物体内进行的还原反应显得很少,但对于天然有效成分的代谢和转化仍有重要意义。

(1) 羰基还原:酮还原酶一方面可以催化酮类化合物还原成醇,另一方面还可以将醛转化成酮,这些醛主要为醛脱氢酶不能氧化的醛。而醛还原酶的底物特异性很强,所以只能还原相应的醛,对酮羰基没有作用。蓝萼甲素是唇形科香茶菜属植物香茶菜所含的一种有效成分,在体外具有抑制血小板聚集的功能。蓝萼甲素与肝微粒体共孵育,高效液相色谱图中多出现了 4 个峰,而在大鼠胆汁中检测到一个代谢产物即 M4 大量存在,经 LC-MS 分析该代谢物为酮基还原为羟基产物。例如,半边莲碱属于单吡啶类生物碱,在肝微粒体中温孵可得到加氢产物或者酮羰基还原后在 A 环或 C 环羟基化(图 7-18)。

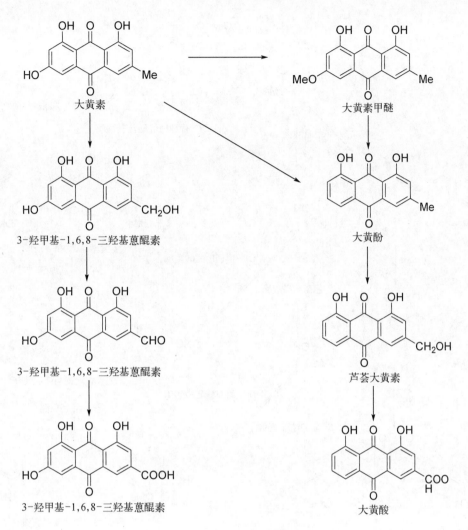

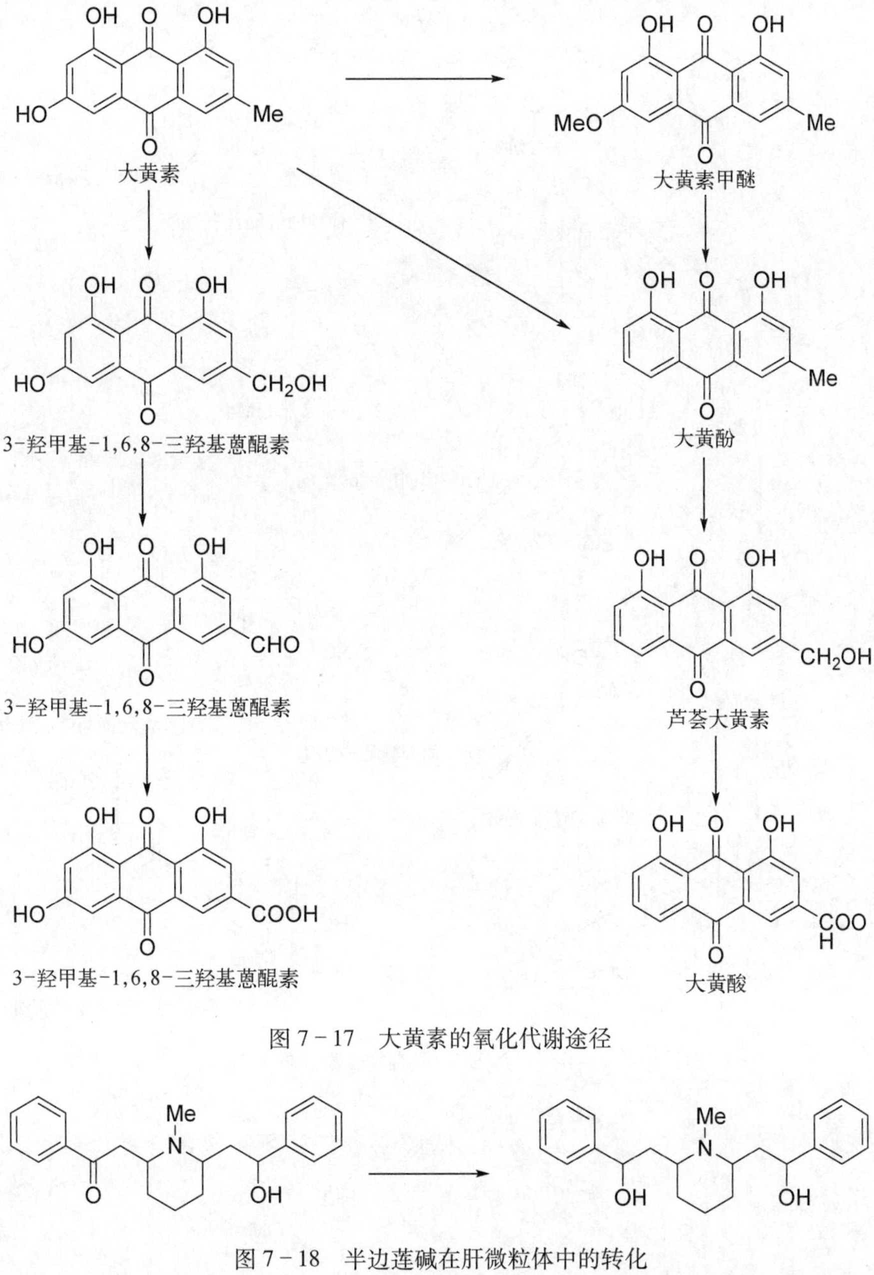

图 7-17　大黄素的氧化代谢途径

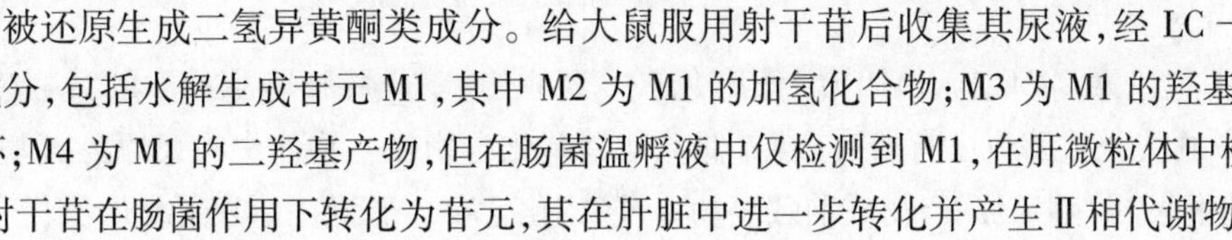

图 7-18　半边莲碱在肝微粒体中的转化

（2）双键还原：碳碳双键可被还原成单键。射干苷是异黄酮苷类，在肝微粒体中孵育产生其苷元，苷元中双键可被还原生成二氢异黄酮类成分。给大鼠服用射干苷后收集其尿液，经 LC-MS 检测到 6 种新的代谢成分，包括水解生成苷元 M1，其中 M2 为 M1 的加氢化合物；M3 为 M1 的羟基氧化物，且氧化位置在 B 环；M4 为 M1 的二羟基产物，但在肠菌温孵液中仅检测到 M1，在肝微粒体中检测到了 M1、M2、M3、M4，射干苷在肠菌作用下转化为苷元，其在肝脏中进一步转化并产生Ⅱ相代谢物。另外，姜黄素在体内通过双键还原和葡糖转移酶可得到 7 种代谢产物，见图 7-19。

（3）硝基还原：芳香硝基化合物的还原反应与偶氮还原反应基本一致，即通过 NADPH 依赖的微粒体硝基还原酶催化进行的，可将芳香硝基化合物还原成亚硝基化合物和羟胺，进而彻底还原成相应的胺。生物体将硝基还原为亚硝基，是整个还原反应速度的决定性步骤。

（4）偶氮还原：偶氮化合物的还原反应是通过 NADPH 依赖的微粒体偶氮还原酶催化进行的。可将偶氮化合物代谢转化为相应的胺。还原反应主要是由肝脏组织微粒体和胞液中的多种酶催化完成。

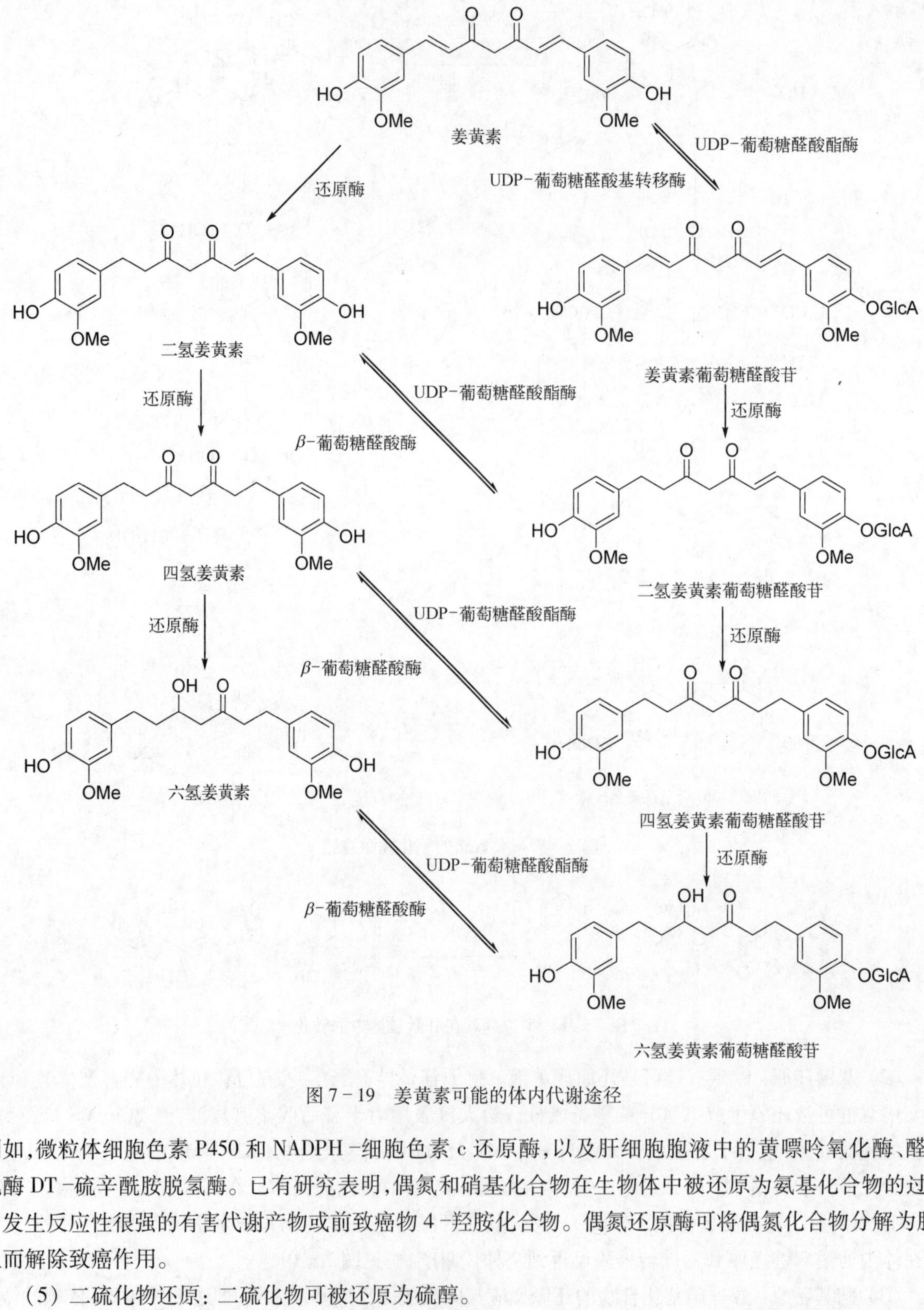

图 7-19 姜黄素可能的体内代谢途径

例如,微粒体细胞色素 P450 和 NADPH-细胞色素 c 还原酶,以及肝细胞胞液中的黄嘌呤氧化酶、醛氧化酶 DT-硫辛酰胺脱氢酶。已有研究表明,偶氮和硝基化合物在生物体中被还原为氨基化合物的过程中发生反应性很强的有害代谢产物或前致癌物 4-羟胺化合物。偶氮还原酶可将偶氮化合物分解为胺,从而解除致癌作用。

(5) 二硫化物还原:二硫化物可被还原为硫醇。

(6) S-氧化物还原:S-氧化物可被还原成硫化物。

将厚朴酚连续给大鼠口服,最初在粪便中检出的主要为原形成分。之后,代谢产物异厚朴酚、四氢厚朴酚逐渐增多,第 5 天 M1 达到最高。而将厚朴酚与肠内细菌共孵育,没有产生这些代谢产物。由此推测,厚朴酚被吸收后,在肝脏药物代谢酶的作用下其侧链被还原代谢。[14]C 同位素示踪实验表明,口服^{14}C 标记的厚朴酚主要分布于胃肠道、肝脏,其次是肾脏、胰腺和肺。

3. 水解反应

(1)酯水解:能够水解酯键的酶称为酯酶。酯酶在各组织中广泛存在,种类和水解性质各不相同。茅苍术或北苍术中含有的 $6E,12E$ –十四碳二烯–8,10–二炔–1,3–二醇双乙酯可由体内酯酶催化产生 $6E,12E$ –十四碳二烯–8,10–二炔–1,3–二醇。

(2)酰胺水解:酰胺酶可催化具有酰胺结构化合物的水解过程。酰胺酶和酯酶没有很大区别,其水解速度比酯酶慢。因此,将酰胺基导入羧酸分子中,既保持了其亲脂性,又延长了代谢和排泄的时间。靛玉红是中药青黛抗肿瘤的有效成分,与肝微粒体温孵 3 h,用 LC – MS 对提取液中成分进行定性定量分析,所得图谱与指纹图谱、匹配图谱比较,分析代谢反应类型。靛玉红在肝微粒体中主要发生单氧化、双氧化、水解反应。其中酰胺键水解开环,它在体内代谢液可发生水解反应。

(3)环氧键水解:环氧化物酶可以催化上一步代谢反应生成的环氧化物水解成反式邻二醇,可使部分具有致癌作用的反应中间体进一步水解,发挥解毒作用。通过对青蒿素生物代谢转化物的研究发现,从已分离和鉴定的代谢转化物经小白鼠伯氏疟疾模型试验无效,提示抗疟有效成分可能为青蒿素原形;青蒿素体内代谢转化是一失活过程,这些代谢产物特征均是失去过氧桥。

(4)苷键水解:进入肝脏的苷类成分可被肝内酶类水解,使苷键及各糖间连接键断裂,水解成糖、苷元或次生苷,如淫羊藿苷的代谢。给大鼠灌胃给予淫羊藿苷,在尿液中检出 2 个代谢产物:淫羊藿次苷 II 和淫羊藿素。在胆汁中检测到 2 个代谢产物:$7 – O – \beta – D$ –吡喃葡萄糖醛酸基淫羊藿次苷 II 和淫羊藿次苷 II。

四、天然药物有效成分肝脏代谢的结合反应

1. 葡萄糖醛酸结合反应　尿苷二磷酸-葡萄糖醛酸转移酶可以催化很多化学成分与葡萄糖醛酸结合生成极性较大的化合物,有助于随尿液和胆汁排泄。药物成分中的羟基、羧基、氨基、巯基等活性基团均可与葡萄糖醛酸相结合。具体在生物体内,该反应还需要磷酸化酶和二磷酸尿苷葡糖脱氢酶的催化。磷酸化酶将 α –葡萄糖-1-磷酸转化成鸟苷-5′-二磷酸-α – D –葡萄糖(UDPG),UDPG 脱氢酶继续催化,使其进一步转化成鸟苷-5′-二磷酸-α – D –葡萄糖醛酸(UDPGA),UDP –葡萄糖醛酸转移酶在最后催化,结合得到葡萄糖醛酸结合物。

2. 乙酰结合反应　N -乙酰基转移酶能催化药物成分利用乙酰辅酶 A 提供的酰基生成乙酰基化合物,使其水溶性降低,减小活性或者降低毒性。乙酰化反应是含伯氨基、氨基酸、磺酰胺、肼、酰肼等基团的化合物的重要代谢途径。该反应是将体内亲水性的氨基结合成水溶性小的酰胺。乙酰化反应一般是体内外来物的去活化反应。它是在酰基转移酶的催化下进行,以乙酰辅酶 A 作为辅酶,进行乙酰化的修饰。

3. 甲基结合反应　在甲基转移酶的催化下,利用 S -腺苷蛋氨酸提供的甲基,天然有效成分中的基团被甲基化修饰,极性减小,从而使结构多趋于更稳定,不易排泄。甲基转移酶包括 O -甲基转移酶、N -甲基转移酶和 S -甲基转移酶,分布催化 O、N 和 S 键的甲基化。一般地,甲基化反应能降低被结合物的极性和亲水性,但只有叔胺化合物甲基化后形成季铵盐,则是提供了其水溶性而有助于排泄。甲基化反应一般不是用于体内外来物的结合排泄,而是降低了这些有效成分的生物活性。

4. 硫酸结合反应　硫酸转移酶可催化药物成分与硫酸结合。在这个过程发生之前,活化的硫酸需要靠其他酶的催化激活。首先是三磷酸腺苷硫酸化酶催化,ATP 中的 AMP 基转移给硫酸基并生成腺苷酰硫酸,然后腺苷酰硫酸磷酸激酶催化,将 ATP 末端磷酸基转移到单磷酸腺苷(adenosine monophosphate)上,生成其活化形式的 3′-磷酸腺苷-5-磷酸硫酸酯,最后在硫酸转移酶的催化下,结合生成硫酸结合物。

但是,能形成硫酸结合物的化合物多数也能形成葡萄糖醛酸结合物,葡萄糖醛酸结合物的结合能力更强、结合量更大。另外,生物体内的硫酸酯酶活性较强,常使硫酸结合物酶解离硫酸。

5. 氨基酸结合反应　该反应主要是针对天然药物中众多羧酸类化合物或含羧基的成分。进入肝脏的含羧基的药物成分或者代谢生成的含羧基生成物可与体内氨基酸以酰胺/肽键的形式结合。可结合反应的羧酸包括芳香羧酸、苯乙酸类和杂环羧酸;可参与反应的氨基酸则主要包括生物体内内源性的氨基酸或是从食物中得到的氨基酸,其中以甘氨酸的结合反应最为常见。而在与氨基酸结合的反应中,主要是苯甲酸的衍生物参加反应。

6. 谷胱甘肽结合反应　在谷胱甘肽转移酶的催化下,药物成分与谷胱甘肽反应结合,形成的结合物进一步解离甘氨酸和谷氨酸转化为半胱氨酸结合物,紧接着在被乙酰化成硫醇尿酸衍生物后随胆汁得到排泄。小檗碱为双苄基异喹啉类生物碱,将小檗碱与人肝微粒体、还原型烟酰胺腺嘌呤二核苷酸磷酸(nicotinamide adenine dinucleotide phosphate, NADPH)、谷胱甘肽共同孵育。

五、影响药物肝脏代谢的因素

药物代谢主要在肝脏中进行,如果肝功能不良会影响药物代谢,造成药物作用时间延长、体内蓄积或毒性增加。

1. 遗传因素　就是遗传多态性,遗传所决定的氧化反应、结合反应呈现出差异,并会改变药物的疗效或毒性。

2. 环境因素　环境中存在的化学物质可以增强或减弱肝药酶的活性,改变代谢速度,影响药物作用的强度及持续时间,包括以下几项。

(1)酶的诱导:有些化学物质可以提高肝药酶的活性,从而提高药物代谢的速率,缩短药物作用时间。具有肝药酶诱导作用的化学物质称为肝药酶的诱导剂。药物被酶诱导后,代谢加快、加强,导致血浆药物浓度降低,从而使治疗效果减弱。但对于需要在人体内活化的药物,会增强治疗效果。对于会产生毒性代谢产物的药物,也会增强其毒性。

(2)酶的抑制:有些化学物质可以抑制肝药酶的活性,从而减慢药物代谢的速率,延长药物作用时间。具有肝药酶抑制作用的化学物质称为肝药酶的抑制剂。需要在体内活化的药物,经酶抑制后,活性代谢物的生成减少,药物作用减弱。而对于需要在体内灭活的药物,经酶抑制后,代谢减慢,作用会增强,有些甚至导致毒性反应。

(3)生理因素和营养状态:不同年龄、性别、白天或夜间、饮食等因素都可影响肝药酶的活性。

(4)病理因素:疾病状态也会影响肝药酶的活性。

思　考　题

1. 简述代谢产物结构鉴定的一般方法与策略。
2. 简述天然黄酮类成分的主要代谢途径。
3. 肝脏代谢成分研究中,体外模型主要有哪些?

第八章
天然药物化学成分研究进展

第一节　醌类化合物研究进展

醌类(quinone)化合物是指分子内具有不饱和环二酮结构(醌式结构)的一类成分,包括醌类或容易转变为醌类并具有其性质的化合物,以及在生物合成方面与醌类有密切联系的化合物。由于其结构的不饱和性,以及环二酮与邻二酚结构极易发生氧化还原反应而相互转变,醌类化合物常参与生物体内一些重要的氧化还原反应,从而表现出抗氧化、抗肿瘤、抗菌、抗病毒、泻下、解痉、凝血等多种生物活性。该类化合物在自然界中分布较为广泛,以茜草科、芸香科、鼠李科、蓼科、豆科及百合科中较为多见,是植物药重要的活性成分种类之一。

醌类化合物可根据其化学结构特征和生物合成途径进行分类,目前广泛应用的是按结构特征分类。因此,从化学结构特征的角度,天然醌类化合物属于芳烃衍生物,可分为苯醌、萘醌、菲醌和蒽醌四种类型。

一、苯醌类

苯醌类(benzoquinone)化合物包括邻苯醌和对苯醌两大类,由于邻苯醌结构不稳定,所以,天然存在的苯醌化合物多为对苯醌的衍生物。该类化合物多呈黄色或橙色,近年来从植物中获得了具有良好生物活性的对苯醌类化合物。如红树林植物桐花树(*Aegiceras corniculatum*)中的 2-羟基-5-乙氧基-3-壬基-对苯醌(2-hydroxy-5-ethoxy-3-nonyl-1,4-benzoquinone)(1)对人卵巢癌细胞 A2780 及原髓白血病细胞 HL-60 有较好的增殖抑制活性。*Nigella sativa* 种子的百里醌(thymoquinone)(2)对乳腺癌、宫颈鳞癌等多种癌细胞的增殖具有显著的抑制作用。少数苯醌化合物也会呈现其他颜色,如化合物 5-O-丁基-信筒子醌(5-O-butyl-embelin)(3)呈现淡紫色、化合物 3-(乙酰氧基)-2,5-二(4-羟苯基)-苯醌(neonambiquinone A)(4)呈现暗棕色(图 8-1)。

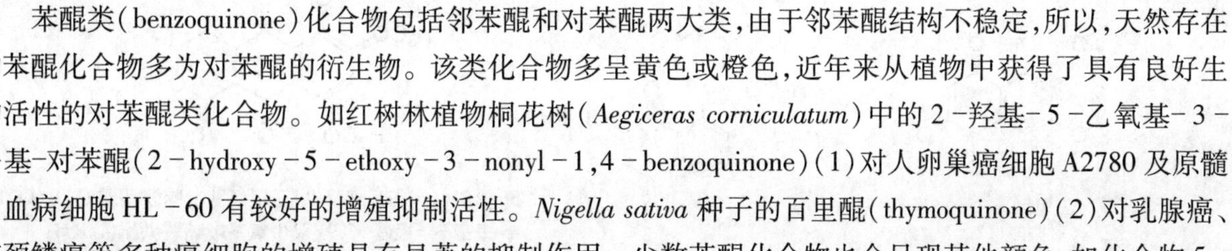

| 2-羟基-5-乙氧基-3-壬基-对苯醌(1) | 百里醌(2) | 5-O-丁基-信筒子醌(3) | 3-(乙酰氧基)-2,5-二(4-羟苯基)-苯醌(4) |

图 8-1　苯醌类化合物结构

二、萘醌类

萘醌类(naphthoquinone)化合物分为 α(1,4)、β(1,2)及 amphi(2,6)3 种类型,天然存在的大多为

α-萘醌类衍生物,如拟棘壳孢属真菌 *Pyrenochaetopsis* sp. 中的 1,1′,7-三甲氧基-5-羟基-6-乙基-对萘醌(1),对人乳腺癌细胞系 MDA-MB-435 具有显著的增殖抑制作用。

近年来,陆续发现了该类化合物中新的结构类型,如鲑色牛樟芝(*Taiwanofungus salmoneu*)中的 8-(4,7-二甲氧基-1,3-苯并二唑)-2-甲氧基-6-甲基-1,4-萘醌(salmonone A)(2)具有亚甲二氧基苯取代。红树林植物红茄苳(*Rhizophora mucronat*)内生真菌镰刀菌(*Fusarium napiforme*)中的萘醌类化合物 3-甲基-6-羟基-1,7,9-三甲氧基吡喃骈萘醌(6-hydroxy-astropaquinone B)(3)和 3-甲基-6-羟基-7,9-双甲氧基吡喃骈萘醌(astropaquinone D)(4),两个化合物均具有显著地抑制金黄色葡萄球菌和绿脓杆菌的活性。拟无枝酸菌属真菌 *Amycolatopsis* sp. 的代谢产物 3,6-二羟基-2,3a,10b-三甲基-双呋喃骈萘醌(enceleamycins C)(5)具有双呋喃环结构取代,并对耐甲氧西林金葡球菌具有较好的抑制活性作用。

海洋天然产物的研究中,发现了一系列具有特殊结构的萘醌类化合物,如四氢蒽醌、骈吡啶萘醌等。

1. 四氢蒽醌类 四氢蒽醌是蒽醌类化合物的衍生物,从结构上可认为是蒽醌中 A 环上的双键发生四氢加成后形成的萘醌骈环己烯结构,在已发现的此类化合物中,可以分为 9,10-四氢蒽醌与 5,8-四氢蒽醌两类。例如,深海真菌交链孢菌(altenaria tenuissima DFFSCS013)中的 3,8-羟基-6-甲氧基四茎蒽醌[(3R)-1-deoxyaustrocortilutein](6)与交链茄醇 B(altersolanol B),又名 dactylarin(7)即为前者,而中国南海红树林内生真菌中的卷线孢菌素(bostrycin)(8)则属于后者,卷线孢菌素和镰刀菌萘醌 C(fusarnaphthoquinone C)(9)对大肠杆菌、白色念珠菌、金黄色葡萄球菌、芽孢杆菌等常见病原微生物具有一定的抑制活性。此外,卷线孢菌素对 HTC-116、MCF-7 及 Huh7 肿瘤细胞系具有较好的增殖抑制活性,镰刀菌萘醌 C 具有较好的抗疟活性。柳珊瑚内生真菌 *Fusarium* sp. PSU-F14 中的镰刀菌萘醌为罕见的 5,8-四氢蒽醌与萘醌形成的二聚体(图 8-2)。

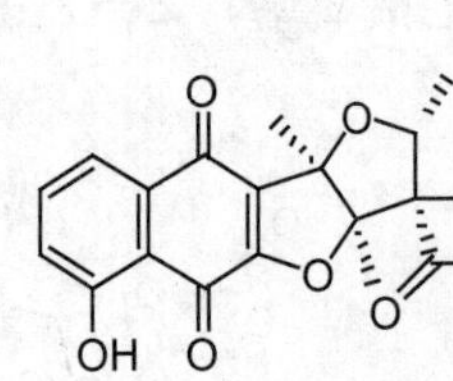

1,1′,7-三甲氧基-5-羟基-6-乙基-对萘醌(1)

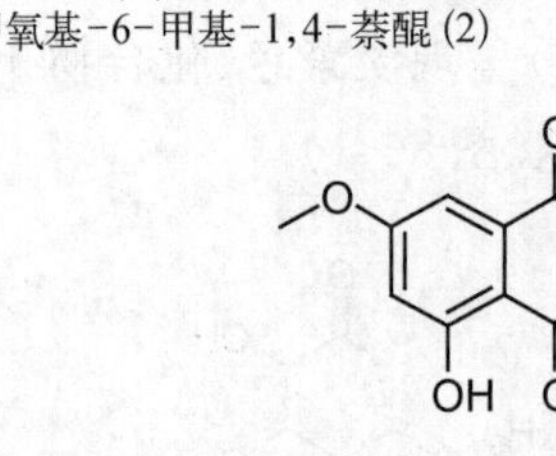

8-(4,7-二甲氧基-1,3-苯并二唑)-2-甲氧基-6-甲基-1,4-萘醌(2)

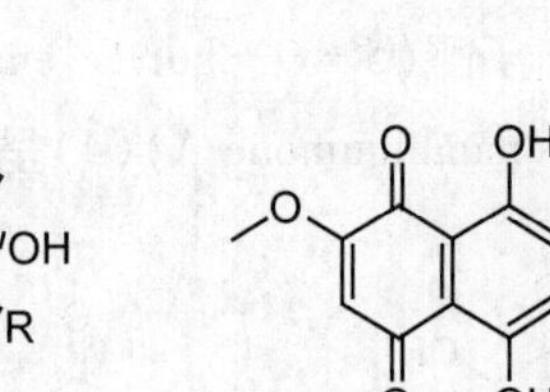

3-甲基-6-羟基-1,7,9-三甲氧基吡喃骈萘醌(3)R=OCH₃
3-甲基-6-羟基-7,9-双甲氧基吡喃骈萘醌(4)R=H

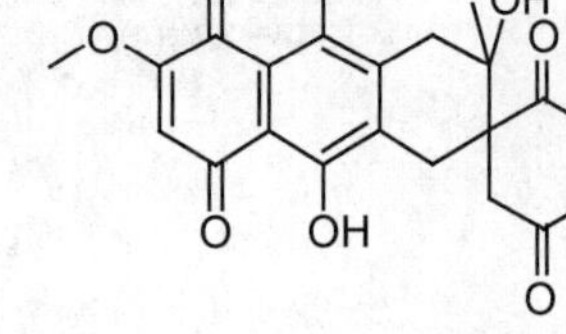

3,6-二羟基-2,3*a*,10*b*-三甲基-双呋喃骈萘醌(5)

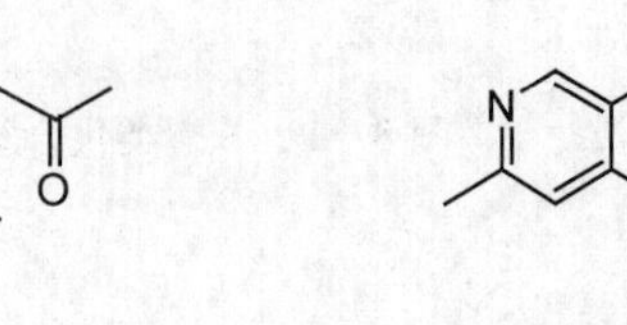

3,8-羟基-6-甲氧基四氢蒽醌(6)R=H
交链茄醇B(7)R=OH

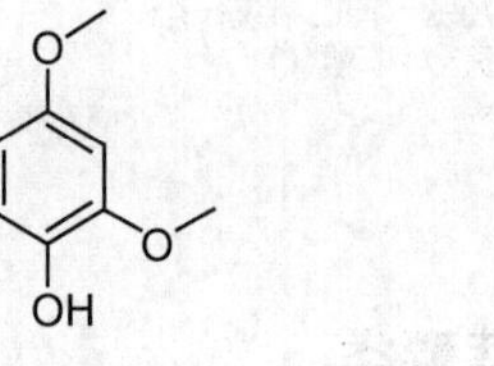

卷线孢菌素(8)

镰刀菌萘醌 C(9)

8-甲基葡萄孢镰菌素(10)

图 8-2　萘醌类化合物结构

2. 骈吡啶萘醌类　此类化合物母核为萘醌在醌环侧与吡啶骈合而成,在天然产物中较为罕见。例如,中国南海红树林植物木榄(*Bruguiera gymnoihiza* Savigny)内生真菌 *Aspergillus terreus* 中分离得到的具有抗乙酰胆碱酯酶活性的化合物 8-甲基葡萄孢镰菌素(8-*O*-methylbostrycoidin)(10)即属于此类(图 8-2)。

三、菲醌类

天然菲醌类(phenanthraquinone)分为邻菲醌和对菲醌两大类。中药丹参、石斛含有多种菲醌及其衍生物。例如,石斛(*Dendrobium nobile*)根茎中 3 种新的对菲醌类化合物:石斛菲醌 A(1)、石斛菲醌 B(2)、石斛菲醌 C(3),石斛菲醌 A 对人白血病细胞 HL-60、人肺癌细胞 A549、人乳腺癌细胞 MCF-7 均有较好的体外增殖抑制活性。对菲醌化合物枸兰素(cyppedin)(4)可以抑制 Akt/GSK-3β 信号通路,减少非小细胞肺癌细胞的上皮-间质转变,具有肿瘤抑制潜力。长叶拟白发藓中发现了新的邻菲醌二聚体、白发藓菲醌 D(5)、白发藓菲醌 E(6),见图 8-3。

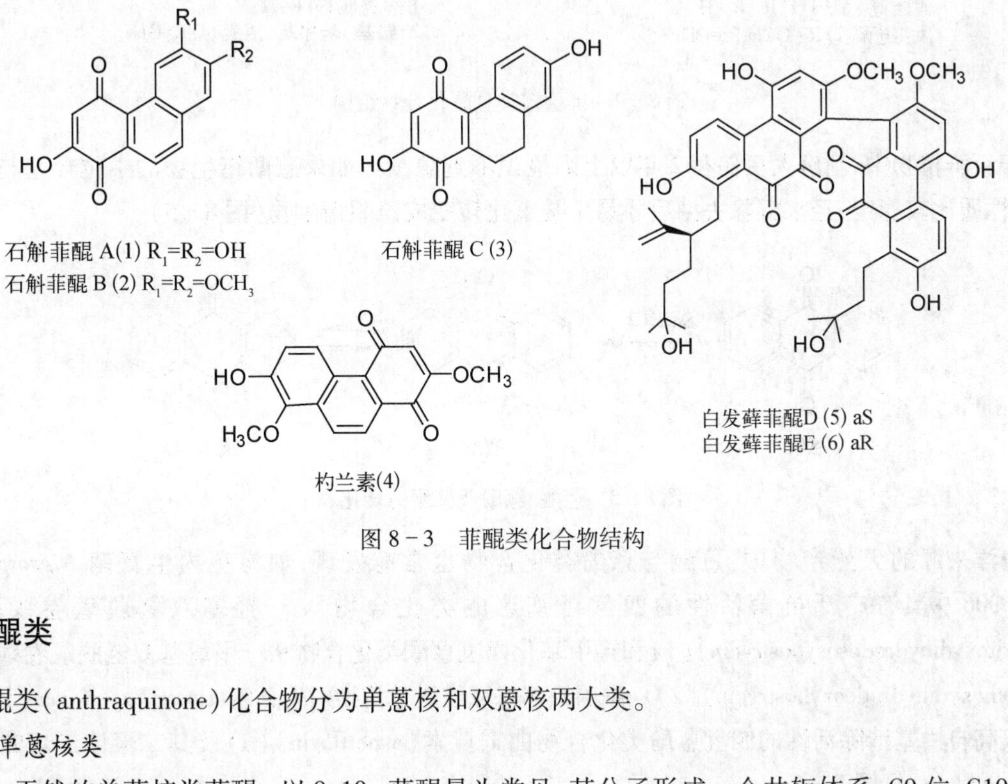

石斛菲醌 A(1) R₁=R₂=OH
石斛菲醌 B(2) R₁=R₂=OCH₃

石斛菲醌 C(3)

枸兰素(4)

白发藓菲醌 D(5) aS
白发藓菲醌 E(6) aR

图 8-3　菲醌类化合物结构

四、蒽醌类

蒽醌类(anthraquinone)化合物分为单蒽核和双蒽核两大类。

1. 单蒽核类

(1) 天然的单蒽核类蒽醌:以 9,10-蒽醌最为常见,其分子形成一个共轭体系,C9 位、C10 位处于最高氧化水平,故比较稳定。

该类化合物在母核上常有羟基取代,根据羟基在蒽醌母核上的分布情况,进一步将羟基蒽醌衍生物分为两种类型,即大黄素型蒽醌(羟基分布在两侧的苯环上)和茜草素型蒽醌(羟基一般仅分布在一侧的苯环上)。中药大黄中的主要蒽醌类成分多属于前者,茜草中的蒽醌类成分多为后者。有些植物同时含有上述两类羟基蒽醌类成分,如柚木木心中的假杜鹃蒽醌-Ⅰ(barleriaquinone-Ⅰ)(1)、决明蒽醌(obtusifolin)(2)属于大黄素型蒽醌;而柚木蒽醌(tectoquinone)(3)和 2-羟基-3-甲基-蒽醌(4)属于茜草素型蒽醌(图 8-4)。

(2) 蒽酚或蒽酮衍生物:蒽醌在酸性环境中被还原,可生成蒽酚及其互变异构体蒽酮。蒽酚(或蒽酮)的羟基衍生物常以游离或结合状态与相应的羟基蒽醌共存于同一植物中。蒽酚(或蒽酮)衍生物一

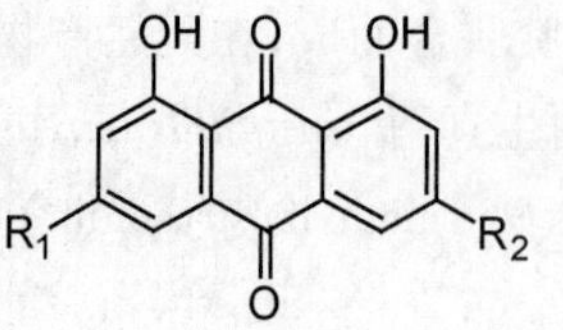

大黄酚　　　R₁=H　　　R₂=CH₃
大黄素　　　R₁=OH　　　R₂=CH₃
大黄素甲醚　R₁=OCH₃　　R₂=CH₃
芦荟大黄素　R₁=H　　　R₂=CH₂OH
大黄酸　　　R₁=H　　　R₂=COOH

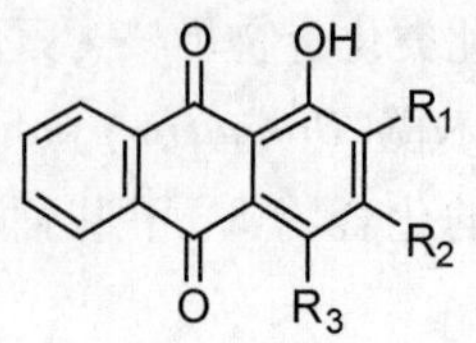

茜草素　　　R₁=OH　R₂=H　　　R₃=H
羟基茜草素　R₁=OH　R₂=H　　　R₃=OH
伪羟基茜草素 R₁=OH　R₂=COOH　R₃=OH

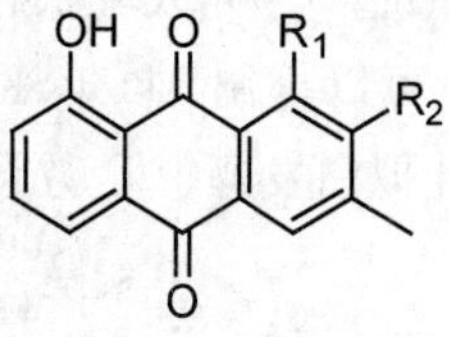

假杜鹃蒽醌-I (1) R₁=R₂=H
决明蒽醌(2) R₁=OCH₃R₂=OH

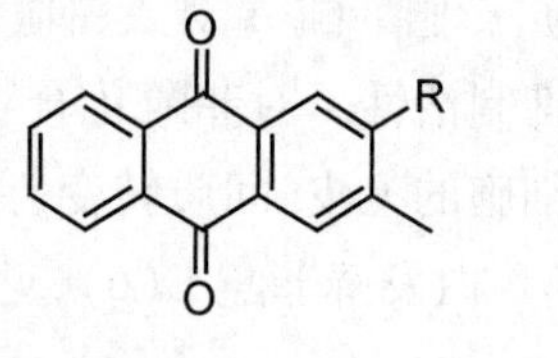

柚木蒽醌 (3) R=H
2-羟基-3-甲基-蒽醌 (4) R=OH

图 8-4　单蒽核类蒽醌化合物结构

般存在于新鲜植物中,新鲜大黄储存 2 年以上则检识不到蒽酚。如果蒽酚衍生物的中位羟基与糖缩合成苷,则性质比较稳定,经水解除去糖后才易于被氧化转变成蒽醌衍生物(图 8-5)。

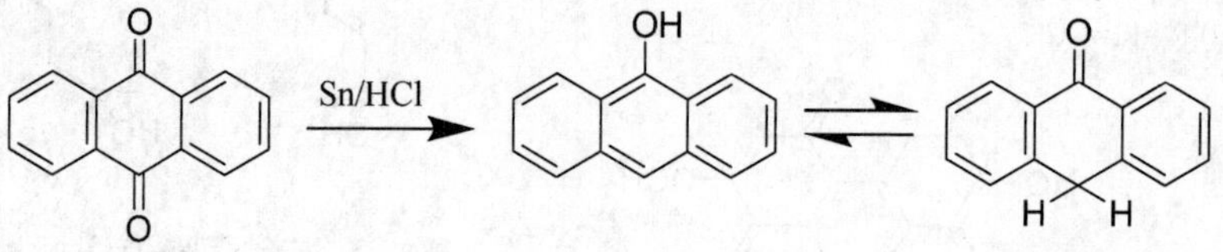

蒽醌　　　　　　　蒽酚　　　　　　　蒽酮

图 8-5　蒽醌、蒽酚及蒽酮的转化

　　在海洋来源的天然产物中,蒽酮与蒽酚类化合物也常有发现,如海葵内生真菌 *Nigrospora* sp. ZJ-2010006 中具有广泛抗菌活性的四氢羟基蒽酮类化合物 9α-羟基双氢脱氧卷线孢菌素(9α-hydroxydihydrodesoxybostrycin)(1)和羟甲基化四氢蒽酮类化合物 9α-甲氧基双氢脱氧卷线孢菌素(9α-methoxydihydrodeoxybostrycin)(2)。中国福建海域红树林植物内生真菌 *Aspergillus glaucus* HB1-19 中具有较高自由基清除活性的四氢蒽酚类化合物曲霉黄素(asperflavin)(3)及其二聚体二聚曲霉黄素(eurorubrin)(4),见图 8-6。

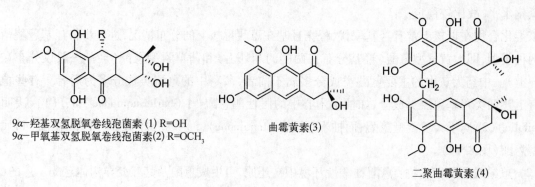

9α-羟基双氢脱氧卷线孢菌素 (1) R=OH
9α-甲氧基双氢脱氧卷线孢菌素(2) R=OCH₃

曲霉黄素(3)

二聚曲霉黄素(4)

图 8-6　蒽酮与蒽酚类化合物结构

（3）杂代蒽醌类：在植物来源的蒽醌化合物中，最为常见的是含氮及含氧取代,然而在海洋来源的蒽醌类化合物中发现了一批卤代蒽醌及硫酸化蒽醌。如化合物 7-氯代大黄素(7-chloroemodin)(1)及2-氯-1,3,8-三羟基-6-羟甲基-9,10-蒽醌(2)是分离自海洋青霉属真菌的氯代蒽醌。6,10-双甲氧基-7-溴代-1,3,8-三羟基-2-己烷蒽醌[(10S)-6,10-O,O-dimethyl-7-bromoaverantin](3)和6-甲氧基-7-溴代-1,3,8,10-四羟基-2-己烷蒽醌[(10S)-6-O-methyl-7-bromoaverantin](4)则是分离自海洋曲霉属真菌的溴代蒽醌类化合物(图8-7)。

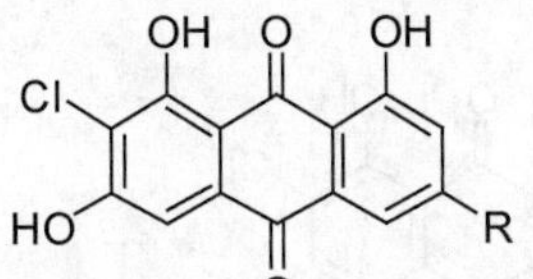

7-氯代大黄素(1) R=CH₃
2-氯-1,3,8-三羟基-6-羟甲基-9,10-蒽醌 (2) R=CH₂OH

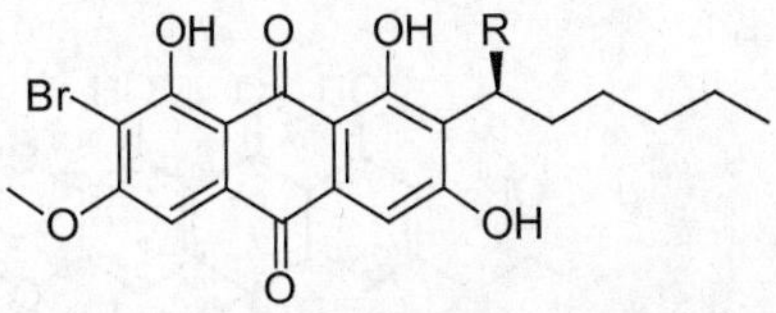

6,10-双甲氧基-7-溴代-1,3,8-三羟基-2-己烷蒽醌 (3) R=OCH₃
6-甲氧基-7-溴代-1,3,8,10-四羟基-2-己烷蒽醌(4) R=OH

图8-7 杂代蒽醌类化合物结构

（4）次生蒽醌类：次生蒽醌是由醌环裂解,并重新环合成内酯环而形成,其醌环变成了含氧七元环。如中国红树林植物黄槿(*Hibiscus tiliaceus*)内生真菌 *Eurotium rubrum* 中的次生蒽酮化合物9-脱羟基乌头酮(9-dehydroxyeurotinone)(1)和2-甲氧基-9-脱羟基乌头酮(2-O-methyl-9-dehydroxyeurotinone)(2),分别具有抗胰腺癌细胞 SW1990 活性及自由基清除活性(图8-8)。

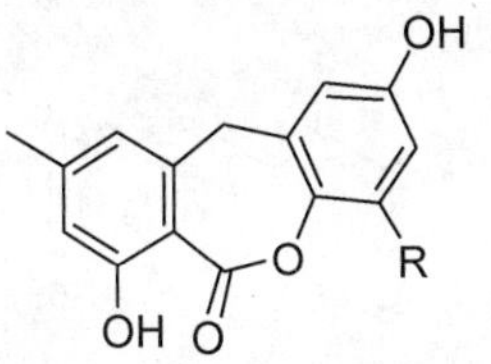

9-脱羟基乌头酮(1) R=OH
2-甲氧基-9-脱羟基乌头酮(2) R=OCH₃

图8-8 次生蒽醌类化合物结构

2. 双蒽核类

（1）二蒽酮类：二蒽酮类成分可以看成是两分子蒽酮脱去一分子氢而通过 C-C 键结合而成的化合物,多为 C10-C10′相互结合,也有其他位置连结。

中药大黄及番泻叶的主要有效成分番泻苷(sennoside)A、B、C、D 为典型二蒽酮类化合物。这类化合物在海洋天然产物中也有发现,如海洋真菌 *Aspergillus glaucus* HB1-19 中的顺式(1)及反式(2)的大黄素-大黄素甲醚二聚体。海藻来源真菌 *Aspergillus alliaceus* 中的洋葱曲霉二蒽酮 B(allianthrones B)(3)和洋葱曲霉二蒽酮(allianthrones C)(4)则属于卤代二蒽酮类,两者均具有抑制人皮肤黑色素瘤细胞 SK-Mel-5 活性(图8-9)。

（2）二蒽醌类：蒽醌类脱氢缩合或二蒽酮类氧化均可形成二蒽醌类。目前分离得到的二蒽醌类化合物中的两个蒽醌环都是相同面对称的,由于空间位阻的相互排斥,故两个蒽环呈反向排列。目前这类化合物在天然产物中越来越多地被发现,如乌头 *Aconitum carmichaeli* 内生真菌 *Talaromyces* sp. YE3016 中发现的由大黄素缩合而成的天精(skyrin)、6-羟基芦荟大黄素(citreoresein)缩合而成的醌

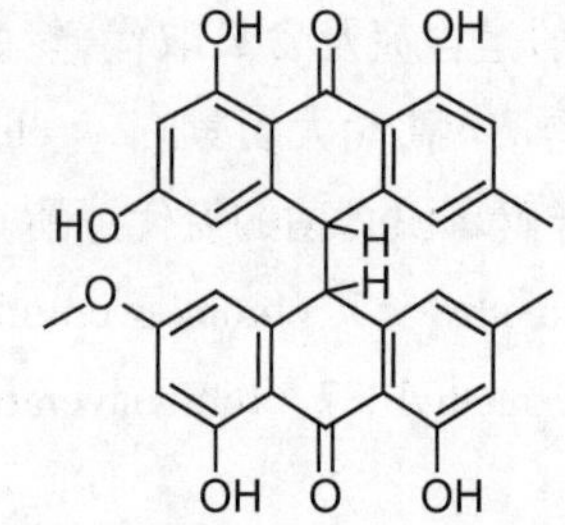

顺式大黄素-大黄素甲醚二聚体(1)

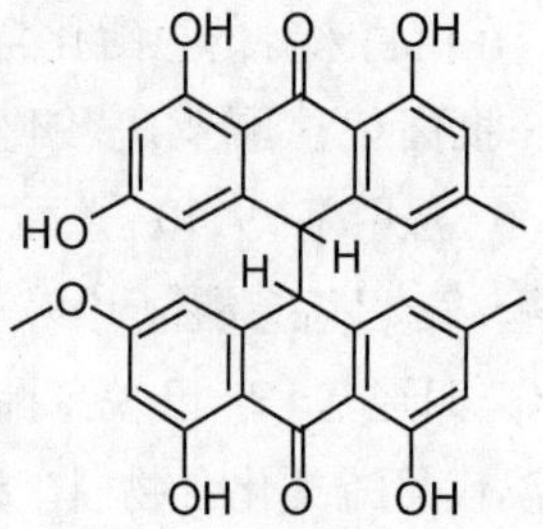

反式大黄素-大黄素甲醚二聚体 (2)

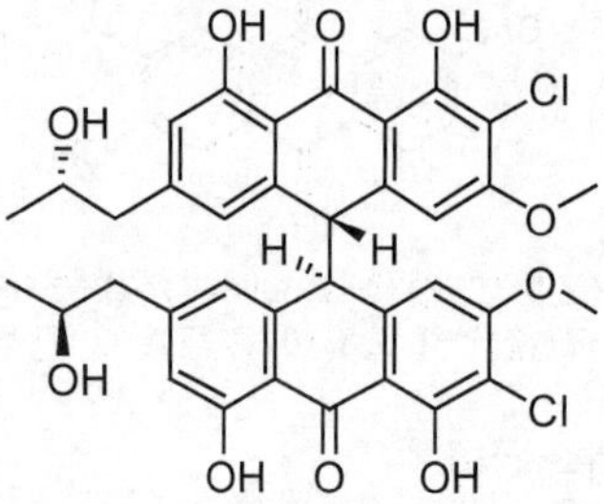

洋葱曲霉二蒽酮 B (3)

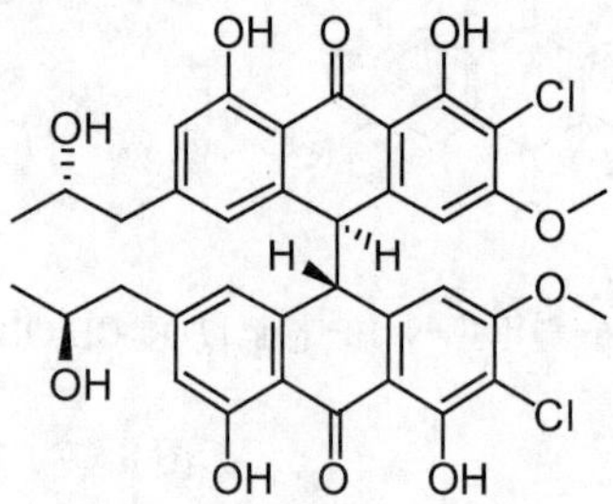

洋葱曲霉二蒽酮 C (4)

图 8-9　二蒽酮类化合物结构

茜醇(skyrinol),以及由 4-羟基大黄素(catenarin)缩合而成的双 4-羟基大黄素(dicatenarin)等(图 8-10)。

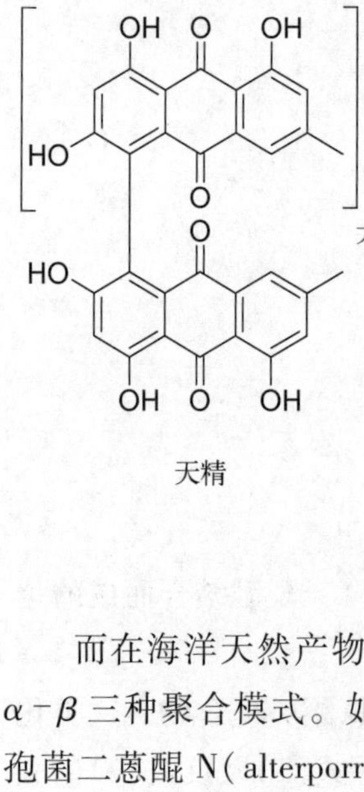

大黄素

天精

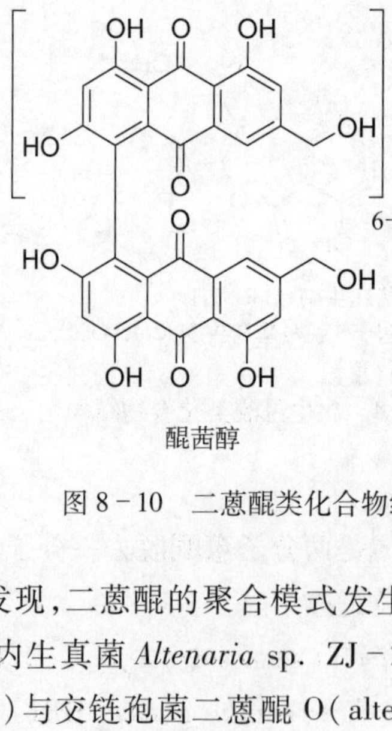

6-羟基芦荟大黄素

醌茜醇

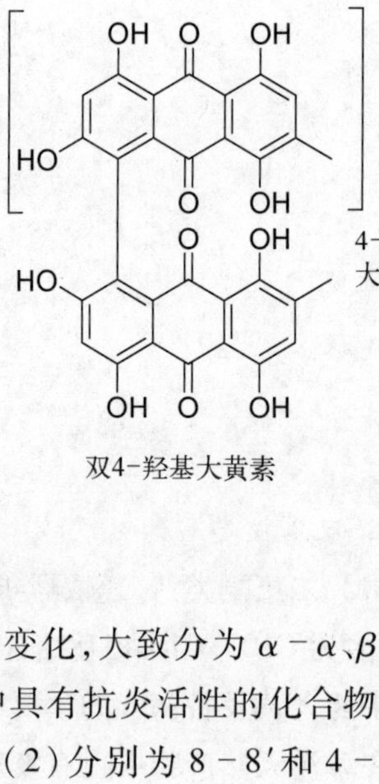

4-羟基大黄素

双4-羟基大黄素

图 8-10　二蒽醌类化合物结构

而在海洋天然产物研究中发现,二蒽醌的聚合模式发生了多样的变化,大致分为 α-α、β-β、α-β 三种聚合模式。如软珊瑚内生真菌 *Altenaria* sp. ZJ-2008003 中具有抗炎活性的化合物交链孢菌二蒽醌 N(alterporriol N)(1)与交链孢菌二蒽醌 O(alterporriol O)(2)分别为 8-8′和 4-4′聚合,均属于 α-α 模式。而海绵内生真菌 *Talaromyces stipitatus* KUFA 0207 中的 2,20-反式-(7-甲基-1,4,5-三羟基-9,10-蒽醌)(3)则属于 β-β 聚合模式。*Altenaria* sp. ZJ-2008003 中的交链孢菌二蒽醌 P(alterporriol P)(4)属于 4-6′聚合,其具有抗结肠癌、肝癌、黑色素瘤等多种肿瘤抑制活性,红树林内生真菌 *Stemphylium* sp. 33231 中的交链孢菌二蒽醌 U(alterporriol U)(5)则属于 5-7′聚合,其对大肠杆菌、金黄色葡萄球菌等多种致病微生物具有显著抑制活性,上述两种均属于α-β 模式(图 8-11)。

(3) 杂蒽二聚体类:该类化合物由蒽醌、蒽酮或蒽酚中两者聚合而成的二聚体。例如,红树林内生

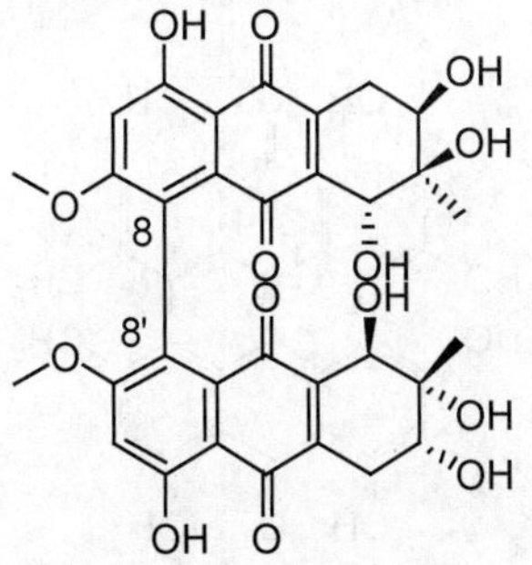

交链孢菌二蒽醌N (1) 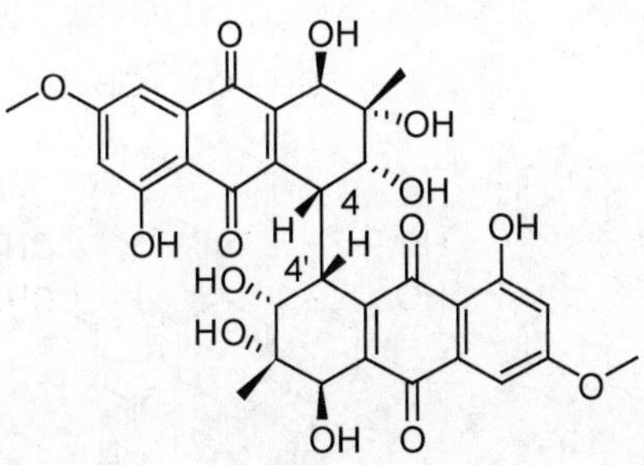　　　交链孢菌二蒽醌O (2) 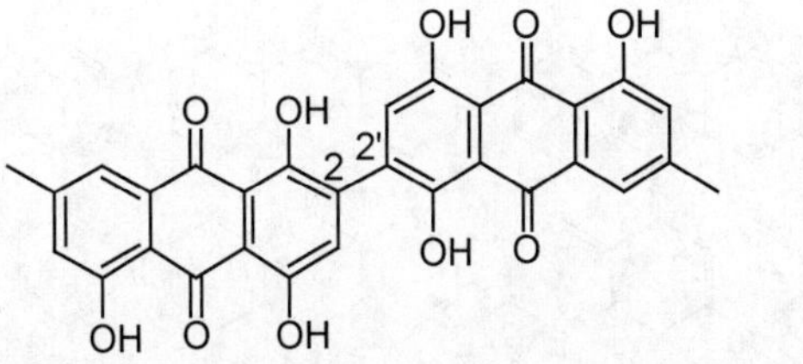　　　2,20-反式-(7-甲基-1,4,5-三羟基-9,10-蒽醌) (3)

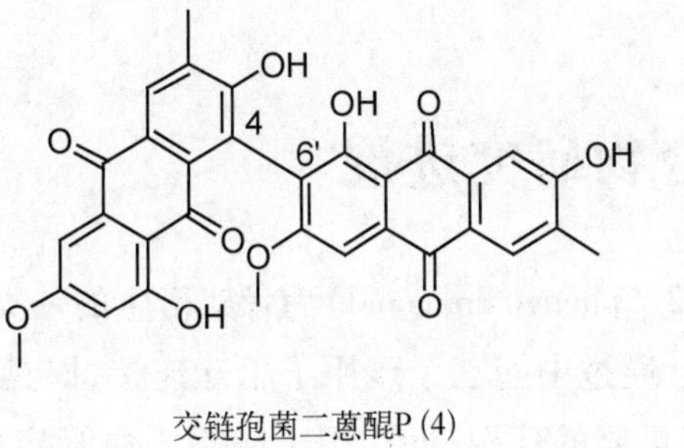

交链孢菌二蒽醌P (4) 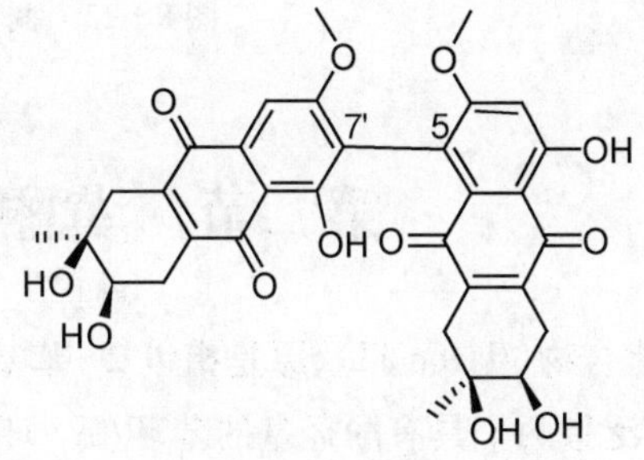　　　　　　　　　　　交链孢菌二蒽醌U (5)

图 8-11　二蒽醌聚合物结构

真菌 *Altenaria* sp. 中的交链孢菌二蒽醌 S(Salterporriol S)(1)便是由四氢蒽醌与四氢蒽酮聚合而成的二聚体,具有抗结核分枝杆菌活性。*Nigrospora* sp. 中的黑孢菌二蒽醌 A(nigrodiquinone A)(2)是由 5,8-四氢蒽醌与四氢蒽酮形成的二聚体。(+)-散囊菌二蒽酮 A[(+)-eurotone A](3)与(−)-散囊菌二蒽酮 A[(−)-eurotone A](4)是从海洋真菌 *Eurotium* sp. SCSIO F452 中得到的一对镜面异构体,由蒽酚与蒽酮聚合而成(图 8-12)。

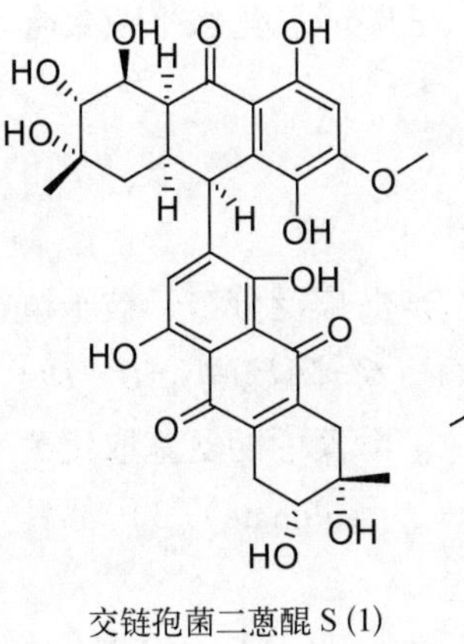

交链孢菌二蒽醌 S (1) 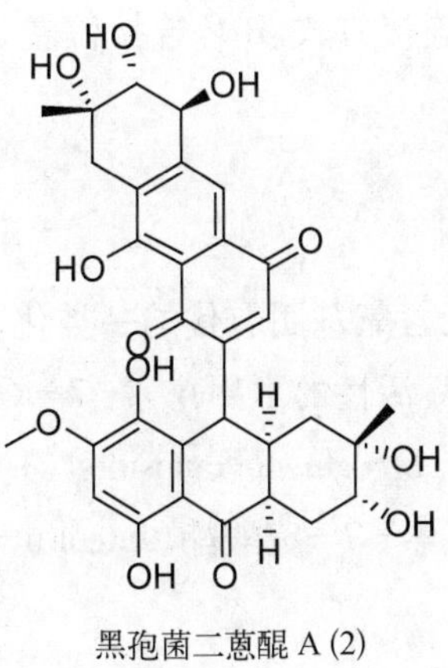　　黑孢菌二蒽醌 A (2) 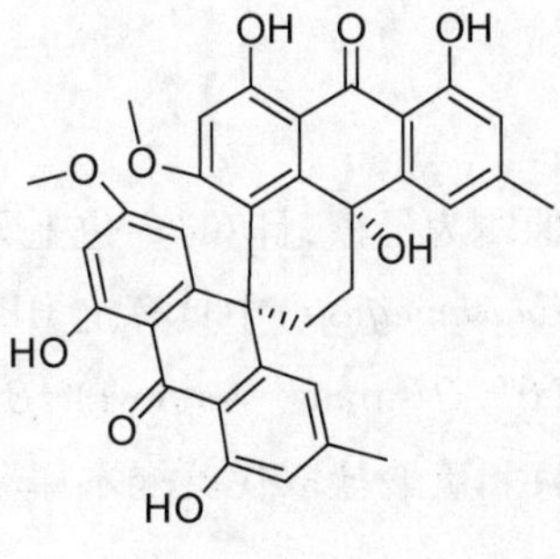　　(+)-散囊菌二蒽酮 A (3) 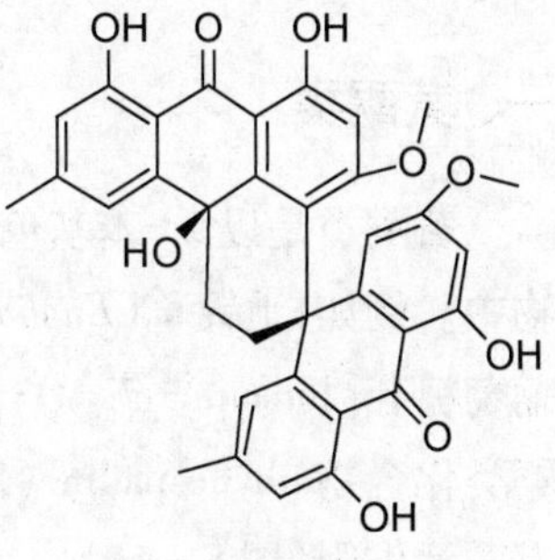　　(−)-散囊菌二蒽酮 A (4)

图 8-12　杂蒽二聚体类化合物结构

(4) 稠合二蒽酮类:该类化合物为中位二蒽酮类化合物进一步脱氢、氧化、稠合而成,如去氢二蒽酮类化合物是由中位二蒽酮脱氢形成双键而成;日照蒽酮类则是由去氢二蒽酮进一步氧化,α 与 α′位相连组成一个新六元环而成,如原金丝桃素(protohypericin)(1);中位萘骈二蒽酮类是天然蒽衍生物中具有最高氧化水平的结构形式,也是天然产物中高度稠合的多元环系统之一。如具有抑制中枢神经及抗病毒作用的金丝桃素(mycoporphyrin)(2)即为该类衍生物(图 8-13)。

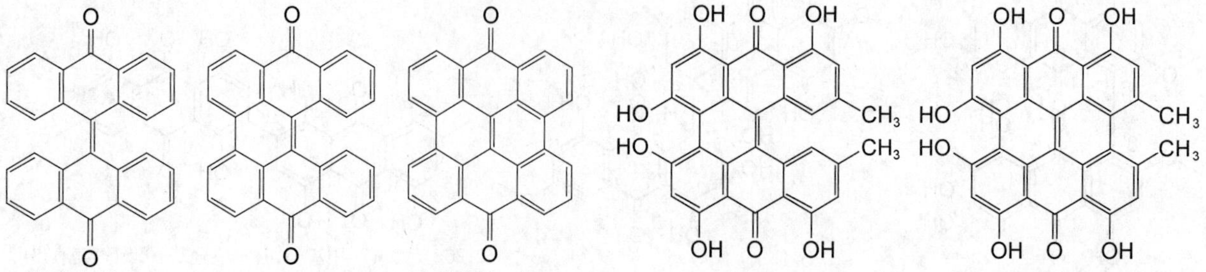

去氢二蒽酮　　　　日照蒽酮　　　　中位萘骈二蒽酮　　　　原金丝桃素(1)　　　　金丝桃素(2)

图 8-13　稠合二蒽酮类化合物结构

第二节　黄酮类化合物研究进展

黄酮类化合物(flavonoid),原是指以 2-苯基色原酮(2-phenylchromonel)为骨架衍生的一类植物次级代谢物;现泛指两个具有酚羟基的苯环(A-环和 B-环)通过中间三个碳原子相互连接,即具有 C_6—C_3—C_6 结构的化合物的总称。黄酮类化合物中很多具有重要的药用价值,用于防治心血管疾病、急慢性肝炎,可止咳、平喘、祛痰。黄酮类化合物还具有雌激素样作用,用于妇女更年期症状的改善。此外,该类化合物还具有广泛的生物活性及药理作用,如抗菌、抗病毒、自由基清除,以及抗氧化、抗突变、抗肿瘤等活性,是天然药物和保健品的重要来源。

从植物系统学的角度,植物产生黄酮的能力与其木质化的性质密切相关,因此,黄酮类化合物主要分布在维管束植物中,在其他较低等的植物类群中分布较少,一般认为菌类中几乎不含黄酮。随着海洋天然产物研究的兴起,相继发现海洋生物来源的黄酮类成分,以海草中分布居多,在软体动物、海洋真菌、珊瑚和细菌中也均有发现。

天然黄酮类成分主要依据苯环与中间的三碳链的连接方式、B 环连接位置、三碳链氧化水平及聚合度进行分类。

一、黄酮类

黄酮类是以 2-苯基色原酮为母核,且 C-3 位上无含氧基团取代的一类化合物,广泛分布于被子植物中。例如,地锦草(*Euphorbia humifusa*)中具有抗 HBV 活性的木犀草素-7-O-(6″-阿魏酰)-β-D-葡萄糖苷[luteolin-7-O-(6″-O-trans-feruloyl)-β-D-glucopyranoside](1)。海藻中的氨基取代黄酮类化合物 phyllospadine(2)和硫酸盐取代黄酮木犀草素-7-硫酸酯(luteolin-7-sulphate)(3),都具有防污作用(图 8-14)。

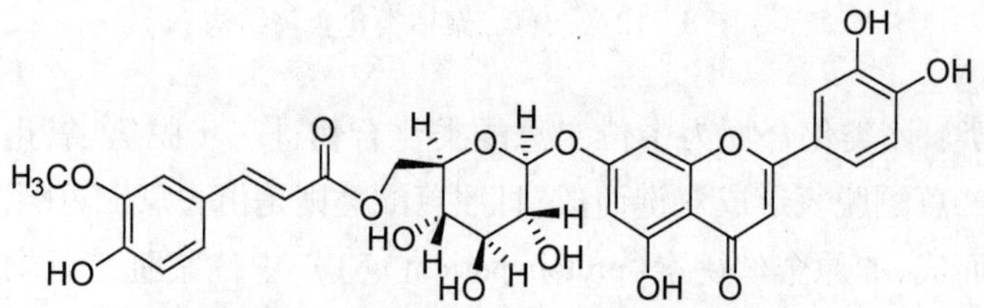

木犀草素-7-O-(6″-阿魏酰)-β-D-葡萄糖苷 (1)

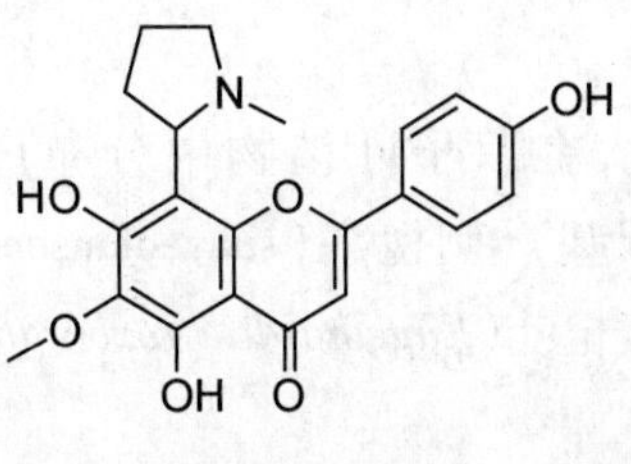

phyllospadine (2) 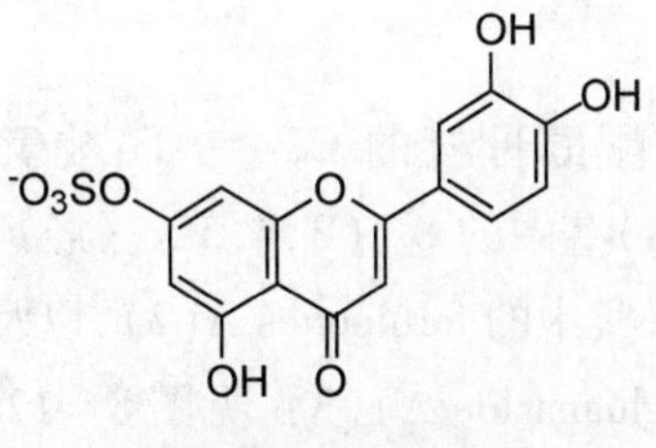 木犀草素-7-硫酸酯 (3)

图 8-14 黄酮类化合物结构

二、二氢黄酮类

二氢黄酮类为黄酮基本母核的 C2=C3 被氢化而成,主要分布于蔷薇科、芸香科、豆科、菊科及姜科等植物中。它具有调节免疫、平喘等药理作用的补骨脂二氢黄酮甲醚(bavachinin)(1),是近年来在中药补骨脂(*Psoralea corylifolia*)中发现的新的药效物质。海洋链霉菌(*Streptomyces* sp.)中得到的放线黄酮苷(actinoflavoside)(2)具有光敏抗菌活性(图 8-15)。

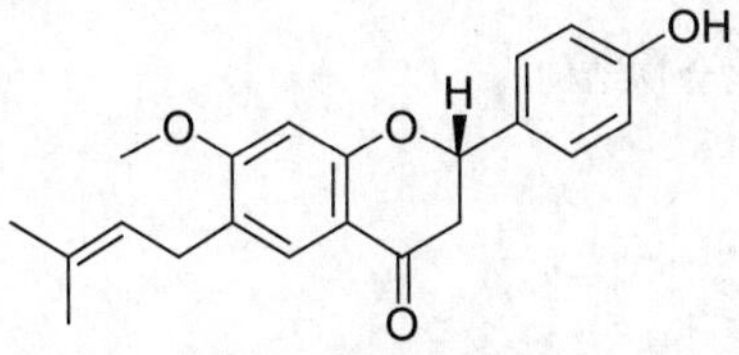

补骨脂二氢黄酮甲醚 (1) 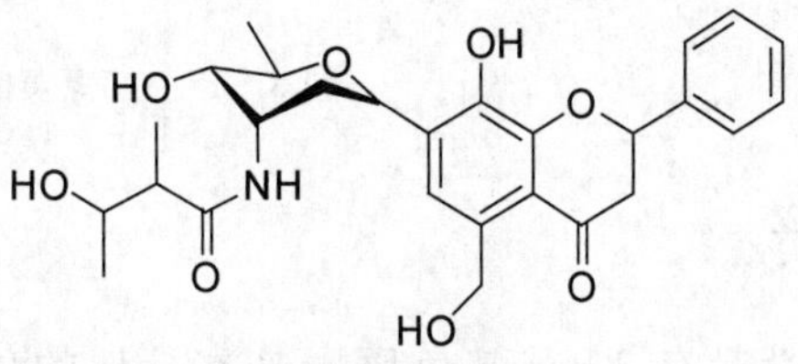 放线黄酮苷 (2)

图 8-15 二氢黄酮类化合物结构

三、黄酮醇类

黄酮醇类是在黄酮母核的 C-3 位上连接有羟基或其他含氧基团,广泛分布于双子叶植物特别是木本植物的花和叶中。

近年来,发现了具有新颖结构的黄酮醇类化合物,如朝鲜淫羊藿(*Epimedium koreanum*)中的 5,4'-二羟基呋喃[2″,3″:7,8]黄酮醇 3-O-α-L-鼠李糖苷[5,4'-dihydroxyfurano(2″,3″:7,8)-flavonol 3-O-α-L-rhamnoside](1),在色原酮的 C7—C8 位骈有一个呋喃环。葡萄根衍生的念珠曲霉菌(*Aspergillus candidus*)中的含氯取代的曲霉素 A(aspergivones A)(2),见图 8-16。

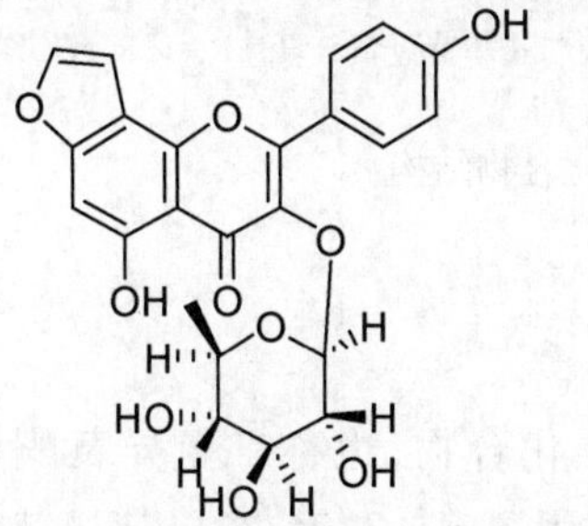

5,4'-二羟基呋喃(2″,3″:7,8)黄酮醇3-O-α-L-鼠李糖苷 (1) 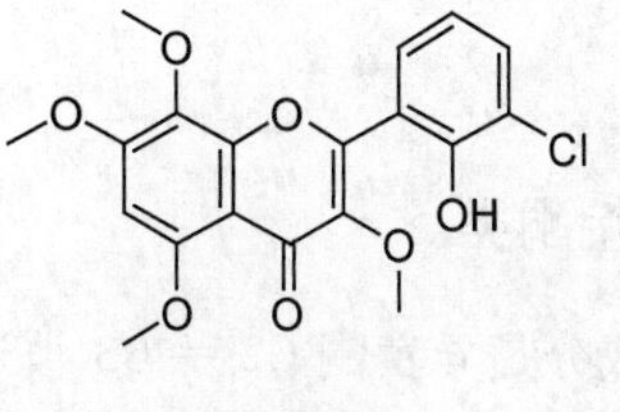 曲霉素A (2)

图 8-16 黄酮醇类化合物结构

四、二氢黄酮醇类

二氢黄酮醇类为黄酮醇母核的 C2 ═ C3 被氢化,在双子叶植物中分布广泛,如几内亚格木 (*Erythrophleum suaveolens*)茎中的 8-(3,4,5-三羟基苯基)-刺槐亭(suaveolensone B)(1),白花泡桐 (*Paulownia fortunei*)的果实中的 fortunones A(2),以及黄杞叶(*Engelhardtia roxburghiana*)中的 3″-O-没食子酰基黄妃苷(roxburghianaside A)(3),见图 8-17。

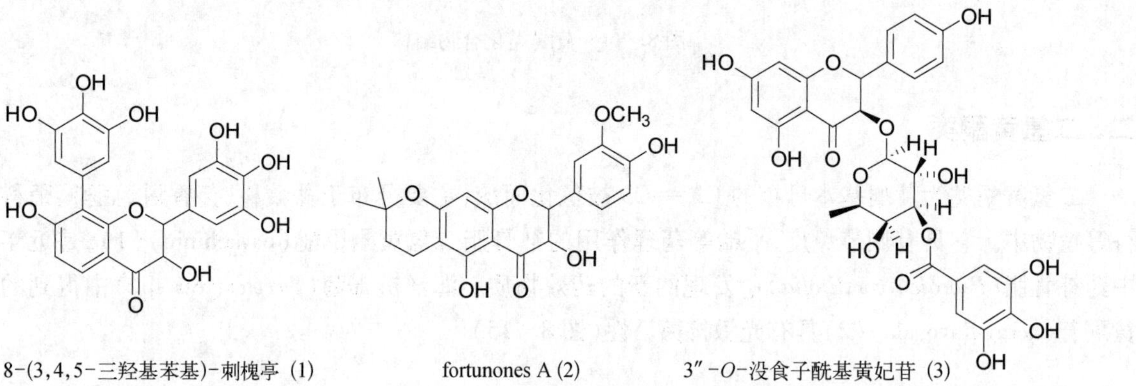

8-(3,4,5-三羟基苯基)-刺槐亭 (1)　　　　fortunones A (2)　　　　3″-O-没食子酰基黄妃苷 (3)

图 8-17　二氢黄酮醇类化合物结构

五、异黄酮类

异黄酮类为具有 3-苯基色原酮基本骨架的化合物,广泛存在于豆科植物中,如葛根(*Pueraria lobata*)中的心血管活性成分葛根素(puerarin)(1)。大豆(*Glycine max*)中的 6″-O-丙二酰基染料木苷 (6″-O-malonylgenistin)(2)和 6″-O-丙二酰基黄豆黄苷(6″-O-malonylglycitin)(3)具有抗炎、抗氧化活性(图 8-18)。

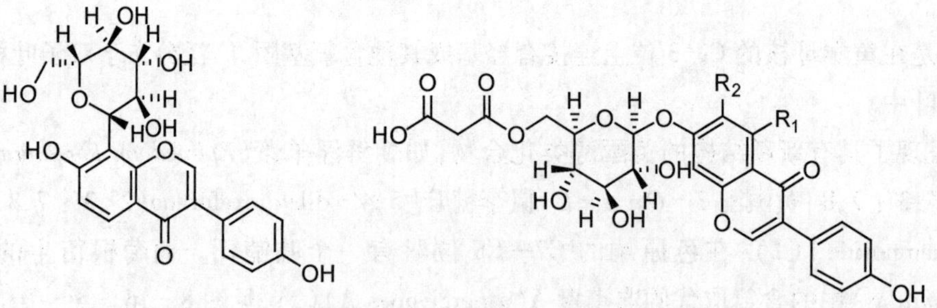

葛根素 (1)

6″-O-丙二酰基染料木苷 (2) R₁=OH R₂=H
6″-O-丙二酰基黄豆黄苷 (3) R₁=H R₂=OCH₃

图 8-18　异黄酮类化合物结构

六、异黄烷酮类

该类成分是异黄酮 C2 ═ C3 被还原成单键的一类化合物,也称二氢异黄酮类。如琴叶风吹楠 (*Horsfieldia pandurifolia*)中的异黄烷酮 2,2′-环氧-4′-甲氧基-3,7-二羟基异黄烷酮(2,2′-epoxy-4′-methoxy-3,7-dihydroxyisoflavanone)(1)和花榈木(*Ormosia henryi*)中具有细胞毒性和抗氧化活性的聚异戊烯基异黄烷酮类化合物花榈木素(ormosinol)(2),见图 8-19。

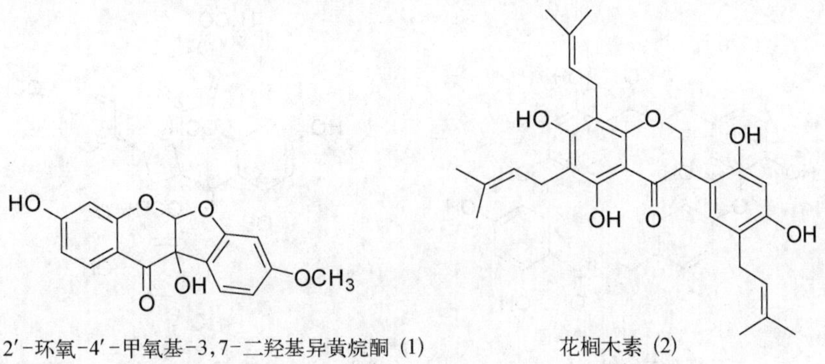

2,2′-环氧-4′-甲氧基-3,7-二羟基异黄烷酮 (1)　　　　　花椒木素 (2)

图 8-19　异黄烷酮类化合物结构

七、查尔酮类

该类成分是二氢黄酮 C 环的 C1—C2 键断裂生成的开环衍生物。例如,多枝怪柳(*Tamarix ramosissima*)中的 2′,4′-二羟基查尔酮(2′,4′-dihydroxychalcone)(1)和 2′-羟基-4′-甲氧基查尔酮(2′-hydroxy-4′-methoxychalcone)(2)。在琉桑属植物 *Dorstenia prorepens* 中分离得到了异戊烯基取代的 3,4,2′,4′-四羟基-5,3′-二香叶基查耳酮(3,4,2′,4′-tetrahydroxy-5,3′-digeranylchalcone)(3),见图 8-20。

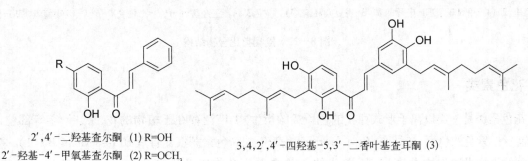

2′,4′-二羟基查尔酮 (1) R=OH
2′-羟基-4′-甲氧基查尔酮 (2) R=OCH₃

3,4,2′,4′-四羟基-5,3′-二香叶基查耳酮 (3)

图 8-20　查尔酮类化合物结构

八、二氢查尔酮类

二氢查尔酮为查尔酮的 α,β 位双键氢化而成,如海滩马鞭草(*Verbena littoralis*)中的天然双二氢查尔酮类化合物马鞭草查尔酮(verbenachalcone)(1)。长叶哥纳香(*Goniothalamus gardneri*)中的(Rel)-1β,2α-二-(2,4-二羟基-6-甲氧基苯甲酰基)-3β,4α-二-(4-甲氧基苯基)-环丁烷[(Rel)-1β,2α-di-(2,4-dihydroxy-6-methoxybenzoyl)-3β,4α-di-(4-methoxyphenyl)-cyclobutane](2),与二氢查尔酮的性质相近,并且与其共存,因此将其列入二氢查尔酮类化合物中(图 8-21)。

九、橙酮类

橙酮类又称作噢哢类,是黄酮的 C 环分出一个碳原子变成五元环,是黄酮的同分异构体,属于苯骈呋喃的衍生物;在植物界中多存在于玄参科、菊科、苦苣苔科及单子叶植物莎草科中。如琴叶风吹楠(*Horsfieldia pandurifolia*)中的 2-羟基-2-(4′-甲氧基苄基)-6-甲氧基-3-香豆杂环酮(2-hydroxy-2-(4′-methoxybenzyl)-6-methoxy-3-coumaranone)(1)。婆婆针(*Bidens bipinnata*)中的 7,3′,4′-三羟基-6-(6″-乙酰氧基-β-D-吡喃葡萄糖基)-橙酮[6-O-(6″-acetyl-β-D-glucopyranosyl)-7,3′,4′-trihydroxyaurone](2),见图 8-22。

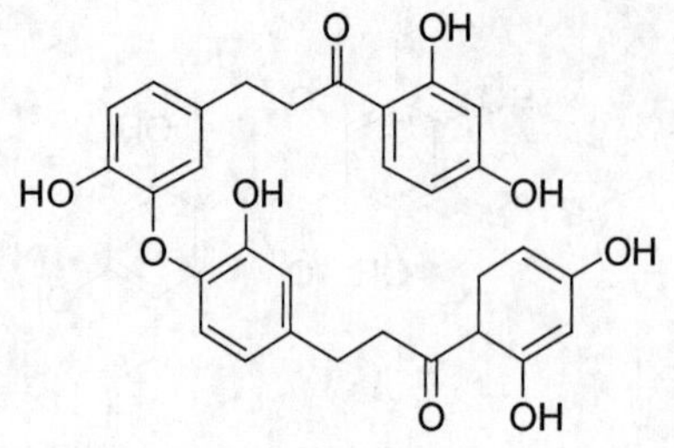

马鞭草查尔酮 (1)

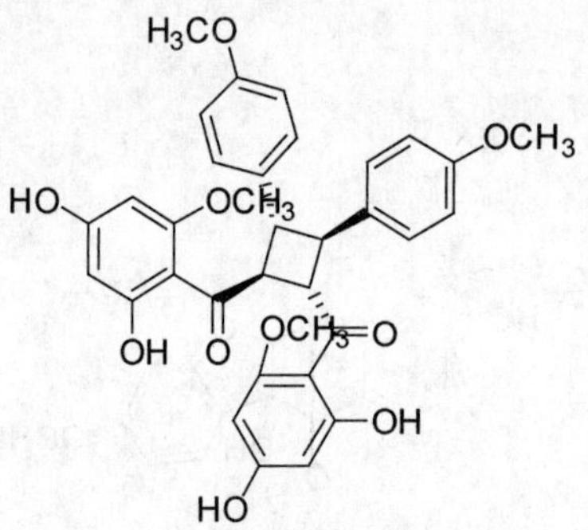

(Rel)-1β,2α-二-(2,4-二羟基-6-甲氧基苯甲酰基)-3β,4α-二-(4-甲氧基苯基)-环丁烷 (2)

图 8-21 二氢查尔酮类化合物结构

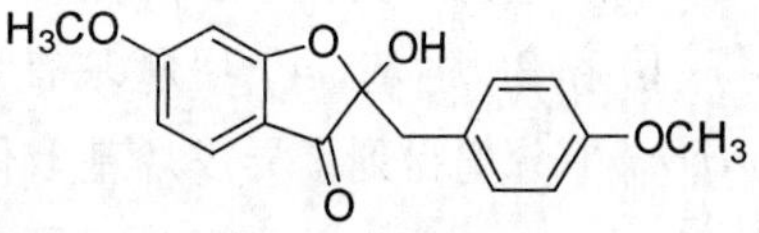

2-羟基-2-(4′-甲氧基苄基)-6-甲氧基-3-香豆杂环酮 (1)

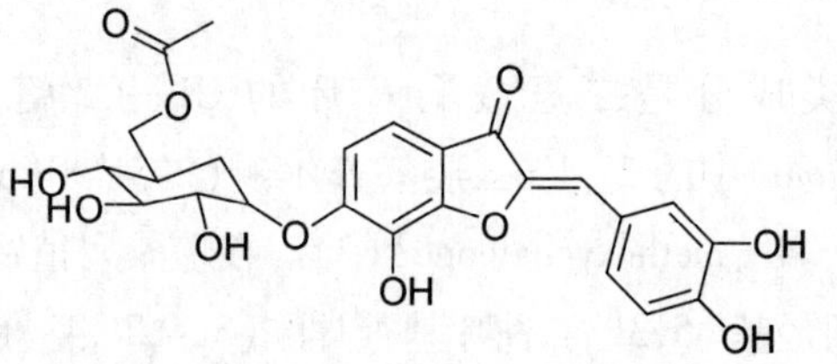

7,3′,4′-三羟基-6-(6′′-乙酰氧基-β-D-吡喃葡萄糖基)-橙酮 (2)

图 8-22 橙酮类化合物结构

十、花色素类

花色素类是一类以离子形式存在的色原烯的衍生物,广泛存在于植物的花、果、叶、茎等部位,是形成植物蓝、红、紫色的色素,如月季(*Rosa hybrida*)花瓣中的新色素蔷薇花青素 B(rosacyanin B)(1),是首次从未发酵的植物提取物中分离出 C4 取代的花色素类化合物以及洋葱(*Allium cepa*)鳞片中的紫色色素 3-O-葡萄糖苷-5-羧基吡喃花青素(3-O-glucoside-5-carboxy-pyranocyanidin)(2)(图 8-23)。

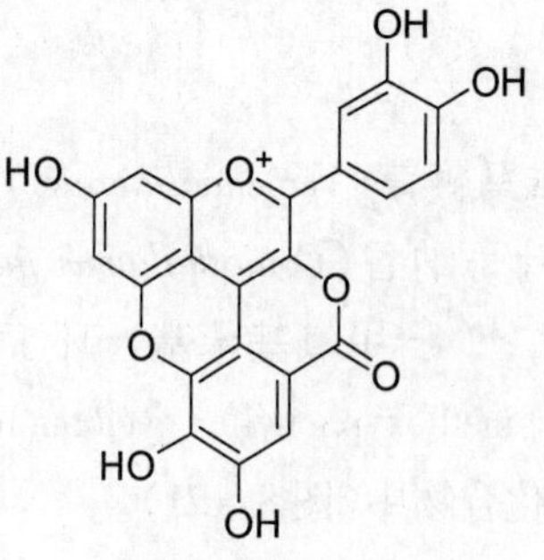

蔷薇花青素B(1)

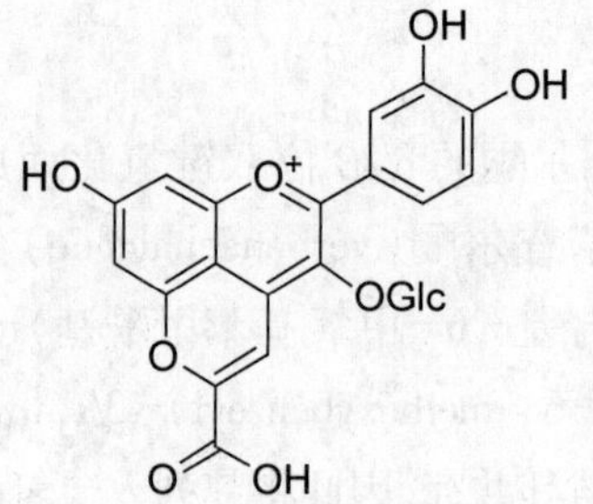

3-O-葡萄糖苷-5-羧基吡喃花青素 (2)

图 8-23 花色素类化合物结构

十一、黄烷醇类

黄烷醇类生源上是由二氢黄酮醇类还原而来,可看成是脱去 C4 位羰基氧原子后的二氢黄酮醇类,根据其 C 环上 C3、C4 所连羟基的不同可分为黄烷-3-醇和黄烷-3,4-二醇两类,多为聚合物。

例如,乌龙茶(oolong tea)中的乌龙双黄素 B(oolonghomobisflavans B)(1),为黄烷-3-醇通过 C—C

键聚合而成的多酚类化合物,体外对胰脂肪酶具有抑制作用。麻黄(*Ephedra sinica*)根中的麻黄宁 A (mahuannin A)(2)为黄烷-3-醇的二聚物,具有抗肿瘤活性(图 8-24)。

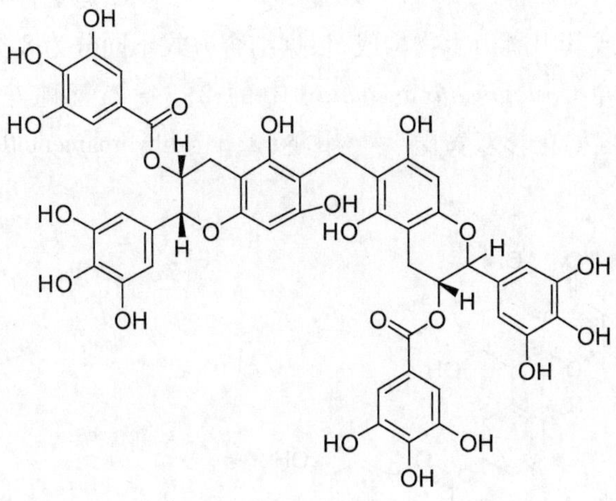

乌龙双黄素B (1) 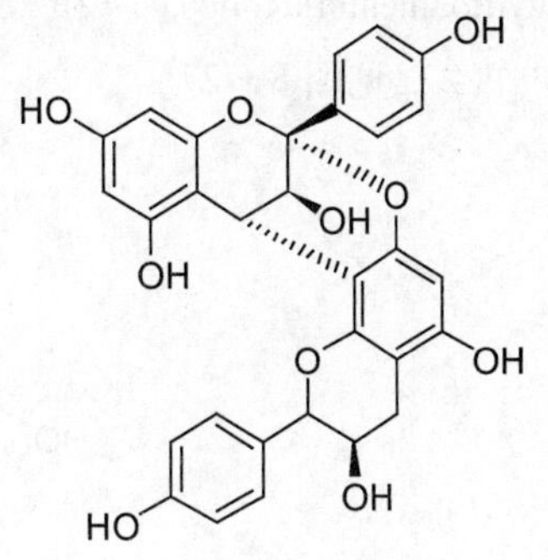　　　　　麻黄宁A (2)

图 8-24　黄烷-3-醇类化合物结构

构棘(*Cudrania cochinchinensis*)果实中的(6*S*,12*S*,13*R*)-1-甲氧基兰桑橙素[(6*S*,12*S*,13*R*)-1-methoxycyanomaclurin](1)为黄烷-3,4-二醇类化合物。漆树(*Toxicodendron vernicifluum*)中的黄烷-3,4-二醇类化合物 vernicidins A(2)具有抗氧化活性(图 8-25)。

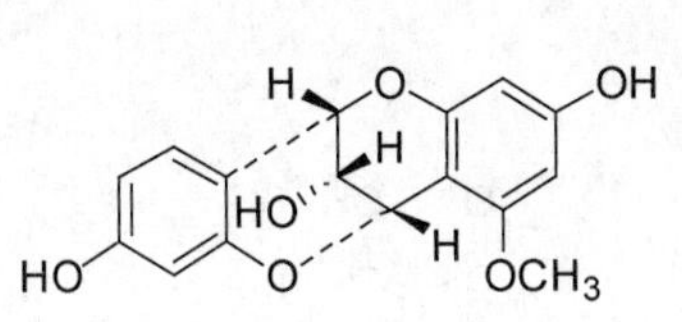

(6*S*,12*S*,13*R*)-1-甲氧基兰桑橙素 (1) 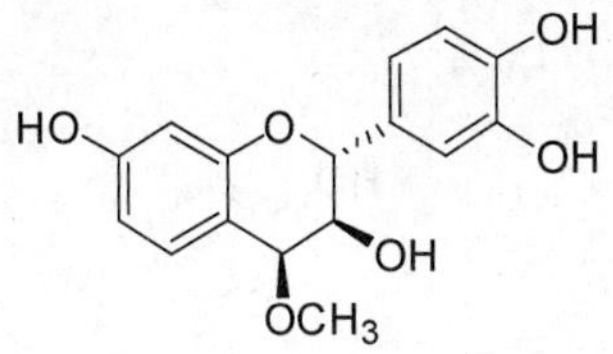　　　vernicidins A (2)

图 8-25　黄烷-3,4-二醇类化合物结构

十二、新黄酮类

该类化合物 B 环连接在 C 环的 C4 位上,仍具有 C_6—C_3—C_6 的基本骨架,主要分布在豆科植物中,为蝶形花科黄檀属植物的特征成分,如降香黄檀(*Dalbergia odorifera*)中的黄檀素(dalbergin)(3)。交趾黄檀(*Dalbergia cochinchinensis*)中的(*R*)-4-甲氧基黄檀醌[(*R*)-4-methoxydalbergione](1),以及紫光黄檀(*Dalbergia melanoxylon*)中的黑诺糖素(melanoxoin)(2),两者均为开环新黄酮类化合物(图 8-26)。

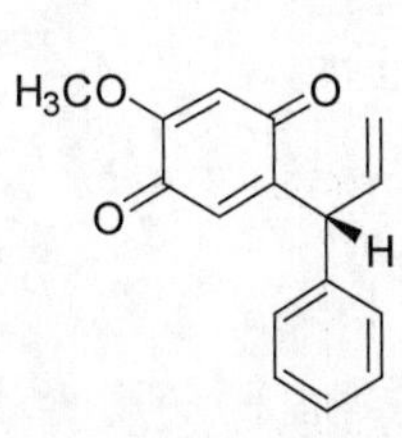

(*R*)-4-甲氧基黄檀醌 (1) 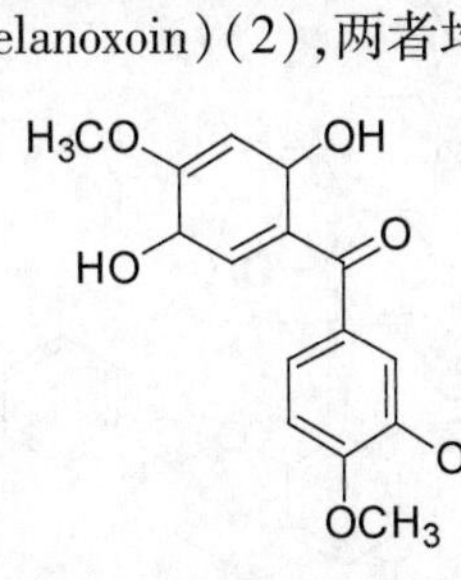　　　黑诺糖素 (2) 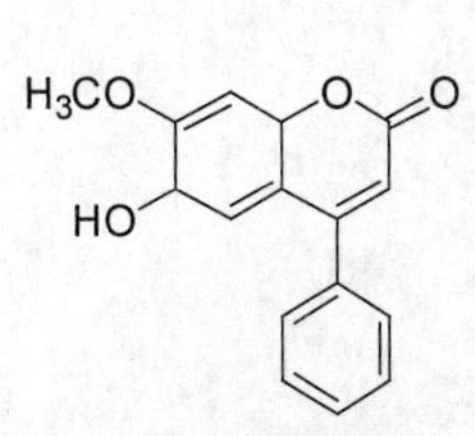　　　黄檀素 (3)

图 8-26　新黄酮类化合物结构

十三、双黄酮类

双黄酮类是由两分子黄酮衍生物通过 C—C 键、C—O—C 键或 C—C—C 键聚合而成的二聚物;常见的天然双黄酮主要由两分子芹菜素或其甲醚衍生物构成,根据结合方式不同分为 8 类。

1. 3′,8″-双芹菜素型　例如,翠云草(*Selaginella uncinata*)中的 2,3-二氢穗花杉双黄酮(2,3-dihydroamentoflavone)(1)和 2,3-二氢穗花杉双黄酮-4′-甲醚(2,3-dihydroamentoflavone-4′-methylether)(2),见图 8-27。

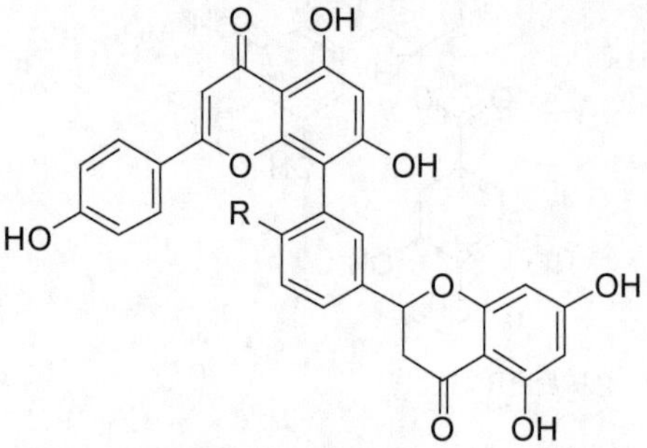

2,3-二氢穗花杉双黄酮　　(1) R=OH
2,3-二氢穗花杉双黄酮-4′-甲醚　(2) R=OCH₃

图 8-27　3′,8″-双芹菜素型黄酮类化合物结构

2. 3′,6″-双芹菜素型　例如,深绿卷柏 *Selaginella doederleinii* 中的 4′-*O*-甲基罗波斯塔双黄酮(图 8-28)。

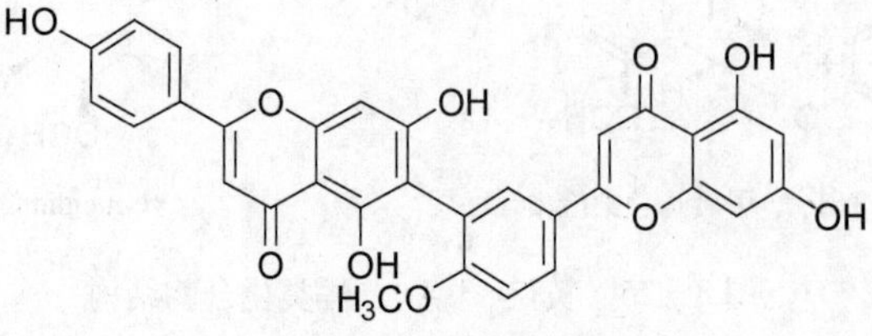

4′-*O*-甲基罗波斯塔双黄酮

图 8-28　3′,6″-双芹菜素型黄酮类化合物结构

3. 6,8″-双芹菜素型　例如,野漆 *Rhus succedanea* 核果中的贝壳杉黄酮(图 8-29)。

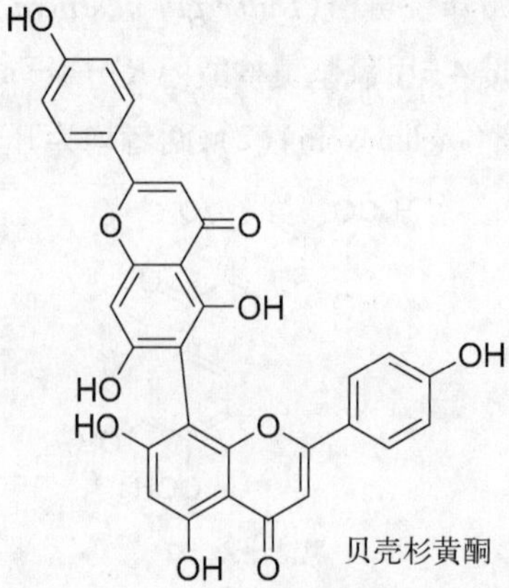

贝壳杉黄酮

图 8-29　6,8″-双芹菜素型黄酮类化合物结构

4. 3,6″-双芹菜素型　例如,粉防己 *Stephania tetrandra* 的地上部分中的防己双黄酮甲(stephaflavones)(1)和防己双黄酮乙(2),见图 8-30。

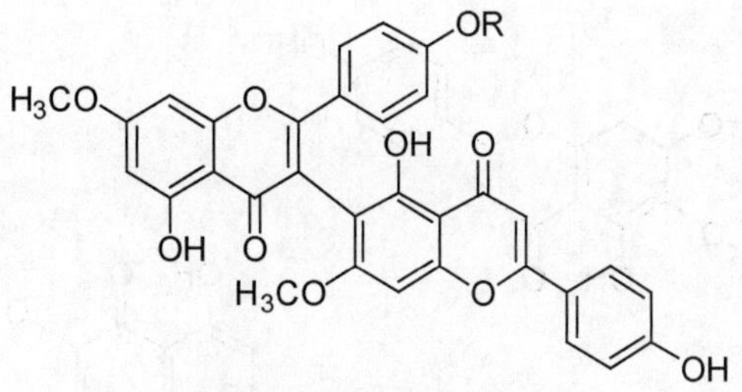

防己双黄酮甲　(1) R=CH₃
防己双黄酮乙　(2) R=H

图 8-30　3,6″-双芹菜素型黄酮类化合物结构

5. 3,3″-双芹菜素型　例如,瑞香狼毒(*Stellera chamaejasme*)中的狼毒素(neochamaejasmin A)(1)、狼毒素 A 又名狼毒宁 B(chamaejasmenin B)(2)和狼毒素 C(chamaejasmenin C)(3),见图 8-31。

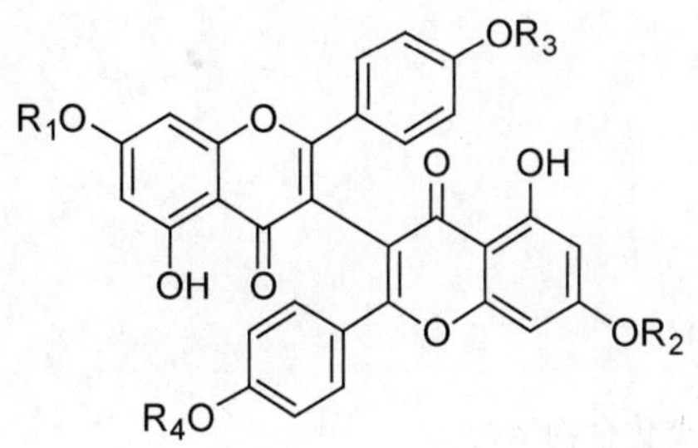

狼毒素　　(1) R₁=H　　R₂=H　　R₃=H　　R₄=H
狼毒素 A　(2) R₁=H　　R₂=H　　R₃=CH₃　R₄=CH₃
狼毒素 C　(3) R₁=CH₃　R₂=H　　R₃=CH₃　R₄=CH₃

图 8-31　3,3″-双芹菜素型黄酮类化合物结构

6. 8,8″-双芹菜素型　例如,柏木 *Cupressus funebris* 枝叶中的柏木双黄酮(cupressuflavone)(图 8-32)。

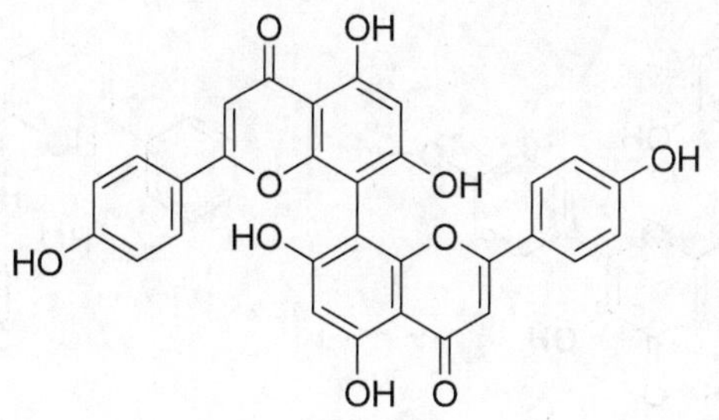

柏木双黄酮

图 8-32　8,8″-双芹菜素型黄酮类化合物结构

7. 双苯醚型　该类化合物醚键碳的链接位置有 $C_4'—O—C_6''$、$C_3—O—C_4'''$ 和 $C_4—O—C_3''$ 3 种类型。例如,还魂草 *Selaginella tamariscina* 中的柳杉双黄酮 B(cryptomerin B)(1)为 $C_4'—O—C_6''$ 型,薄叶

卷柏 *Selaginella delicatula* 中的 delicaflavone（2）为 C_3—O—C_4''' 型。金合欢 *Acacia farnesiana* 中的 ［epioritin-（4β→3）-epioritin-4β-ol］（3）为 C_4—O—C_3'' 型（图 8-33）。

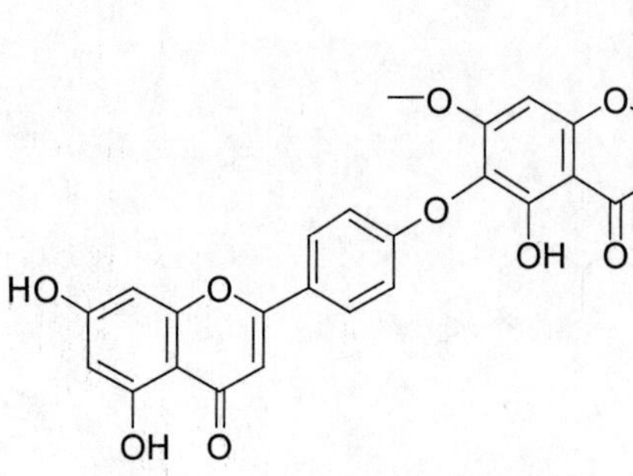

柳杉双黄酮B（1）

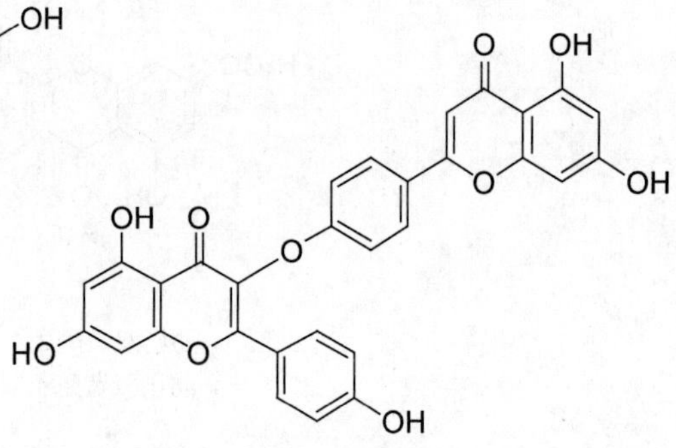

delicaflavone（2）

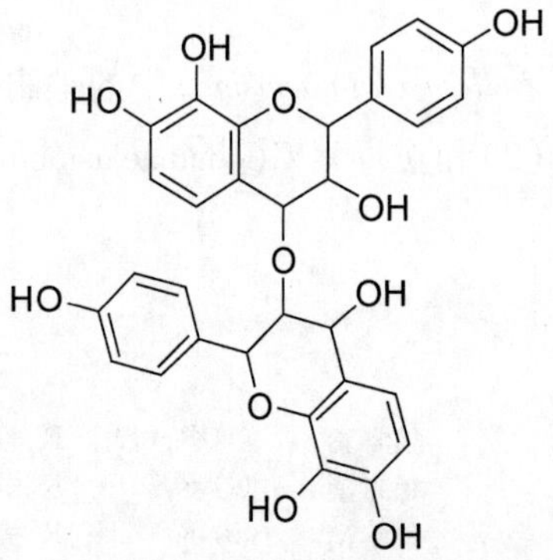

epioritin-（4β→3）-epioritin-4β-ol（3）

图 8-33　双苯醚型黄酮类化合物结构

8. C_8—C—C_8'' 型　例如，藤卷柏 *Selaginella willdenowii* 中的 pentagrametin（1）和 trianguletin（2），见图 8-34。

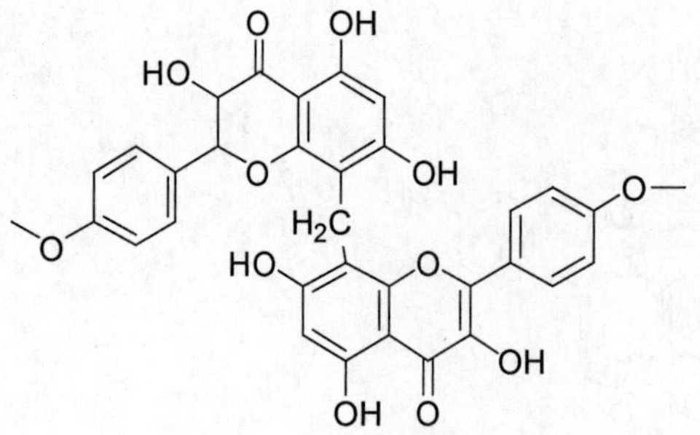

pentagrametin（1）

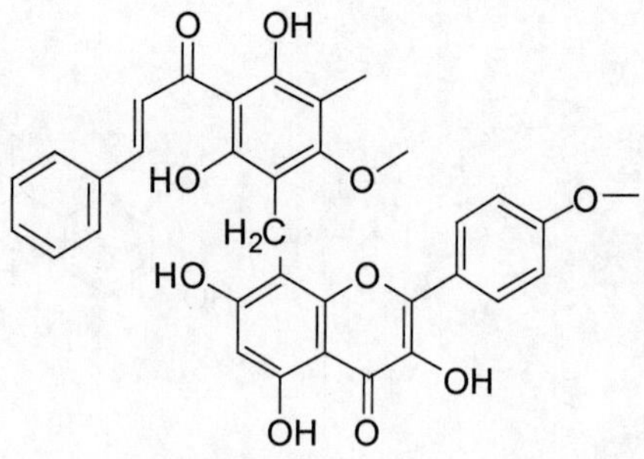

trianguletin（2）

图 8-34　C_8-C-C_8'' 型黄酮类化合物结构

9. 其他双黄酮类　一些由两分子不同的黄酮类衍生物聚合而成的化合物也归类为双黄酮类化合物，如 campylopusaurone（1）和 isolophirone C（2），见图 8-35。

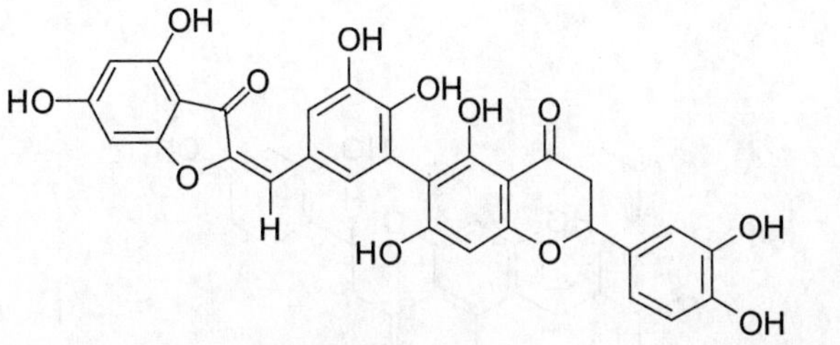

campylopusaurone (1)

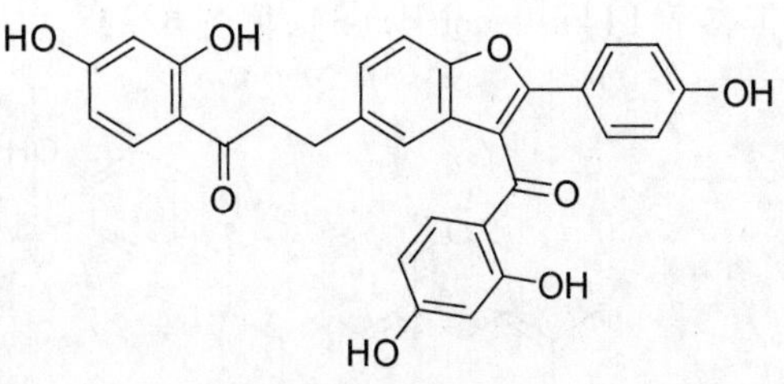

isolophirone C (2)

图 8-35　其他双黄酮类化合物结构

十四、异戊烯基黄酮类

该类化合物是一类重要的黄酮衍生物，其特点是在黄酮母核的一个或多个不同 C 原子位置上有异戊烯基取代，且这些取代基可与羟基环合形成呋喃环或吡喃环，或通过狄尔斯-阿尔得（Diels-Alder）反应生成结构新颖的双黄酮类化合物；异戊烯基黄酮主要分布在桑属 *Morus* 植物的根、茎和根皮中，为其特征性成分。相较于黄酮类化合物具有更强的抗炎、抗骨质疏松、抗肿瘤、抗氧化等药理作用。

取代黄酮的异戊烯基主要有五种结构类型：3-甲基-1-烯-3-丁基（1）、2-甲基-2-烯-4-丁基（2）、2-甲基-1-烯-3-丁基（3）、2-甲基-1-烯-4-丁基（4）、吡喃环异戊烯基（5）。其中（2）型结构在该类化合物中较常见（图 8-36）。

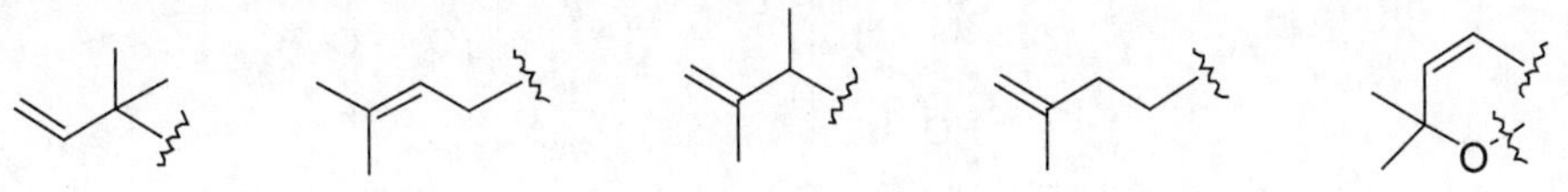

(1)　(2)　(3)　(4)　(5)

图 8-36　取代黄酮的异戊烯基结构

根据异戊烯基在母核中取代位点、取代基的数量和结构类型的不同，将异戊烯基黄酮类化合物分为七种类型。

1. 3-异戊烯基黄酮　该类化合物在黄酮母核的 C3 位上有单个异戊烯基取代，如黑桑 *Morus nigra* 嫩枝中的 morunigrol D（1），桑 *Morus alba* 根皮中的 cyclcommumnol（2），见图 8-37。

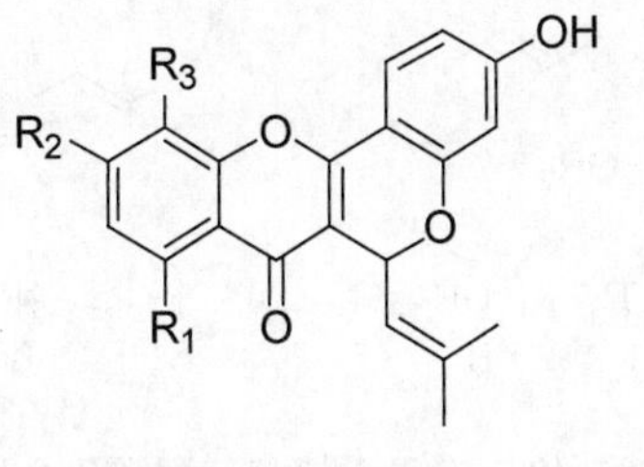

morunigrol D　(1) $R_1=R_3=H$　$R_2=OH$

cyclcommumnol　(2) $R_1=R_2=OH$　$R_3=H$

图 8-37　3-异戊烯基黄酮类化合物结构

2. 6-异戊烯基黄酮　异戊烯基取代在黄酮的 C6 位，如具有抗氧化作用的补骨脂二氢黄酮

（bavachin）（1）和补骨脂二氢黄酮甲醚（bavachinin）（2），以及来自苦参 *Sophora flavescens* 中具有抗菌作用的苦参醇 F（kushenol F）（3），见图 8-38。

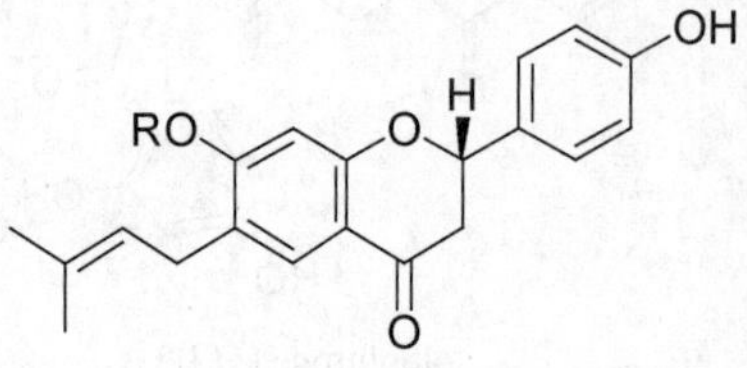

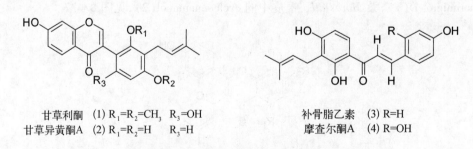

补骨脂二氢黄酮　（1）R=H
补骨脂二氢黄酮甲醚　（2）R=CH₃

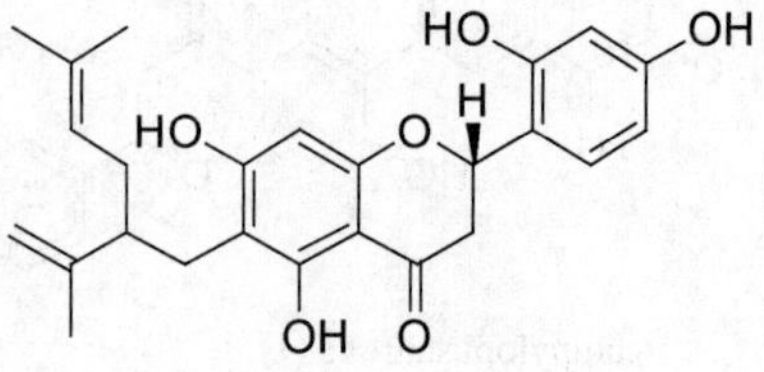

苦参醇F（3）

图 8-38　6-异戊烯基黄酮类化合物结构

3. 8-异戊烯基黄酮　异戊烯基取代在黄酮的 C8 位，如淫羊藿 *Epimedium brevicornu* 中的淫羊藿苷（lcariin）（1），啤酒花 *Humulus lupulus* 中的具有抑制慢性炎症作用的异黄腐醇（isoxanthohumol）（2），见图 8-39。

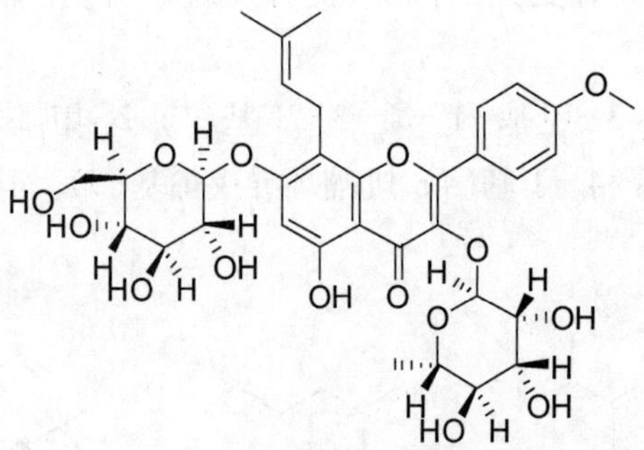

淫羊藿苷（1）

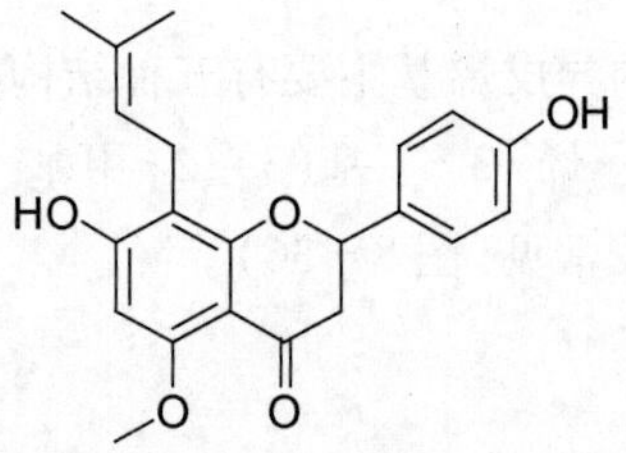

异黄腐醇（2）

图 8-39　8-异戊烯基黄酮类化合物结构

4. 3′-异戊烯基黄酮　异戊烯基取代在黄酮的 C3′位，如甘草利酮（licoricone）（1）和甘草异黄酮 A（licoisoflavone A）（2）。补骨脂乙素（isobavachalcone）（3）和摩查尔酮 A（morachalcone A）（4）为异戊烯基查尔酮（图 8-40）。

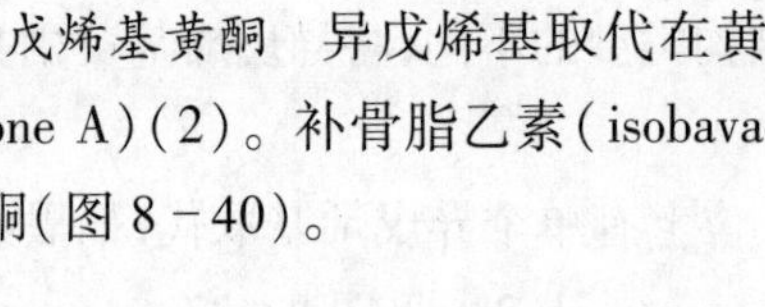

甘草利酮　（1）R₁=R₂=CH₃　R₃=OH
甘草异黄酮A（2）R₁=R₂=H　　R₃=H

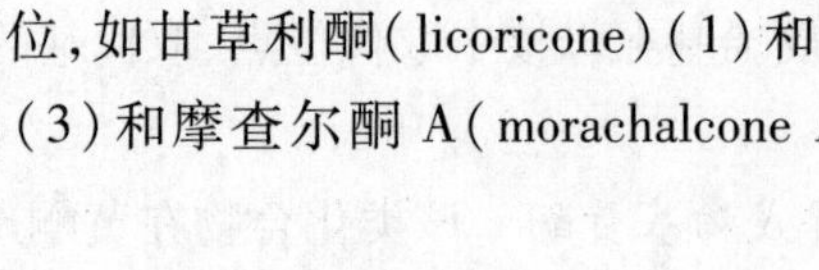

补骨脂乙素　（3）R=H
摩查尔酮A　（4）R=OH

图 8-40　3′-异戊烯基黄酮类化合物结构

5. 5′-异戊烯基黄酮　异戊烯基取代在黄酮的 C5′位，如甘草 *Glycyrrhiza uralensis* 中的乌拉尔醇（uralenol）（1）和乌拉尔宁（sigmoidin B）（2）。桑 *Morus alba* 中的 5′-香叶基-5,7,2′,4′-四羟基黄酮（5′-geranyl-5,7,2′,4′-tetrahydroxyflavone）（3）和桑皮酮 U（kuwanon U）（4），见图 8-41。

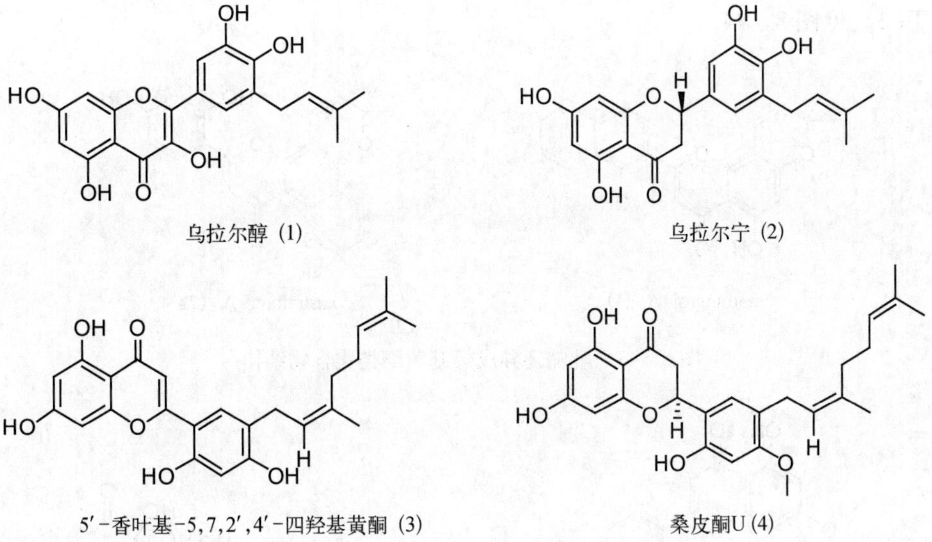

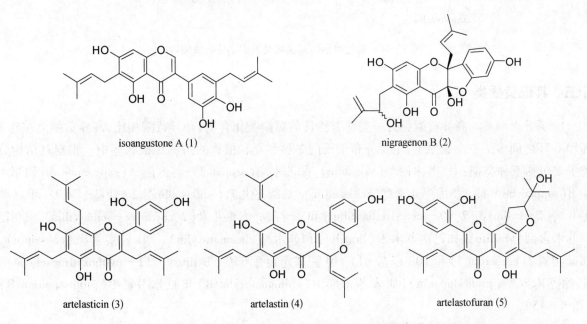

乌拉尔醇 (1)　　　　　　　　　　乌拉尔宁 (2)

5′-香叶基-5,7,2′,4′-四羟基黄酮 (3)　　　　桑皮酮U(4)

图 8－41　5′-异戊烯基黄酮类化合物结构

6. 多侧链异戊烯基黄酮　该类黄酮为两个以上异戊烯基取代,如甘草 *Glycyrrhiza uralensis* 根的 isoangustone A(1)和黑桑 *Morus nigra* 嫩枝中的 nigragenon B(2)为双异戊烯基取代黄酮;马来菠萝蜜 *Artocarpus elasticus* 中的 artelasticin(3)、artelastin(4)和 artelastofuran(5)为三异戊烯基取代黄酮 (图 8－42)。

isoangustone A (1)　　　　　　　　nigragenon B (2)

artelasticin (3)　　　　artelastin (4)　　　　artelastofuran (5)

图 8－42　多侧链异戊烯基黄酮类化合物结构

7. 吡喃环异戊烯基黄酮　黄酮母核上异戊烯基取代基与羟基环合形成吡喃环,如桑 *Morus alba* 根皮中的 morunigrol A(1)和 austraone A(2),见图 8－43。

8. 其他类型　黄酮母核上取代的异戊烯基通过 Diels－Alder 反应生成结构新颖的双黄酮类化合物,多由黄酮或二氢黄酮中的异戊烯基与查耳酮中的 α,β 双键反应生成,也有 2 分子的二氢黄酮通过醚键生成。例如，鸡桑（*Morus australis*）皮层中的 australone B（1）和奶桑（*Morus macroura*）根皮中的 guangsangon F(2)，见图 8－44。

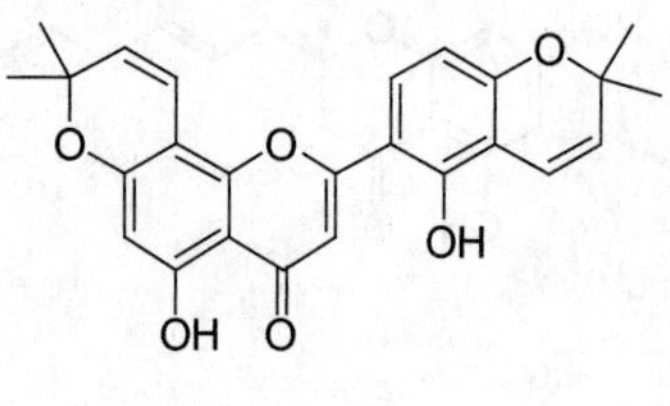

morunigrol A (1)

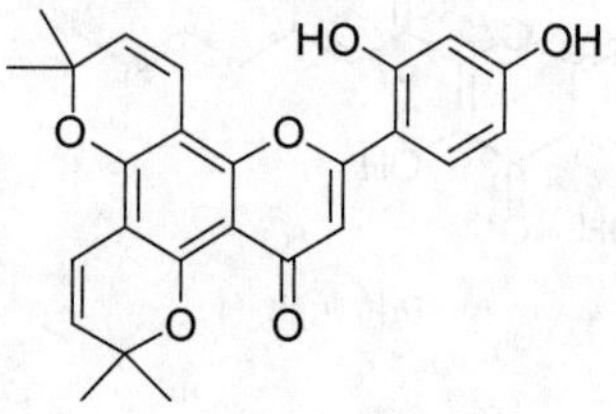

australone A (2)

图 8－43 吡喃环异戊烯基黄酮类化合物结构

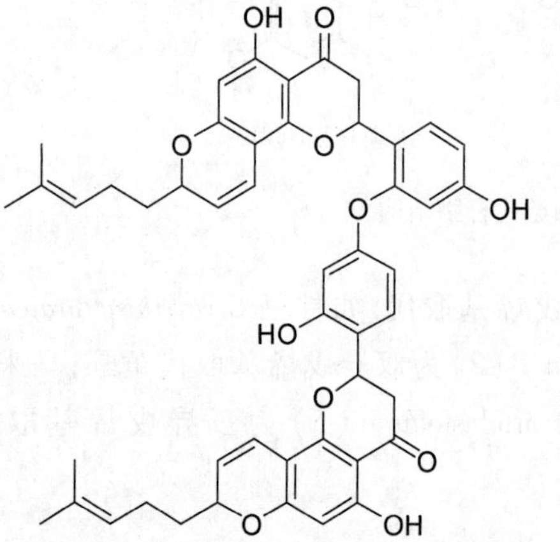

australone B (1)

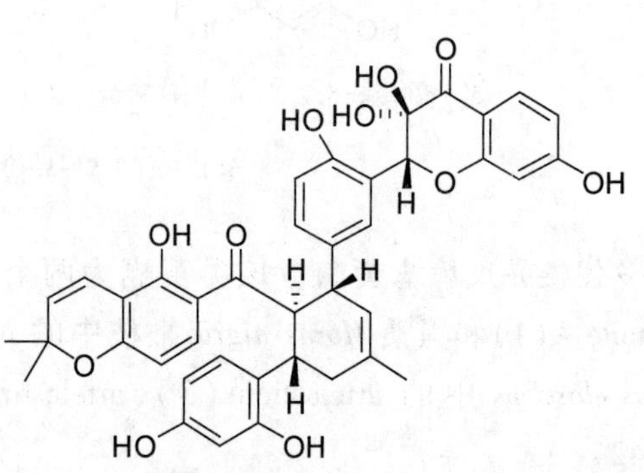

guangsangon F (2)

图 8－44 其他类型的异戊烯基黄酮类化合物结构

十五、其他黄酮类

1. 高异黄酮类 高异黄酮类为一类稀有独特的黄酮类化合物，和异黄酮相比，高异黄酮类在其 B 环和 C 环之间多了一个碳原子，主要分布于天门冬科和豆科植物的鳞茎和根状茎中。根据其结构分类主要包括五种类型：① 苏木酚型（sappanin），如苏木酚（sappanol）、苏木酮 A（sappanone A）和苏木酮 B（sappanone B）。② 绵枣儿素型（scillascillin），如绵枣儿素（scillascillin）、2－羟基－7－*O*－甲基绵枣儿素（2－hydroxy－7－*O*－methylscillascillin）和 2－羟基-绵枣儿素（2－hydroxy－scillascillin）。③ 巴西苏木素型（brazilin），如巴西苏木素（brazilin）和苏木精（haematoxylin）。④ 云实素型（caesalpin），如云实素 J（caesalpin J）和 10－羟基－11－甲氧基龙血酮（10－hydroxy－11－methoxydracaenone）。⑤ 原苏木素型（protosappanin），如表苏木酚 B（epihematoxylol B）和原苏木素 B（protosappanin B）（图 8－45）。

2. 𠮿酮类 𠮿酮又称苯骈色原酮，为一种特殊类型的黄酮类化合物，其基本母核由苯环与色原酮的 C2，C3 骈合而成，也有少数为苯环与色原酮 C6，C7 骈合。部分𠮿酮类化合物以二聚体或多聚体的形式存在。例如，禾谷镰刀菌 *Fusarium graminearum* 的橙色聚酮化合物红链霉素（rubrofusarin）（1）为苯环与色原酮的 C6，C7 骈合。杧果 *Mangifera indica* 叶中的高芒果苷（homomangiferin）（2）为苯环与色原酮的 C2，C3 骈合的碳苷类化合物；紫红獐牙菜 *Swertia punicea* 中的 puniceasides A（3）和 puniceaside C（4）分别为二聚体酮三聚体𠮿酮（图 8－46）。

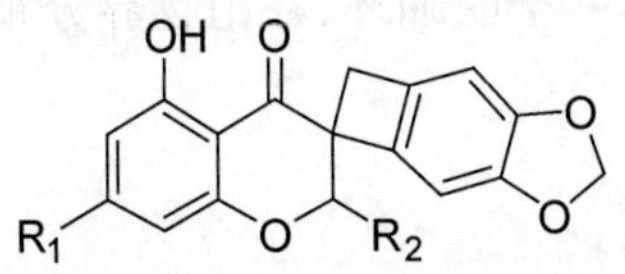

绵枣儿素型

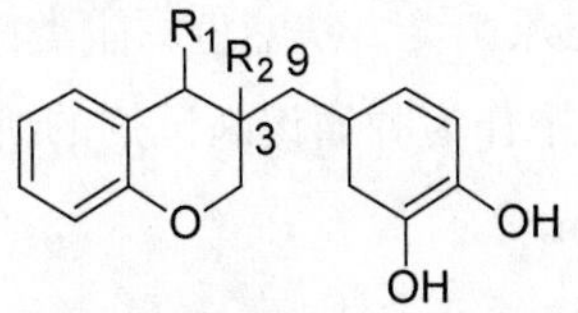

绵枣儿素	R₁=OH R₂=H
2-羟基-7-O-甲基绵枣儿素	R₁=OCH₃ R₂=OH
2-羟基-绵枣儿素	R₁=OH R₂=OH

苏木酚型

苏木酚	R₁=OH R₂=OH
苏木酮 A	R₁＝O R₂=H C₃＝C₉
苏木酮 B	R₁＝O R₂=OH

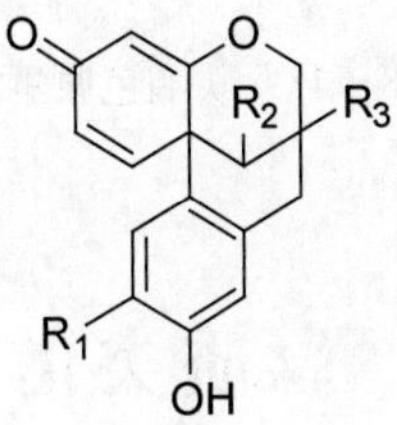

云实素型

云实素J R₁=OH R₂=OCH₃ R₃=OH
10-羟基-11-甲氧基龙血酮 R₁=OCH₃ R₂=H R₃=H

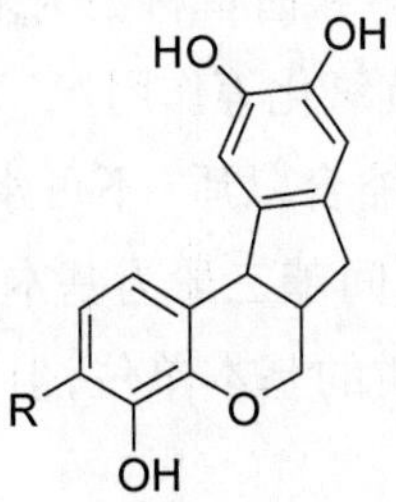

巴西苏木素型

巴西苏木素	R=H
苏木精	R=OH

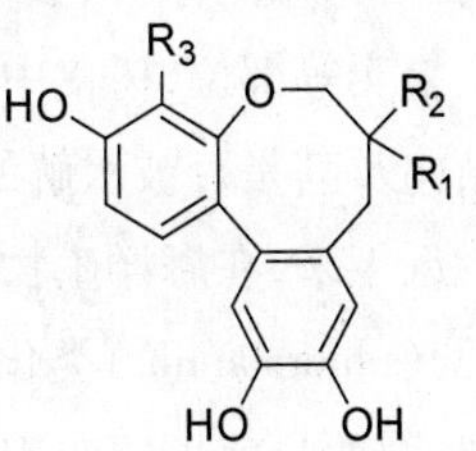

原苏木素型

表苏木酚 B R₁=OH R₂=CH₂OH R₃=OH
原苏木素 B R₁=OH R₂=CH₂OH R₃=H

图 8-45 高异黄酮类化合物结构

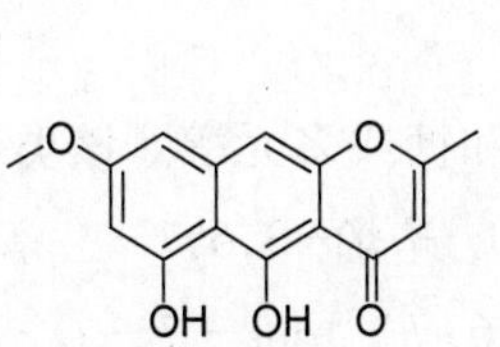

红链霉素 (1)

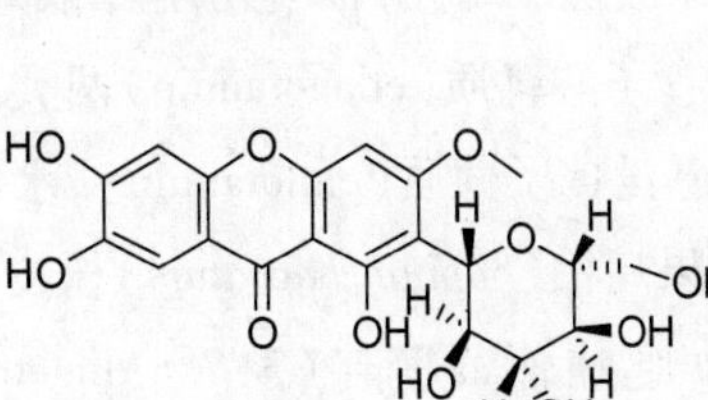

高芒果苷 (2)

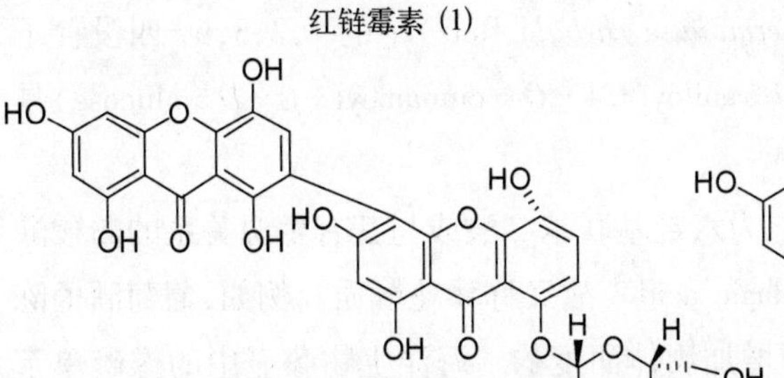

puniceaside A (3)

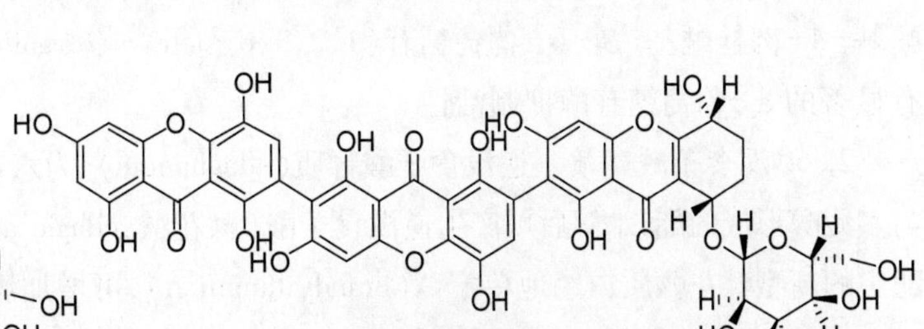

puniceaside C (4)

图 8-46 呫酮类化合物结构

3. 呋喃色原酮类　呋喃色原酮类即色原酮的C6－C7位骈有一个呋喃环,在植物界分布较少,如凯刺种子和果实中作为肿瘤诊断试剂的凯林(khellin)(图8－47)。

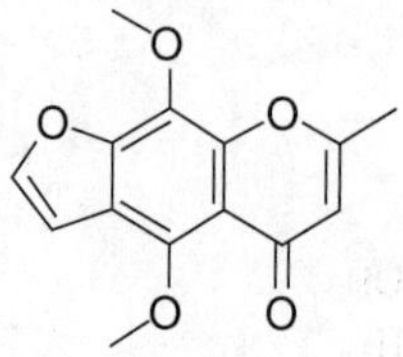

凯林

图8－47　呋喃色原酮类化合物结构

第三节　鞣质类化合物研究进展

鞣质(tannin),又称单宁,是一类结构比较复杂的多元酚类化合物,因能与生兽皮中的蛋白质结合形成致密、柔韧、不易腐败又难以透水的皮革而得名。该类成分在植物中广泛分布,尤以在裸子植物及双子叶植物的杨柳科、山毛榉科、蓼科、蔷薇科、大戟科、石榴科、桃金娘科和茜草科中为多,存在于植物的皮、木、叶、根、果实等部位,树皮中尤为常见。具有收敛、止血、抗菌、抗氧化等作用。

根据化学结构及其是否被水解的性质,可将鞣质分为可水解鞣质、缩合鞣质(不可水解鞣质)和复合鞣质三大类。近年来,在海洋生物天然产物的研究中发现了一系列以间苯三酚为基本单位构成的化合物,即褐藻多酚(phlorotannin)类化合物。该类化合物不具备经典鞣质的基本单位,但其结构与活性与鞣质极为相似,因而目前也倾向于将其归类于鞣质类化合物。

一、可水解鞣质

可水解鞣质(hydrolysable tannin)是由酚酸及其衍生物与葡萄糖或多元醇通过苷键或酯键形成的一类化合物。因此,可被酸、碱、酶催化水解,依水解后所得酚酸类的不同,又分为没食子酸鞣质(gallotannin)和逆没食子酸鞣质(ellagotannin)两类。

1. 没食子鞣质　没食子鞣质(gallotannin),水解产物为没食子酸和糖或多元醇。该类化合物大多具有生物活性,如浆果乌桕(*Sapium baccatum*)树皮中的3,7－二甲基－1－辛烯－3,6,7－三醇－2,6－二没食子－7－O－β－D－吡喃葡萄糖苷(3,7－dimethyl－1－octen－3,6,7－triol－7－O－β－D－2,6－digalloylglucopyranoside)具有抗炎活性。中药诃子(*Terminalia chebula* Retz)中的1,2,3,6－四没食子酰基－4－肉桂酰基－β－D－葡萄糖苷(1,2,3,6－tetra－O－galloyl－4－O－cinnamoyl－β－D－glucose)具有显著的α－葡萄糖苷酶抑制活性。

2. 逆没食子酸鞣质　逆没食子酸鞣质(ellagitannin),为六羟基联苯二酸或与其有生源关系的酚羧酸与多元醇形成的酯,水解后可产生逆没食子酸(鞣花酸,ellagic acid),故又称鞣花鞣质。例如,葡萄酒桶陈酿中的新型鞣花鞣质白兰地单宁 A(brandy tannin A),可增加酒体甜度的。海洋生物藤壶中的橡碗单宁(valonea tannin),具有显著的酪氨酸酶抑制活性。中药诃子中4－O－(2″,4″－二没食子酰基－α－L－鼠李糖)逆没食子酸[4－O－(2″,4″－di－O－galloyl－α－L－rhamnosyl)－ellagic acid]逆没食子酸具有α－葡萄糖苷酶抑制活性。仙鹤草 *Agrimonia pilosa* 根中的仙鹤草素(agrimoniin),由于逆没食子酸羧基的邻位取代从而形成了较为独特的十元环结构,并且具有增加外周血白细胞数量和单核细胞比例,抑制肿瘤细胞增殖的活性(图 8-48)。

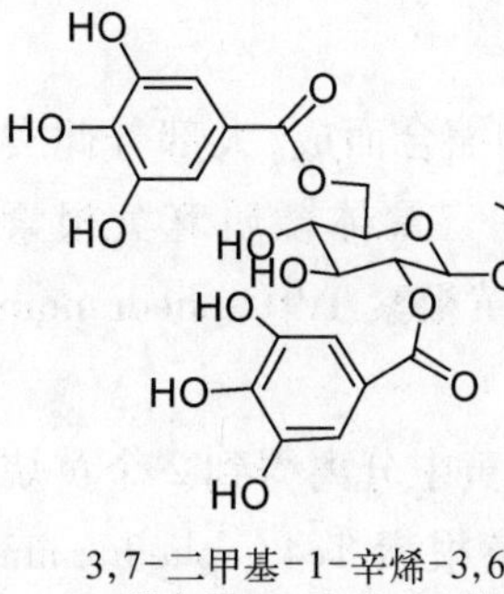

3,7-二甲基-1-辛烯-3,6,7-三醇-2,6-
二没食子-7-O-β-D-吡喃葡萄糖苷

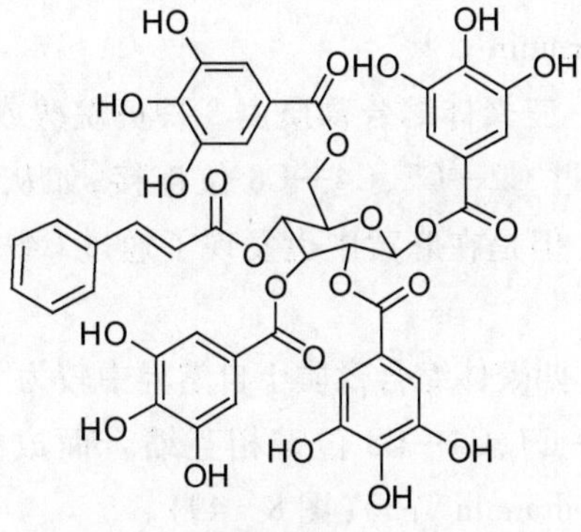

1,2,3,6-四没食子酰基-4-肉桂
酰基-β-D-葡萄糖苷

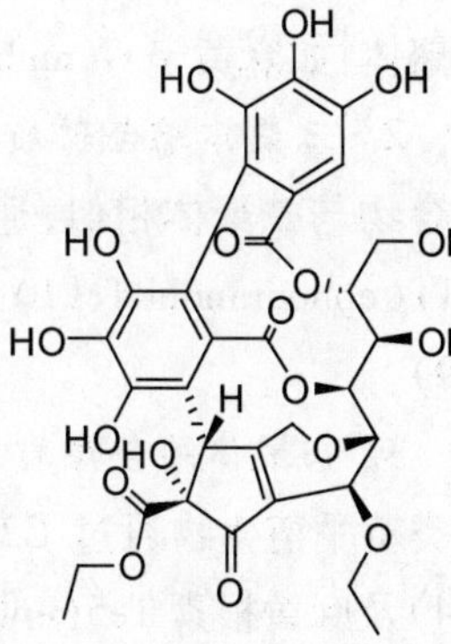

白兰地单宁A

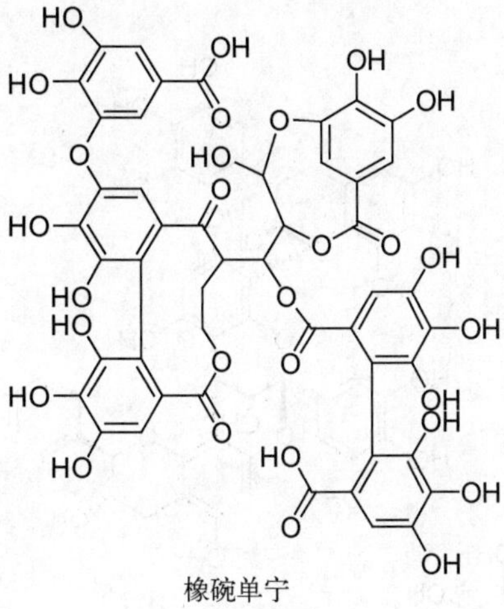

橡碗单宁

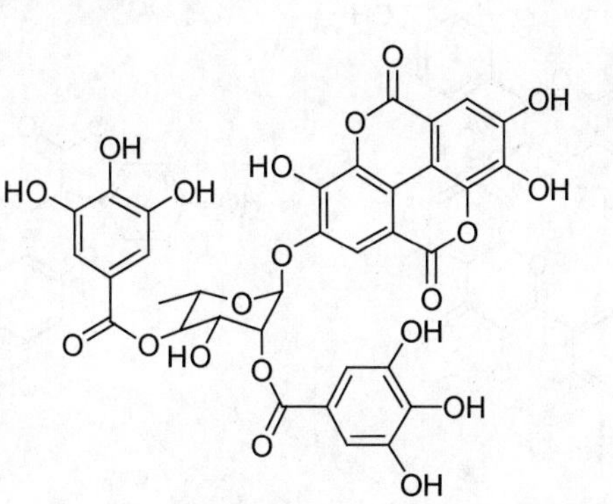

4-O-(2″,4″-二没食子酰基-α-L-鼠李糖)逆没食子酸

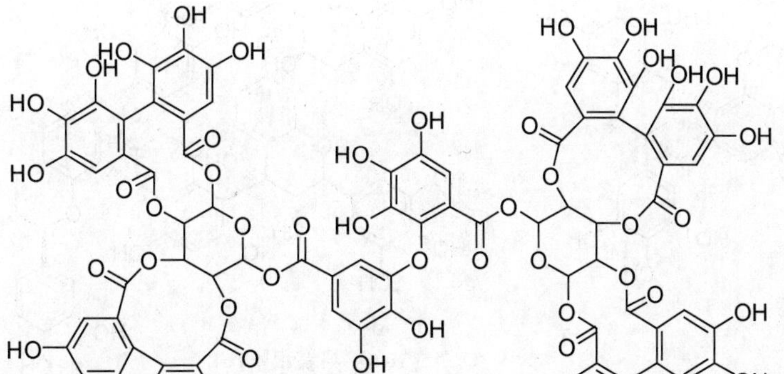

仙鹤草素

图 8-48　可水解鞣质类化合物结构

二、缩合鞣质

缩合鞣质(condensed tannin)是一类由儿茶素(catechin)或其衍生物棓儿茶素(gallocatechin)等黄烷-3-醇(flavan-3-ol)化合物以 C—C 键聚合而形成的化合物,故又称为黄烷类鞣质。其结构中无苷键与酯键,故不能被酸、碱水解。通常三聚体以上才具有鞣质的性质。

1. **二聚体缩合鞣质**　二聚体缩合鞣质常由两个黄烷醇或黄烷醇-黄酮以 C2—C7 位或 C4—C8 位的连接方式缩合而成,如中药麻黄中具有黑色素瘤抑制活性的新缩合鞣质麻黄根素 A(ephedrannins A)。另外,异黄酮醇也偶见于此类化合物,但黄烷醇与异黄酮醇常通过 C3—C7、C4—C8 位的连接方式形成二聚体,如麻黄宁 G(muhuannin G)。

2. **三聚体缩合鞣质**　三聚体缩合鞣质由 3 种黄烷醇或其他黄酮类衍生物缩合而成,大部分此类化合物与二聚体相似,通过 C2—C7、C4—C8 位连接,如从中药麻黄中发现的三聚体鞣质麻黄根素 Tr11(ephedrannin Tr11)。但是在麻黄中也发现了通过 C4—C6 位键连接的麻黄根素 Tr9(ephedrannin Tr9)。

3. **四聚体缩合鞣质**　四聚体缩合鞣质于自然界中较为罕见,目前从中药麻黄中分离得到 2 个黄烷醇类黄酮衍生物通过 C2—C7、C4—C8 位键相互缩合而成的此类化合物,麻黄根素 Te4(ephedrannin Te4)及麻黄根素 Te5(ephedrannin Te5)(图 8-49)。

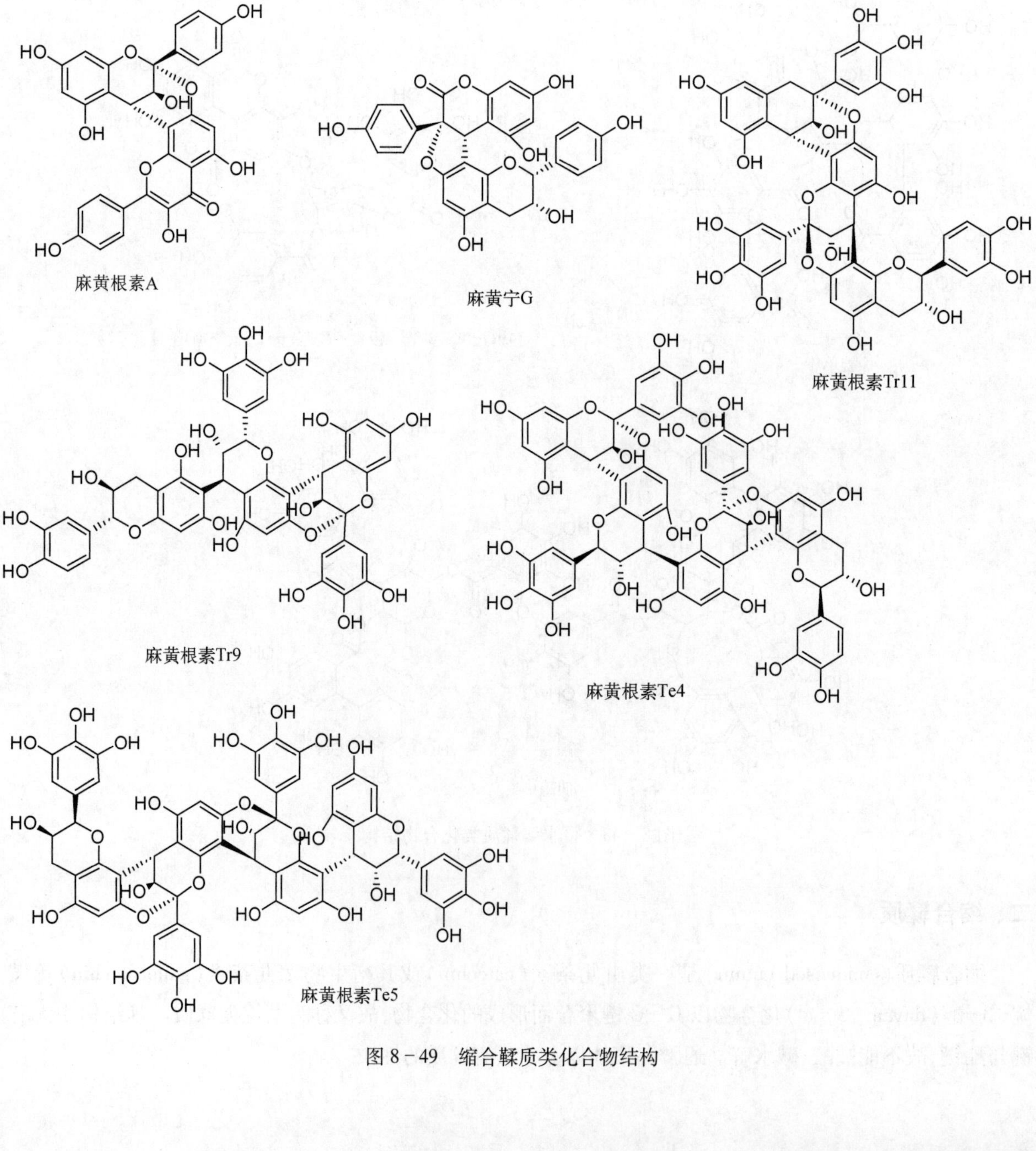

图 8-49　缩合鞣质类化合物结构

三、复合鞣质

复合鞣质(complex tannin),即由可水解鞣质与缩合鞣质相结合而形成的复合体,有些可具有糖基。此种鞣质于自然界中发现较少,组成单位与种类各异。如分离自芍药属植物山芍药 Paeonia obovata 的鞣质原花青素 B－1,3－O－没食子酸(procyanidin B－1,3－O－gallate),即是由 2 个黄烷醇类化合物与 1 个没食子酸连接形成的复合鞣质。分离自老鹳草 Erodii Herba Geranii Herba 的复合鞣质山奈酚－3－O－(2″,3″－二没食子酰基)吡喃葡萄糖苷[kaempferol－3－O－(2″,3″－di－O－galloyl)－glucopyranoside]则是由 1 个黄酮与 2 个没食子酸通过 1 个葡萄糖相连而成(图 8－50)。

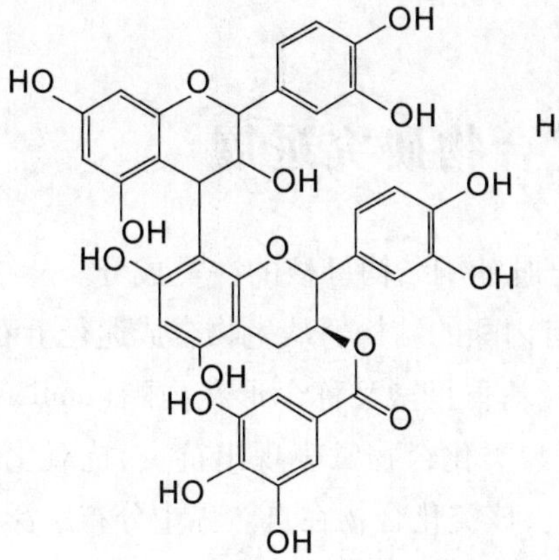

原花青素 B－1,3－O－没食子酸

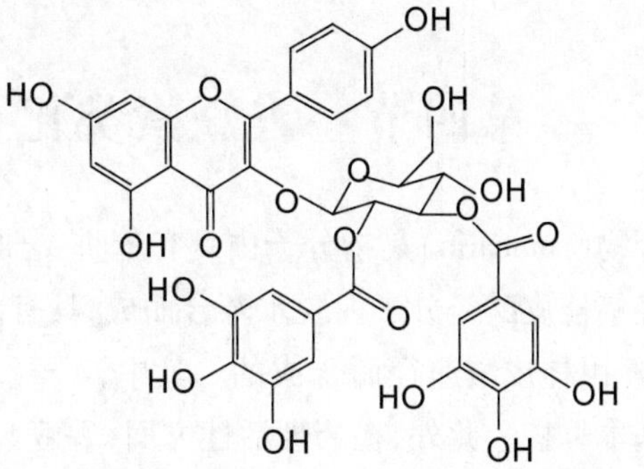

山奈酚-3-O-(2″,3″-二没食子酰基)吡喃葡萄糖苷

图 8－50　复合鞣质类化合物结构

四、褐藻多酚类鞣质

褐藻多酚类鞣质(phlorotannin)常由多个间苯三酚缩合而成,从 2 个间苯三酚单位缩合的方式可以将其分为四类:一是以芳基键相连的 fucol 类,如从囊褐藻 Fucus vesiculosus 中分离得到的化合物四岩藻醇 A(tetrafucol A);二是以醚基键相连接的 phlorethol 类,如从 Carpophyllum mascalocarpum 中分离得到的三没食子醚间苯间酚 C(trifuhalol C);三是同时具有芳基键和醚基键的 fucophlorethol 类化合物,如从 Ecklonia cava 中分离得到的化合物岩藻二酚 G(fucodiphlorethol G);四是 2 个间苯三酚单位的羟基与苯环间缩合 2 个醚基键并形成杂二氧六元环结构的 eckols 类,如从褐藻 Eisenia bicyclis 中分离得到的鹅掌菜酚 A(fucofuroeckol A)及四脱氢鹅掌菜酚(dioxinodehydroeckol),这两者对 α－葡萄糖苷酶及 α－淀粉酶均具有显著的抑制活性(图 8－51)。

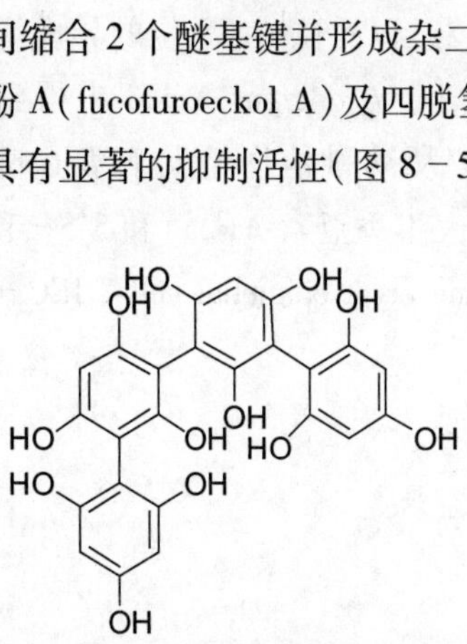

四岩藻醇A

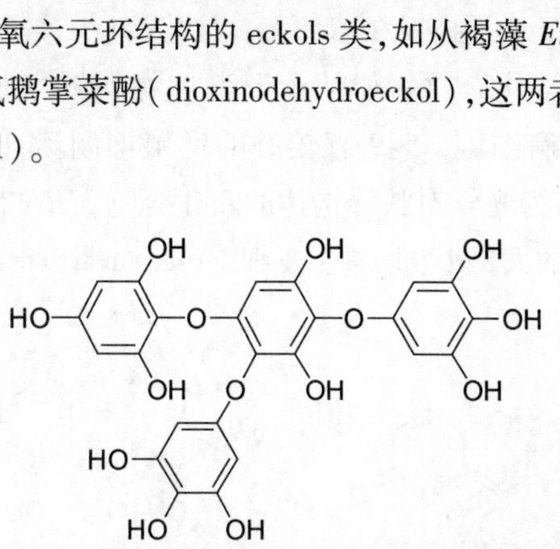

三没食子醚间苯间酚C

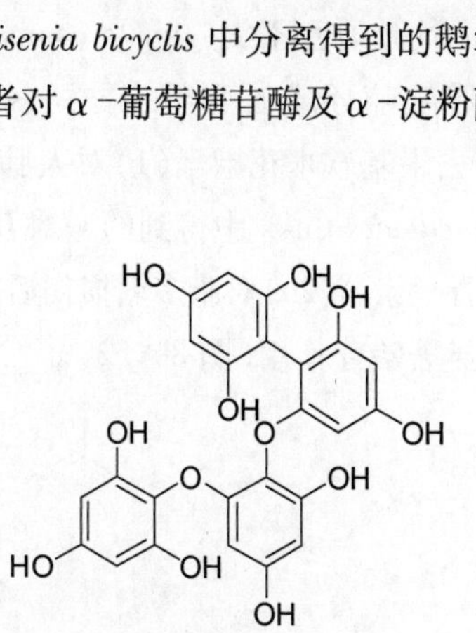

岩藻二酚G

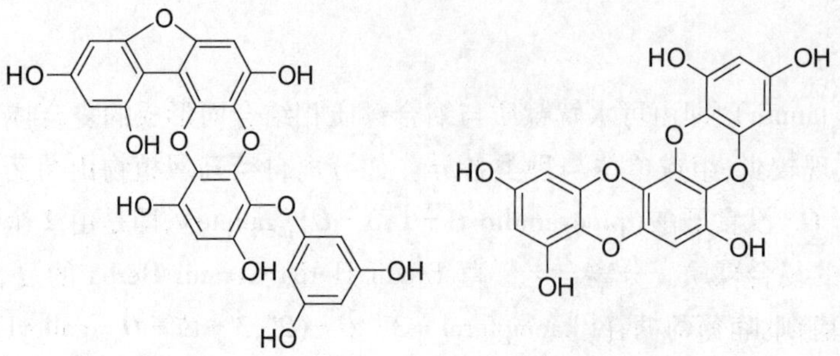

鹅掌菜酚A　　　　　　　　　四脱氢鹅掌菜酚

图 8-51　复合鞣质类化合物结构

第四节　香豆素类化合物研究进展

香豆素类化合物(coumarin)是指分子内具有苯骈 α-吡喃酮结构母核的一类成分。从结构上看,它的母核由顺式邻羟基桂皮酸经分子内脱水环合而成,具有内酯的结构。从生物合成途径上看,它是起源于对羟基桂皮酸,经由桂皮酸途径而合成的。其中,7-羟基香豆素又称伞形花内酯(umbelliferon)是香豆素类化合物的基本母核。此外,在药理活性方面,香豆素类化合物常表现出抗炎、抗氧化、抗病毒、抗肿瘤、抗凝血、抗菌、增强免疫功能等多种生物活性。而且,该类化合物在自然界中分布广泛,以伞形科、豆科、菊科、芸香科、木犀科及茄科中较为多见,是一类重要的天然药物活性成分。

在香豆素类化合物中,大多数香豆素类成分只在苯环一侧有取代,但也有部分化合物在 α-吡喃酮环一侧有取代。在苯环一侧,苯环各个位置上均可有含氧官能团取代,如羟基、甲氧基、糖基、异戊烯基及其衍生物等。其中C6、C8 位的碳原子因其较高的电负性,而常被异戊烯基及其衍生物取代,并且该取代基可进一步与C7 氧原子环合形成呋喃环或吡喃环。在 α-吡喃酮环一侧,α-吡喃酮环的 C3、C4 位常被小分子基团所取代,如小分子烷基、苯基、羟基和甲氧基等。

香豆素类化合物可根据其母核上取代基及连接方式的不同,分为简单香豆素类、呋喃香豆素类、吡喃香豆素类和其他香豆素类 4 种类型。

一、简单香豆素类

简单香豆素类(simple coumarin)是指只在苯环上有取代,且 7-羟基未与C6 位或C8 位的异戊烯基形成呋喃环或吡喃环的香豆素类化合物。如从伞形科植物朝鲜当归 *Angelica gigas* Nakai 中得到的7-去甲基软木花椒素(1)对人肺癌细胞 A549 有较好的增殖抑制活性。从菊科植物毛大丁草 *Gerbera piloselloides* Cass. 中得到的一对互为光学对映异构体的新化合物 3′R-毛大丁香豆素 A(2a)和3′S-毛大丁香豆素 A(2b)对脂多糖损伤后的大鼠小肠隐窝上皮细胞(rat small intestine crypt epithelial cells, IEC-6)的显著治疗作用(图 8-52)。

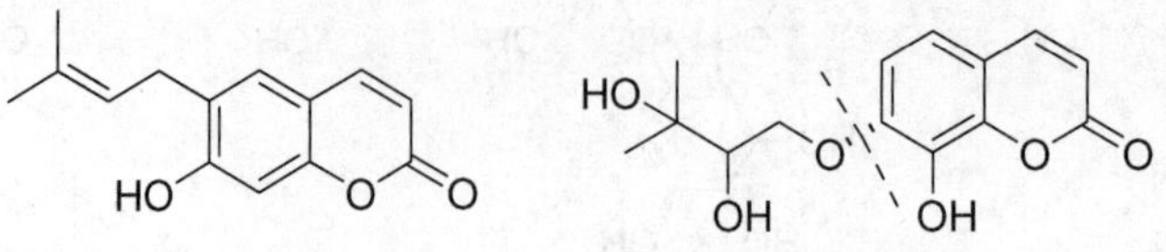

(1)　　　　　　　　(2a)和(2b)

图 8-52　简单香豆素类化合物结构

二、呋喃香豆素类

呋喃香豆素类(furanocoumarin)是指香豆素母环上的 C6 位或 C8 位异戊烯基与邻位 7-羟基缩合,并降解失去 3 个碳原子而形成呋喃环的一种香豆素类化合物。呋喃香豆素类化合物可根据呋喃环的相对位置和呋喃环是否饱和分为线型呋喃香豆素(C6 位异戊烯基与 7-羟基形成呋喃环,即呋喃环与苯环、α-吡喃酮环处在一条直线上)、角型呋喃香豆素(C8 位异戊烯基与 7-羟基形成呋喃环,即呋喃环与苯环、α-吡喃酮环处在一条折线上)和二氢呋喃香豆素(呋喃环外侧被氢化)。如从豆科植物补骨脂 *Psoralea corylifolia* Linn. 中得到的线型呋喃香豆素补骨脂素(1)对胃癌细胞 SNU-1 和 SNU-16 有较强的抑制作用,角型呋喃香豆素异补骨脂素(2)对人前列腺癌细胞系和白血病细胞系的 G1 细胞周期有抑制作用;又如从伞形科植物紫花前胡 *Peucedanum decursivum* (Miq.) Maxim. 中得到的线型二氢呋喃香豆素紫花前胡苷元(3)及其苷(4),以及从独活 *Heracleum hemsleyanum* Diels 中得到的角型二氢呋喃香豆素二氢欧山芹醇(5)和二氢欧山芹素(6),见图 8-53。

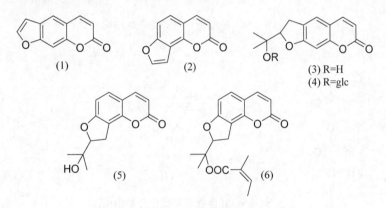

(1)　　(2)　　(3) R=H
(4) R=glc

(5)　　(6)

图 8-53　呋喃香豆素类化合物结构

三、吡喃香豆素类

吡喃香豆素类(pyranocoumarin)是指香豆素母环上的 C6 位或 C8 位异戊烯基与邻位 7-羟基缩合而形成吡喃环的一种香豆素类化合物。吡喃香豆素类化合物也可根据吡喃环的相对位置和吡喃环是否饱和分为线型吡喃香豆素(6,7-吡喃香豆素)、角型吡喃香豆素(7,8-吡喃香豆素)和二氢吡喃香豆素。如从芸香科植物花椒(*Zanthoxylum bungeanum* Maxim.)中分离得到的线型吡喃香豆素花椒内酯(1)和从柑橘(*Citrus reticulata* Blanco)中得到的角型吡喃香豆素邪蒿内酯(2)。又如从伞形科植物紫花前胡[*Peucedanum decursivum* (Miq.) Maxim.]中得到的具有抗血小板聚集活性的二氢线型吡喃香豆素紫花前胡素(3),以及从红厚壳属植物 *Calophyllum lanigerum* 和 *Calophyllum teysmannii* 中分离得到的对 HIV 反转录酶具有抑制作用的二氢角型吡喃香豆素红厚壳内酯(4)及 calanolide F(5),见图 8-54。

四、其他香豆素类

其他香豆素类(othercoumarin)是指不能归属于上述几个类型的香豆素类化合物。它们主要有三类:一类是在 α-吡喃酮环上有取代的香豆素,如从 *Calophyllum lanigerum* 中得到的具有显著抑制 HIV-1 反转录酶作用的(+)胡桐素 A(1);一类是通过碳碳键或醚键相连而形成的香豆素二聚体或三聚体衍生物,如从 *Clausena lenis* 中得到的 diseselin B(2);一类是异香豆素,如从红树林植物木果楝(*Xylocarpus granatum* Koenig)内生真菌 *Xylaria* sp. HNWSW-2 中得到的具有较高的杀线虫活性和抑制乙酰胆碱酯酶活性的(S)-(+)-8-O-methylmellein(3),见图 8-55。

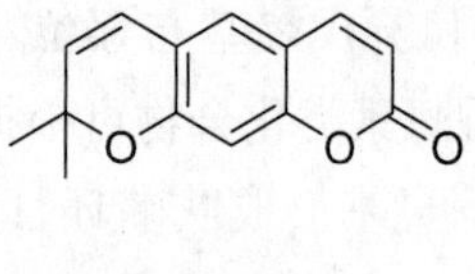

图 8-54 吡喃香豆素类化合物结构

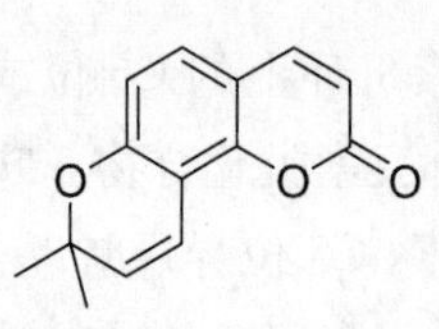

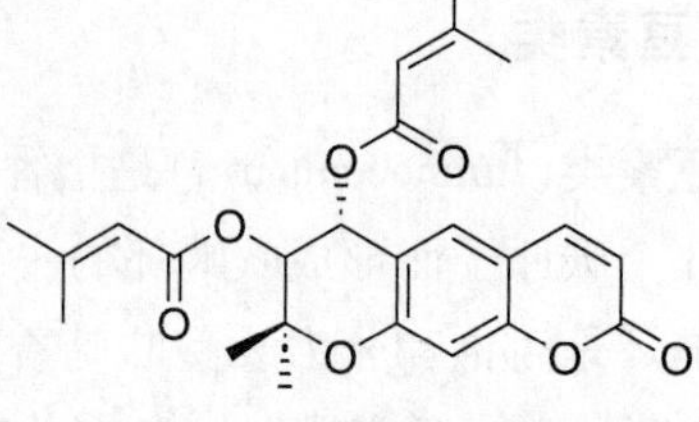

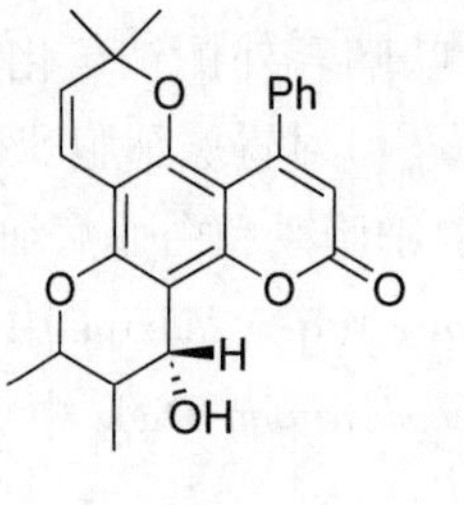

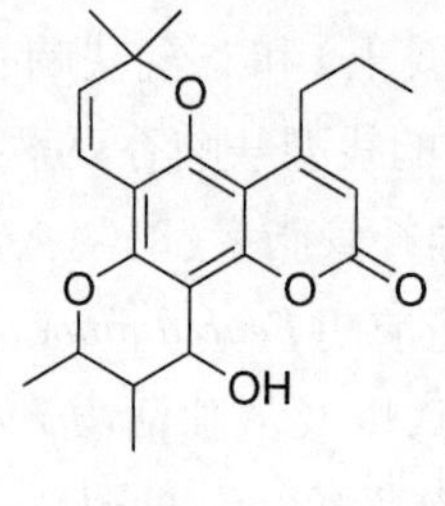

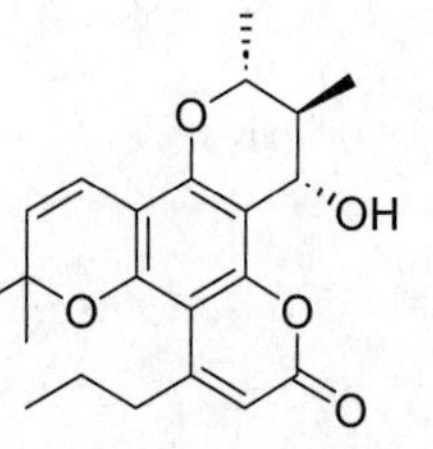

图 8-55 其他香豆素类化合物结构

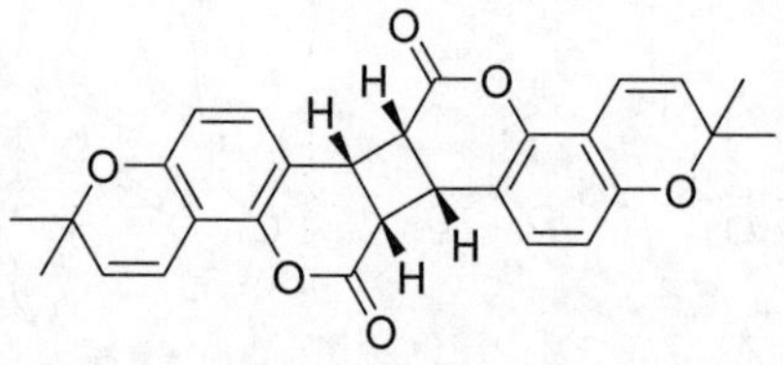

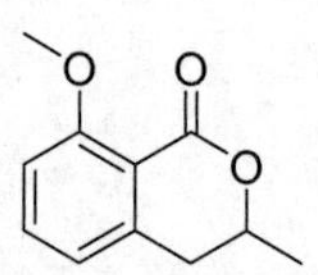

第五节 木脂素类化合物研究进展

木脂素(lignan)又称木脂体、木酚素,它是由苯丙素单位(C$_6$—C$_3$)聚合而成的一类化合物,多数以二聚体的形式存在,也有少数的三聚体和四聚体。木脂素类化合物具有抗病毒、镇静催眠、神经保护、抗菌、抗氧化和抗糖尿病并发症等多种重要的生物活性。该类化合物广泛存在于五味子、陕西瑞香等中药中,多数以游离状态存在,少数与糖结合成苷存在于植物的木部和树脂中。

木脂素类化合物主要分为简单木脂素类、单环氧木脂素类、木脂素内酯类、环木脂素类、双环氧木脂素类、联苯型木脂素和联苯环辛烯类木脂素等。近年还发现一些结构新颖的木脂素类化合物,包括 8-O-4′型新木脂素等。

一、简单木脂素类

简单木脂素类是指结构中存在两个完整 C$_6$—C$_3$ 单元(正丙基苯残基),并且相互之间只存在 C8 和 C8′通过 C—C 键链接的一类天然木脂素类化合物,也是最简单和最常见的木脂素类化合物之一。其结构变化体现在两个 C$_6$—C$_3$ 单元的 C3 部分氧化程度与存在形式的不同,C6 部分取代基的种类、数目和取代形式的不同,以及 C8 和 C8′的构型不同。近年来从植物中获得了多个具有良好生物活性的简单木脂素类化合物。例如,从大戟科叶下珠属植物叶下珠(*phyllanthus urinaria* L.)中提取得到的叶下珠脂素(1),具有很高的抗氧化和保肝作用(图 8-56)。

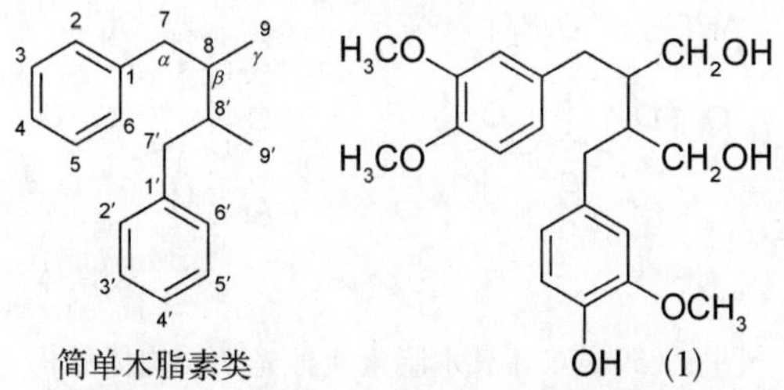

图 8-56　简单木质素类化合物结构

二、单环氧木脂素类

单环氧木脂素是以简单木脂素为基础,苯丙素侧链不同位置的氧取代基缩合形成了四氢呋喃环结构,又称四氢呋喃类木脂素。根据氧环连接位置可以分为 7-O-7′、9-O-9′及 7-O-9′三种类型(图8-57)。例如,从中药荜澄茄中提取出来的一种具有显著抗失眠活性的天然木脂素类化合物荜澄茄脂素(2),见图 8-58。又如从败酱科缬草属植物缬草(*Valeriana officinalis* L.)的干燥根及根茎中分离得到的具有显著细胞毒活性的化合物缬草木脂素 A(3),见图 8-58。

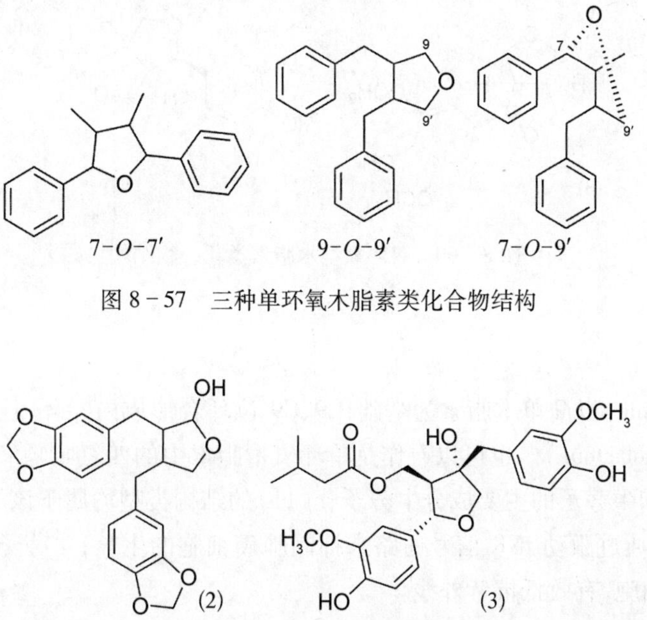

图 8-57　三种单环氧木脂素类化合物结构

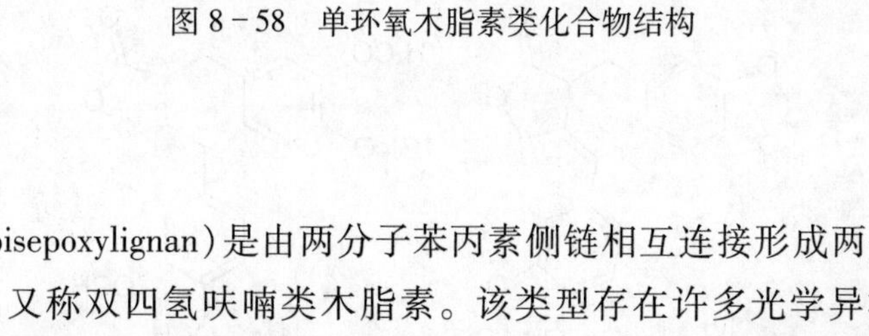

图 8-58　单环氧木脂素类化合物结构

三、双环氧木脂素类

双环氧型木脂素(bisepoxylignan)是由两分子苯丙素侧链相互连接形成两个环氧结构(双骈四氢呋喃环)的一类木脂素,又称双四氢呋喃类木脂素。该类型存在许多光学异构体,常见的结构见图8-59。双环氧型木脂素类化合物广泛存在于多种植物中。例如,从芝麻中分离得到的具有抑制前列腺素产生、降低胆固醇和预防乳腺癌活性的化合物芝麻素(4),从细辛中分离出来的 L-细辛脂素(5)、从连翘中分离出的连翘脂素(6)和连翘苷(7),以及从刺五加中分离出的丁香脂素(8),见图 8-60。最近,在杜仲中分离得到的(-)-7-epi-pinoresinol mrl(9)也属于双环氧型木脂素类化合物(图8-60)。

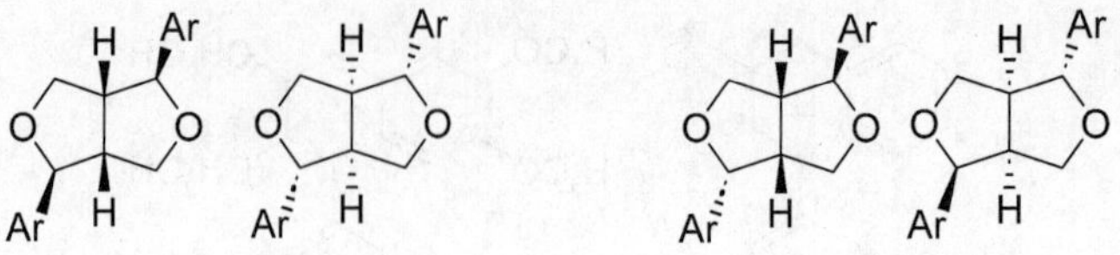

图 8-59 双环氧木脂素 4 种光学异构体结构

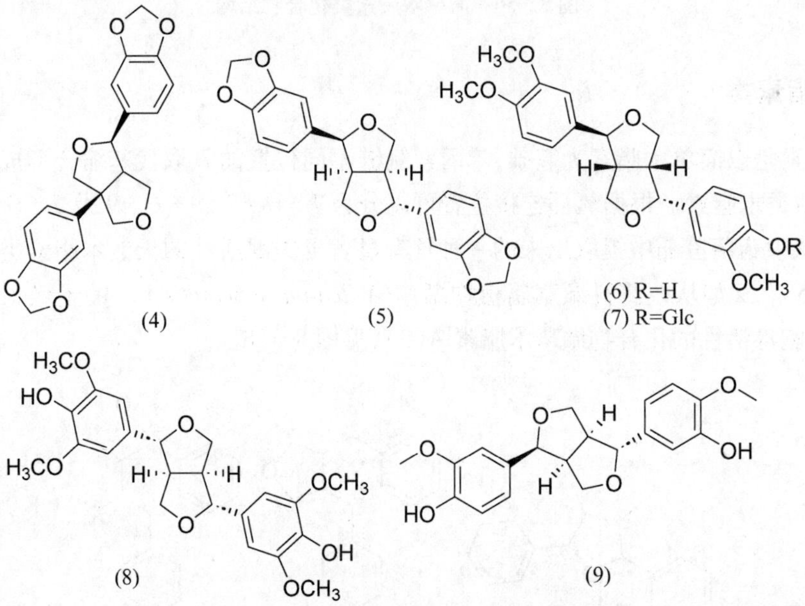

图 8-60 双环氧型木脂素类化合物结构

四、木脂内酯类

木脂内酯(lignanolide)以简单木脂素为基础,C9、C9′位环合形成内酯环,且 C9 为羰基,又称二芳基丁内酯类(dibenzylbutyrolactone)。也可以看作是单环氧木脂素中的四氢呋喃氧化成内酯环。桧柏中所含的台湾脂素 A(10)和牛蒡子的主要成分牛蒡子苷(11)的结构类型均属于该类化合物(图 8-61)。研究发现,台湾脂素 A 可通过激动 JNK 信号通路来抑制肺癌细胞的生长;牛蒡子苷可以作用到皮肤的真皮成纤维细胞和角质细胞,有效抵抗紫外线。

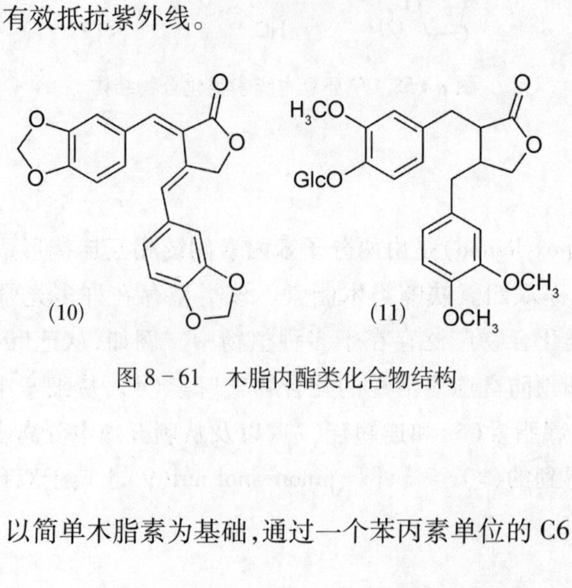

图 8-61 木脂内酯类化合物结构

五、环木脂素类

环木脂素(cyclolignan)以简单木脂素为基础,通过一个苯丙素单位的 C6 与另一个苯丙素单位的 C7

环合形成环木脂素,又称芳基萘类(arylnaphthalene)。环木脂素可分为苯代四氢萘、苯代二氢萘及苯代萘等结构类型(图8-62),自然界中以苯代四氢萘型居多。例如,从中国紫杉中分得的异紫杉脂素(12)具有苯代四氢萘结构,来自奥托肉豆蔻果实中的奥托肉豆蔻烯脂素(13)具有苯代二氢萘的基本结构,图8-63。

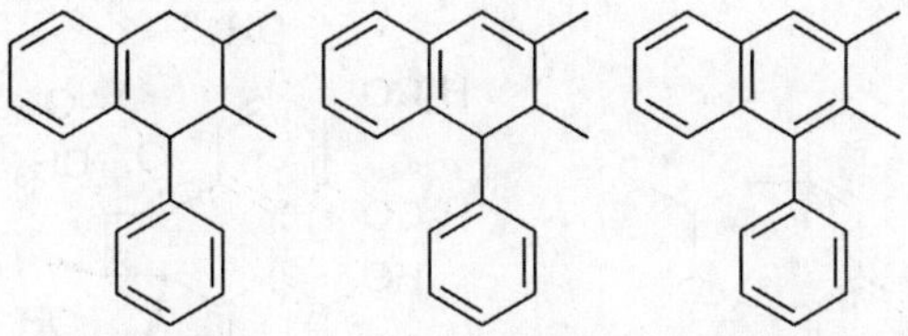

苯代四氢萘型　　　苯代二氢萘型　　　苯代萘型

图8-62　苯代四氢萘型、苯代二氢萘型及苯代萘型环木脂素结构

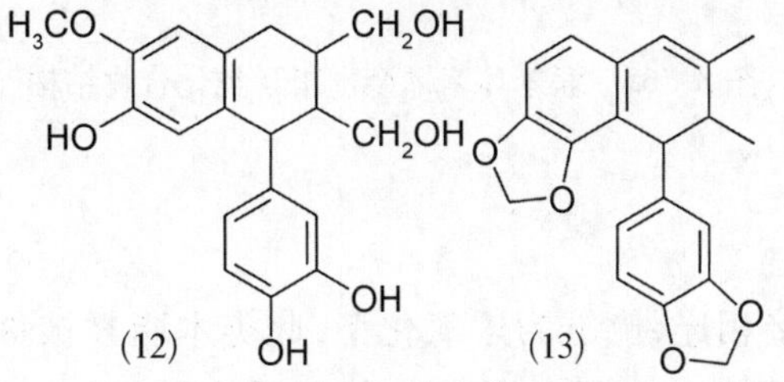

(12)　　　　　　(13)

图8-63　环木脂素类化合物结构

六、环木脂内酯类

环木脂素内脂(cyclolignolide),是环木脂素侧链 γ 碳原子氧化缩合形成五元内酯环,即 C9—C9′环合成内酯环。根据内酯环上羰基的取向可以分为正式和反式两种类型,内酯环羰基朝上为正式,朝下为反式。例如,小檗科鬼臼属植物华鬼臼的根茎中所含的l-鬼臼毒酯素(14)和l-鬼臼毒酯素- β - O -葡萄糖苷(15),见图8-64。这类化合物因其较好的抗肿瘤活性而被修饰改造成各种抗肿瘤药物,其合成衍生物依托泊苷是目前常规用于恶性肿瘤的化疗药物,主要用于肺癌、白血病等的治疗。

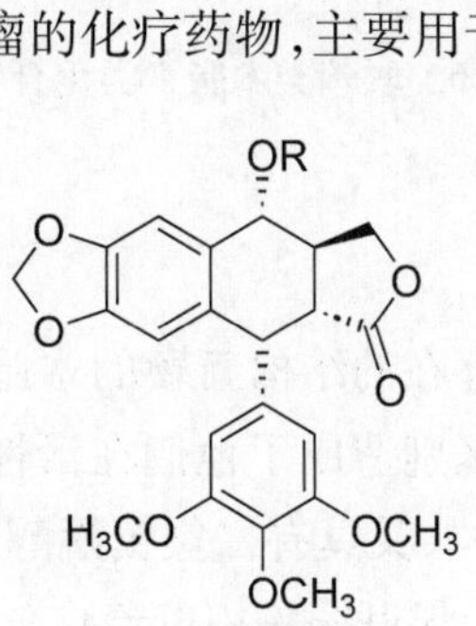

(14) R=H
(15) R=Glc

图8-64　环木脂内酯类化合物结构

七、联苯环辛烯型木脂素类

2个苯丙素单元中的苯环相连形成的联苯结构,侧链上的2个 β -碳原子相连,联苯与侧链环合形成八元环状结构为联苯环辛烯类木脂素(dibenzocyclooctene lignans)。其主要来源是五味子属植物,常

见的有如五味子醇、五味子素、γ 五味子素等。近年来，刘爽等将仁昌南五味子根茎乙醇提取液用乙醚萃取后，利用正相柱色谱及半制备高压液相色谱法分离得到的仁昌南五味子戊素(16)也属于联苯环辛烯类木脂素，见图 8－65。

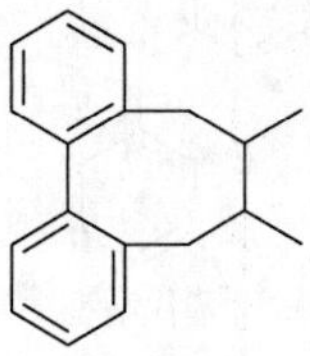
联苯环辛烯型

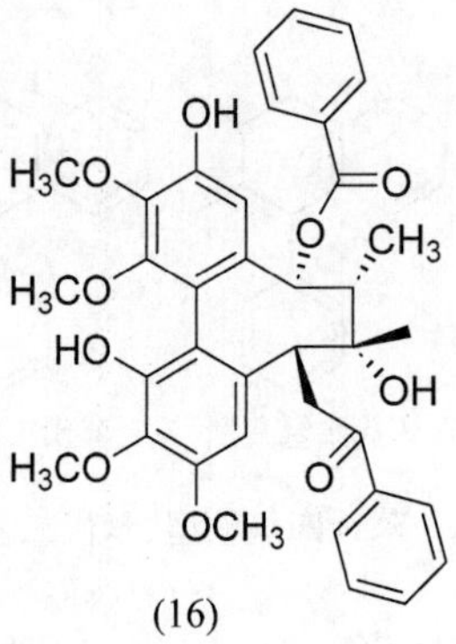
(16)

图 8－65　联苯环辛烯型木脂素类化合物结构

八、联苯类木脂素类

2 个苯环通过 C3—C3′直接相连，侧链为未氧化型，此类木脂素被称为联苯类木脂素(biphenylene lignan)。其中最具代表性的是厚朴中的厚朴酚(17)与和厚朴酚(18)，见图 8－66。2 种化合物结构类似，均具有广泛的生理活性，如抗炎、抗菌、抗病原微生物、抗溃疡、抗氧化、延缓衰老等。

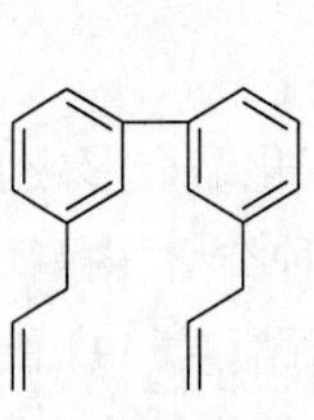
联苯型

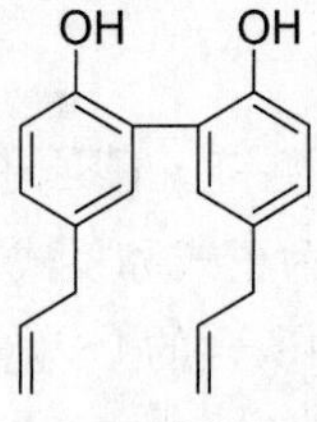
(17)

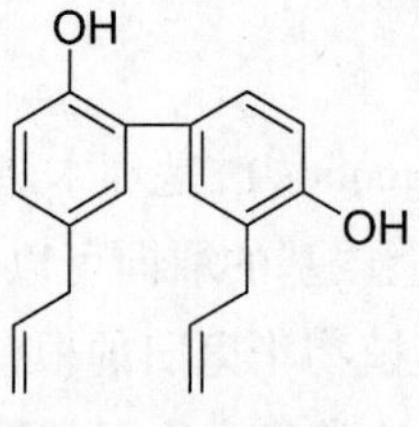
(18)

图 8－66　联苯类木脂素类化合物结构

九、新型木脂素类

新型木脂素类化合物泛指自然界中存在的结构新颖的木脂素，其基本结构与常见木脂素类化合物既有一些共同点，又有许多区别，而这些区别造成了他们在活性上与传统木脂素的差别。例如，具有保肝作用的水飞蓟素(19)既具有木脂素结构，又具有二氢黄酮醇结构，有文献称其为二氢黄酮醇木脂素，或混杂木脂素(图 8－67)。在临床上作为保肝药物用以治疗急性、慢性肝炎和肝硬化。

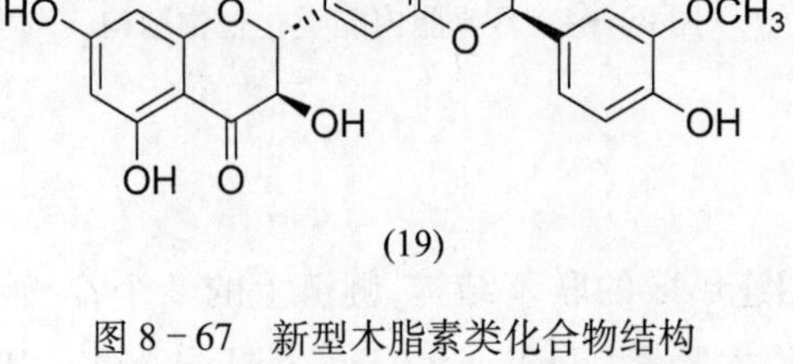
(19)

图 8－67　新型木脂素类化合物结构

第六节　生物碱类化合物研究进展

生物碱(alkaloid)是指来源于生物界一类含负氧化态氮原子的非初级代谢产物,多呈碱性,有较为复杂的环状结构,通常氮原子结合在环内,多具有显著而特殊的生物活性。生物碱在动物中极少发现,主要分布于植物界,绝大多数存在于高等植物的双子叶植物中,单子叶植物也有少数科属含生物碱。少数裸子植物如麻黄科、红豆杉科、三尖杉科的一些植物中也存在生物碱。在低等植物类群中,藻类中尚未发现生物碱;菌类植物仅少数植物(如麦角菌类)中含有生物碱;地衣、苔藓类植物中仅发现少数简单的吲哚碱类生物碱;蕨类植物中除简单类型的生物碱如烟碱外,结构复杂的生物碱则多集中地分布于如木贼科、卷柏科、石松科等植物中。

生物碱类化合物的数量众多、结构复杂、活性多样,分类方式也有多种,本节将按照其生物活性及临床应用进行介绍。

一、具有抗肿瘤活性的生物碱类

1. *治疗胃癌活性生物碱*　喜树碱(camptothecin)源于中国特有的蓝果树科(Nyssaceae)植物喜树 *Camptotheca acumninata*,为淡黄色针状结晶,微溶于乙醇、三氯甲烷,在水中难溶,结构上属于喹啉类生物碱(图8-68)。20(*S*)-喜树碱是抗肿瘤活性所必需的立体结构,而B、C、D环共同组成的平面结构,对于体外抑制RNA和体内DNA解旋是必需的。喜树碱针剂在临床用于胃癌的治疗,但由于喜树碱的毒性强、副作用较大,目前临床上主要应用的是喜树碱的衍生物托泊替康、伊立替康。

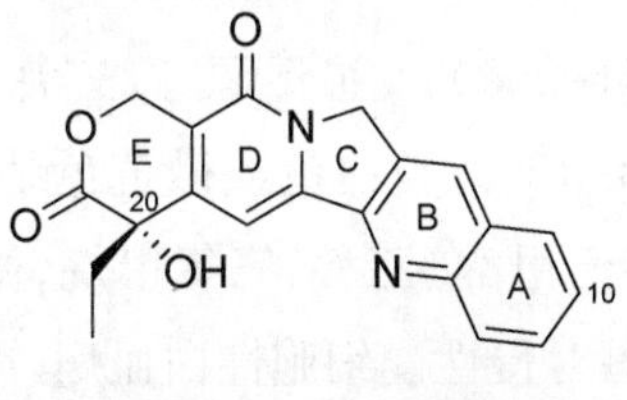

图8-68　喜树碱结构

羟基喜树碱与喜树碱一样为含内酯的生物碱,不同的是A环C10上有酚羟基取代,即10-羟基喜树碱。羟基喜树碱在我国于1986年获得批准文号,并于1988年获准上市,是我国自行研制的天然小分子抗癌药物。临床上,羟基喜树碱可以用于胃癌、肠癌、肝癌和白血病的治疗。该生物碱抗肿瘤活性高,毒性比喜树碱低。

2. *治疗乳腺癌活性生物碱*　紫杉醇(paclitaxel)主要源于红豆杉科(Taxaceae)植物红豆杉 *Taxaceae chinensis* 树皮,为白色或者类白色结晶性粉末,溶解于甲醇、乙醇、三氯甲烷,几乎不溶于水,在乙醚中微溶,结构上属于三环二萜生物碱类化合物,收载于《中华人民共和国药典》(2020年版)。紫杉醇是一种抗微管药物,于1992年批准上市,主要用于转移性乳腺癌的治疗药物,同时用于治疗卵巢癌(图8-69)。

3. *治疗肝癌活性生物碱*　秋水仙碱(colchicine)主要源于百合科(Liliaceae)植物丽江山慈菇 *Iphigenia indica* 的球茎、菊科(Compositae)植物绵头雪莲花 *Saussurea laniceps*、水母雪莲花 *Saussurea medusa* 等植物,为类白色至淡黄色结晶性粉末,结构上属于有机胺类生物碱;易溶于乙醇、三氯甲烷,可

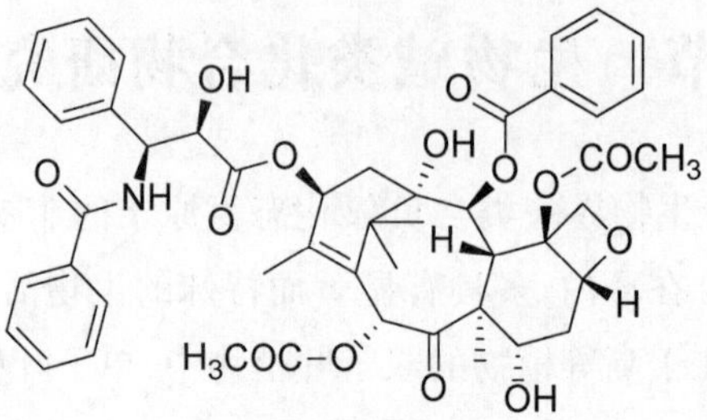

图 8-69 紫杉醇结构

溶于水,在乙醚中极微溶解,收载于《中华人民共和国药典》(2020 年版)。秋水仙碱是最早发现的微管蛋白聚合抑制剂,2009 年秋水仙碱片剂获批上市,2014 年秋水仙碱胶囊获批上市(图 8-70)。

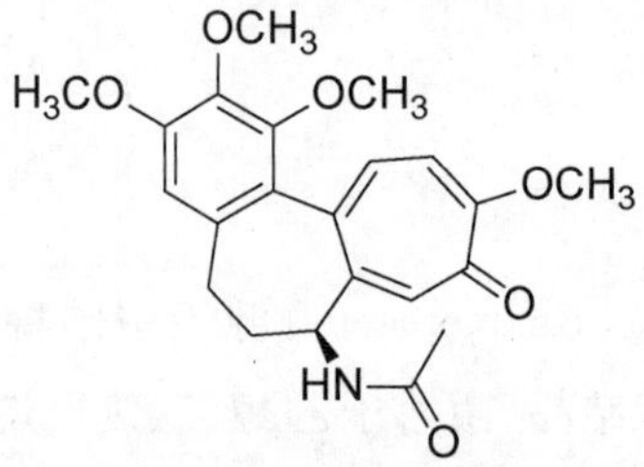

图 8-70 秋水仙碱结构

秋水仙碱也被广泛用于痛风的治疗,尤其是对急性痛风性关节炎有特异性作用。

4. 治疗白血病活性生物碱

(1) 高三尖杉酯碱(homoharringtonine):主要源于三尖杉科(Cephalotaxaceae)植物三尖杉 *Cephalotaxus fortunei* 干燥叶。高三尖杉酯碱为类白色或微黄色结晶性粉末或无定型疏松固体,结构上属于苯并氮杂五元稠环的生物碱,易溶于甲醇、乙醇、三氯甲烷,微溶于水和乙醚,收载于《中华人民共和国药典》(2020 年版)。高三尖杉酯碱对慢性髓细胞性白血病(chronic myelogenous leukemia, CML)细胞具有抑制细胞增殖、诱导细胞凋亡及分化、调节细胞周期等作用,其中诱导细胞凋亡最为重要,是首个被美国食品药品监督管理局(FDA)批准的蛋白翻译抑制剂(图 8-71)。

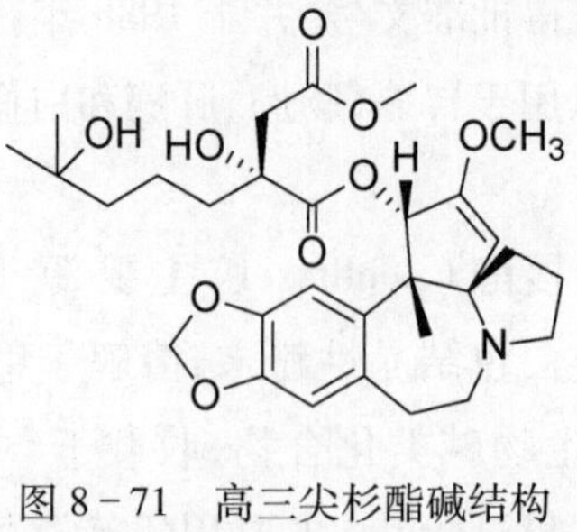

图 8-71 高三尖杉酯碱结构

(2) 靛玉红(indirubin):主要源于豆科(Leguminosae)植物木蓝 *Indigofera tinctoria* 叶、十字花科(Cruciferae)植物菘蓝 *Isatis indigotica* 根,为暗红色针状结晶,具有升华性,无臭、无味,微溶于四氢呋喃或二甲基亚砜,几乎不溶于乙醇、乙醚或水中(图 8-72)。结构上属于偶联的双吲哚类生物碱,是我国研发的有效治疗慢性粒细胞性白血病药物。

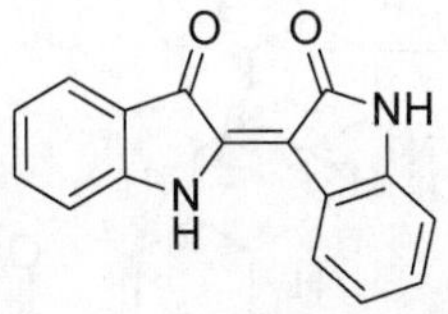

图 8-72　靛玉红结构

5. 其他抗肿瘤活性生物碱

（1）长春碱（vinblastine）：又名长春花碱，主要源于夹竹桃科（Apocynaceae）植物长春花 *Catharanthus roseus*，为白色或者类白色的结晶性粉末，在甲醇中析出针状结晶，溶于三氯甲烷、丙酮和乙醇。在结构上，长春碱属于单萜吲哚二聚体生物碱，是长春碱类药物（包括长春新碱、长春瑞滨、长春花碱酰胺）的代表，收载于《中华人民共和国药典》（2020 年版），见图 8-73。长春碱是通过干扰蛋白质合成，特异性作用于细胞周期的抗肿瘤药，主要对淋巴瘤、绒毛膜上皮癌及睾丸肿瘤有效，对肺癌、乳腺癌、卵巢癌及单核细胞白血病也有效。

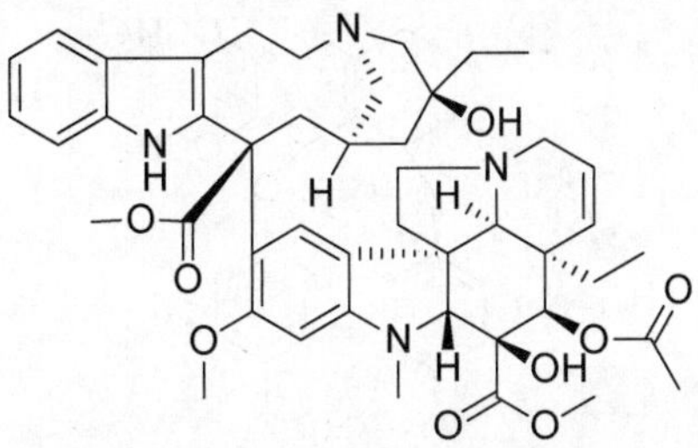

图 8-73　长春碱结构

（2）野百合碱（monocrotaline）：主要源于豆科（Leguminosae）植物野百合 *Crotalaria sessiliflora* 的全草，为白色棱状柱状结晶，不溶于石油醚，微溶于苯或水，易溶于三氯甲烷、甲醇、乙醇。在结构上，野百合碱属于吡咯里西啶类生物碱，在野百合中含量较高，是抗肿瘤作用的主要活性成分，作用机制为选择性抑制 DNA 的合成（图 8-74）。

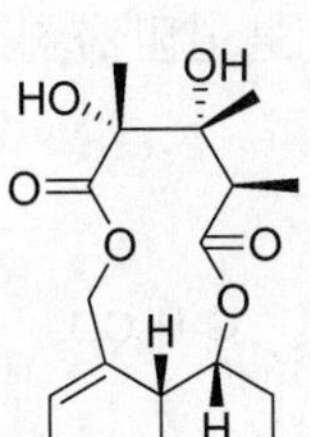

图 8-74　野百合碱结构

二、具有心脑血管活性的生物碱类

1. 降血压活性生物碱

（1）利血平（reserpine）：又名蛇根碱，主要源于夹竹桃科（Apocynaceae）植物萝芙木 *Rauvolfia verticillata*，为白色结晶或粉末，易溶于三氯甲烷，微溶于苯和丙酮，结构上属于单萜吲哚类生物碱，其片剂和注射液收载于《中华人民共和国药典》（2020 年版），见图 8-75。利血平在天然来源的抗高血压药物中具有重要地位，其降压机制与去甲肾上腺素能神经末梢内递质耗竭有关。

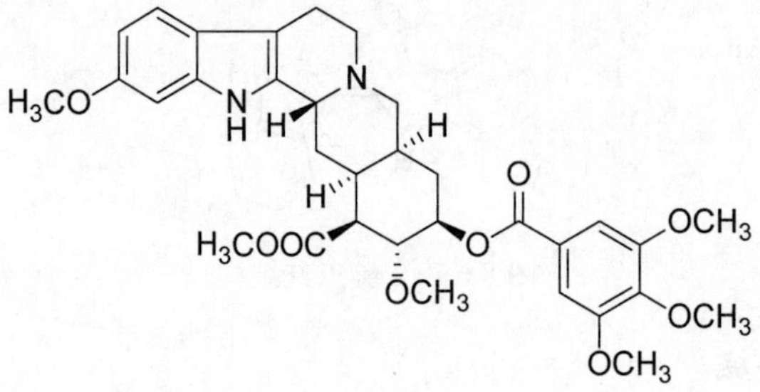

图 8-75　利血平结构

（2）轮环藤宁碱（cycleanine）：主要源于防己科（Menispermaceae）植物地不容 *Stephania epigeae*，为白色结晶，溶于热乙醇、热二氧六环，微溶于热水。在结构上，轮环藤宁碱属于双苄基异喹啉类生物碱，经季铵化后制成溴化二甲轮环藤宁碱入药，有较好的抗炎、解热镇痛、肌肉松弛等药理活性，其降压效果可靠、显效迅速、易于控制（图 8-76）。

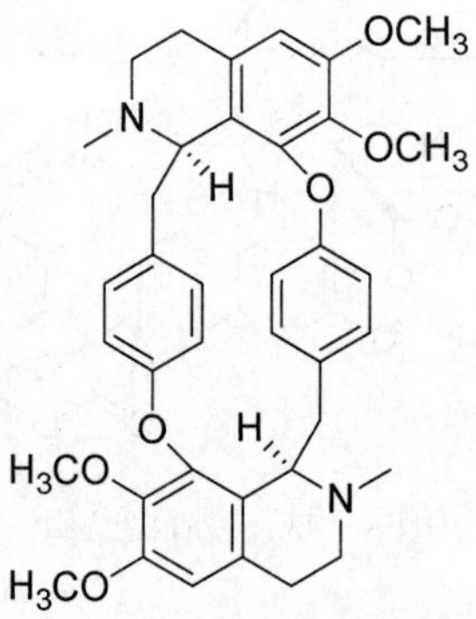

图 8-76　轮环藤宁碱结构

（3）粉防己碱（tetrandrine）：又名汉防己甲素，主要源于防己科（Menispermaceae）植物粉防己 *Stephania tetrandra*，为白色结晶性粉末，易溶于三氯甲烷，微溶于乙醇或丙酮，不溶于水。在结构上，粉防己碱也属于双苄基异喹啉类生物碱，作为钙通道阻滞剂，能显著降低心肌耗氧、增加心肌营养性血流量，具有降血压作用（图 8-77）。

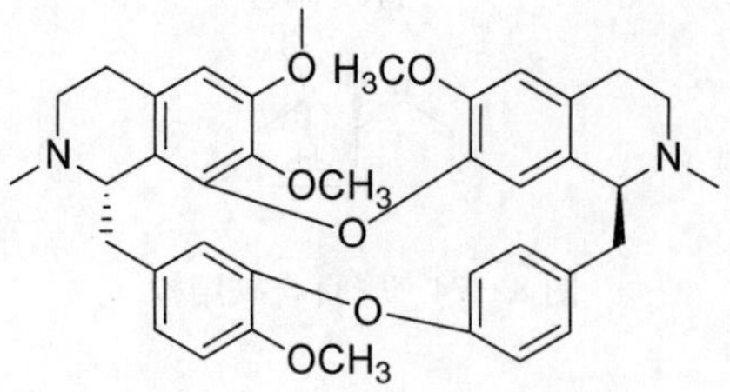

图 8-77　粉防己碱结构

（4）钩藤碱（rhynchophylline）和异钩藤碱（isorhynchophylline）：是抗高血压药物钩藤总碱的主要成分，均源于茜草科（Rubiaceae）植物钩藤 *Uncaria rhynchophylla* 或华钩藤 *Uncaria sinensis* 及其同属多种植物的带钩枝条中。钩藤碱为白色结晶，溶于甲醇、三氯甲烷、丙酮，微溶于乙醚，结构上属于单萜氧化吲哚类生物碱，能阻断钙通道具有降血压活性（图 8-78）。

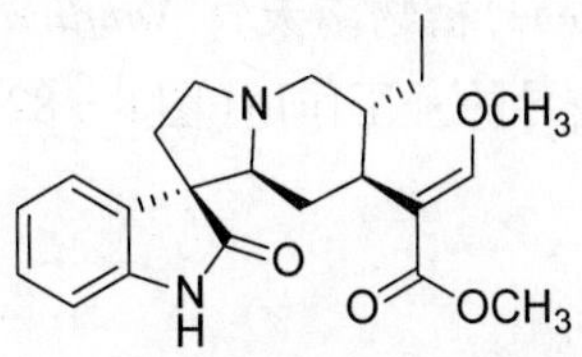

钩藤碱

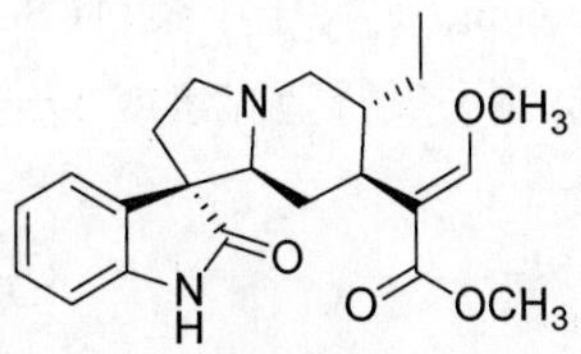

异钩藤碱

图 8－78　钩藤碱和异钩藤碱结构

（5）原藜芦碱 A（protoveratrine A）和原藜芦碱 B（protoveratrine B）：均源于百合科（Liliaceae）兴安藜芦 *Veratrum album* 等植物。原藜芦碱 A 溶于乙醇、氯仿，微溶于乙醚，结构上属于甾体生物碱类衍生物，口服给药时具有显著的降血压作用，但安全范围较窄（图 8－79）。

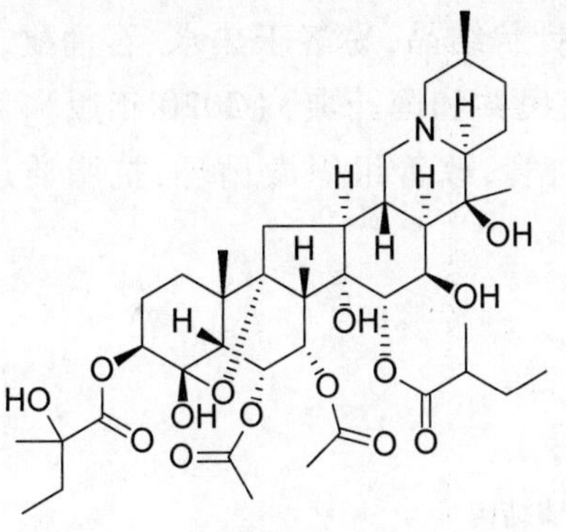

原藜芦碱A

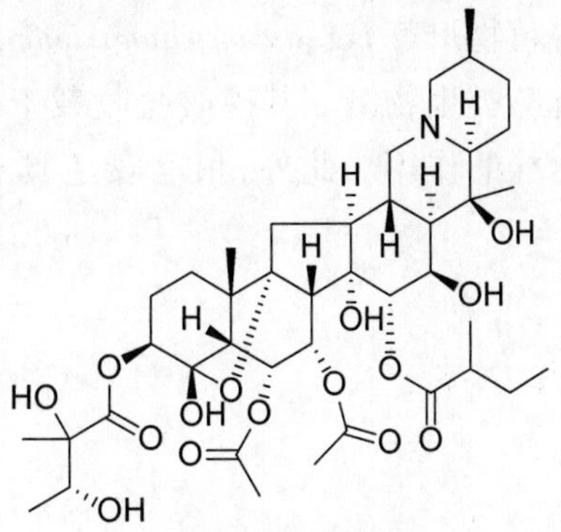

原藜芦碱B

图 8－79　原藜芦碱 A 和 B 结构

（6）化合物（+）－ovigerine：主要源于莲叶桐科（Hernandiaceae）植物，结构上属于阿朴啡类喹啉生物碱，对去甲肾上腺素诱导的主动脉收缩具有抑制作用，可能具有降血压的应用潜力（图 8－80）。

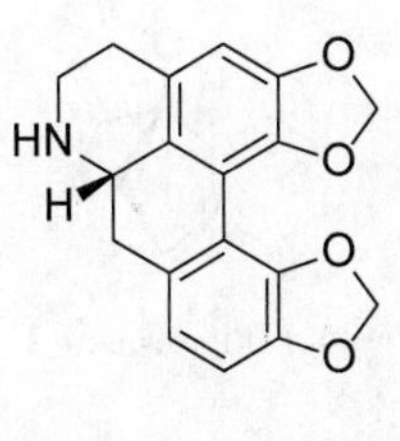

图 8－80　（+）－ovigerine 结构

（7）氧化苦参碱（oxymatrine）：源于苦参 *Sophora flavescens*、越南槐 *Sophora tonkinensis* 和苦豆子 *Sophora alopecuroides* 等植物，溶于水、三氯甲烷、苯、乙醚，微溶于石油醚，结构上属于喹诺里西啶类生物碱，有防治肺动脉高压的活性（图 8－81）。

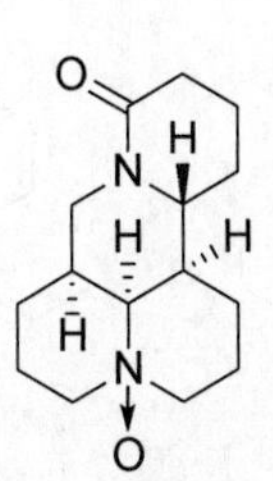

图 8－81　氧化苦参碱结构

（8）南天竹宁（nantenine）：源于小檗科（Berberidaceae）植物南天竹 *Nandina domestica*，结构上属于阿朴啡类生物碱，能够抑制去氧肾上腺素或 5-羟色胺诱导的升压作用（图 8-82）。

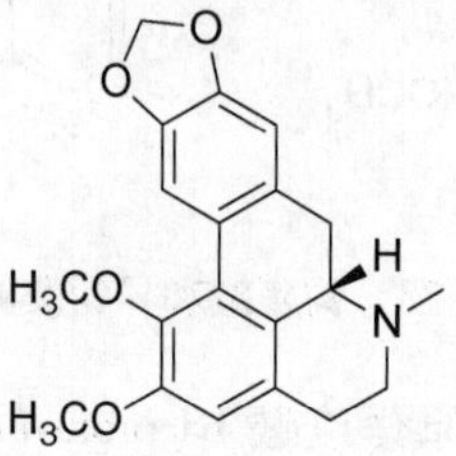

图 8-82　南天竹宁结构

2. 抗血栓活性生物碱　川芎嗪（ligustrazine），又名川芎 1 号碱、四甲基吡嗪，主要源于伞形科（Umbelliferae）植物川芎 *Ligusticum chuanxiong*，为无色针状结晶，易溶于热水、石油醚，溶于氯仿，结构上属于单吡嗪类生物碱。其磷酸盐收载于《中华人民共和国药典》（2020 年版），具有抑制血小板聚集及抗血栓的作用。此外，川芎嗪还具有扩张血管，改善组织微循环，抗脂质过氧化等作用（图 8-83）。

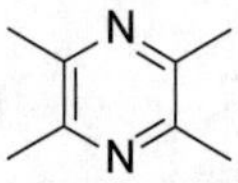

图 8-83　川芎嗪结构

3. 抗动脉粥样硬化活性生物碱　化合物 fluvirosaone C 源于大戟科（Euphorbiaceae）植物白饭树 *Flueggea virosa*，为一叶萩碱类衍生物，能显著降低甘油三酯（TG）积累，具有抗动脉粥样硬化的作用潜力（图 8-84）。

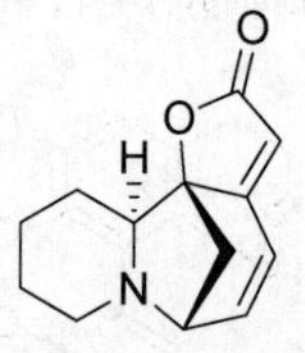

图 8-84　fluvirosaone C 结构

4. 抗脑卒中活性生物碱　长春胺（vincamine），又名长春花素，主要源于夹竹桃科（Apocynaceae）植物小蔓长春花 *Vinca minor*，为白色晶状粉末，不溶于水，结构上属于单萜吲哚类生物碱（图 8-85）。长春胺在一定程度上具有调节脑循环、维持神经动态平衡、保护神经和抗氧化等作用，而其半合成产物长春西汀对脑血管有较高的选择性扩张作用，能够抑制钙依赖性磷酸二酯酶活性，从而松弛血管平滑肌，使脑血流量增加，保护脑功能。

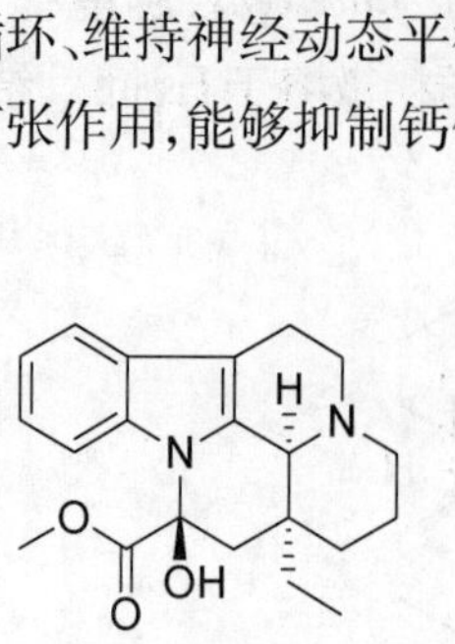

长春胺 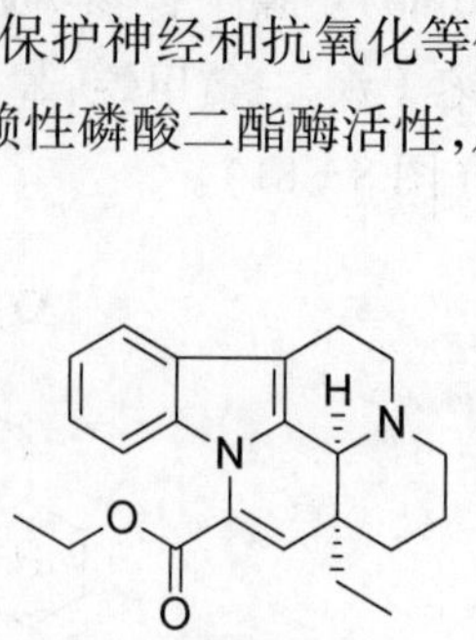　　　　　　　长春西汀

图 8-85　长春胺和长春西汀结构

5. 其他心脑血管活性生物碱

（1）环维黄杨星 D（cyclovirobuxine D）：又名黄杨碱，主要源于黄杨科（Buxaceae）植物黄杨 *Buxus sinica*，为无色针状结晶，易溶于三氯甲烷、甲醇、乙醇，结构上属于甾体生物碱，收载于《中华人民共和国药典》（2020 年版）。环维黄杨星 D 能够显著拮抗冠心病的发生，对心功能具有较强的保护作用（图 8-86）。

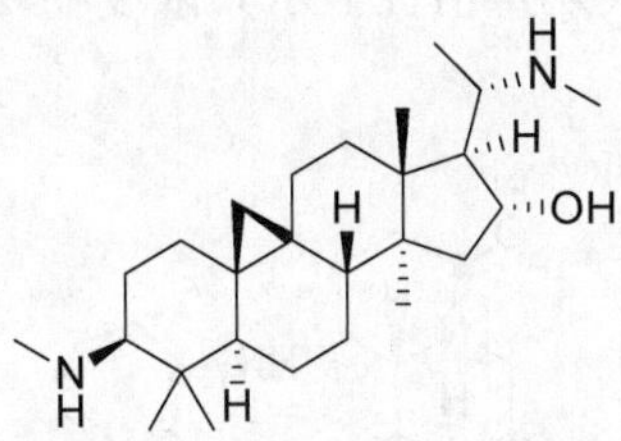

图 8-86 环维黄杨星 D 结构

（2）奎尼丁（quinidine）：又名异喹啉，源于茜草科（Rubiaceae）金鸡纳树 *Cinchona ledgeriana*，为黄色粉末，结构上属于喹啉类生物碱，临床上用于治疗室上性和室性心律失常，也具有一定的抗疟活性（图 8-87）。

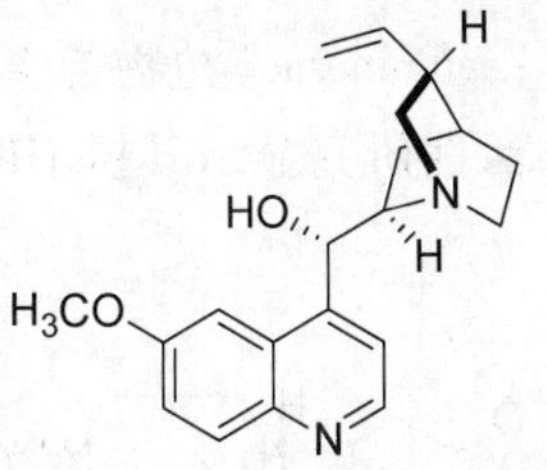

图 8-87 奎尼丁结构

（3）西萝芙木碱（ajmaline）：又名 *N*-甲基萝芙木碱，主要源于夹竹桃科（Apocynaceae）萝芙木 *Rauvolfia verticillata*，为白色固体，结构上属于单萜吲哚类生物碱，临床上主要用于治疗心律失常（图 8-88）。

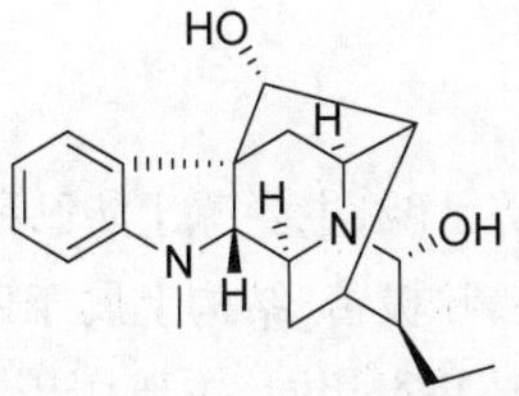

图 8-88 西萝芙木碱结构

（4）罂粟碱（papaverine）：主要源于罂粟科（Papaveraceae）植物罂粟 *Papaver somniferum*，为白色结晶性粉末，溶于三氯甲烷，微溶于水，结构上属于苄基异喹啉类生物碱（图 8-89）。罂粟碱具有松弛血管平滑肌、明显缓解脑血管痉挛、对非痉挛及痉挛脑动脉具有扩张作用，临床上用于治疗脑、心及外周血管痉挛等疾病。

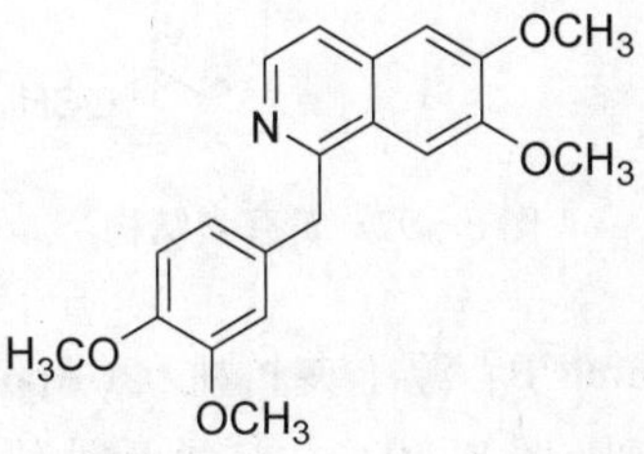

图 8-89 罂粟碱结构

三、具有抗感染活性的生物碱类

1. 抗病毒活性生物碱

（1）化合物 sophaline F：源于豆科（Leguminosae）植物苦参 *Sophora alopecuroides*，结构上属于喹诺里西啶类生物碱（图 8 - 90）。体外抗肝炎病毒活性显示其浓度在 0.035 mmol/L 时对 HBsAg 分泌物抑制率为 53.8%，优于对照药拉米夫定。

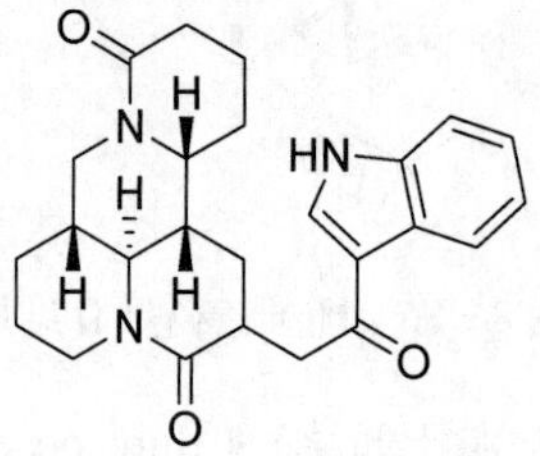

图 8 - 90 sophaline F 结构

（2）化合物 flavesine F：源于豆科（Leguminosae）植物苦参 *Sophora flavescens*，结构上也属于喹诺里西啶类生物碱（图 8 - 91）。体外抗病毒活性研究显示其抗 HBV 病毒中 DNA 的复制，IC_{50} 为（17.16 ± 0.38）μmol/L。

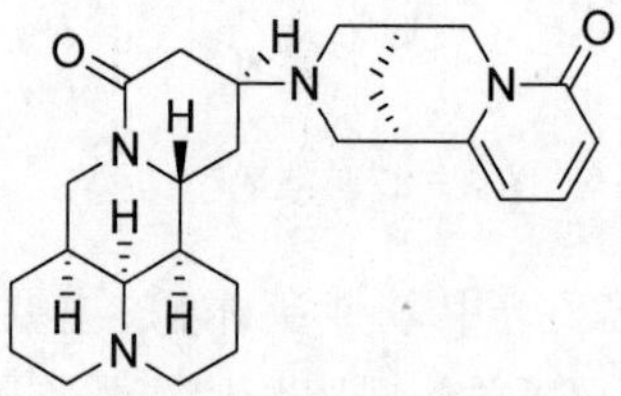

图 8 - 91 flavesine F 结构

2. 抗细菌活性生物碱

（1）黄藤素（palmatine）：又名掌叶防己碱，主要源于防己科（Menispermaceae）植物大黄藤 *Fibraurea recisa* 的干燥藤茎，为黄色针状结晶，无臭，味极苦，结构上属于四氢异喹啉类生物碱（图 8 - 92），是中国自行研制的植物药。其抗菌作用与小檗碱基本相同，主要用于上呼吸道感染、扁桃体炎、肠炎、痢疾、泌尿道感染等。

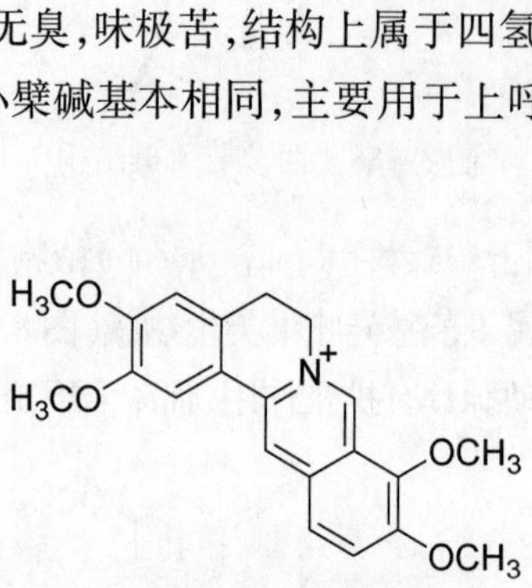

图 8 - 92 黄藤素结构

（2）化合物 erchinine A 和 erchinine B：源于夹竹桃科（Apocynaceae）植物中国狗牙花 *Ervatamia chinensis*，结构上属于单萜吲哚类生物碱（图 8 - 93）。体外活性研究显示其对枯草杆菌、红色毛癣菌有抑制活性，与灰黄霉素相当。

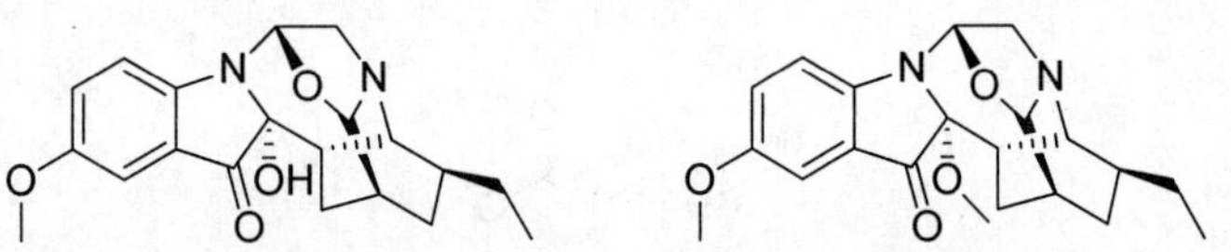

erchinine A　　erchinine B

图 8-93　erchinine A 和 erchinine B 结构

3. 抗寄生虫活性生物碱

（1）石蒜碱（lycorine）：主要源于石蒜科（Amaryllidaceae）植物石蒜 *Lycoris radiata* 的鳞茎，为无色棱柱状晶体，不溶于水，难溶于乙醇和乙醚，结构上属于吡咯并菲啶核骨架的异喹啉类生物碱（图 8-94）。石蒜碱的抗菌活性强于链霉素和氨苄青霉素，也是抗恶性疟原虫最有效的生物碱。

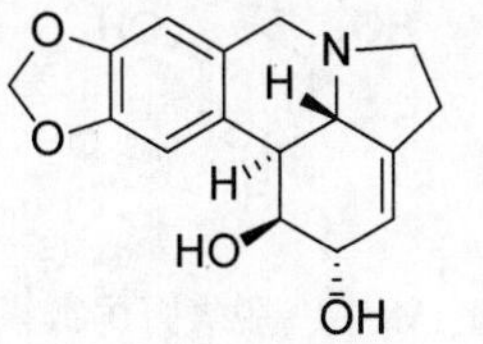

图 8-94　石蒜碱结构

（2）常山碱（dichroine）：源于虎耳草科（Saxifragaceae）植物常山 *Dichroa febrifuga* 的干燥根，结构上属于喹唑酮类生物碱（图 8-95）。体外活性研究显示其抗疟活性 IC_{50} 为 0.7 nmol/L。

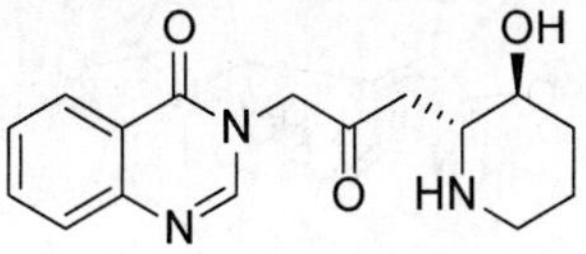

图 8-95　常山碱结构

（3）化合物 cassiarin A：源于豆科（Leguminosae）植物铁刀木 *Cassia siamea* 的叶，结构上属于异喹啉类生物碱（图 8-96）。体外活性研究显示其抗恶性疟原虫活性 IC_{50} 为 23 nmol/L。

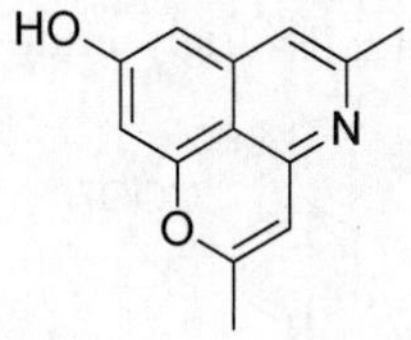

图 8-96　cassiarin A 结构

四、具有抗代谢活性的生物碱类

1. 降血糖活性生物碱

（1）胡芦巴碱（trigonelline）：主要源于豆科植物（Leguminosae）胡芦巴 *Trigonella tibetana*、紫茉莉科（Nyctaginaceae）植物紫茉莉 *Mirabilis jalapa* 及南瓜葫芦科（Cucurbitaceae）植物南瓜 *Cucurbita moschata* 等，结构上属于吡啶类生物碱（图 8-97）。胡芦巴碱能降低肥胖型糖尿病小鼠的空腹胰岛素水平和肝脏、脂肪中甘油三酯的含量，使其恢复到接近正常水平，增加肝脏葡萄糖激酶、葡萄糖磷酸酶比例，降低肿瘤坏死因子水平。

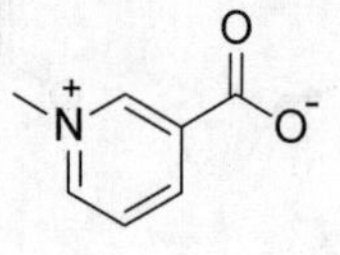

图 8-97 胡芦巴碱结构

（2）1-脱氧野尻霉素（1-deoxynojirimycin）：源于桑科（Moraceae）植物桑 *Morus alba* 的枝叶，为多羟基取代的六氢哌啶类生物碱（图 8-98）。1-脱氧野尻霉素属于强效 α-葡萄糖苷酶抑制剂，吸收优于阿卡波糖；可抑制人体糖分转化，其降低空腹血糖和餐后血糖升高的作用优于磺脲类药物。

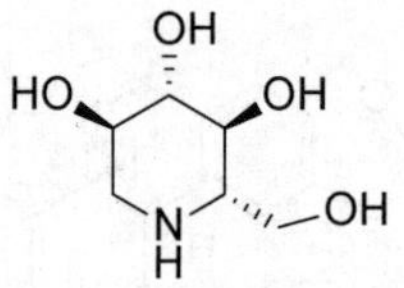

图 8-98 1-脱氧野尻霉素结构

（3）化合物 plicatanin C：源于大戟科（Euphorbiaceae）植物 *Chrozophora plicata*，为吡咯生物碱二聚体（图 8-99）。活性研究显示其对 α-葡萄糖苷酶有较强的抑制活性，IC_{50} 略优于阿卡波糖。

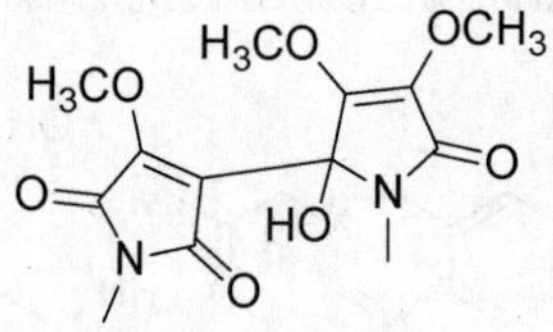

图 8-99 plicatanin C 结构

2. 降血脂活性生物碱

（1）烟酸（nictinic acid）：源于茄科（Solanaceae）植物烟草 *Nicotiana tabacum*，是临床上使用悠久的调脂药物，为 C3 位取代的吡啶类生物碱。烟酸能有效升高高密度脂蛋白胆固醇（high-density lipoprotein cholesterol，HDL-C）和降低甘油三酯（triglyceride，TG），见图 8-100。

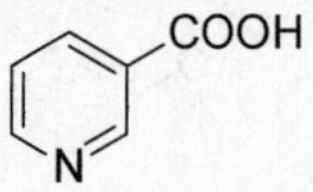

图 8-100 烟酸结构

（2）辣椒碱（capsaicin）：又名辣椒素，源于茄科（Solanceae）植物辣椒 *Capsicum annuum* 成熟果实，为香草酰胺类生物碱（图 8-101）。口服辣椒碱可明显降低体重、降血脂的活性。

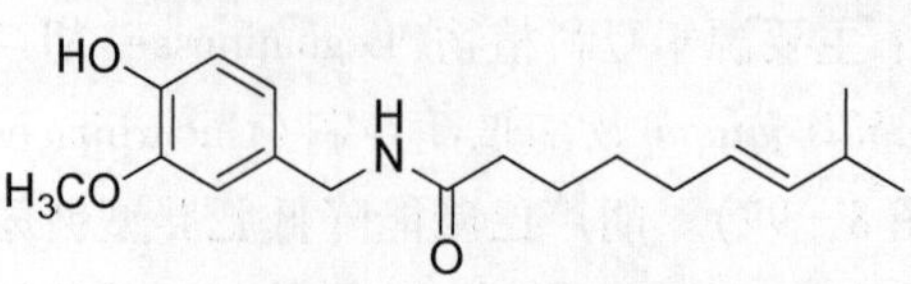

图 8-101 辣椒碱结构

（3）胡椒碱（piperine）：源于胡椒科（Piperaceae）胡椒 *Piper nigrum* 果实，为桂皮酰胺类生物碱（图8-102）。研究显示，胡椒碱可降低总胆固醇（total cholesterol）、低密度脂蛋白（low density lipoprotein，LDL）、极度密度脂蛋白（very low-density lipoprotein，VLDL）含量，降低 HMG-CoA 还原酶表达，升高脂蛋白脂肪酶和磷脂酰胆碱的水平。

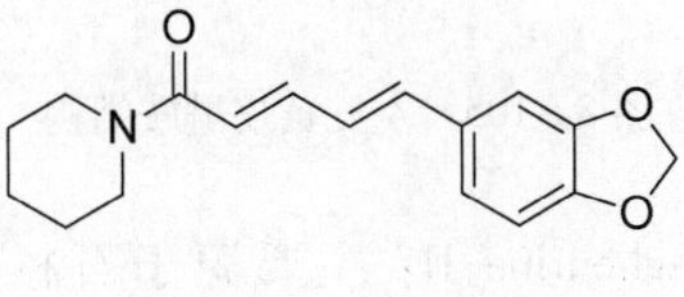

图 8-102 胡椒碱结构

五、具有抗神经精神疾病活性的生物碱类

1. 抗阿尔茨海默病（Alzheimer disease，AD）活性生物碱

（1）石杉碱甲（huperzine A）：主要源于蕨类植物石松科（Lycopodiaceae）石杉属植物足石杉 *Huperzia serrata*（中药名：千层塔）的全草，为白色粉末状，味苦易吸潮，微溶于水，可溶于甲醇或乙醇，易溶于三氯甲烷等有机溶剂，收载于《中华人民共和国药典》（2020 年版）。该成分在结构上属于桥环类生物碱，对乙酰胆碱酯酶抑制活性具有高效性、高选择性与可逆性的特点，故可有效地改善记忆力、治疗阿尔茨海默病，见图 8-103。1995 年作为治疗阿尔茨海默病的临床药物，石杉碱甲（商品名：哈伯因）在中国获批上市。

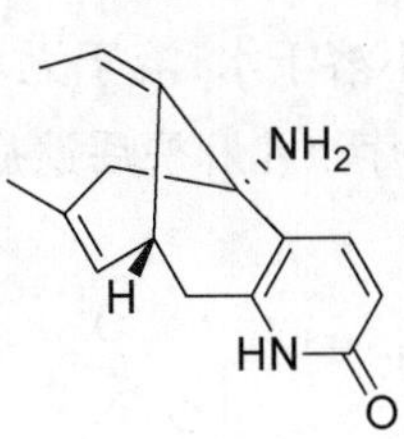

图 8-103 石杉碱甲结构

（2）加兰他敏（galanthamine）：源于石蒜科（Amaryllidaceae）植物雪花莲 *Galanthus woronawii*、石蒜 *Lycoris radiate* 等植物的鳞茎，是由 4 个环状结构稠合而成的生物碱类化合物，收载于《中华人民共和国药典》（2020 年版）。加兰他敏作为一种可逆性的胆碱酯酶抑制剂能增加神经肌肉突触间腺内乙酰胆碱的浓度，可显著改善轻、中度阿尔茨海默病患者的认知功能（图 8-104）。

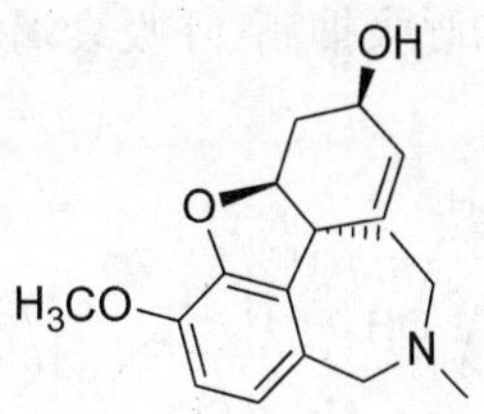

图 8-104 加兰他敏结构

（3）左旋黄皮酰胺[（-）clausenamide]：源于芸香科植物黄皮 *Clausena lansium*，属于酰胺类生物碱。动物实验显示左旋黄皮酰胺对阿尔茨海默病发病过程中神经细胞凋亡、β-淀粉样蛋白沉积、tau 蛋白过磷酸化这三大病理特点均具有抑制作用。左旋黄皮酰胺可以有效改善记忆障碍，对认知功能有显著的改善作用（图 8-105）。

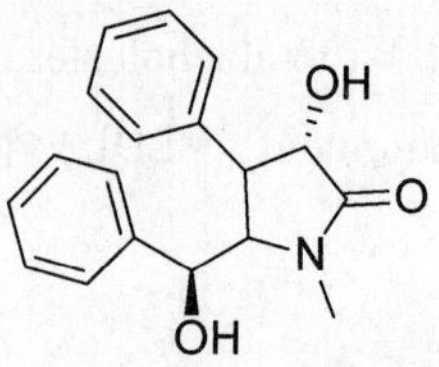

图 8 - 105　左旋黄皮酰胺结构

（4）化合物 phleghenrine A、phleghenrine D：主要源于石杉科（Huperziaceae）植物椭圆马尾杉 *Phlegmariurus henryi*，结构上属于哌啶酮类生物碱衍生物，均具有显著的 AChE 抑制活性（图 8 - 106）。

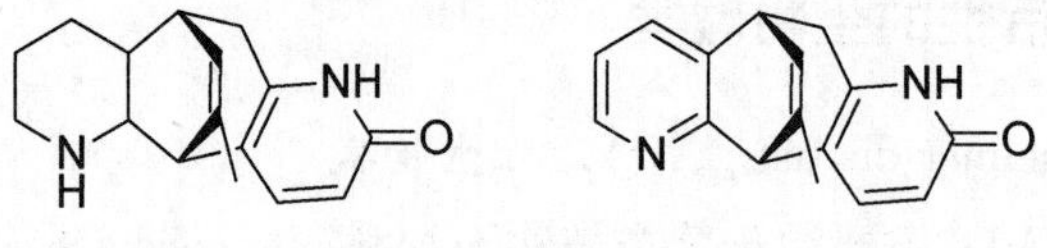

phleghenrine A　　　　phleghenrine D

图 8 - 106　phleghenrine A 和 phleghenrine D 结构

2. 其他活性生物碱

（1）一叶萩碱（securinine）：源于大戟科（Euphorbiaceae）一叶萩（叶底珠）*Securinegasuf fruticosa*，为淡黄色或黄色结晶或结晶性粉末，味微苦，不溶于水，溶于无水乙醇、三氯甲烷，结构上属于吲哚里西啶类生物碱（图 8 - 107）。临床上主要用于治疗小儿麻痹后遗症和面神经麻痹。

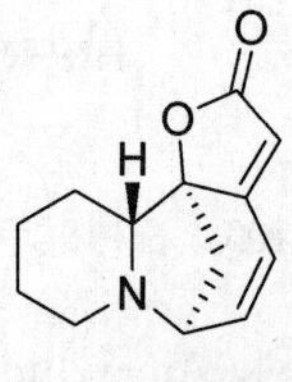

图 8 - 107　一叶萩碱结构

（2）山梗菜碱（lobeline）：又名祛痰菜碱、半边莲碱，主要源于桔梗科（Campanulaceae）山梗菜 *Lobelia inflata*、半边莲 *Lobelia chinensis*、风铃草 *Campanula medium* 等植物（图 8 - 108），结构上属于哌啶生物碱。临床上主要用于各种原因引起的呼吸抑制、呼吸衰竭等。

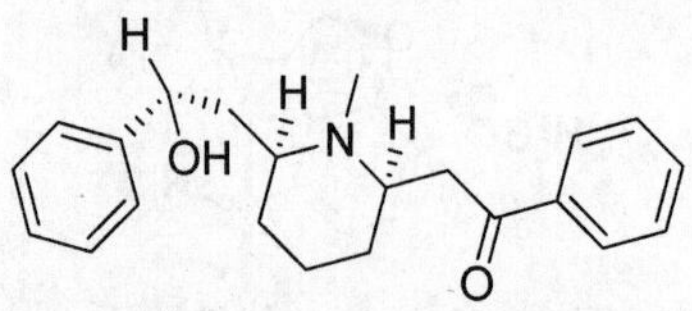

图 8 - 108　山梗菜碱结构

（3）白屈菜碱（chelidonine）：源于罂粟科（Papaveraceae）植物白屈菜 *Chelidonium majus*，为单斜棱柱结晶，溶于乙醇和三氯甲烷，不溶于水，结构上属于苯并菲啶类生物碱。白屈菜碱属于鸦片碱类成分，有类似吗啡的镇痛作用（图 8 - 109）。

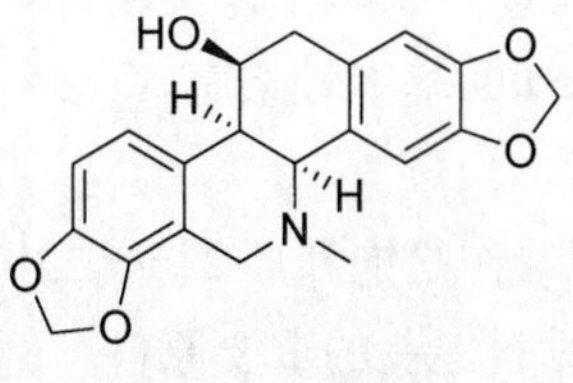

图 8-109　白屈菜碱结构

（4）阿托品（atropine）：源于茄科（Solanaceae）植物颠茄草 *Belladonnae herba* 或曼陀罗 *Datura stramonium*，为白色结晶或粉末，易溶于水和乙醇，结构上属于托品烷类生物碱，收载于《中华人民共和国药典》（2020 年版），见图 8-110。阿托品作为典型的 M 胆碱受体阻滞剂，临床上用于缓解内脏绞痛，也可用于窦性心动过缓、房室传导阻滞。

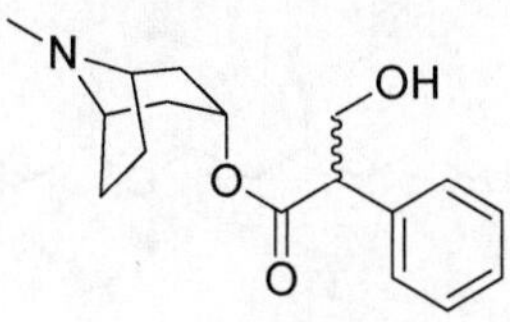

图 8-110　阿托品结构

（5）番木鳖碱（strychnine）：又名士的宁，源于马钱科（Loganiaceae）植物马钱子 *Strychnos nux-vomica* 的成熟种子，为无色柱状晶体或白色粉末，无臭、味极苦，溶于沸水，不溶于乙醚，略溶于水和乙醇，结构上属于单萜吲哚类生物碱见图 8-111。因番木鳖碱能选择性兴奋脊髓、增强骨骼肌的紧张度，临床上用于轻瘫或弱视的治疗。

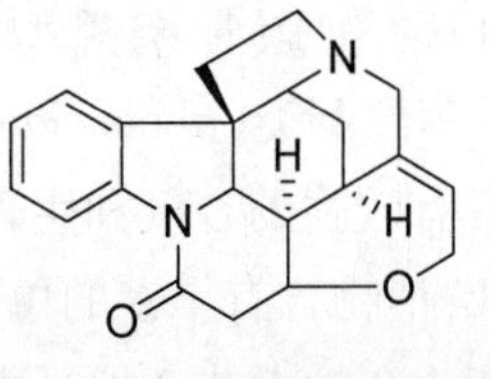

图 8-111　番木鳖碱结构

第七节　萜类化合物研究进展

萜类化合物（terpenoid）是指分子中具有 2 个或 2 个以上异戊二烯单位（C$_5$ 单位）结构特征的化合物。根据分子结构中异戊烯结构单位数目可分为单萜、倍半萜、二萜和三萜等。萜类化合物在自然界分布广泛，数量庞大，目前已报道 95 000 余个（www.dnp.chemnetbase.com），在陆生植物和海洋生物中都发现了大量的萜类化合物，尤其是从海洋生物中发现的已知天然产物中 60% 都是萜类化合物，陆生植物中菊科、伞形科、姜科、五加科、大戟科、豆科、唇形科等植物中富含单萜类、倍半萜类、二萜类化合物等。萜类化合物骨架庞杂，种类繁多，具有多方面的生物活性，是寻找和发现天然药物先导性分子及其他功能分子的重要源泉。

一、单萜类

单萜类（monoterpenoid）是由 2 个异戊烯单元构成的含有 10 个碳原子做一类化合物。单萜类成分广泛分布在植物中,海洋植物和真菌中也不断发现了该类成分。该成分是植物挥发油的重要组成部分,广泛应用于医药和工业领域。单萜类已知的基本骨架有 30 多种,根据碳骨架是否成环的特征,可分为链状单萜和单环、双环、三环等环状单萜。

链状单萜(acyclic monoterpenoid)可看作是饱和烃 2,6 -二甲基辛烷的衍生物,主要为月桂烷型和艾蒿烷型。该类化合物多呈无色油状,是香料工业的重要原料。例如,中国西南地区广泛分布的窄裂缬草根(*Valeriana stenoptera* Diels)精油是香水工业的重要资源,从中发现了新的链状单萜(2*R*,6*R*)-2,6 - dimethyl - 8 - isovaleroxyoctan - 1 - ol(1)和(2*S*,6*S*)-2,6 - dimethyl - 8 - isovaleroxyoctan - 1 - ol。极端海洋环境中的深海真菌如青霉属真菌 *Penicillium* sp. YPGA11 是新型萜类化合物的潜在来源,从中发现了 penicipene A 和 penicipene B(2)。Aspermonoterpenoid A(3)是从南大西洋深海沉积物中分离的真菌 *Aspergillus sydowii* MCCC 3A00324 中得到的具有新的单萜类骨架的链状单萜,该化合物可能是由桂花烷型单萜经环戊烷裂解和氧化反应而来(图 8 - 112)。

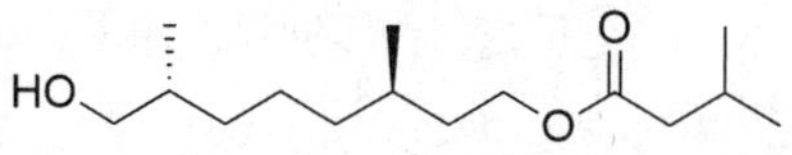

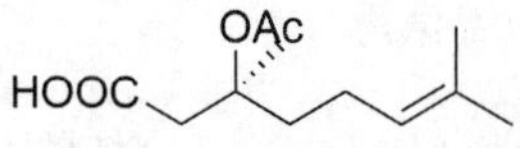

图 8 - 112　链状单萜类化合物结构

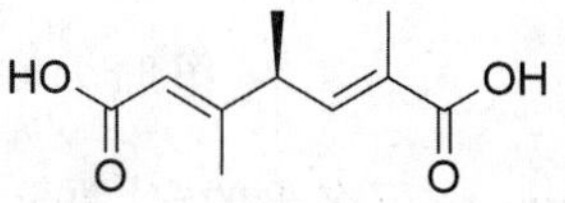

环状单萜(cyclin monoterpenoid)分为单环单萜、双环单萜、三环单萜、环烯醚萜等。

单环单萜(monocyclic monoterpenoid)基本碳骨架类型有 10 余种,主要有对 - 薄荷烷型(*p* - menthane)、环香叶烷型(cyclogeraniane)和草酚酮类(troponoides),如柠檬烯和松油醇广泛分布于自然界的植物中,是植物精油的主要成分,多数具有较强的香气和生理活性,是医药和化妆品工业的重要原料。如菊科(Compositae)天名精属 *Carpesium* L. 植物含有丰富的单萜类、倍半萜类、二萜类化合物等,从大花金挖耳 *Carpesium macroce* 中分离得到一新化合物大花金挖耳素(*Z*)- 10 -异丁酰氧基 - 9 -氯 - 8,9 -二羟基百里香酚(4)为含氯元素的单萜,在陆源生物的代谢产物中发现含卤元素化合物是罕见的。含卤元素化合物是海洋天然产物的特性,近年来从海洋生物中发现的新单萜类化合物的比例大幅度提升。pestalotiolactones C 和 pestalotiolactones D(5)是从深海沉积物来源的真菌 *Aspergillus versicolor* SD - 330 中分离到的丁内酯型单萜类化合物,具有抗菌活性。从南极半岛红藻 *Plocamium cartilagineum* 中新发现了一种透明油状的环卤代单萜烯 anverene E(6),具有一定的细胞毒活性。aspermonoterpenoid B(7)是从南大西洋深海沉积物(2 246 m)真菌 *Aspergillus sydowii* MCCC 3A00324 中分离得到的第一个桂花烷型单萜类化合物。近年来,从香兰属植物 *Dracocephalum komarovi* 中发现了新的单环单萜糖苷 komarovins A~C(8),具有抑制一氧化氮(NO)生成的作用。

双环单萜(bicyclic monoterpenoid)种类非常多,其基本碳骨架类型超过 15 种。毛茛科植物芍药 *Paeonia lactiflora* Pall. 的特征活性成分为双环单萜,迄今已从芍药属植物中分离鉴定出 60 多种该类化合物,结构特征为具"笼状"蒎烷骨架,具有抗炎、抗糖尿病、抗氧化、抗过敏、抗凝血、镇静镇痛等活性,如从赤芍的甲醇提取物中发现了较强抗过敏活性的芍药单萜醇(paeoniflorol)(9);又如从白芍中分离得到具有抗炎活性的单萜苷 6′- *O* -烟酰基芍药内酯苷(6′- *O* - nicotinoylalbiflorin)(10)和 4′- *O* -香草基芍药内酯苷(4′- *O* - vanillylalbiflorin)(11)。

三环单萜(tricyclic monoterpenoid)近年来发现的新化合物仍较少。从平车前 *Plantago depressa* 中分离得到的 plantadeprate A(12)为具有独特的5/5/6-三环体系的单萜两性离子胍,具有抗高血糖、抑制肝脏糖异生作用(图8-113)。

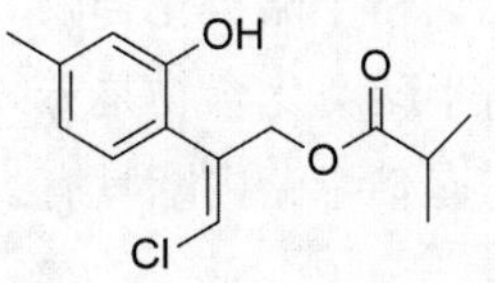
(4)
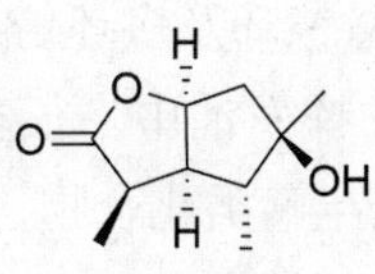
(5)
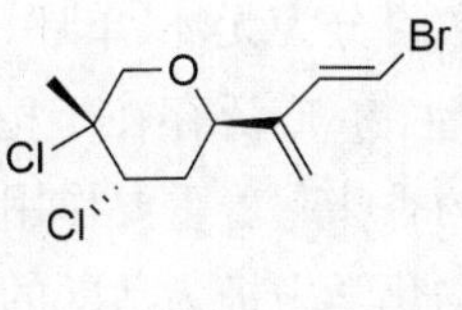
(6)
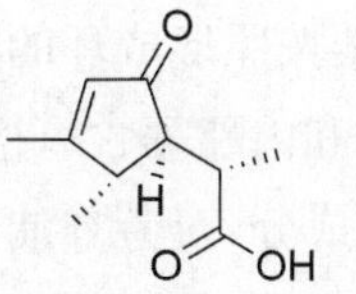
(7)
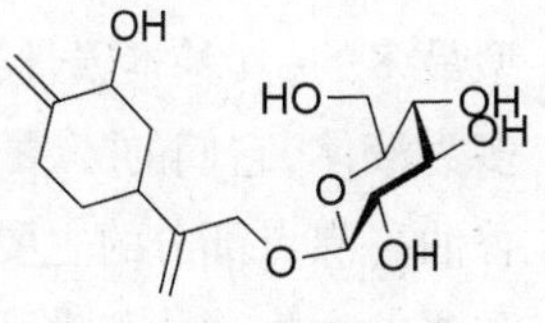
(8)
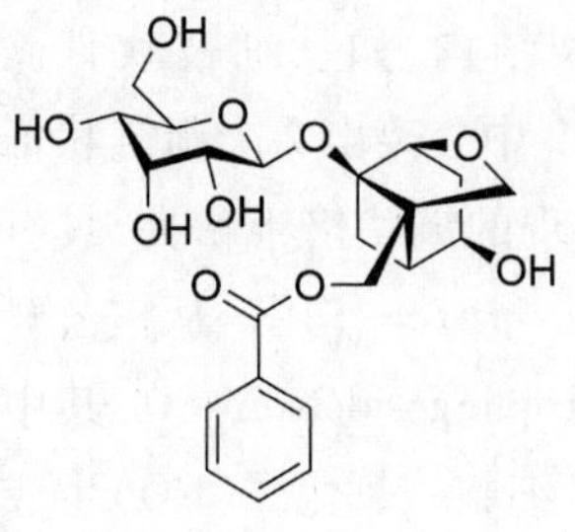
(9)
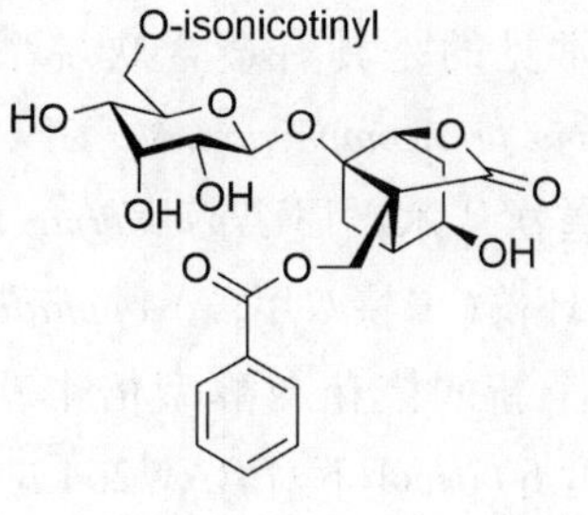

(10)
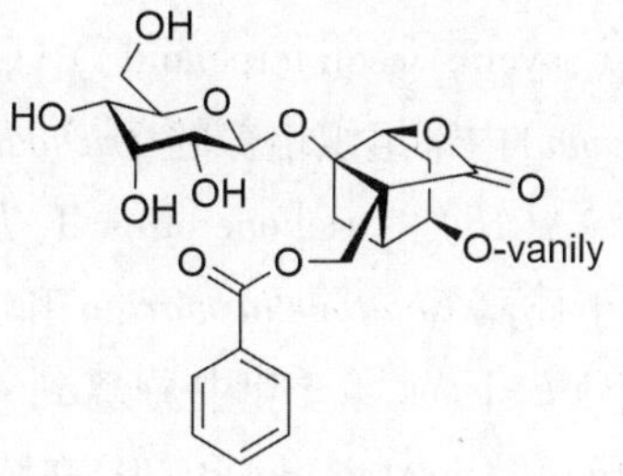

(11)
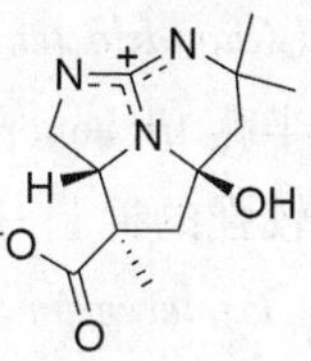
(12)

图8-113　环状单萜类化合物结构

环烯醚萜类化合物为臭蚁二醛的缩醛衍生物,具有半缩醛的结构特点,不稳定,多以环烯醚萜苷(13)的形式存在,也有C7、C8位碳键断裂形成一系列裂环环烯醚萜类(14)。此外,其结构中的C4甲基易被氧化成羧基,失去二氧化碳,继而脱羧形成去甲环烯醚萜类。自2009~2019年从玄参科、茜草科、紫葳科等中发现了75个具有活性的环烯醚萜苷、裂环环烯醚萜苷、二聚环烯醚萜及非苷类环烯醚萜化合物,表现出较好的抗炎、降糖、降脂、神经和肝脏保护及抗肿瘤等作用。从缬草属植物中发现近110个环烯醚萜类化合物,具有促进睡眠、抗焦虑、镇静和抗痉挛等作用。例如,从窄裂缬草 *Valeriana stenoptera* 中得到的 stenopterin F(15)是忍冬科首次报道的正丁氧基环烯醚萜类化合物。valeridoid A(16)和 valeridoids B~F 是首次报道从蜘蛛香 *Valeriana jatamansi* Jones 中分离得到降环烯醚萜和双环烯醚类化合物,其中 valeridoids F(17)具有抑制人胶质瘤干细胞(GSC-3#、GSC-12#和GSC18#)生长的作用(图8-114)。

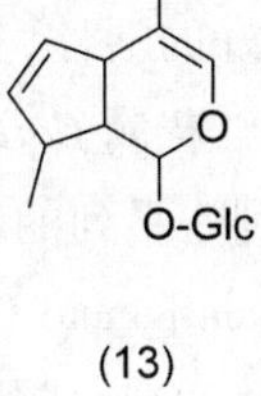

(13)
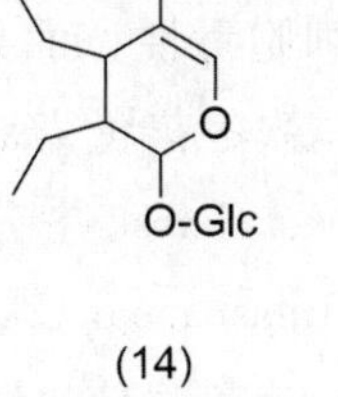

(14)
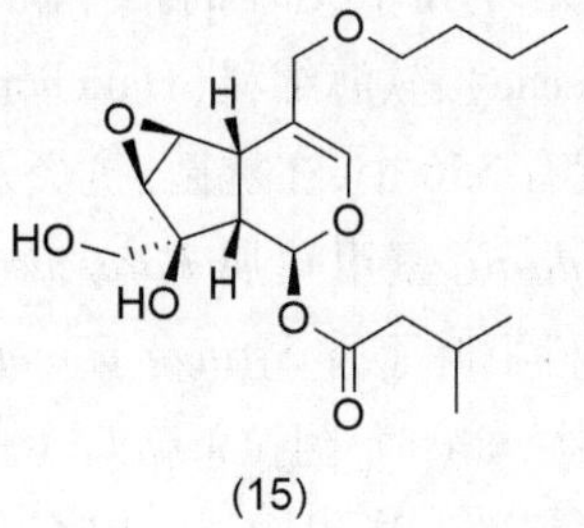
(15)
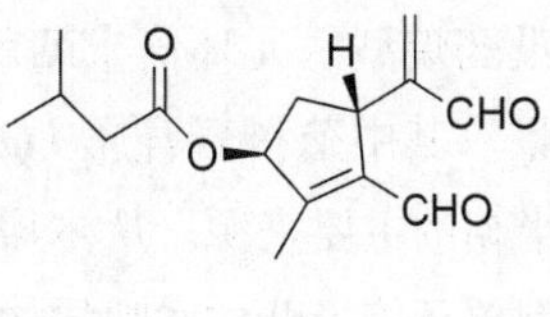
(16)
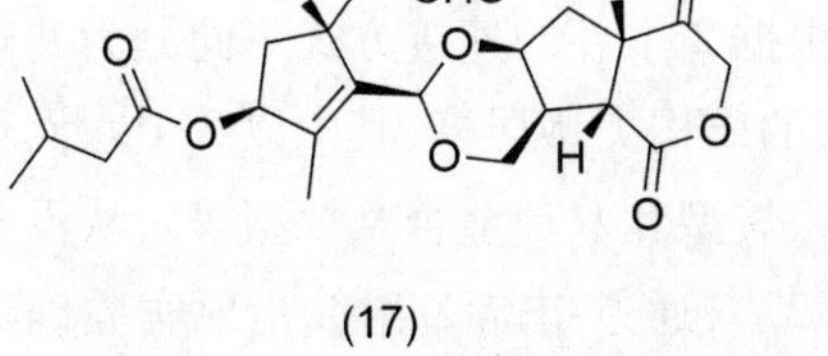
(17)

图8-114　环烯醚萜类化合物结构

二、倍半萜类

倍半萜类化合物(sesquiterpenoid)是由 3 个异戊二烯单位构成的具有 15 个碳原子的天然萜类化合物,广泛存在于植物、微生物、海洋生物及某些昆虫中。倍半萜类化合物是萜类化合物中数量和结构类型最多的,其基本碳骨架按照形成环的数目分为无环、单环、双环、三环及多环倍半萜。倍半萜类化合物多为液体,它们的醇、酮和内酯等含氧衍生物,广泛存在于植物的挥发油中。很多倍半萜类化合物是芳香油高沸点部分的主要成分,对芳香油的香味起着重要作用。倍半萜类化合物,尤其是倍半萜内酯具有重要的生物功能和生理活性,是天然产物化学中极为活跃的研究领域之一。

(一)链状倍半萜

链状倍半萜(acyclic sesquiterpenoid)中最常见的是具有金合欢烷型碳架结构,如从细枝软骨藻(*Chondria tenuissima*)内部组织培养的 *Trichoderma brevicompactum* A－DL－9－2 中分离出 2 个新链状倍半萜 trichonerolins A(18)和 trichonerolins B,为首次从木霉属 *Trichoderma* 中发现的链状倍半萜类,具有较强的抑制海洋卡盾藻 *Chattonella marina* 和前环藻(卡特双甲藻)*Amphidinium carterae* 作用。从雷公藤(*Tripterygium wilfordii* Hook. f.)叶中分离到 4 个新的橙花叔醇型倍半萜苷 triptergosidols A ~ D,其中 triptergosidol A(19)和 triptergosidol B(20)在浓度 60 μmol 下对 RAW264.7 巨噬细胞一氧化碳(NO)生成具有抑制活性(图 8－115)。

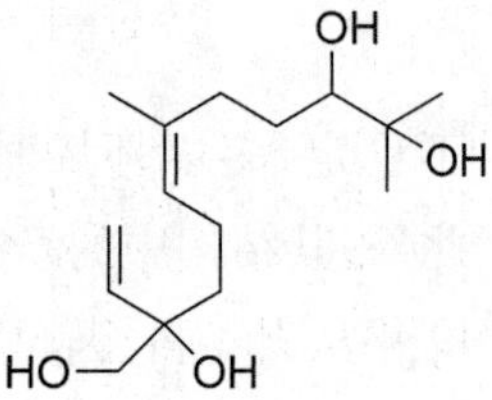

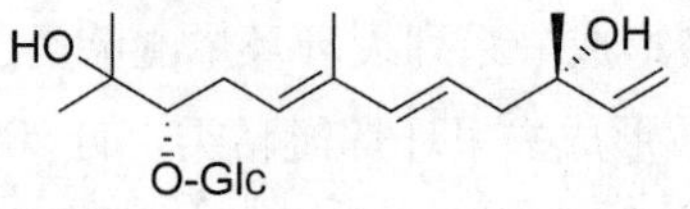

图 8－115 链状倍半萜类化合物结构

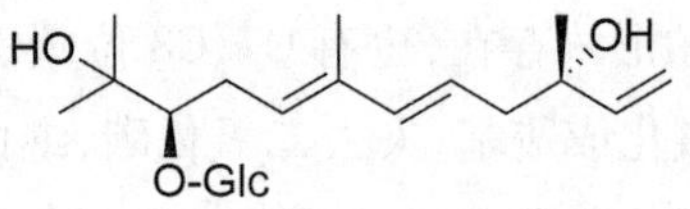

(二)单环倍半萜

单环倍半萜(monocyclic sesquiterpene)有三元环、四元环、五元环、六元环、七元环和十元环等碳架结构,其中最常见的是六元环、七元环和十元环的倍半萜。截至 2020 年从菊科(Compositae)、姜科(Zingiberaceae)、曲霉科(Aspergillaceae)、软海绵科(Halichondriidae)及海兔科(Aplysiidae)等 24 个科中得到的甜没药烷型六元环倍半萜就有 356 个,在抗菌、抗炎及细胞毒性方面具有很好的活性,具有新药开发的前景。其中菊科橐吾属 *Ligularia*、蟹甲草属 *Parasenecio*、款冬花属 *Tussilago*、红花属 *Carthamus* 等是该类倍半萜的主要来源。从木犀科羽叶丁香 *Syringa pinnatifolia* Hemsl. 中分离得到一系列的新颖结构的蛇麻烷型单环倍半萜的对映异构体,如(+)-阿拉善萜 C[(+)- alashanoid C]、(−)- alashanoid C(21),以及(+)-阿拉善萜 F[(+)- alashanoid F]、(−)- alashanoid F(22)具有剂量依赖性地抑制 NO 生成的作用。

(三)双环倍半萜

双环倍半萜的碳骨架类型很多,目前约有 79 种类型。根据 2 个环的连接方式不同分为并环双环倍半萜、连环双环倍半萜和螺环双环倍半萜。双环并环倍半萜的结构类型居多,其中以 2 个六元环相并的碳骨架较为常见,如杜松烷型、桉叶烷型、艾里莫芬烷型、甘松烷型和双环金合欢烷型等。从没药中分离得到新的杜松烷型倍半萜(3*S*,4*R*)－3,9－二甲氧基没药酮(23),通过单晶 X 射线衍射实验确定了其绝对构型。倍半萜类化合物是青蒿的主要活性成分,近年来从中分离鉴定了 23 个具有新颖的化学骨架的双环倍半萜类化合物,包括 arteannoides A～R 及 arteanoides U～Z。例如,arteannoides D(24)是一种新的重排杜松烷型倍半萜,这种结构自然界仅从褐藻叉开网翼藻(*Dictyopteris divaricate*)中分离到 3 个具有这种重排的杜松烷型骨架的化合物;arteannoides F(25)具有 11－氧三环[6.2.1.0^{4,9}]十一烷-2-烯环体系,该骨架是首次在植物来源的天然产物中发现。arteannoides J(26)具有罕见的 4,11－醚桥接三环结构。从曼陀罗(*Datura metel L.*)的叶子中分离到 9 个新的丁香烷型和桉叶烷型双环倍半萜 dmetelin A～I,其中 dmetelin E(27)对脂多糖(lipopolysaccharide, LPS)诱导的 RAW264.7 细胞产生 NO 具有较强的抑制作用。真菌是双环倍半萜化合物的丰富来源。如从植物内生真菌 *Pestalotiopsis* sp. 中分离得到由九元环与四元环骈合而成的具有独特碳骨架的新型双环倍半萜类化合物,其中 pestaloporinate B(28)对脂多糖(lipopolysaccharide, LPS)诱导的 RAW 264.7 巨噬细胞产生的 NO 表现出较强的抑制活性。从广藿香中分离出来的植物内生真菌 *Cerrena* sp. A593 培养液具有很强的细胞毒活性,从中发现的新型双环倍半萜 cerrenin A(29),具有罕见的笼状双环[3.2.1]辛烷骨架(图 8－116)。

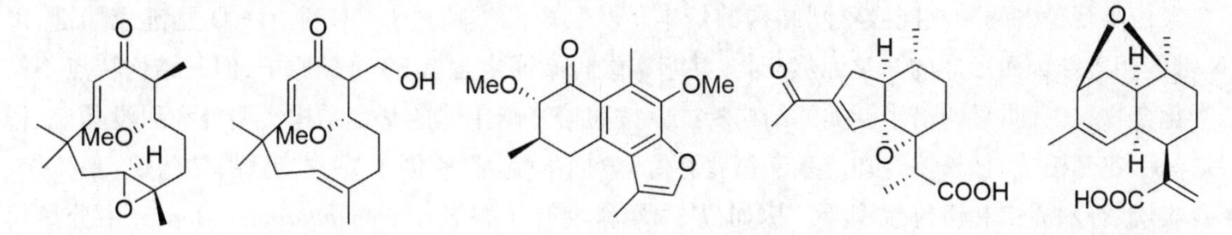

图 8－116　双环倍半萜类化合物结构

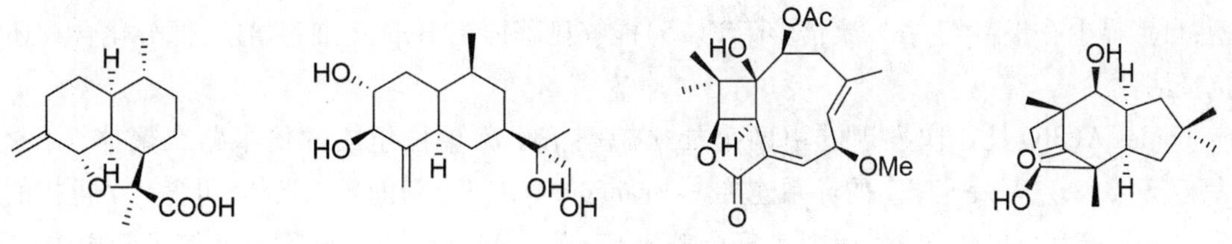

(四) 三环倍半萜

三环倍半萜有乌药烷型、马拉烷型、伊鲁烷型等约 64 种结构类型。随着化学分离研究的深入,不断发现新骨架类型。截至 2018 年已报道的 3 个五元环相连的线性倍半萜类就有 8 种碳骨架类型近 118 个。瑞香科沉香属的多种沉香是三环倍半萜的丰富来源,如从泰国的沉香乙醚提取物中分离得到 10 个新的 prezizaane 型三环倍半萜化合物 aquilarenes A～J,其中 aquilarene D(30)对 α-葡萄糖苷酶具有显著的抑制活性。倍半萜类是香附(*Cyperus rotundus* Linneus)中的特征性成分,超过 100 个具有广藿香烷(patchoulane)、桉叶烷(eudesmane)、rotundane、愈创木烷(guaiane)、杜松烷(cadinane)、石竹烷(caryophyllane)、别丁香烷(clovane)和胡椒烷型(copane)碳骨架的倍半萜被报道。14－羟基香附烯酮(14－hydroxy cyperotundone)(31)是首次发现的 C14 位有羟基的香附烯酮(cyperotundone)型倍半萜;cyperensol A(32)具有独特的 6/6/5 重排的螺环碳骨架,其对 IL－6 诱导的 JAK/STAT3 信号通路的激活具有抑制作用。

丁香萜(syringanoid A)(33)是从木犀科羽叶丁香(*Syringa pinnatifolia* Hemsl.)中分离得到的具有新颖碳骨架结构的三环倍半萜,以对映异构体的形式存在,对缺氧导致的 H9c2 细胞损伤具有保护作用(图 8－117)。海洋生物也是三环倍半萜的丰富来源,从 1970～2015 年,已报道 284 个海洋来源的三环倍半萜类化合物,根据 54 种不同的骨架类型这些化合物分为稠环、桥环和杂三环倍半萜。

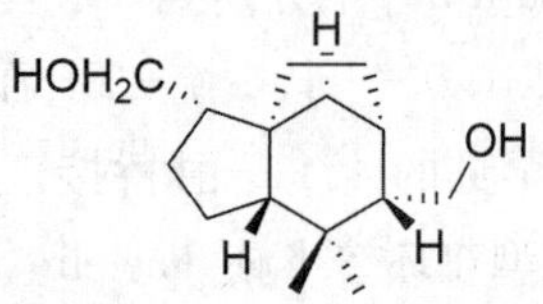

(30)

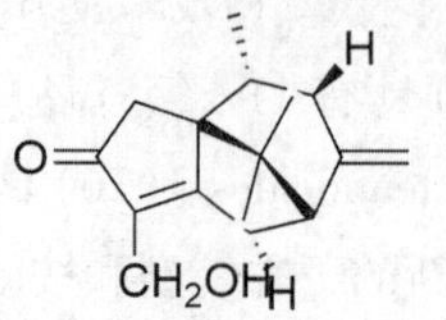

(31)

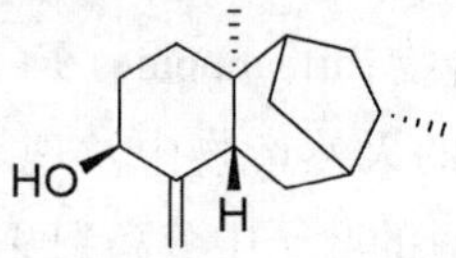

(32)

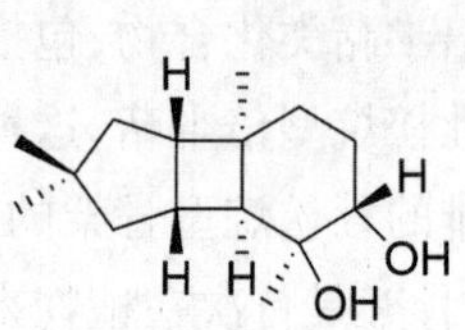

1a 1*R*,2*S*,6*R*,7*S*,8*S*,9*S*
2a 1*S*,2*R*,6*S*,7*R*,8*R*,9*R*

(33)

图 8-117 三环倍半萜类化合物结构

（五）多环倍半萜和二聚体倍半萜

conosilane A(34)是从担子菌 *Conocybe siliginea* 培养物中分离得到的具有新颖碳骨架的新型四环倍半萜，具有抑制 11*β*-羟基类固醇脱氢酶（氧化还原酶）的活性的作用。

二聚倍半萜是由两种相同或不同结构的倍半萜及其内酯类通过 C—C 键、C—O 醚键或酯键，以及 C-N 键等相互结合而形成的一类天然产物，其基本碳骨架通常含有 30 个碳原子，但其结构特点不符合三萜类化合物，具有明显的倍半萜类的结构特征。按照倍半萜单体的基本结构类型分为甜没药烷、榄香烷、月桂烷、花侧柏烷、杜松烷、桉叶烷、艾里莫芬烷、愈创木烷、假愈创木烷、吉玛烷、乌药烷、平桂烷、环化金合欢烷、香木榄烷和伊鲁烷型等。例如，从木犀科羽叶丁香 *Syringa pinnatifolia* Hemsl. 中分离得到了 17 个新的艾里莫酚烷型丁香二聚倍半萜（syringenes）A～Q，艾里莫酚烷二聚倍半萜属于稀有二聚倍半萜类型，自然界少有报道，丁香二聚倍半萜 F(35)能够显著抑制 HepG2 细胞增殖，部分化合物还具有潜在的抗炎活性。

arteannoides A(36)是首次发现的由两个杜松烷型倍半萜单位组成的倍半萜二聚体，由少见的 6,8-二氧双环[3.2.1]辛烷-7-1 的环系连接。arteannoides B(37)新的异二聚体，包含一个重排的二苯烯倍半萜和一个苯丙基单位，是第一个二苯烯倍半萜-苯丙基聚合物。自第一个倍半萜内酯二聚体（sesquiterpene lactone dimer, SLD）苦艾素（absinthin）从菊科蒿属苦艾 *Artemisia absinthium* 植物中被分离以来，到现在大约有 200 个倍半萜内酯二聚体从自然界中分离得到，这类化合物具有骨架类型多样、连接方式多变、立体构型复杂的特点。例如，从天名精 *Carpesium abrotanoides* 中发现 7 个新颖的 SLD，这些 SLD 具有很好的抗炎与抗肿瘤活性；又如 carpeabrodilactone A(38)由卡拉布烷（carabrane）倍半萜内酯和愈创木烷倍半萜内酯形成的二聚体（图 8-118）。

三、二萜类

二萜化合物的结构具有多样性，但生源上都是由前体物焦磷酸香叶基香叶酯（geranylgeranylgeranyl pyrophosphate, GGPP）衍生而成。近年来，由于其显著的生物活性而引起了人们广泛的兴趣，相关的综述报道也越来越多。二萜类广泛存在于植物界，截至 2021 年的 20 年中，仅维管植物中就发现 79 种新的二萜碳骨架、103 个新的二萜化合物，以大戟和丹参中最为丰富。链状二萜结构相对简单，在自然界存在也相对较少，但其在生物体内却具有重要的生物功能。楝科山楝属植物中富含海绵素（nemoralisin）型二萜，如从山楝（*Aphanamixis polystachya*）中分离得到的新的链状二萜 aphanamoxene A(39)具有抑制 NO 生成的抗炎活性。

环状二萜因其结构的多样性和广泛的生物活性，备受国内外药物化学家的关注。其中超过一半的已知二萜类化合物属于双环的半日花烷型（labdane）。马鞭草科植物含有丰富的半日花烷型二萜，紫珠属（*Callicarpa*）植物尤其丰富。从裸花紫珠（*C. nudiflora* Hook. & Arn.）中分离得到 8 个新的 3,4-

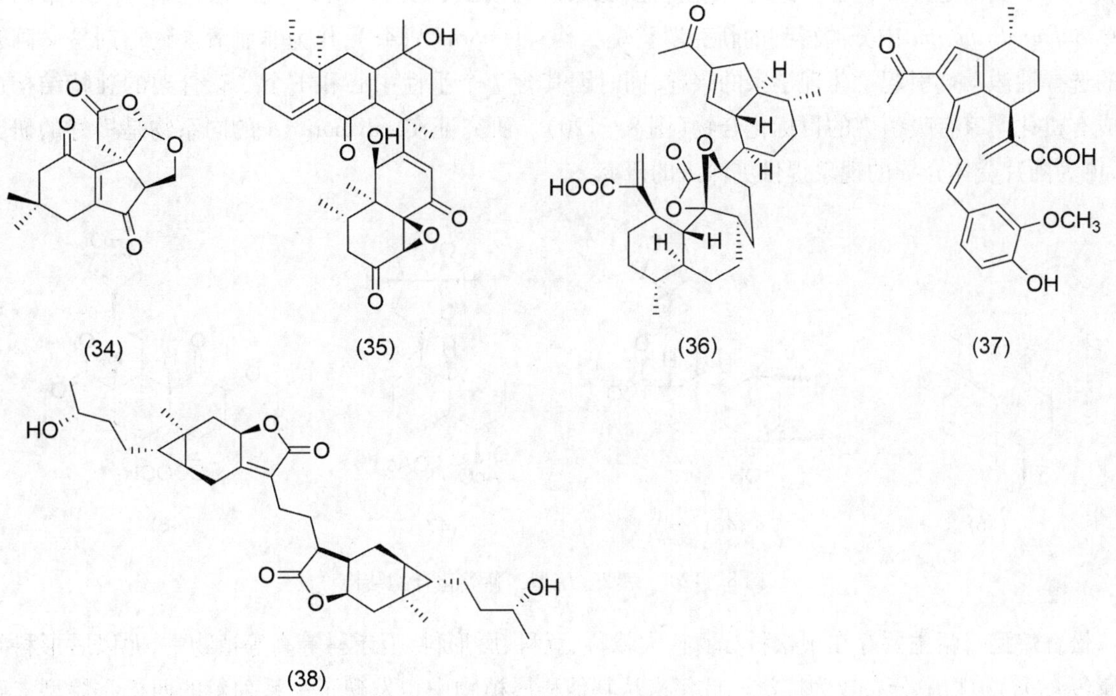

(34) (35) (36) (37)

(38)

图 8-118 多环倍半萜和二聚体倍半萜类化合物结构

开环-降碳半日花烷型二萜,其中化合物裸花紫珠烷 A～C(callnudoids A～C)(40～42)为 C2—C18 闭环的新型降 5 碳的半日花烷型二萜,裸花紫珠烷 D(callnudoid D)(43)为 C13—C17 闭环的降 2 碳半日花烷型二萜,methylcallicarpate(44)可明显抑制促炎细胞因子 TNF-α 和 IL-1β,且呈剂量依赖性,提示其在治疗炎症方面具有潜在的应用价值(图 8-119)。

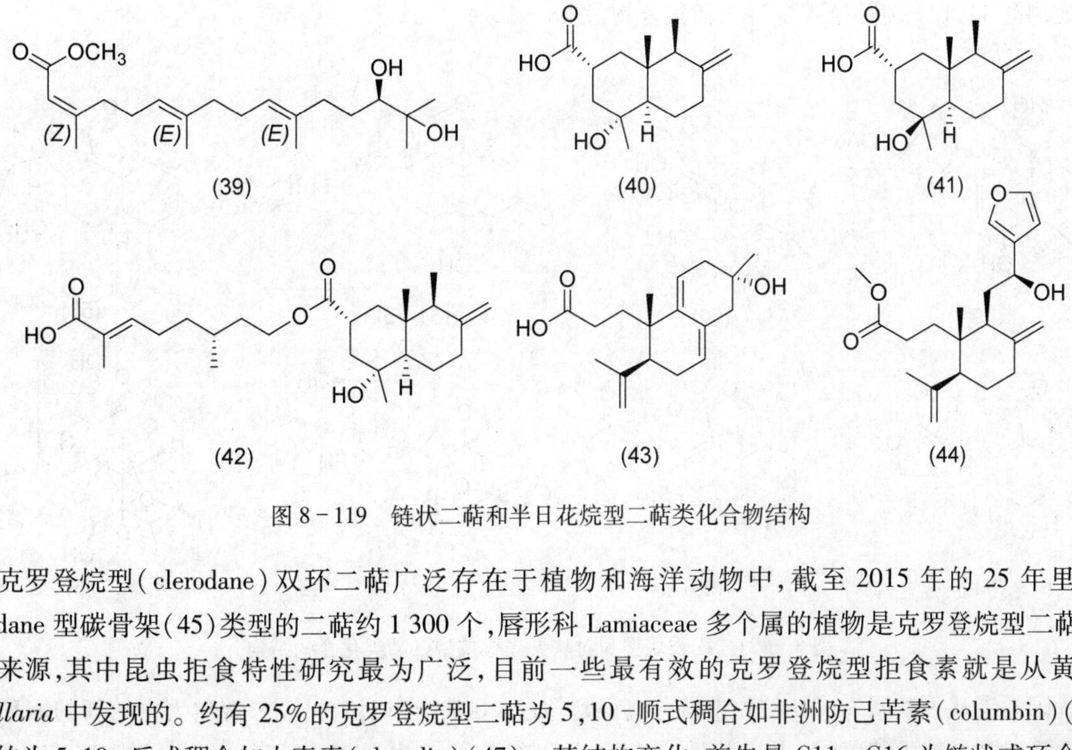

(39) (40) (41)

(42) (43) (44)

图 8-119 链状二萜和半日花烷型二萜类化合物结构

克罗登烷型(clerodane)双环二萜广泛存在于植物和海洋动物中,截至 2015 年的 25 年里发现 clerodane 型碳骨架(45)类型的二萜约 1 300 个,唇形科 Lamiaceae 多个属的植物是克罗登烷型二萜类的丰富来源,其中昆虫拒食特性研究最为广泛,目前一些最有效的克罗登烷型拒食素就是从黄芩属 Scutellaria 中发现的。约有 25% 的克罗登烷型二萜为 5,10-顺式稠合如非洲防己苦素(columbin)(46),75% 的为 5,10-反式稠合如大青素(clerodin)(47)。其结构变化,首先是 C11—C16 为链状或环合为双环和单环。其次是萘环包含一致的功能特征，如萘环为反式，在 C8 和 C9 位有取代基等。从墨西哥鼠尾草 *Salvia divinorum* 中分离得到的新克罗登烷二萜 salvinorin A（48），作为非血清素致幻剂是 κ 阿片受体的选择性激动剂引起了药理学家的兴趣，同时因其含 7 个手性中心和 1 个二萜骨架的独特结构成为合成有机化学家有吸引力的目标化合物（图 8－120）。研究证实 salvinorin A 的同系物是极好的研究工具，可为阿片受体介导的现象提供更深入的研究。

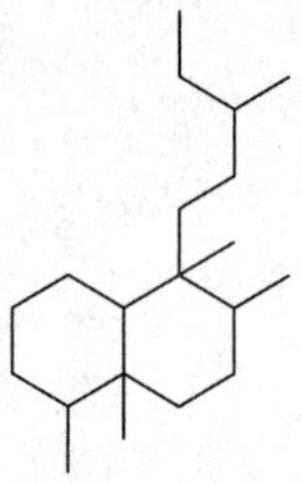
（45）

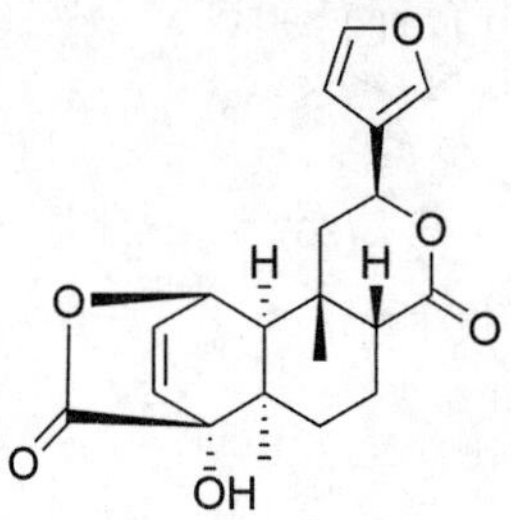
（46）

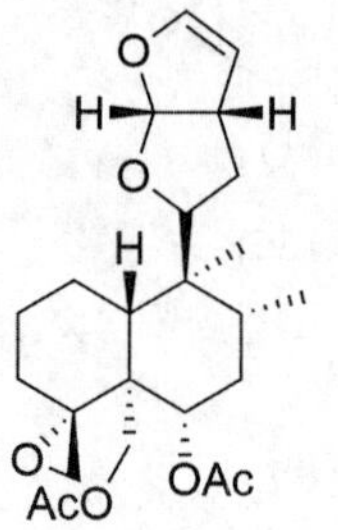
（47）

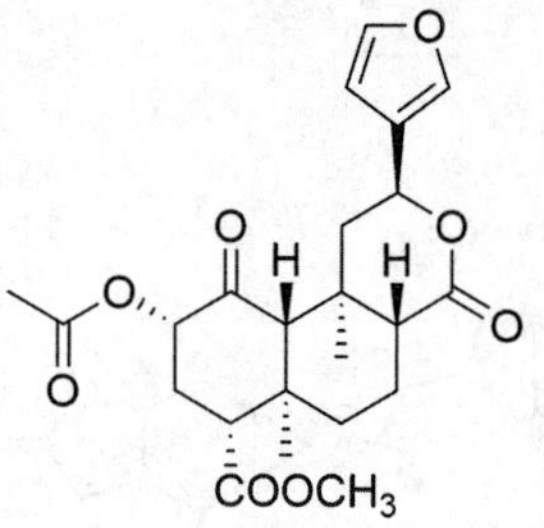
（48）

图 8－120　克罗登烷型二萜类化合物结构

松香烷型二萜主要存在于松科、菊科、大戟科、豆科、唇形科、卫矛科等高等植物中，尤以唇形科香茶菜属（*Isodon*）植物中分布较为广泛。近年来从其他科属植物中也发现了一系列新的西松香烷型二萜类化合物。土沉香松香酸 A（spiroscutelone A）（49）是从唇形科五彩苏 *Plectranthus scutellarioides* 中首次分离得到的具有环丁烷连接在 B/C 环的西松香烷型二萜。瑞香科沉香属植物土沉香（*Aquilaria sinensis* Gilg）含有丰富的松香烷型二萜，aquilarabietic acid A（50）具有显著抑制大鼠脑突触小体去甲肾上腺素再摄取的作用，显示了潜在的抗抑郁活性。从雷公藤（*Tripterygium wilfordii*）茎和枝中分离到具有罕见的 8，9 氧环的松香烷型二萜化合物 tripterydinoid A 和 tripterdinoid B（51、52），具有潜在抑制 NO 生成的作用。从红豆杉科 Taxaceae 长叶榧 *Torreya jackii* 分离得到 torreyins A～C（53～55），是罕见的具有 2 个内酯结构的 11，12－裂环松香烷型二萜化合物（图 8－121）。

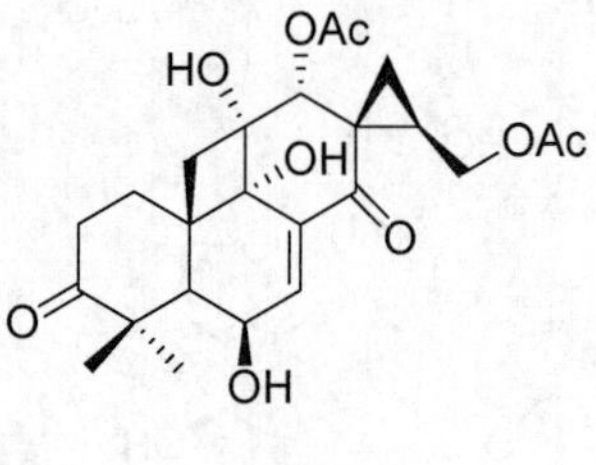
（49）

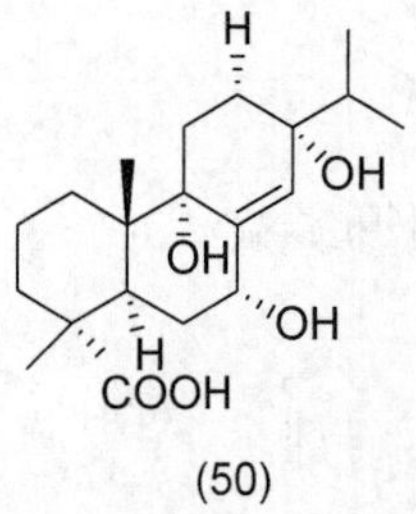
（50）

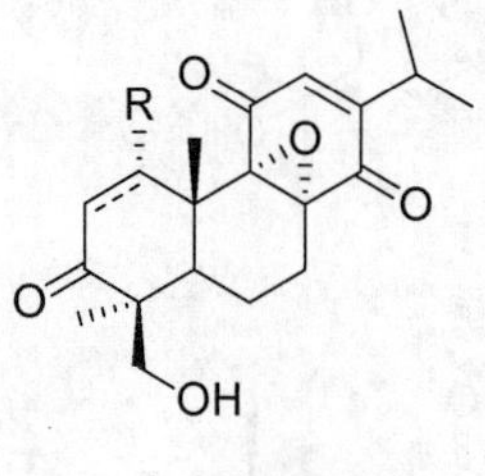
51 R: α -OH
52 R: -H△^{1,2}
（51、52）

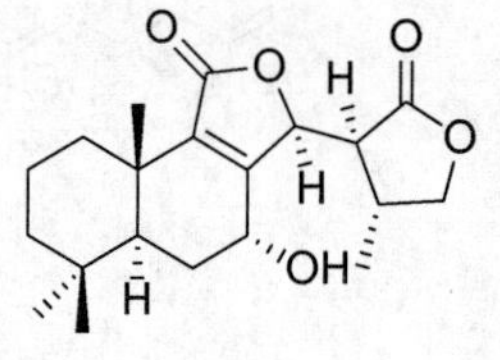
（53）

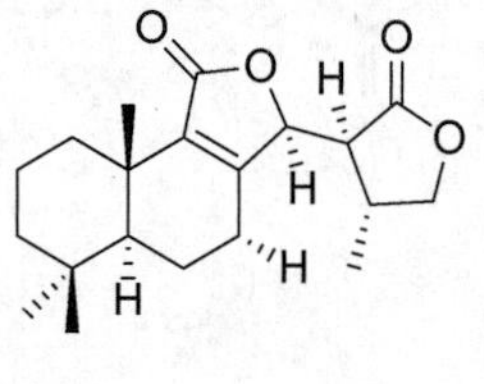
（54）

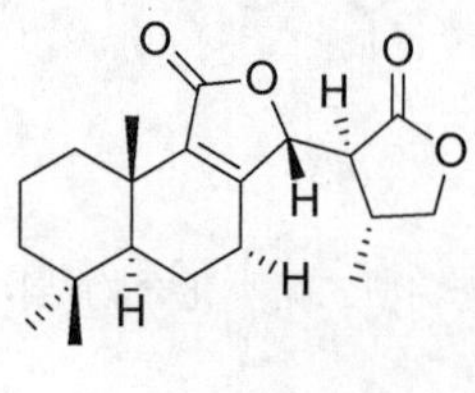
（55）

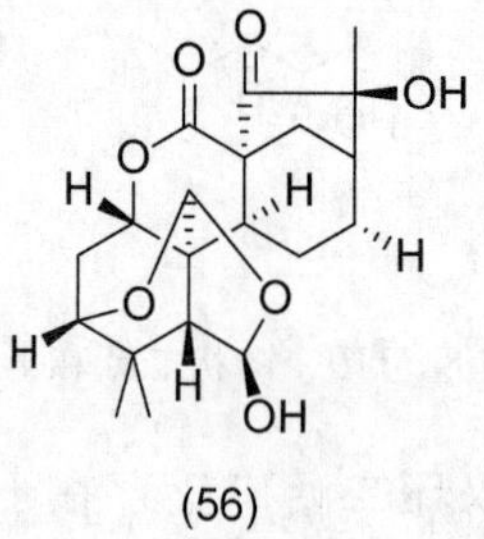
（56）

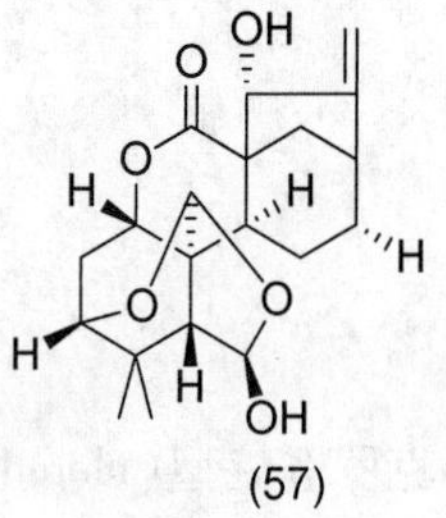
（57）

图 8－121　松香烷型和对映贝壳杉烷型二萜类化合物结构

我国学者从香茶属 *Isodon* 植物中就分离得到超过 1 000 个以对映贝壳杉烷型为主的新的四环二萜类化合物。从叶穗香茶菜（*Isodon phyllostachys*）中分离得到 phyllostacin J（56）和 phyllostacin K（57）是

3,20∶6,20-二环氧延命草素型(diepoxy enmein-)对映贝壳杉烷二萜的首例(图 8-121)。

近几年,有许多类型环状二萜类的新化合物被报道。西松烷型二萜是一大类结构新颖、特殊且具有重要生物活性的天然产物,是由 4 个异戊烯单元首尾相连形成的大环二萜,基本碳骨架具有十四元环和 3 个对称分布的甲基与 1 个异丙基。在结构母核上可分为异丙基型,五元、六元、七元、八元内酯环型,开环型、降碳型等类型及二聚西松烷型二萜,具有较好的细胞毒性和抗肿瘤活性。海洋腔肠动物门是这类化合物的丰富来源,如从软珊瑚 Sarcophyton ehrenbergi 中分离得到 sarcoehrenolide A~E 具有罕见的 C6 位和 C19 位形成的 α,β-不饱和-γ-内酯,其中 sarcoehrenolide B(58)对 TNF-α 具有潜在的抑制作用。近年来从高等植物中也发现了这类成分,如从大戟科火殃勒 Euphorbia antiquorum 中分离得到的 quorumolides A(59)-C 为具有嵌入的 α,β-不饱和-γ-内酯环和四氢化-2H-吡喃环的西松烷型二萜。乳香树(Boswellia carterii Birdw.)的树脂中分离得到新的异丙基型西松烷型二萜 boscartins AP、boscartins AS、boscartins AU 等,boscartins AP(60)具有较强的抗 NO 生成的活性,boscartins AS(61)表现出优于双环醇的肝细胞保护作用(图 8-122)。

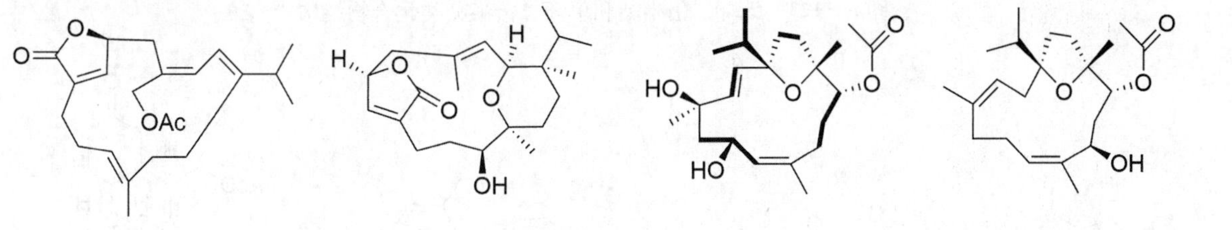

图 8-122　西松烷型二萜类化合物结构

四、二倍半萜类

二倍半萜类化合物(Sesterterpenoid)是由 5 个异戊二烯单元构成、生物合成来源于香叶基法尼基焦磷酸酯的二十五碳化合物,与其他类型萜类相比较为少见,迄今仅报道了 1 300 余个,但其结构新颖复杂、生物活性显著,为一类珍稀的萜类天然产物,也是研究的热点。二倍半萜类化合物分布广泛,主要来源于海洋生物(尤其是海绵)。植物二倍半萜类化合物仅报道 190 余个,分为线型、单环、二环、三环、四环和五环等近 50 个不同的碳骨架类型,其中 13 个碳骨架属于降倍半萜类,主要来源于唇形科(Lamiaceae) 药用植物(占植物二倍半萜总数的 75%),是鼠尾草属 Salvia、米团花属 Leucosceptrum、火把花属 Colquhounia、宽管花属 Eurysolen 植物的特征性化学成分,在龙胆科(Gentianaceae)、沼金花科(Nartheciaceae)及蕨类等药用植物中也有发现。另外,二倍半萜类化合物在陆生真菌、细菌、昆虫中也有分布。

从海绵 Ircinia oros 中得到的 ircinialactam F(62)是具有杀灭利什曼原虫、锥虫及疟原虫活性的二倍半萜类化合物。alotaketal D(63)是从海绵 Phorbas sp. 中分离得到的具有通过激活蛋白激酶 C 使 HIV-1 潜伏逆转的单环二倍半萜。从海绵 Luffariella sp. 中得到的 luffalide B(64)是具有 1-乙丙烯基-2-甲基环戊烷环系的罕见单环二倍半萜化合物,显示有细胞毒活性(图 8-123)。内酯 ircininian lactones B(65)是从海绵 Ircinia wistarii 中分离到的经氧化修饰的 ircininin 型二倍半萜内酯类化合物(图 8-124)。

植物来源的三环二倍半萜主要来源于鼠尾草属 Salvia、米团花属 Leucosceptrum、火把花属 Colquhounia 等。ophiobolane 型三环二倍半萜具有 5/8/5 环体系的结构特点,是曲霉属 Aspergillus 和双极霉属 Bipolaris 的主要代谢产物。因具有广泛的生物活性在分离和对映选择性合成方面取得了突出进展。

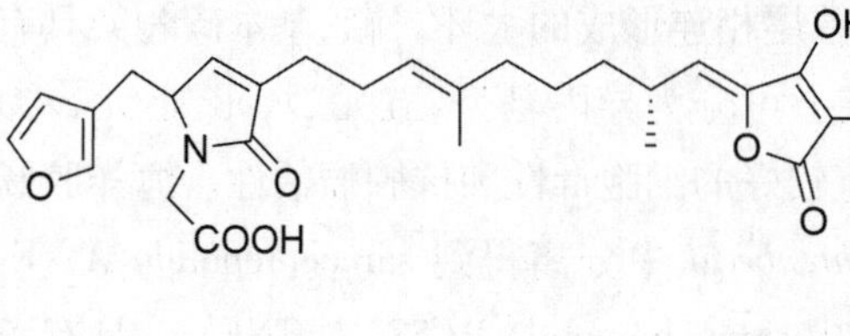

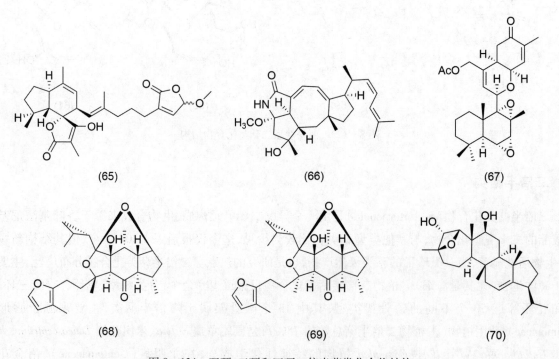

图 8-123　无环二倍半萜和单环二倍半萜类化合物结构

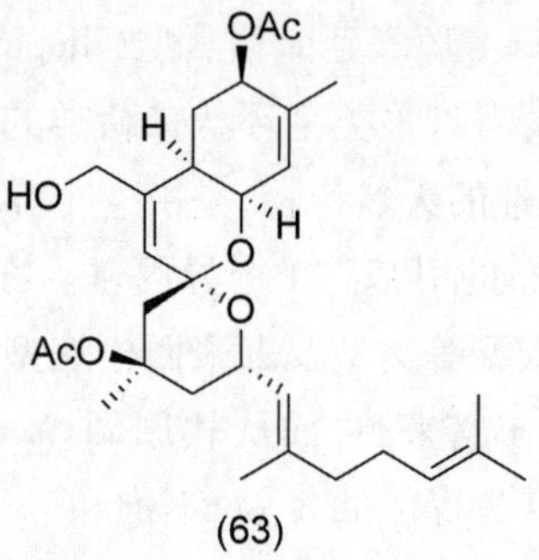

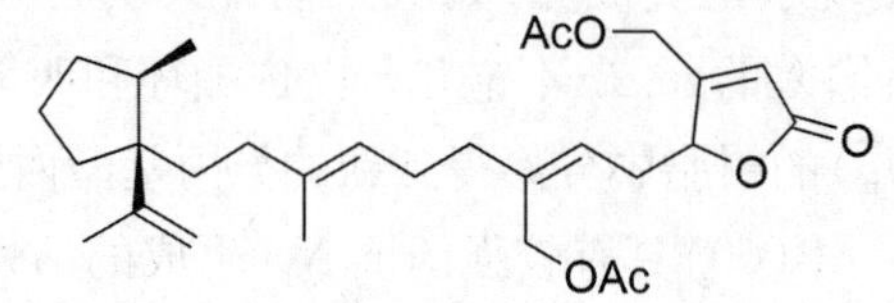

图 8-124　双环、三环和四环二倍半萜类化合物结构

asperophiobolins A(66)是从红树林植物内生真菌 *Aspergillus* sp. ZJ-68 中得到的在 C5 和 C21 位形成内酰胺的首例 ophiobolane 的衍生物。ansellone F(67)是从海绵 *Phorbas* sp. 中分离得到的具有罕见的 1,2 和 3,4 双环氧萘烷(epoxydecalin)结构的二倍半萜。colquhounoid D(68)和 14-epi-colquhounoid D(69)是火把花 *Colquhounia coccinea* var. *mollis* 中一对新的 C14 差向异构体且侧链含有呋喃环结构的火把花烷型二倍半萜,具有显著的免疫抑制活性作用(图 8-124)。

四环二倍半萜类结构类型具有庞大的亚分类体系,以 scalaranes 型最为丰富,仅从海绵中就得到约 360 个。植物来源的四环二倍半萜主要为来源于 Nartheciaceae 科北美肺筋草 *Aletris farinosa* 中的 scalarane 型和龙胆科 Gentianaceae 的 *Gentianella nitida* 及 *Gentianella turkestanorum* 中的 gentianellane 型同系物。从内生真菌爪甲曲霉 *Aspergillus unguis* 中分离得到 asperan 型二倍半萜化合物 asperunguisins

A~F,具有独特的羟基化的 7/6/6/5 四环体系,其中 asperunguisin C(70)具有细胞毒性活性(图 8-124)。

aspterpenacids A(71)为红树林植物内生真菌 *Aspergillus terreus* H010 中分离得到的具有不同寻常的5/3/7/6/5 环体系的五环二倍半萜,12-deoxy-16S-hydroxypeniroquesine A(72)是从 *Penicillium roqueforti* YJ-14 中分离得到五环二倍半萜,具有细胞毒活性和抑制 NO 生成的作用(图 8-125)。

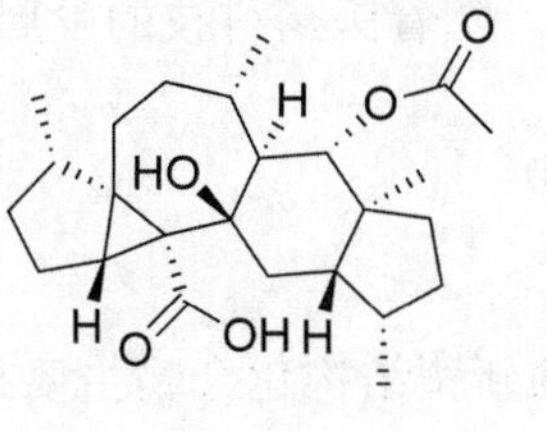

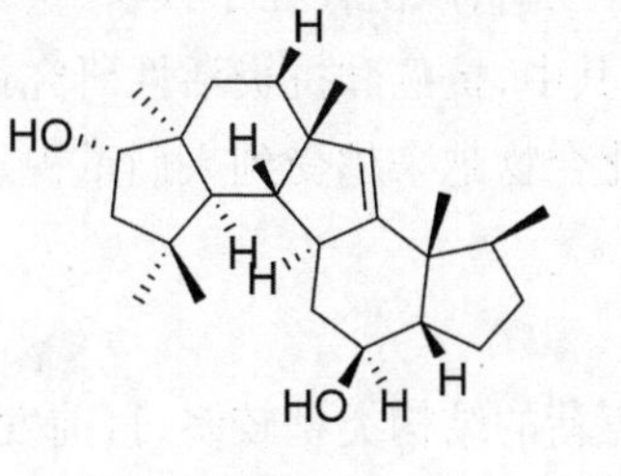

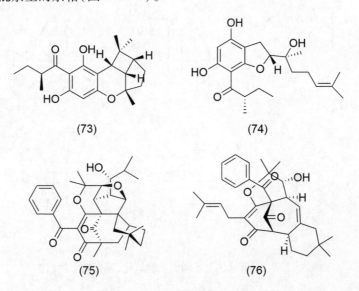

图 8-125　五环二倍半萜类化合物结构

五、杂萜类

杂萜(meroterpenoid)是生源上由异戊二烯途径的萜类碳骨架与其他生源途径的聚酮类、生物碱类、酚类及氨基酸等偶联重组生成的一类天然产物,广泛分布于动植物、细菌和真菌中。杂萜具有结构复杂多样和生物活性显著等特点,吸引了众多药物化学家和药理学家的持续关注,目前已经成为国际上的前沿和热点领域。自 2016 年来的近 5 年里发现了 452 个新的杂萜类化合物。其中以间苯三酚杂合的单萜较为常见,如多环多异戊烯基取代间苯三酚(polycyclic polyprenylated acylphloroglucinols,PPAP)化合物。从衡山金丝桃 *Hypericum hengshanense* 中发现了丰富的单萜杂合间苯三酚类(monoterpenoid acylphloroglucinols,MAP)。该类化合物具有显著的抗肿瘤等生物活性,如衡山金丝桃醇 A(hyphengshanol A)(73)和衡山金丝桃醇 B(hyphengshanol B)(74)。突脉金丝桃素 A(hyperprin A)(75)和突脉金丝桃素 B(hyperprin B)(76)是从突脉金丝桃 *Hypericum przewalskii* 中分离得到的具有 6/6/6/6/5/5 六环骨架及6/8/6/6 四环体系的混杂型的杂萜(图 8-126)。

图 8-126　杂萜类化合物结构

第八节　三萜类化合物研究进展

三萜类(triterpenoid)化合物以游离或苷类形式广泛分布于自然界的天然药物中,作为具有多方面生物活性的化学成分,一直是天然药物活性和质量控制研究的重点。目前,已知的三萜类化合物母核骨架多为四环三萜和五环三萜,广泛存在于人参、茯苓、柴胡、甘草等中草药。齐墩果烷型五环三萜已被证实具有多种生理活性,其中,抗癌和抗炎活性研究最多。随着医药科技的发展,作为具有开发成抗癌候选药物前途的三萜类化合物越来越受到人们重视。

一、三萜类

四环三萜和五环三萜的结构类型较多,目前发现的新颖结构化合物主要是在三萜母核的结构上发生氧合、开环、骨架迁移变形、复杂取代基的侧链及聚合等。

1. 三萜母核上不同位置的氧化、环合衍生出新颖结构　近年来,四环三萜一般在 C17 位侧链上发生氧化环合形成新的衍生物,如从匙状灵芝 *Ganoderma cochlear* 中分离得到的羊毛脂烷型 ganodercochlearins A(1),从红果葱臭木 *Dysoxylum binecteriferum* 中分离得到的达玛烷型三萜 23α-羟基-3-氧代-25,26,27-三去氧达玛-24,20-α-内酯(23α-hydroxy-3-oxo-25,26,27-trinordammar-24,20-α-olide)(2),对 HepG2 细胞具有细胞毒活性;四环三萜化合物母核的其他位置也能被氧化形成含氧取代,如从龙骨木 *Euphorbia resinifera* 中分离得到的大戟烷型三萜化合物 euphatexols A(3)在 C1 和 C11 氧化环合,对肝癌细胞具有抑制作用;从白鳞伞 *Pholiota populnea* 中分离得到的羊毛甾烷型三萜 pholiols A(4),对 P 糖蛋白外排泵过表达的人结肠癌 Colo320 细胞具有抑制活性。从云南升麻 *Cimicifuga yunnanensis* 中分离得到的(23R,24R,25S)-16β,23:23,26-diepoxy-18(13→12) abeo-12β-acetoxy-3β,24,25-trihydroxy-cycloartane(5)为首次从该种植物中得到的甲基从 C13 位移到 C12 位的 9,19 环阿屯烷型三萜成分,对多种癌细胞具有抑制活性。五环三萜母核上的甲基常被氧化成羧基,羧基可以进一步被苷化、酯化等,但也有其他位置氧化成环(图 8-127)。

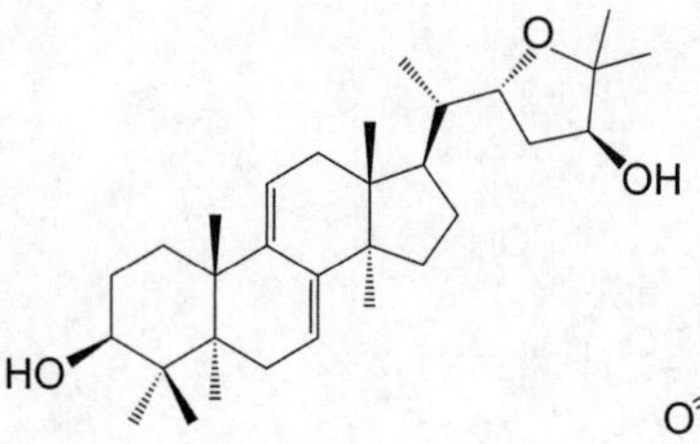

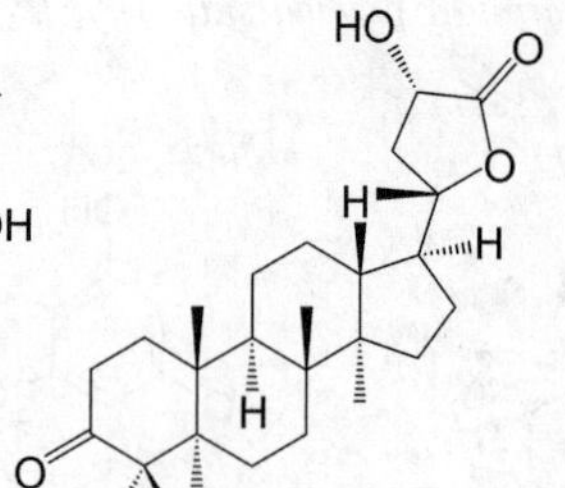

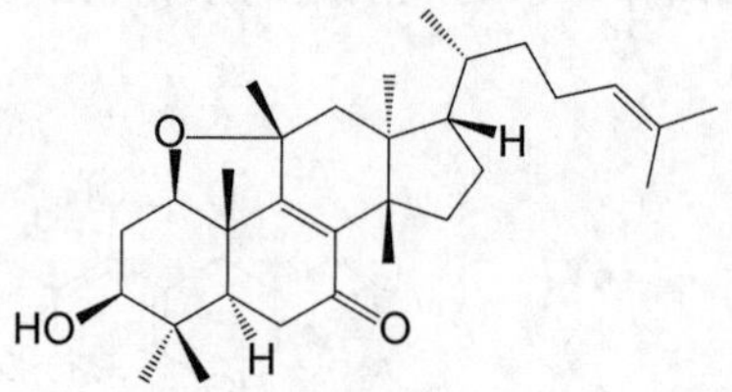

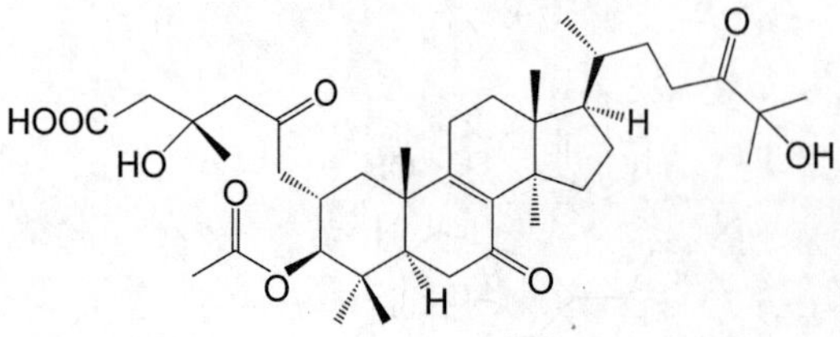

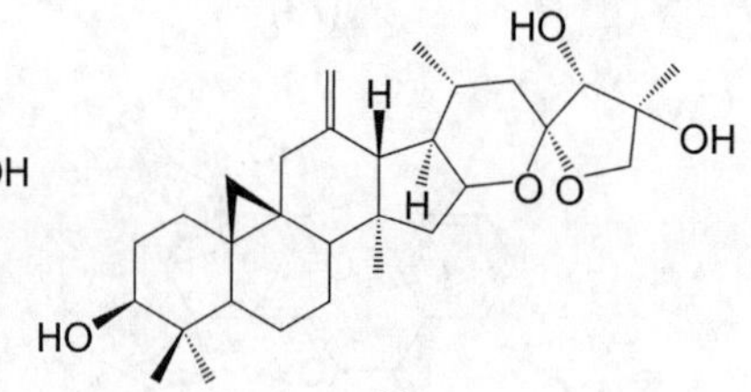

图 8-127　三萜母核上不同位置的氧化、环合衍生物结构

三萜化合物在其生物合成过程中由环化级联或晚期氧化过程引起的键丢失骨架,丰富了该类成分

的种类和生物活性。四环三萜的 A 环开环较常见,如从匙状灵芝 *Ganoderma cochlear* 中分离获得的
cochlates A~B 及 fornicatins D~F(6),可降低 HepG2 细胞中谷丙转氨酶和谷草转氨酶水平;从灵芝
Ganoderma sp. KM01 中分离得到的羊毛甾烷型三萜 ganodermalactones C(7)和 ganodermalactones D(8),
A 环裂开后成酯链或环合为内酯环,表现出抗恶性疟原虫活性;从黄花栀子 *Gardenia carinata* 中分离得
到的环阿屯烷型三萜成分 carinatins A~H,A 环裂开后有成酯链的(9)、也有形成内酯环的(10),均具有
抗 HIV 病毒活性;五环三萜中通常也是 A 环易开裂,如从木瓜桐 *Siphonodon celastrineus* 中分离得到的
21β-hydroxy-3-oxo-2,3-secours-12-en-2-oic acid(11),从针叶樱桃 *Malpighia emarginata* 中分
离获得的 norfriedelins A,具有抑制乙酰胆碱酶的活性(12);但也有在 D 环、C 环和 E 环开裂的,如从蒲
公英 *Taraxacum officinale* 根中分离得到的 officinatrione(13)为首个具有 D 环开裂为九元环的羽扇豆烷
型五环三萜,对 L1210 细胞具有显著抑制活性。从南蛇藤 *Celastrus orbiculatu* 根中分离出的 25(9→8),
26(13→14)-abeo-24-nor-8,14-seco-friedelan-2,3-dihydroxy-1,3,5(10),6,8-pentaen-29
(13)-olide(14),可抑制 T 细胞的增殖(图 8-128)。

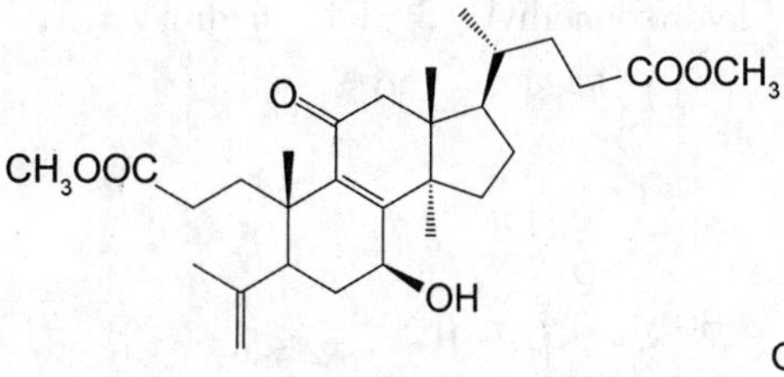

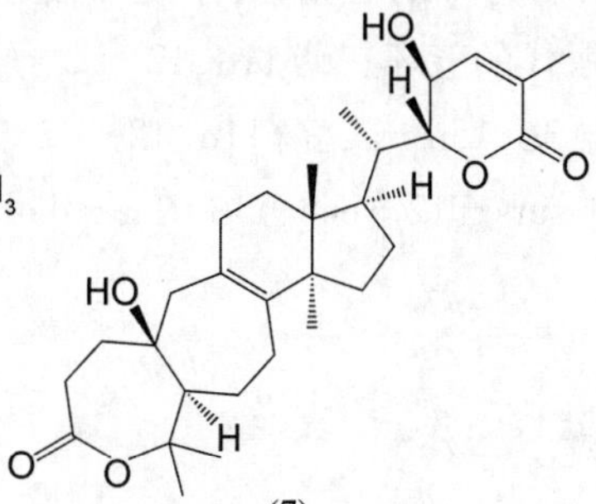

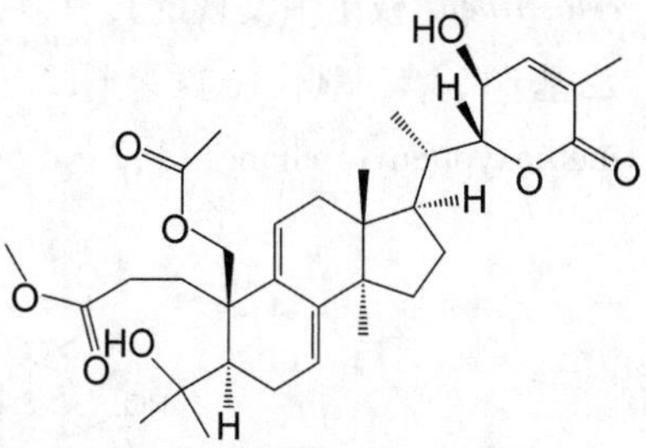

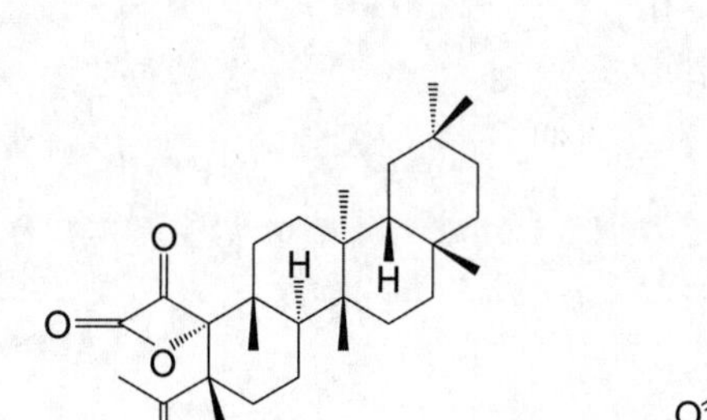

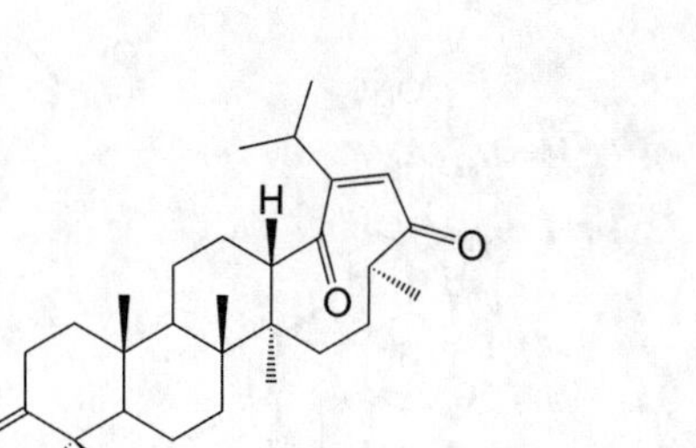

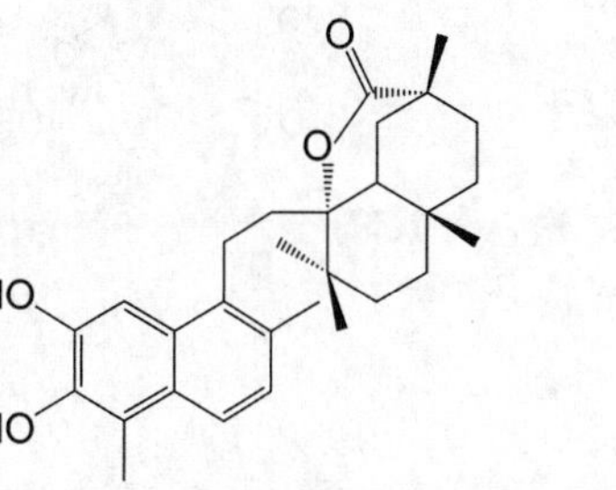

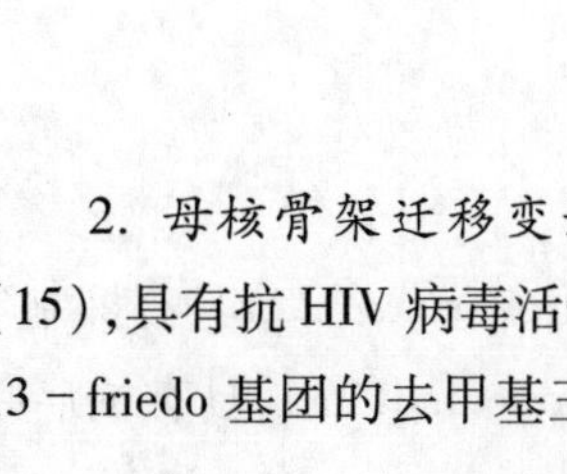

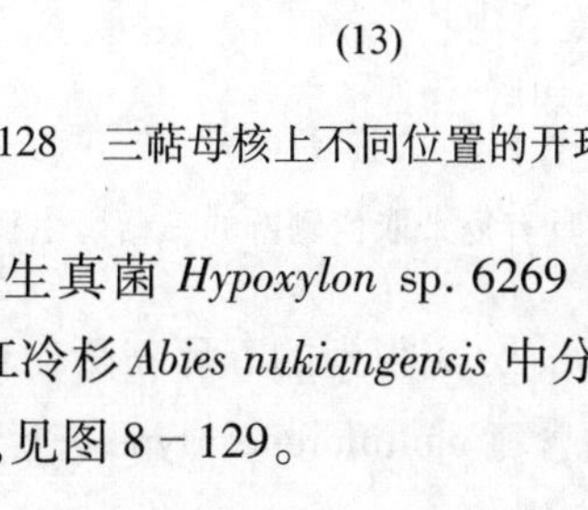

图 8-128　三萜母核上不同位置的开环衍生物结构

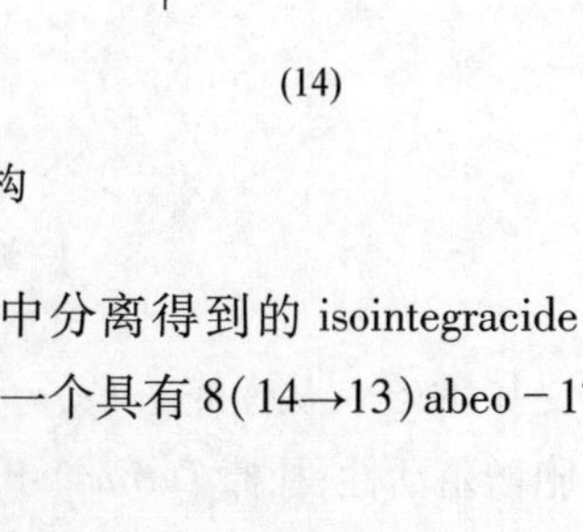

2. **母核骨架迁移变形**　从内生真菌 *Hypoxylon* sp. 6269 的菌丝体中分离得到的 isointegracide E
(15),具有抗 HIV 病毒活性;从怒江冷杉 *Abies nukiangensis* 中分离得到第一个具有 8(14→13)abeo-17,
13-friedo 基团的去甲基三萜(16),见图 8-129。

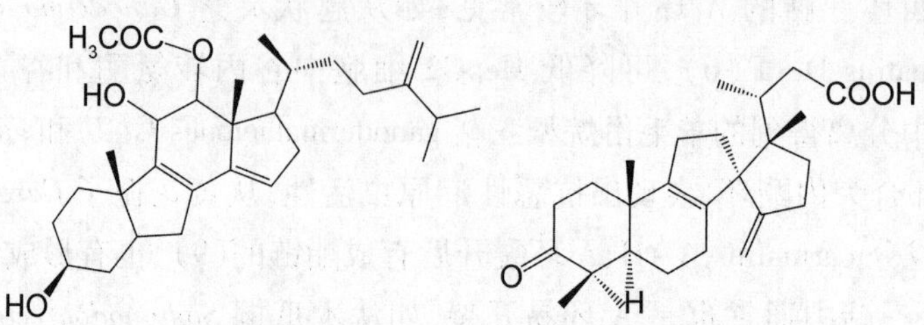

图 8-129 三萜母核骨架迁移变形衍生物结构

3. 具有复杂取代的侧链 三萜化合物通常与糖基形成三萜皂苷类,除了糖链,还有乙酰基及其他一些特殊的侧链取代形成一些新化合物。如从镰刀菌 *Fusarium* sp. 中分离得到的 integracides F、integracides J(17、18),具有抗利什曼原虫和细胞毒活性;在叶下珠属植物 *Phyllanthus songboiensis* 中获得的三萜(+)- songbodichapetalin(19)对 HT-29 细胞具有细胞毒活性;泽泻 *Alisma orientale* 中获得的 alismanin A(20)为 34 个碳骨架且具有芳环的三萜,对孕烷 X 受体具有高亲和力;在木瓜桐 *Siphonodon celastrineus* 枝干中发现的具有复杂取代的五环三萜 11α,12-[2-羟甲基-3-(4-羟基-3-甲氧基苯基)乙基-1,2-二氧代]-熊果-12-烯-3β,15α-二醇{11α,12-[2-hydroxymethyl-3-(4-hydroxy-3-methoxyphenyl)ethane-1,2-dioxy]-urs-12-ene-3β,15α-diol}(21),见图 8-130。

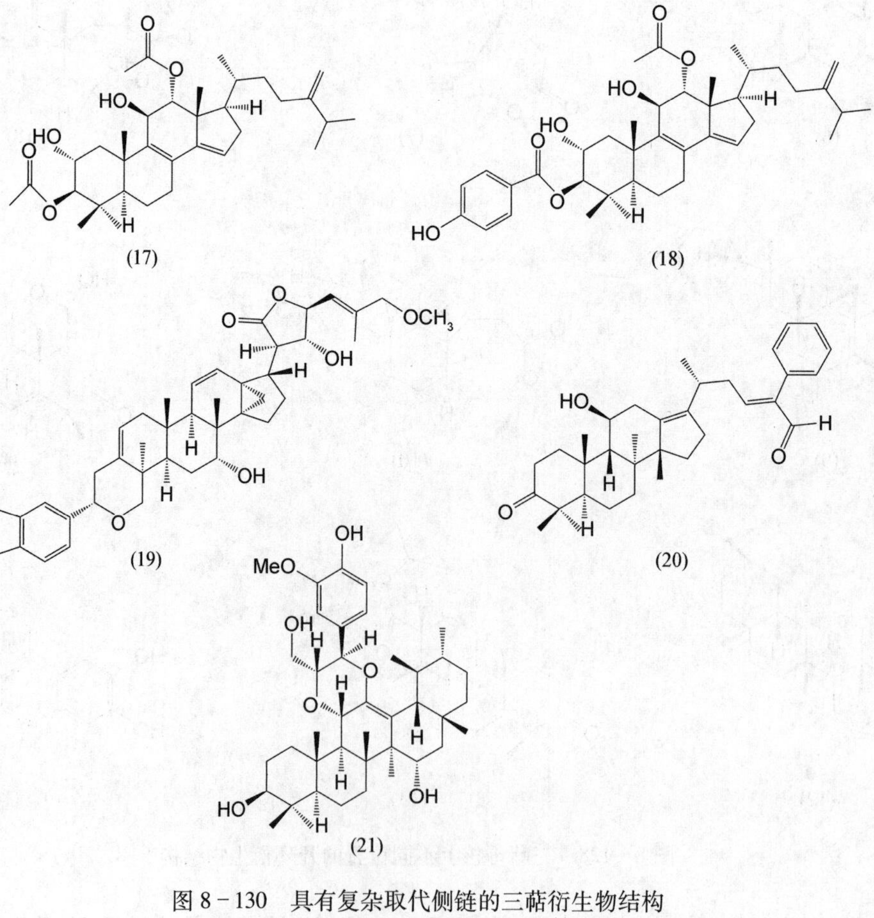

图 8-130 具有复杂取代侧链的三萜衍生物结构

4. 聚合 从南蛇藤 *Celastrus orbiculatus* 分离得到的五环三萜二聚体 Celastroline Aα(22)具有抑制 T 细胞增殖活性;杜楝 *Turraea* sp. 中发现的含氮 multiflorene-type 三萜二聚体 turraenine(23),具有抗疟原

虫活性；在诃子 *Terminalia chebula* 中发现的 termichebuloside A(24)是自然界第二例具有 E 环在 C18 和 C19 位开裂的聚合三萜皂苷；在印度木果楝属红树植物 xylocarpus moluccensis 中首次分离得到柠檬苦素类二聚体 krishnadimer A(25)，具有潜在的抗肿瘤活性(图 8 - 131)。

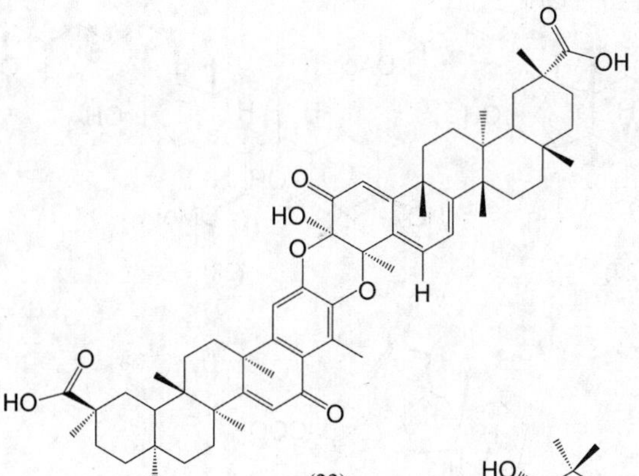

图 8 - 131　三萜二聚体类化合物结构

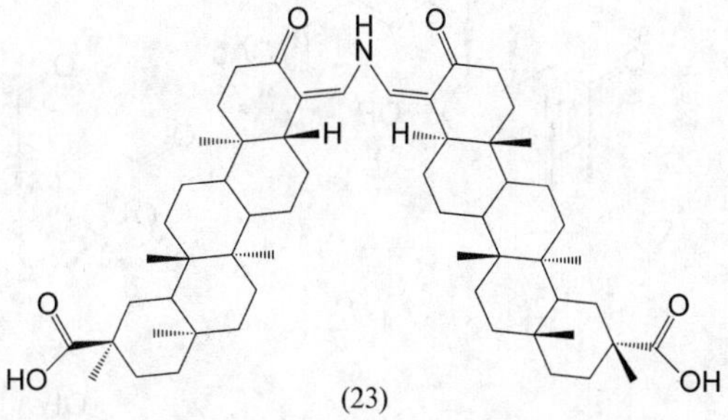

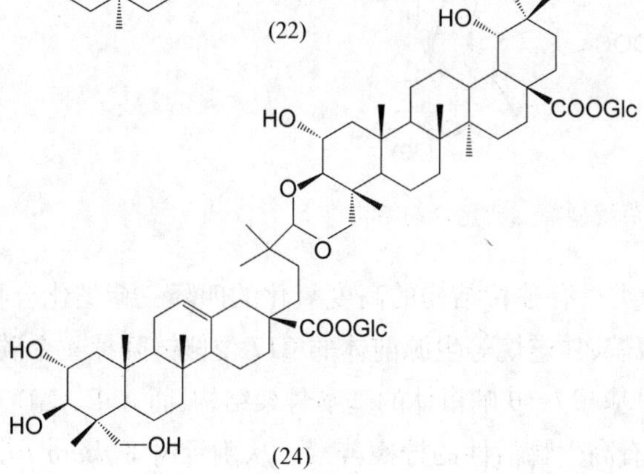

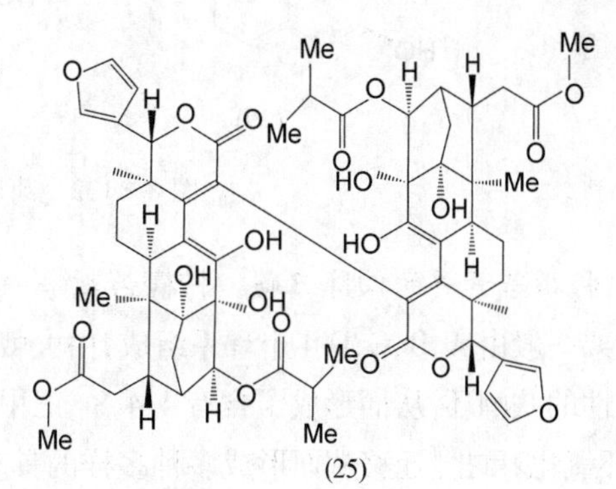

二、降四环三萜类

在四环三萜化合物 30 个碳骨架的基础上发生环化、重排或降解后失去 1 个或几个碳原子后得到降三萜。按其缺少碳原子的数目可分为一降、二降、三降、四降、五降、六降、七降、八降三萜等类型，通常通过高度氧化、重排变形、开环裂解形成，降三萜类化合物结构新颖多样，其中一些具有显著的生物活性。

1. 葫芦烷型降三萜　在葫芦烷型三萜化合物 30 个碳骨架的基础上发生环化、重排或降解后失去 1 个或几个碳原子得到的。据统计，至今已有 100 多种葫芦烷型降三萜化合物被报道，按其缺少碳原子的位置可分为 2 -降(a)、3 -降(b)、19 -降(c)、27 -降(d)、29 -降(e)、19,29 -二降(f)、25,26,27 -三降(g)、24,25,26,27 -四降(h)、23,24,25,26,27 -五降(i)、22,23,24,25,26,27 -六降(j)、22,23,24,25,26,27,29 -七降(k)、20,21,22,23,24,25,26,27 -八降(l)共 12 种类型。如葫芦科药西瓜 *Citrullus colocynthis* 中的 norcolocynthenin A(26)和 norcolocynthenin B(27)为 A 环上的 C3 位被氧原子取代形成罕见的内酯型结构，具有很好的细胞毒活性，仅在葫芦科植物苦瓜中分离得到的 3β,9β,25 -三羟基-7β -甲氧基- 19 -去甲-葫芦烷-5,23(*E*)-二烯[3β,9β,25 - trihydroxy - 7β - methoxy - 19 - nor - cucurbita - 5,23(*E*)- diene](28)，是在葫芦烷型三萜骨架 B 环的 C19 位甲基被羟基取代。首次从兔儿风属植物宽叶兔儿风(ainsliaea latifolia)中分离得到化合物 24,25,26,27 - tetranorcucurbita - 5 - ene - 3β,23 - diol (29)，在葫芦烷型三萜骨架的基础上，D 环 C17 位侧链失去 4 个碳原子，为罕见的四降葫芦烷型三萜化

合物。从橙红菇(*Russula aurora*)和小红菇(*R. minutula*)中分离得到的降葫芦烷型三萜 roseic acid(30)具有少见的呋喃环(图8-132)。

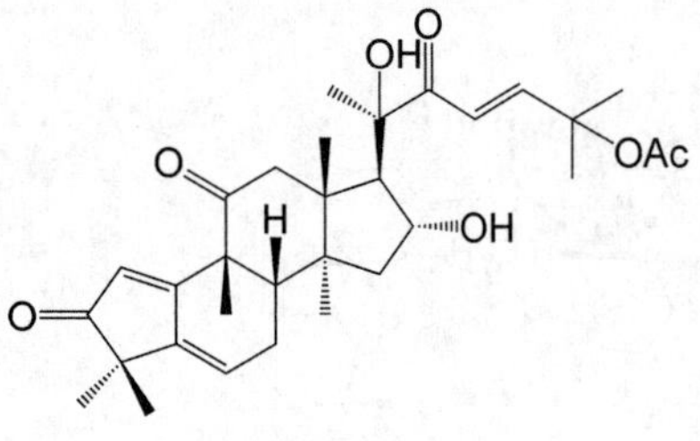

图8-132 葫芦烷型降三萜化合物结构

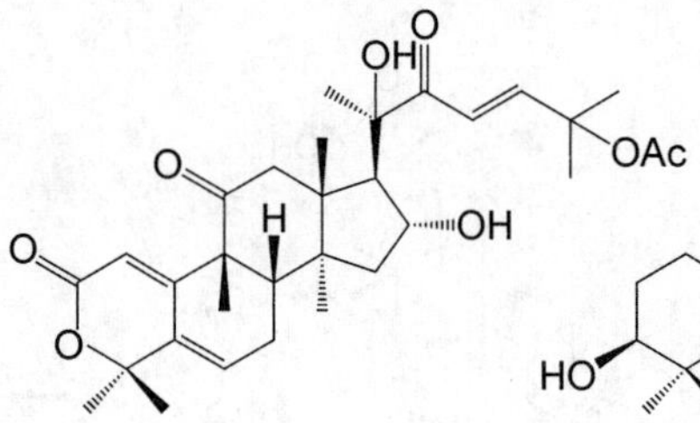

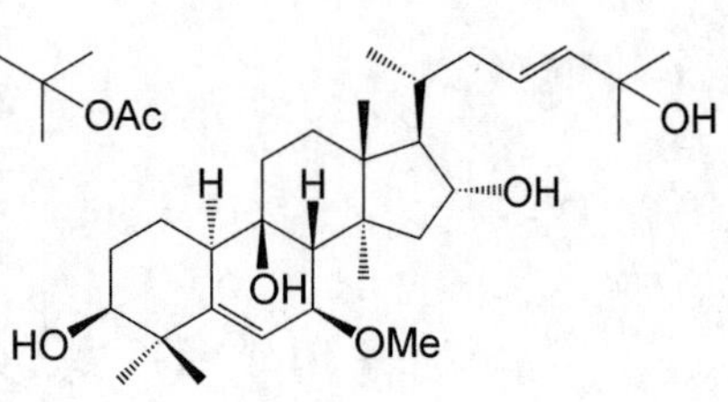

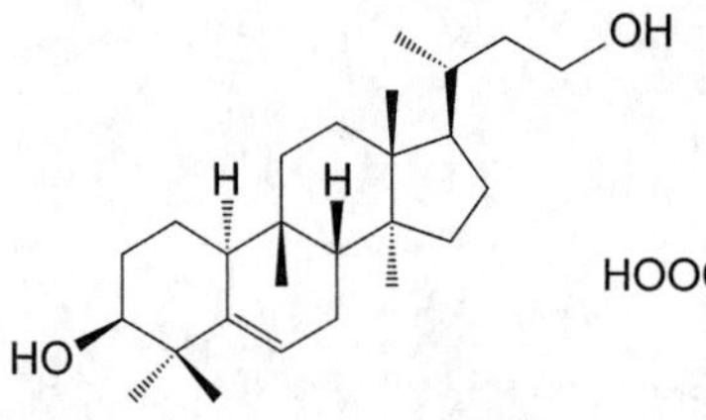

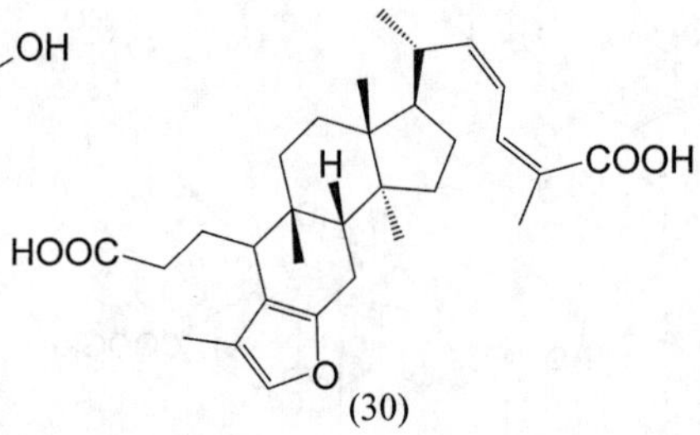

2. **柠檬苦素类的四降三萜** 柠檬苦素是一类具有独特结构的高度氧化的四降三萜类化合物。其母核碳骨架一般由A、B、C、D 4个环系组成,由大戟烷、甘遂烷等生源前体的C17位侧链降掉4个碳,大都形成特征性的呋喃环,从而形成了含有4,4,8-三甲基-17-呋喃甾体的基本骨架结构,而A、B、C、D环会通过裂环、环氧化、重排、迁移从而形成多种多样的具有高生物活性的柠檬苦素。从割舌树 *Walsura trichostemon* 中分离得到的 apotirucallanes 型 11,25-dideacetyltrichostemonate(31),对 Hela 和 KB 细胞具有抑制活性。从小黄皮 *Clausena emarginata* 中分离得到12个A,D-开环柠檬苦素类化合物,如 clauemargines A(32)和 clauemargines E(33)为A环裂开后又环合成酯环,同时其他位置也有氧化,对 LPS 诱导小鼠胶质 BV2 细胞NO 生成具有抑制作用。在云南毛红椿 *Toona ciliata* var. *yunnanensis* 中获得到重排的柠檬苦素 ciliatasecones A(34)和 ciliatasecones C(35),见图8-133。

3. **环阿屯烷型降三萜** 从五味子科植物中得到的降三萜统称为 schinortriterpenoids,具有26个碳骨架或29个碳骨架,与具有完整环的环阿屯烷型三萜相比,其结构特点为C3,4-氧化裂解、C9,10-环扩张裂解形成七元环、C18 或 C28 脱羧,以及侧链形成五元或六元内酯环。例如,在五味子 *Schisandra chinensis* 的茎叶中分离得到的18-norschiartane 型降三萜 wuweizidilactones L(36),具有抗乙酰胆碱酯酶作用;从狭叶五味子 *Schisandra lancifolia* 中分离出的降三萜 lancifonins A(37),对 H_2O_2 诱导的 Caco-2 细胞氧化损伤具有保护活性。另外,kadanguslactone A(38)是从青霉菌 *Penicillium ochrochloron* SWUKD4.1850 中首次获得的具有 F 和 G 螺环的18-norschiartane 型降三萜(图8-134)。

4. **苦木素型降三萜** 该类化合物多由3个六元环的苦木烷基本骨架和1个内酯环(D环)构成,在C环的C8与C13位之间多有-CH_2-O-桥连接,且常在C2或C3位成苷,具有较强的生物活性,是鸦胆子中研究最多的成分。现已从鸦胆子中分离出近百种苦木素类化合物。在苦木科马来参属植物东革阿里 *Eurycoma longifolia* 中分离获得了多种骨架新颖的苦木素型降三萜成分,如 $\Delta^{4,5}$,14-hydroxyglaucarubol (39)、eurycomalide C(40),对胃癌细胞及乳腺癌细胞具有细胞毒活性(图8-135)。

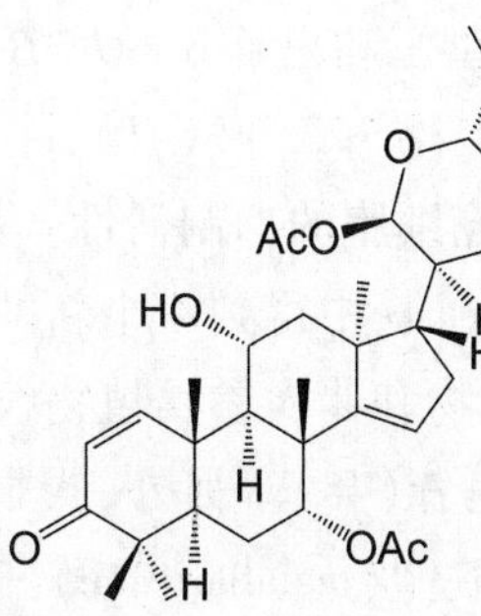

(31) 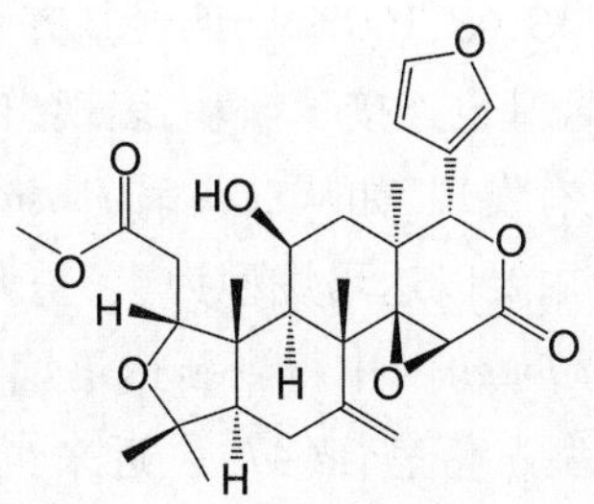　　　　　　(32) 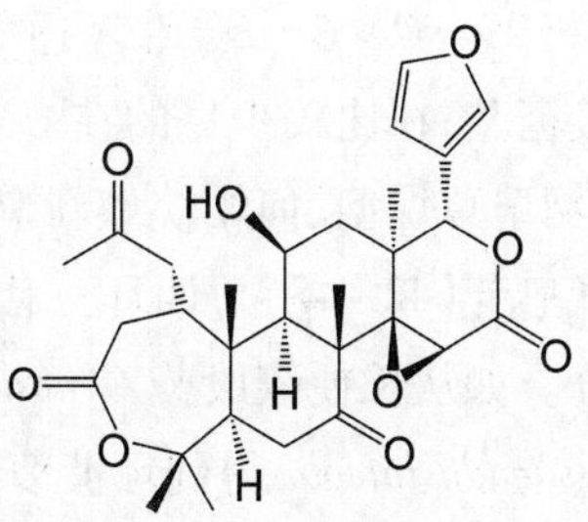　　　　　　(33)

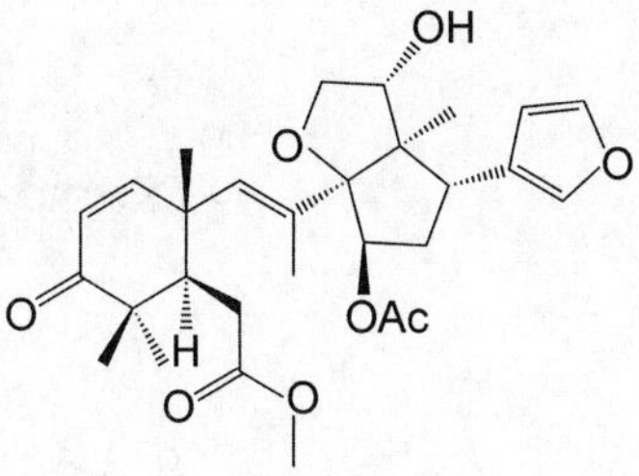

(34) 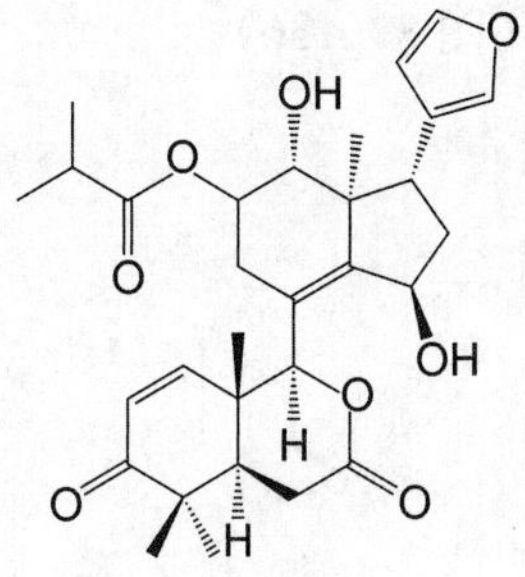　　　　　　(35)

图 8-133　柠檬苦素类四降三萜化合物结构

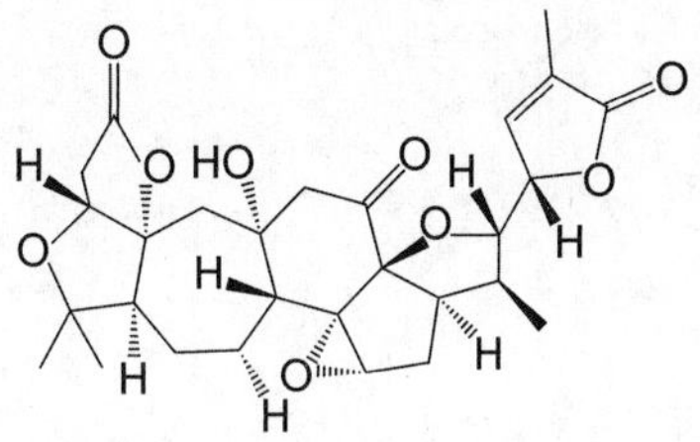

(36) 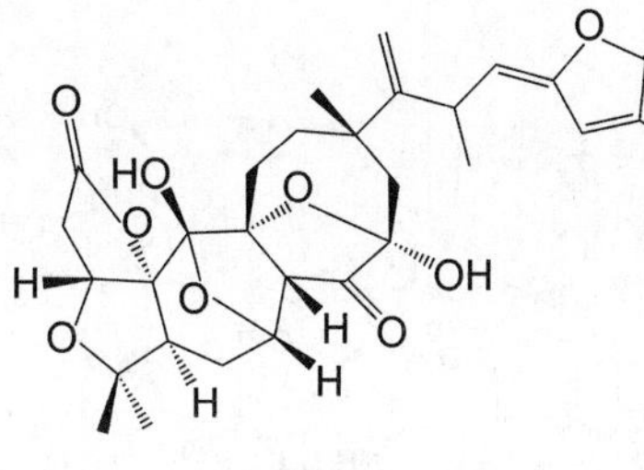　　　　　　(37) 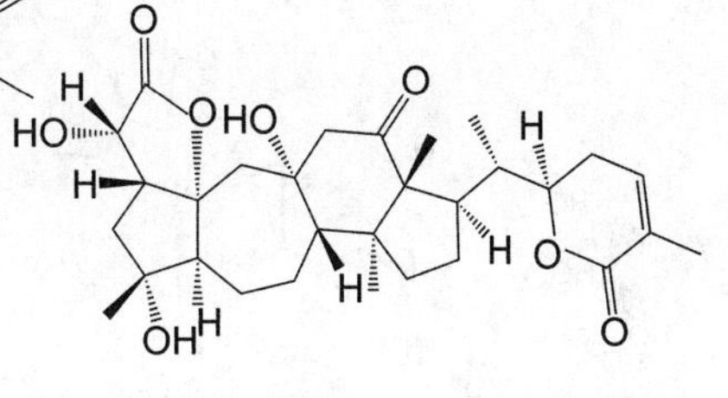　　　　　　(38)

图 8-134　环阿屯烷型降三萜化合物结构

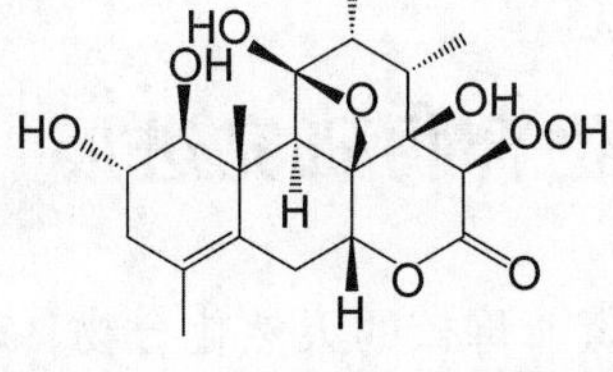

(39) 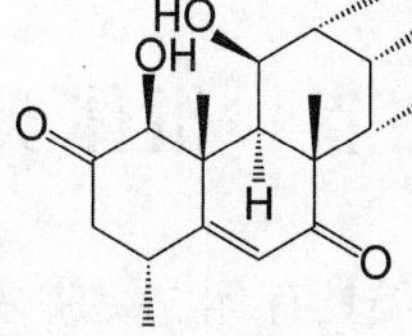　　　　　　(40)

图 8-135　苦木素型降三萜化合物结构

三、三萜皂苷类

　　随着各种新技术的应用,从中药和天然产物中发现了越来越多的新的三萜皂苷,其中主要以五环三萜为主。五环三萜皂苷中又以齐墩果烷型居多,该类化合物具有保肝、抗炎、抗艾滋病病毒、抗菌、降血糖等多种药理活性。自 2000 年之后,从 23 科 30 属 52 种植物中分离到 218 个齐墩果烷型五环三萜皂苷类化合物,皂苷元母核分别为 D-12-齐墩果烯型、13,28-环氧-齐墩果烷型、D-9(11),12-齐墩果二烯型、D-11,13(18)-齐墩果二烯型和 D-12,15-齐墩果二烯型,其中 D-12-齐墩果烯型的化合物数量最多。如从串叶松香草 Silphium asteriscus 中得到的 D -12 -齐墩果烯型三萜皂苷 3 - O - β - D -吡喃葡萄糖- 29 - O - β - D -吡喃葡萄糖- 3β,6β,16β,29 -四羟基齐墩果- 12 -烯- 23 -醛(41),除了在 C3 羟基连接糖基,在比较少见的在 C30 位羟基也连接了糖基,表现出对多种癌细胞的抑制活性。另外,乌苏烷型、羽扇豆烷型、何帕烷型新皂苷也有发现,如从白头翁 Pulsatilla chinensis 中得到 4 个新的羽扇豆烷型三萜皂苷(42~45)。四环三萜皂苷主要以达玛烷型为主,是人参属植物和非人参属植物绞股蓝的主要成分。如从长梗绞股蓝 Gynostemma longipes 中得到新达玛烷型三萜皂苷(46)。另外,从非洲玉叶金花 Mussaenda luteola 得到环菠萝蜜烷型三萜皂苷(47)。近来也有臭椿烷型(malabaricane)三萜皂苷被报道,如在蒙古黄芪 Astragalus membranaceus var. mongholicus 中分离得到的 astramalabaricosides A (48),可抑制肝癌细胞的迁移(图 8 - 136)。

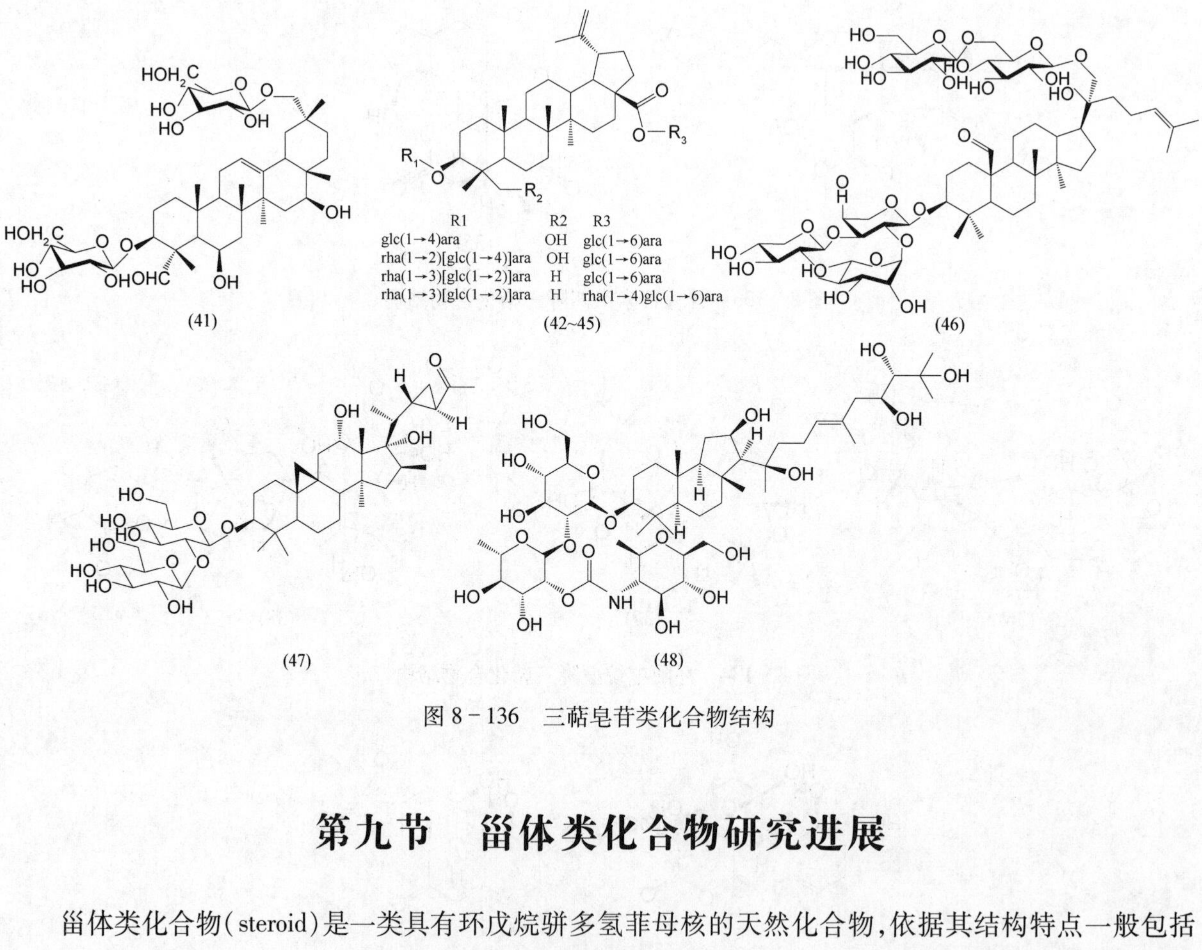

图 8 - 136　三萜皂苷类化合物结构

第九节　甾体类化合物研究进展

　　甾体类化合物(steroid)是一类具有环戊烷骈多氢菲母核的天然化合物,依据其结构特点一般包括强心苷、甾体皂苷、胆汁酸、C_{21} 甾、植物甾醇、昆虫变态激素、醉茄内酯、甾体生物碱和蟾毒配基等。甾体类化合物广泛存在于自然界中,具有强心、抗肿瘤、抑菌、抗炎、抗生育、抗抑郁、降血压等多种生物活性。在同一植物中的甾体化合物母核结构往往非常类似,理化性质十分相近,分离纯化难度较大。但是随着现代分离、化学合成和生物合成技术的不断发展,大大加快了甾体类化合物的研究速度。本节主要介绍强心苷类、甾体皂苷类和 C_{21} 甾体类的研究进展。

一、强心苷类

　　强心苷(cardiac glycoside)是生物界中存在的一类对心脏有显著活性的甾体苷类成分,其结构由甾体母核、C3 位糖基及 C17 位不饱和内酯三部分组成。按照 C17 位不饱和内酯环的不同,强心苷可分为两类：连接五元不饱和内酯环的是甲型强心苷,也称强心甾烯类(cardenolides);连接六元不饱和内酯环的是乙型强心苷,也称蟾蜍甾二烯类(bufanolides)或海葱甾二烯类(scillanolides)。科学家们从夹竹桃科、玄参科、萝藦科、卫矛科、桑科、毛茛科等100余种植物中分离得到了大量的强心苷类化合物。近年来,仍不断有新的植物物种被发现含有强心苷类成分,如从梧桐科植物台湾梭罗 *Reevesia formosana* 分离出13个新的强心苷类化合物,这是首次从梧桐科植物中分离得到强心苷(图8-137)。目前发现的强心苷类仅分布于被子植物中,存在于叶、果、根、种子等部位。

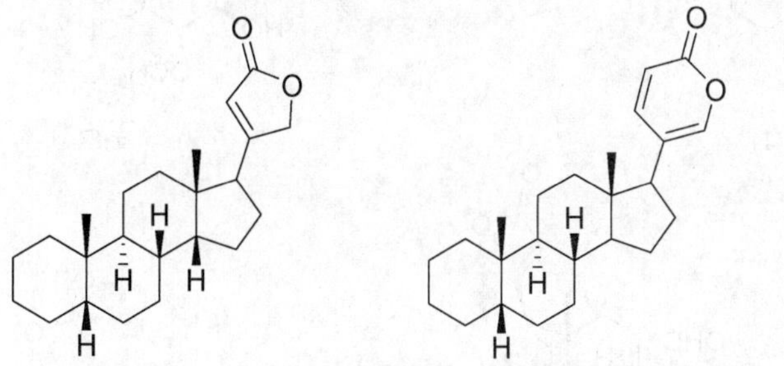

图8-137　强心苷类母核结构

强心苷类在临床上被广泛应用于治疗充血性心力衰竭及室上性心律不齐等心脏疾病。1967年,强心苷类化合物被首次报道在体内和体外均具有抑制肿瘤细胞增殖的活性。陆续有研究发现,因心脏疾病而服用洋地黄类强心苷药物的患者,血液和泌尿系统肿瘤的发病率,以及乳腺癌患者的复发率较未服用洋地黄制剂人群明显降低。近20年来,强心苷因显著的抗肿瘤活性而成为研究热点。天然存在的强心苷类甾体母核中B/C环均为反式稠合;A/B环有顺、反两种形式,但多为顺式,C/D环多为顺式。这种稠合方式对维持其强心和抗肿瘤活性非常重要。C/D环构型改变,其强心作用会消失,抗肿瘤活性也会大大降低。甾体母核中的4个环大多为六元环,但近年从萝藦科牛角瓜 *Calotropis gigantean* 中分离得到了首个从自然界分离的A环为七元内酯环的强心苷元 calogiganin C (1),而A环的异变使其抗肿瘤活性大大降低。强心苷甾体母核的C10、C13位一般有取代基,多以甲基取代为主,C10位还可能连接醛基、羟甲基和羧基等含氧基团,构效关系研究发现,C10位连接的甲基被氧化成羟甲基或醛基有助于提高抗肿瘤活性,但是如果进一步被氧化成羧基则会大大降低其抗肿瘤活性,近年来还分离出了C10位无取代的强心苷,如从夹竹桃科黄花夹竹桃 *Thevetia peruviana* 的种子分离得到的19-去甲黄夹次苷乙(19-nor-neriifolin)(2),能显著抑制人肺癌细胞P15、人胃癌细胞 MGC-803 和人胰腺癌细胞 SW1990 的生长,其细胞毒活性弱于同母核的C10位甲基、羟甲基和醛基取代的强心苷,但是强于同母核的C10位羧基取代的强心苷。此外,从桑科植物鹊肾树 *Streblus asper* 中分离得到较罕见的强心苷二聚体 strophanthidin(3)显示出了比单倍体更强的细胞毒活性(图8-138)。

C17位不饱和内酯环是强心苷重要的药效基团。一般来说甲型强心苷的抗肿瘤活性弱于相同母核的乙型强心苷,若内酯环水解开环则活性会大幅度下降。天然存在的强心苷C17位大多为β构型,若转变为α构型,或者C16、C17位脱水形成双键会降低其活性,如17S,21R-21-hydroxylstrebloside(4)和16-anhydrogitoxigenin-3-O-β-D-glucopyranosyl-(1→4)-α-L-2'-O-acetylacofriopyranoside(5)。内酯环上有取代的强心苷不多,上述17S,21R-21-hydroxylstrebloside的21位有羟基取代,此外,从菊科植物扁桃斑鸠菊 *Vernonia amygdalina* 中分离得到了一系列甾体母核含有 $\Delta^{7,9(11)}$ 共轭双键、内酯环上有五碳侧链的强心苷,其中 veramyoside F(6)具有潜在的细胞毒活性(图8-139)。

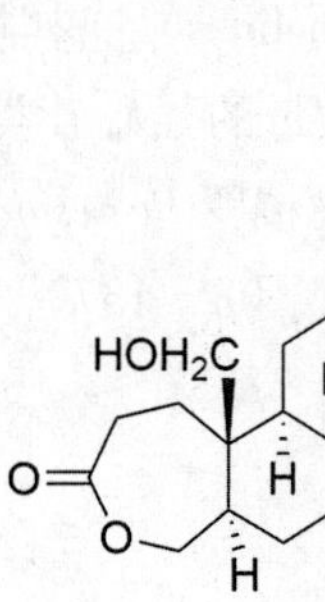

图 8-138　甾核 A 环和取代异变,以及强心苷二聚体类化合物结构

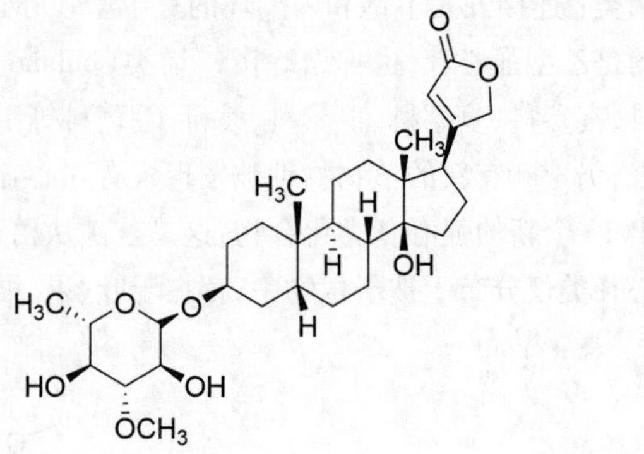

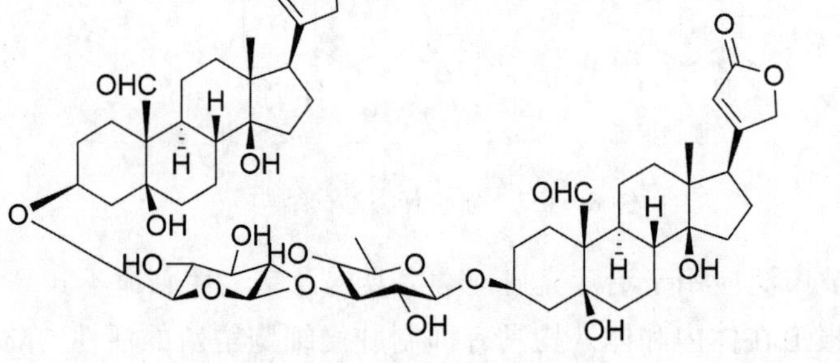

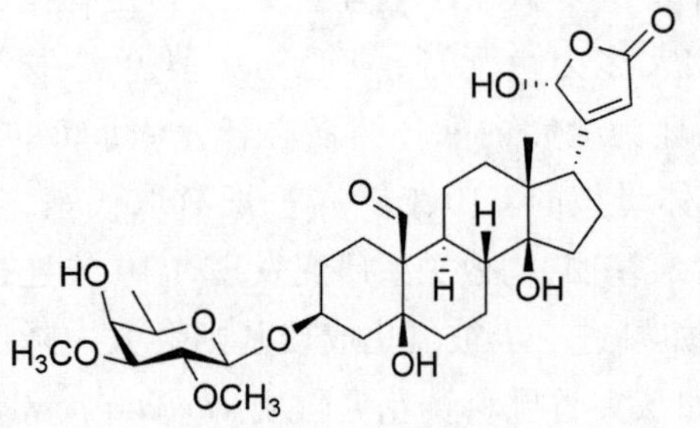

图 8-139　内酯环有取代、C17 位 α 构型及甾核脱水强心苷类化合物结构

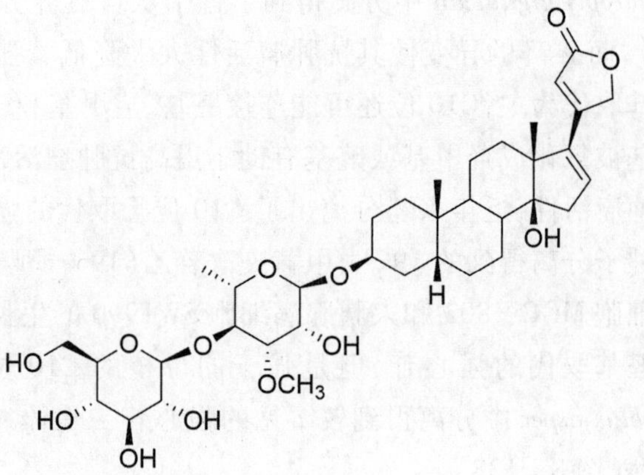

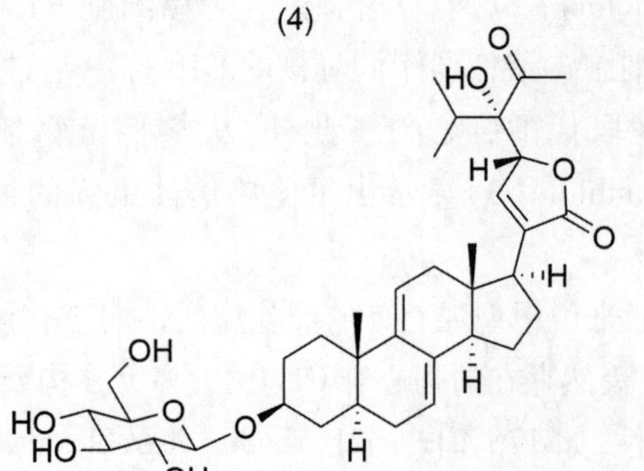

强心苷中的糖均是与 C3 位羟基缩合形成苷,天然强心苷通常会连接 1~3 个糖,糖的数目和种类都会对强心苷的活性产生一定的影响。一般来说,甲型强心苷的活性由强到弱为单糖苷>二糖苷>三糖苷>苷元。强心苷 C3 位连接糖的种类有 20 余种,其区别于其他苷类的一个重要特征是常连有α-去氧糖,如 D-洋地黄毒糖(D-digitoxose)、L-夹竹桃糖(L-oleandrose)、D-加拿大麻糖(D-cymarose)。强心苷中还可见母核 C3 和 C4 位羟基与糖中 C1′和 C2′位羟基形成 1,4-二氧己环的连接方式,如从牛角瓜中分离得到的 calogiganin D(7)。少数强心苷的糖上还会有复杂的侧链,如 2″-oxovoruscharin(8)的糖部分连接有噻唑环,其具有体外抗肿瘤作用和对 Na^+/K^+-ATP 酶的抑制活性。Ischarin(9)的糖部分与含有 N、S 原子的六元环以稠合的方式连接(图 8-140)。

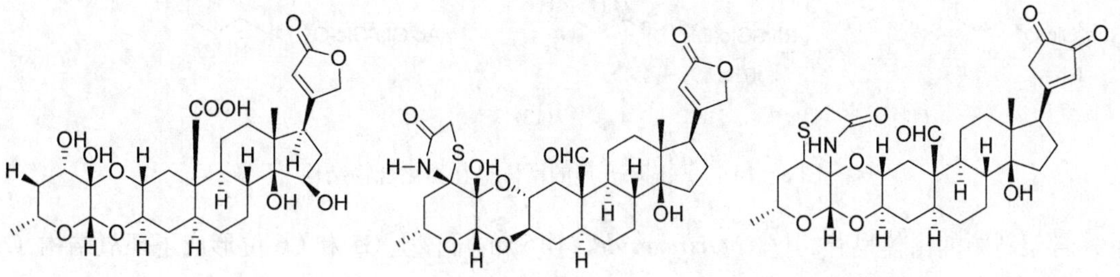

图 8-140 苷元与糖以特殊方式连接的强心苷类化合物结构

二、甾体皂苷类

甾体皂苷(steroidal saponin)是一类由螺甾烷(spirostane)类化合物与糖结合而成的甾体苷类。其水溶液经振摇后多能产生大量肥皂水溶液样泡沫,故称为甾体皂苷。甾体皂苷元基本碳架由 27 个碳原子组成,含有六个环,除甾体母核 A、B、C 和 D 4 个环外,E 环和 F 环以螺缩酮形式相连接(C22 位为螺原子),构成螺甾烷结构。按螺甾烷结构中 C25 的构型和 F 环的环合状态,一般将甾体皂苷分为 4 种类型,螺甾烷醇(spirostanol)型、异螺甾烷醇(isosprirostanol)型、呋甾烷醇(furostanol)型和变形螺甾烷醇(pseudospirostanol)型。随着甾体类化合物研究的不断发展,甾体皂苷元的结构骨架也越来越丰富,发现了一批结构新颖的甾体皂苷,超出了传统的概念。

甾体皂苷母核中,E 环和 F 环变化较多,能够开环或者在不同位置闭环,形成了骨架新颖的化合物。近年来,从天然植物中分离得到了一些 E 环和 F 环均开环的甾体化合物,如中药黄精中的 polygonoside 1(10)、中药知母中的 anemarnoside A(11),以及茄科植物龙葵 Solanum nigrum 中含有的一系列具有抗炎活性的甾体皂苷,其中(25R)-26-O-β-D-吡喃葡萄糖基-胆固醇-5(6)-烯-3β,26-二醇-16,22-二酮-3-O-α-L-吡喃鼠李糖基-(1→2)-[α-L-吡喃鼠李糖基-(1→4)]-β-D-吡喃葡萄糖{(25R)-26-O-β-D-glucopyranosyl-cholest-5(6)-en-3β,26-diol-16,22-dione-3-O-α-L-rhamnopyranosyl-(1→2)-[α-L-rhamnopyranosyl-(1→4)]-β-D-glucopyranoside}(12)活性最强。从刺天茄 Solanum violaceum 中分离得到的 indioside J(13)是 F 开环后 C23 成环的新骨架甾体皂苷。从海洋生物中也分离出结构变化多样的甾体皂苷,如从深海海绵 Pachastrella scrobiculosa 分离得到的 scrobiculosides A(14)F 环开环后形成了乙烯基环丙烷结构,对小鼠淋巴瘤细胞 P388 和人淋巴瘤细胞 HL-20 有一定的细胞毒活性(图 8-141)。

甾体皂苷母核上的羟基多在 C3、C26、C1 位上,有 β 取向,也有 α 取向。羰基大多在 C12 位,这是合成肾上腺皮质激素所需的结构条件,而双键多在 Δ^5 和 $\Delta^{9(11)}$ 位。母核中取代基和双键位置、取代构型的不同和一些特殊基团的存在使甾体皂苷母核种类越来越丰富。例如,从皱叶重楼 Paris rugosa 中分离得

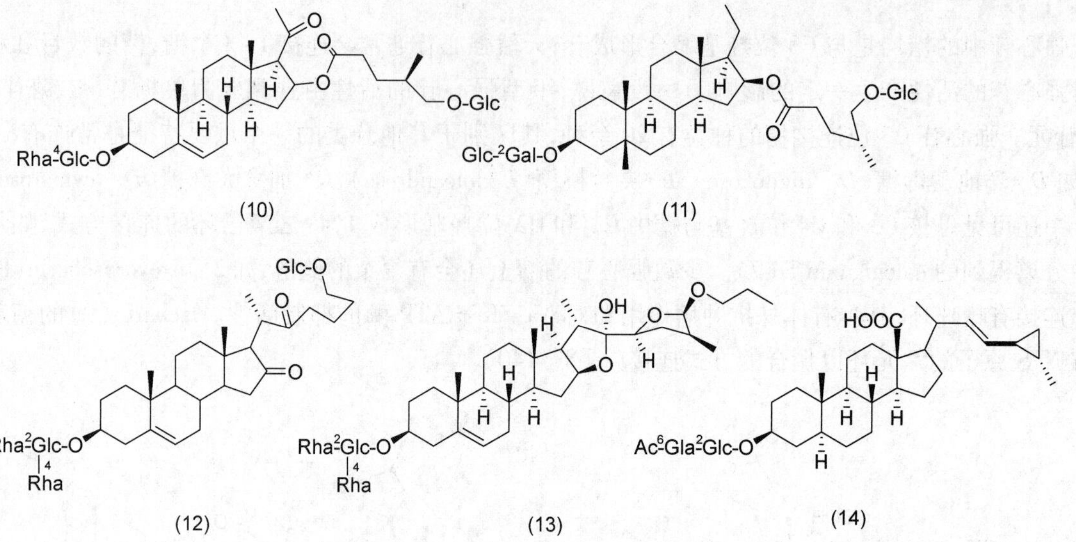

图 8-141 E、F 环开环的甾体皂苷类化合物结构

到一系列骨架新颖的甾体皂苷,其中 *parisrugoside A*(15)的母核上 C5 和 C6 位形成了环氧结构,C7 位连有 α—OH,双键在 Δ$^{8(9)}$ 位;parisrugoside G(16)则在 Δ$^{5(6)}$ 和 Δ$^{8(9)}$ 位有双键,这两个双键与 C7 位的羰基形成了交叉共轭体系。从我国特有的百合科平伐重楼 *Paris vaniotii* 中分离的 parisvanioside E(17)是首个被发现的 B 环具有 2 个双键的天然呋甾烷醇甾体皂苷;从百合科滇重楼 *Paris polyphylla* var. *yunnanensis* 中分离得到具有 12α-OH 的 chonglouoside SL-10(18)、(22*R*,25*S*)-纽阿替皂苷元的 chonglouoside SL-15(19)和具有 7α-OH 的呋甾烷醇甾体皂苷 chonglouoside SL-20(20)等具有新颖母核的甾体化合物。此外,从滇重楼中首次分离得到 C5 和 C8 以过氧桥连接的甾体皂苷类成分,如 pariposides A(21),后续从平伐重楼中也分离得到了类似母核的甾体皂苷(图 8-142)。

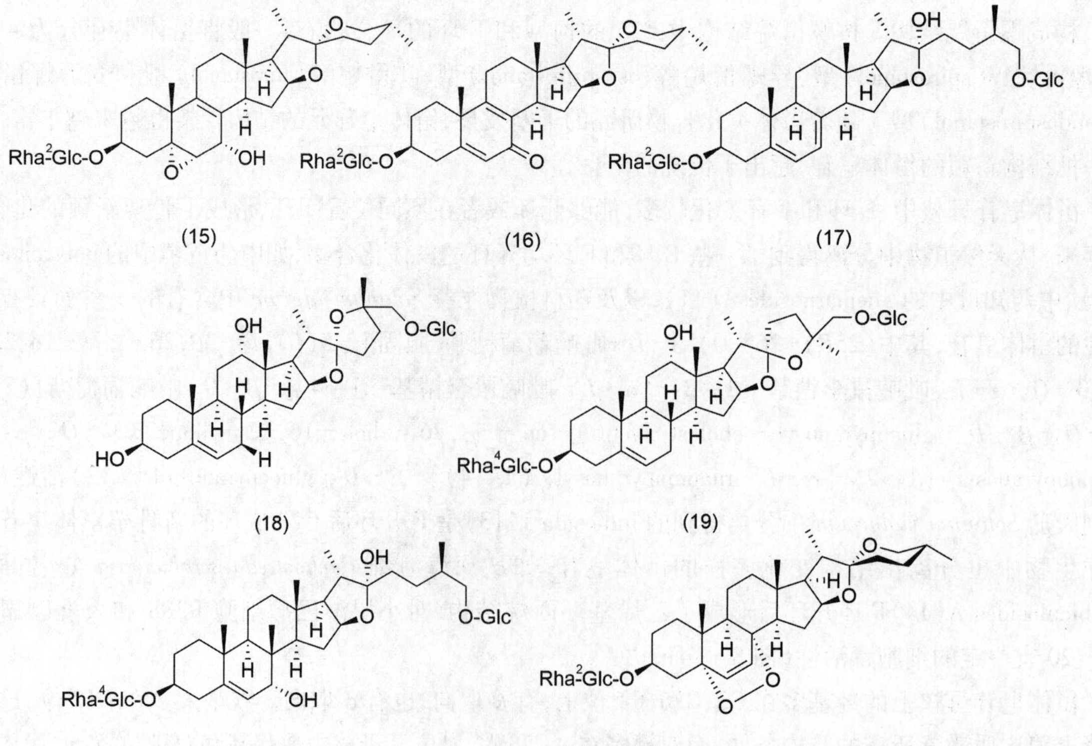

图 8-142 母核中取代基、双键位置和取代构型变化,以及特殊基团的甾体皂苷类化合物结构

甾体母核的不同位置还会连接有不同的侧链,使其结构更为复杂。如来源于百合科植物 *Lilium pardarinum* 的百合甾体皂苷 D(22)的 27-OH 与 3-羟基-3-甲基-戊二酸缩合形成酯键;部分皂苷的 C25 和 C27 位形成了环外双键,如西藏延龄草 *Trillium govanianum* 中的 govanoside B(23);从白花曼陀罗 *Datura metel* 中分离得到的 F 环连有乙酰胺的 meteloside B(24),具有一定的细胞毒活性。甾体皂苷类化合物还能以成盐的形式存在,从毛茛科铁筷子 *Helleborus thibetanus* 中分离得到了苷元在 C1 位成硫酸盐的 thibetanosides F(25);*Psilaster cassiope* 中的在苷元的 C3 位与磺酸钠成盐的 psilasteroside(26),见图 8-143。

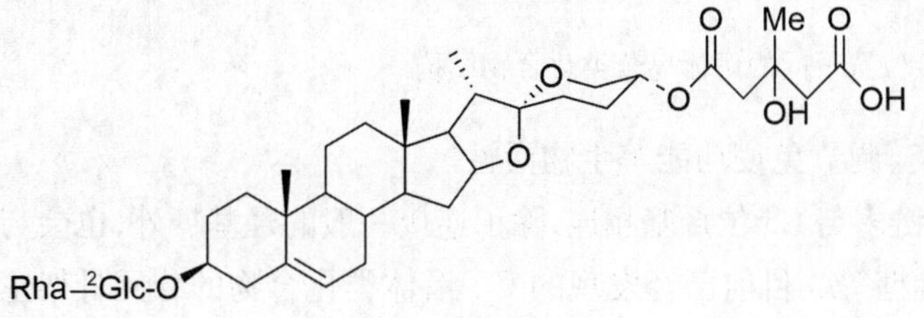

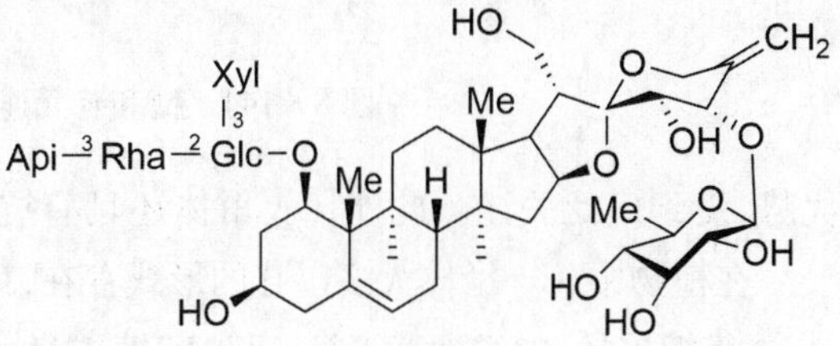

图 8-143　连接不同的侧链和成盐甾体皂苷类化合物结构

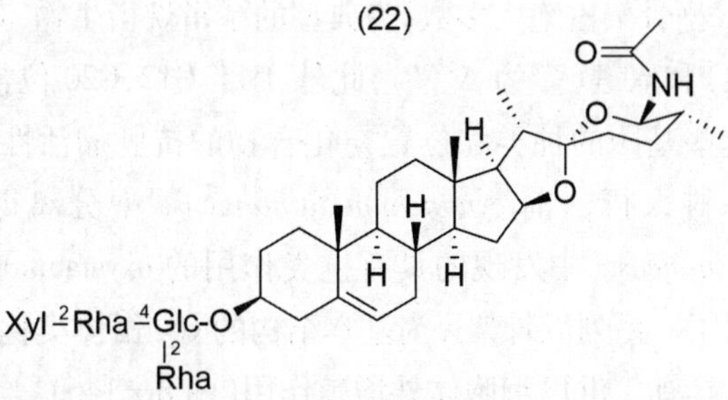

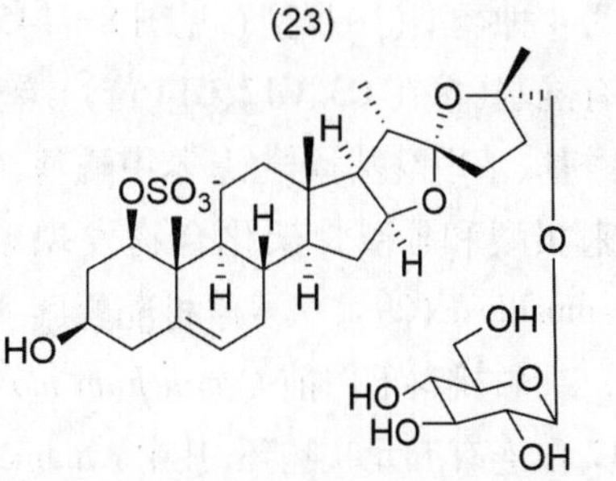

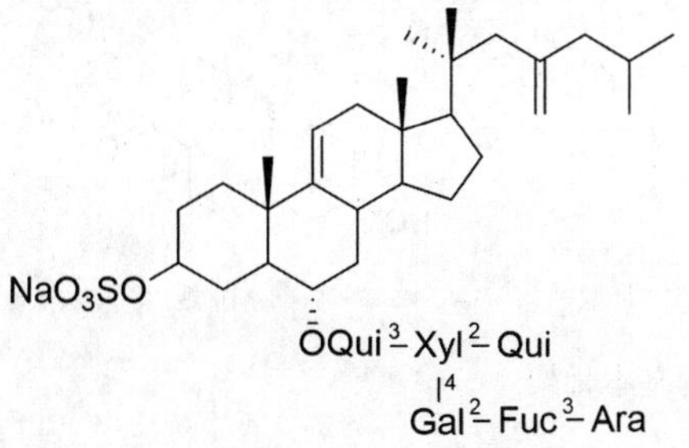

甾体皂苷中糖基多与苷元的 C3-OH 成苷,C1、C26 位成苷也较为常见。近年来,陆续发现在 C6、C24、C27 位成苷的甾体皂苷类成分,如 govanoside B(23)在 C24 位成苷;从水茄 *Solanum torvum* 地上部分得到的 torvoside R(27)在 C6 位成苷;玉竹 *Polygonatum odoratum* 中的 polygonatumoside J(28)在 C27 位也连接了葡萄糖(图 8-144)。

三、C$_{21}$ 甾体类

C$_{21}$ 甾体(C$_{21}$ steroides)是一类含有 21 个碳原子的甾体衍生物,大都以孕甾烷(pergnane)或其异构体为基本骨架。C$_{21}$ 甾体多分布于萝藦科、玄参科、夹竹桃科、龙胆科、毛茛科、茄科和薯蓣科等植物中,且经常与强心苷共存于同种植物中。C$_{21}$ 甾体作为甾体激素类药物、甾体避孕药在临床上被广泛应用,如黄体酮(progesterone)、可的松(cortisone)等。近年来,C$_{21}$ 甾体及其衍生物在抗肿瘤方面具有独特的

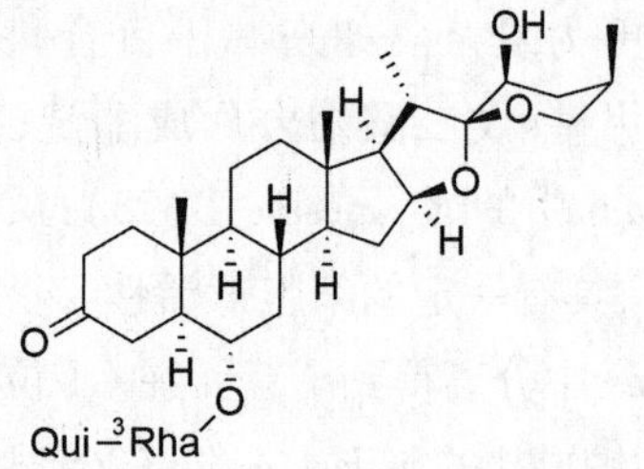

(27) 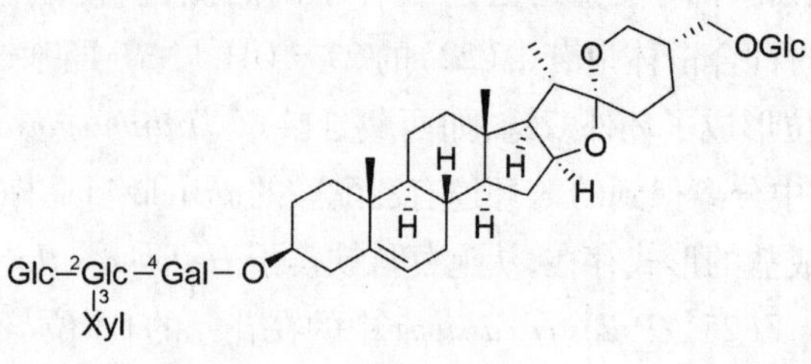　　　　　　　　　　　　　　(28)

图 8-144　糖和苷元连接位置不同的甾体皂苷类化合物结构

优势,受到广泛关注。此外,C_{21} 甾体还具有抗炎、调节免疫功能等生物活性。

在植物中,C_{21} 甾体大多以苷的形式存在,糖链多与 C3 位羟基相连,除了连接一般的羟基糖外,也会与 α-去氧糖连接,如洋地黄毒糖、毛地黄糖、夹竹桃糖等。目前已经发现的 C_{21} 甾体类化合物的苷元骨架主要分为 4 种类型(Ⅰ~Ⅳ型),见图 8-145。这些骨架中Ⅰ型骨架占绝大多数,为典型的孕甾烷衍生物,其母核上多有羟基(多在 C3、C12、C14 位)、羰基(多在 C20 位)和双键(多为 $\Delta^{5(6)}$),此外,C11、C12、C20 位常常连有乙酰基、苯甲酰基、对羟基苯甲酰基、桂皮酰基等,这些基团的种类和位置与化合物的抗肿瘤活性相关。近年来,Ⅱ型和Ⅲ型骨架化合物发现较多,如从萝藦科太行白前 *cynanchum taihangense* 中分离得到的 cynataihoside E(29),从萝藦科驼峰藤 *Merrillanthus hainanensis* 中发现的具有抗炎作用的 oxystauntoside A(30)。夹竹桃科毛白前 *Cynanchum mooreanum* 中发现了一系列以骨架Ⅳ为基本结构的 C_{21} 甾体类化合物,其 C17 位连有五元呋喃环,其中 cynamooreoside F(31)具有 T 淋巴细胞体外增殖作用(图 8-146)。

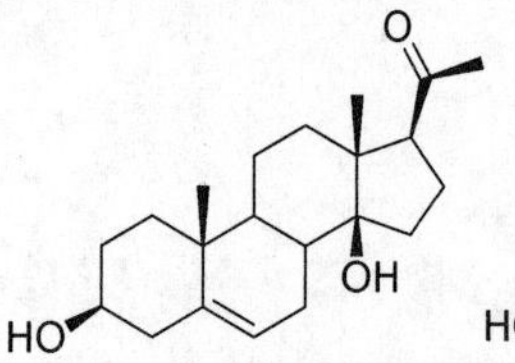

Ⅰ型 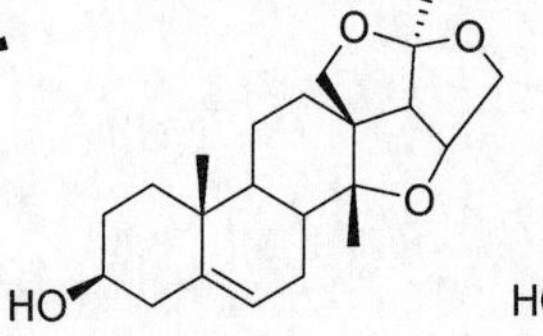　　　　　Ⅱ型 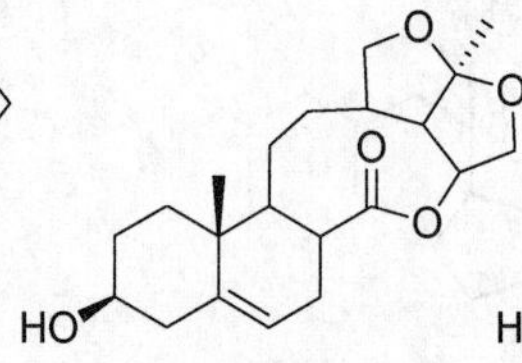　　　　　Ⅲ型 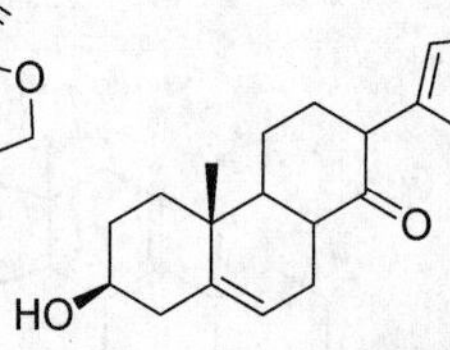　　　　　Ⅳ型

图 8-145　C_{21} 甾体苷元的基本骨架

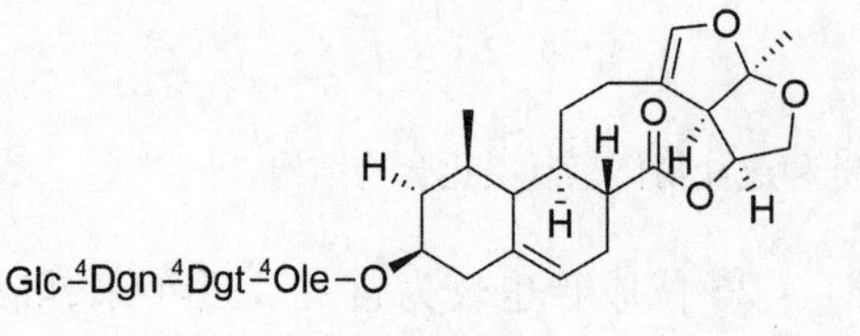

(29) 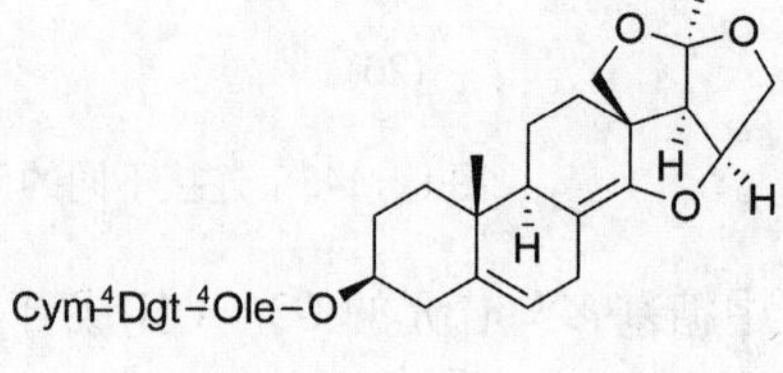　　　　　　　　　　　　　　(30)

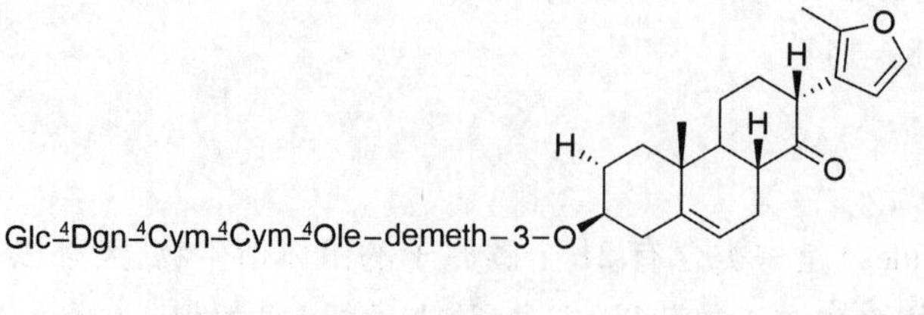

(31)

图 8-146　Ⅱ、Ⅲ、Ⅳ型 C_{21} 甾体类化合物结构

Ole:夹竹桃糖;Dgt:洋地黄毒糖;Cym:加拿大麻糖;Dgn:迪吉糖;3-demeth:3-去甲基-2-去氧黄夹糖;Glc:葡萄糖

一些新骨架的 C_{21} 甾体化合物陆续被发现，如萝藦科通关藤 *Marsdenia tenacissima* 中的通关藤苷元 A(32)；从毛白前中分离得到的 mooreanoside A(33)；从夹竹桃科大萼鹿角藤 *Chonemorpha megacalyx* 中发现的一系列 18,20-内酯环与 D 环通过 C13 和 C17 位稠合的化合物，其中 chonemorphol A(34)和 chonemorphoside A(35)的 B 环为五元环。此外，还发现了一些含氮的 C_{21} 甾体生物碱类化合物，如从萝藦科西藏牛皮消 *Cynanchum saccatum* 中发现的 cynsaccatol G(36)、百部科黄精叶钩吻 *Croomia japonica* 中分离得到的金刚大啶(croomionidine)(37)，见图 8-147。

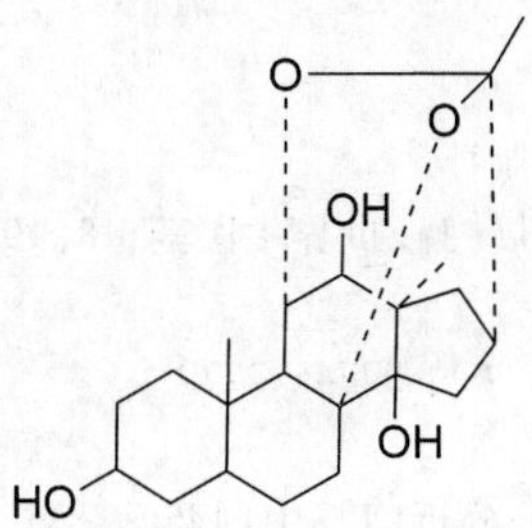
(32)

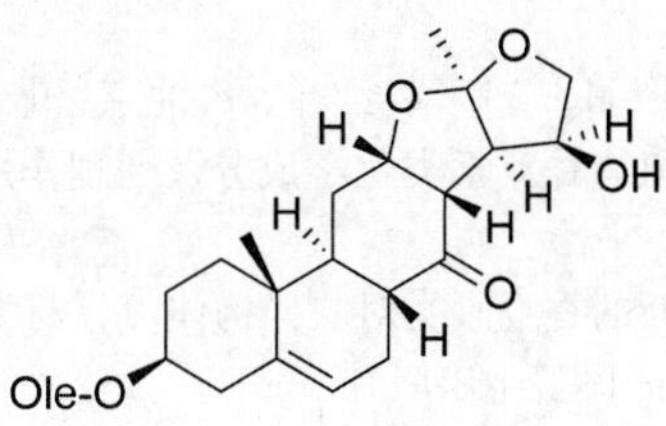
(33)

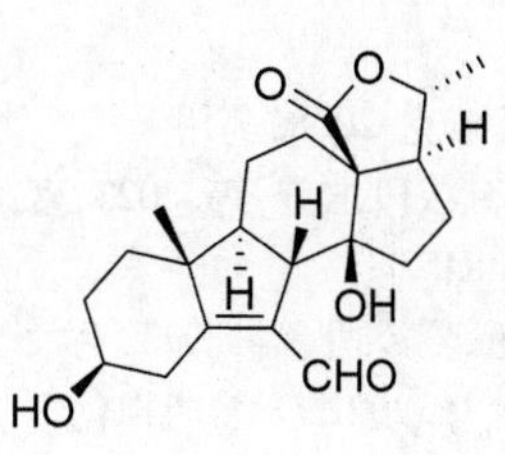
(34)

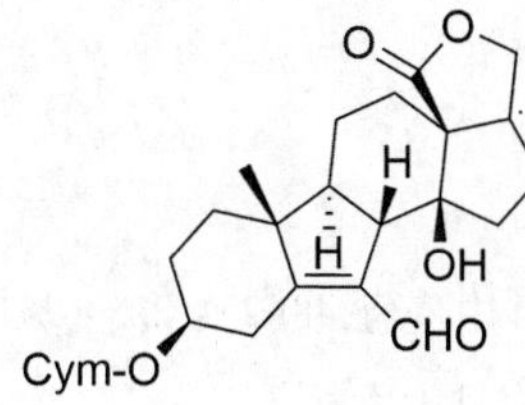
(35)

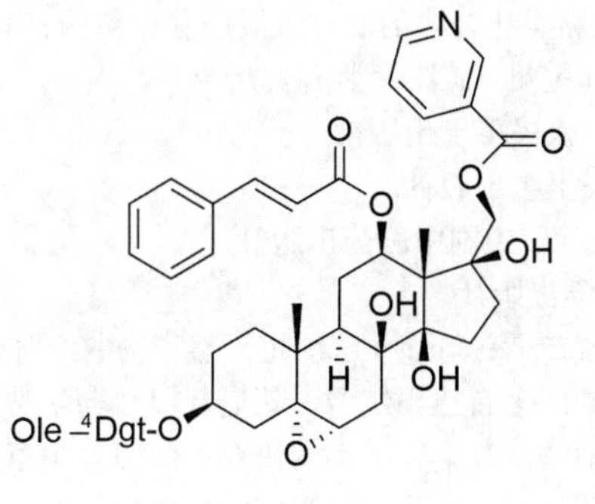
(36)

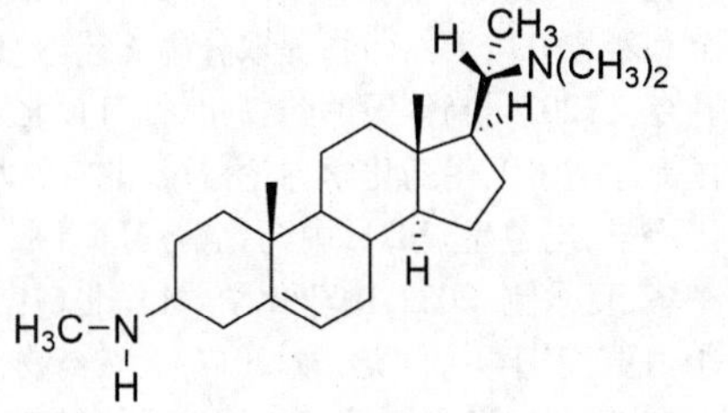
(37)

图 8-147　新骨架 C_{21} 甾体和 C_{21} 甾体生物碱类化合物结构

思考题

1. 阐述天然产物来源途径的现状及未来发展方向。
2. 包括花色素类在内的天然色素研究相对较少，分析其优缺点并思考其发展利用前景。
3. 简述不同来源途径(动植物、海洋生物及微生物)的天然药物的特点及形成原因。
4. 简述从天然药物中快速发现结构新颖的萜类、三萜皂苷或甾体类化合物的导向分离方法。

主要参考文献

保罗·M.戴维克.2008,药用天然产物的生物合成[M].2版.娄红祥,译.北京:化学工业出版社.

褚晨亮,王馨晨,段志芳,等.2023,蜜茱萸属药用植物香豆素类化学成分及药理作用研究进展[J].世界中医药,18(19):2838-2845.

高哈,赵晨旭,罗心遥,等.2022,毛大丁草中一对新的香豆素类对映异构体[J].药学学报,57(9):2774-2779.

华会明,娄红祥.2022,天然药物化学[M].北京:人民卫生出版社.

华愉教,侯娅,王胜男,等.2017,基于^{1}H-NMR代谢组学技术的野生与栽培太子参化学成分分析[J].中国药学杂志,52(4):272-276.

黄鑫,刘文龙,张勇,等.2017,敞开式离子化质谱技术在中草药研究中的应用[J].质谱学报,38(1):1-10.

霍晓爽,王钧簇,斯建勇.2022,葫芦烷型降三萜类化合物的研究进展[J].中草药,53(5):1558-1569.

金利泰.2011,天然药物提取分离工艺学[D].杭州:浙江大学出版社.

孔令义.2021,高等天然药物化学[M].北京:人民卫生出版社.

匡海学.2010,中药化学导论[M].北京:人民卫生出版社.

匡海学,冯卫生.2021,中药化学[M].4版.北京:中国中医药出版社.

李华,夏永刚.2022,中药化学[M].北京:科学出版社.

李力更,王于方,付炎,等.2017,天然药物化学史话:Mosher法测定天然产物的绝对构型[J].中草药,48(2):225-231.

李齐,庞旭,卢彭信,等.2021,长梗绞股蓝中的四个新达玛烷型三萜皂苷[J].药学学报,56(6):7.

李韶静,汤建华.2022,木果楝属柠檬苦素类似物及其生物活性的研究进展[J].中草药,53(10):3178-3194.

林佳,姚娟,张敏,等.2002,基于计算机辅助药物设计方法探讨当归活血作用的物质基础和分子机制[J],中国中药杂志,47(7):1942-1945.

刘荣华,林帅,张普照,等.2017,黄檀属植物新黄酮类化学成分与药理活性研究进展[J].中国中药杂志,42(24):4707-4715.

刘荣华,余伯阳,陈兰英,等.2008,山楂叶抗大鼠PMN呼吸爆发谱效关系研究[J],中国中药杂志,33(15):1884-1889.

刘伟,田旭,赵衍刚,等.2022,基于网络药理学探讨麝香治疗脑缺血再灌注损伤的作用机制[J].世界科学技术-中医药现代化,24(10):329-339.

刘晓,张学博,陈大明,等.2023,2022年合成生物学发展态势[J].生命科学,35(1):63-71.

刘英豪,林芳霞,谭银丰,等.2021,石斛根中三个新的菲醌类化合物[J].有机化学,41(5):2112-2115.

裴月湖,娄红祥.2016,天然药物化学[J].北京:人民卫生出版社.

秦艳,尹建兵,杜冬生,等.2017,中药紫花地丁黄酮碳苷类化学成分的超高效液相色谱-电喷雾离子源-四级杆飞行时间串联质谱研究[J].分析测试学报,36(1):9-17.

阮汉利,张宇.2021,天然药物化学[M].北京:中国医药科技出版社.

孙汉董.2012,二萜化学[M].北京:化学工业出版社.

唐宗军,刘海平,马文晋.2022,杂环类白藜芦醇衍生物的合成及其药理作用研究综述[J].有机化学研究,10(2):69-77.

王超超,夏晖,梁乃允,等.2021,没药中一个新的杜松烷型倍半萜[J].药学学报,56(3):831-834.

邬琪,孙薇,王力玄,等.2021,鸦胆子中苦木素类化学成分及其药理作用研究进展[J].中草药,52(20):6431-6441.

吴新玉,成蕾,邓艳,等.2022,异戊烯基香豆素类化合物抑制A549细胞增殖作用及其构效关系[J].现代药物与临床,37(10):2190-2196.

武旭,王晶,邹婷,等.2023,基于网络药理学的制天南星炮制增效研究[J].中国药理学通报,39(2):357-366.

徐任生,赵维民.2015,基于中药有效成分的新药研究[J].中国天然药物,3(6):322-327.

许军,杨瑞虹.2020,药物化学[M].西安:西安交通大学出版社.

杨炳川,鱼江.2017,药物化学[M].北京:化学工业出版社.

杨秀伟,郝美荣,服部征雄.2003,中药成分代谢分析[M].北京:中国医药科技出版社.

俞洪华,孟晓伟,李家荣,等.2022,基于 UPLC - Q - TOF - MS 的葛根、粉葛大鼠血清药物化学比较研究[J].中国中药杂志,47(2):528 - 536.

张东东,樊浩,孙玉,等.2022,缬草中 1 个新的单环氧木脂素[J].中草药,53(1):25 - 30.

张宇航,陈旺,冯自立,等.2022,淫羊藿黄酮苷类化合物生物转化的研究进展[J].中国药房,33(12):1525 - 1529.

赵波,李先登.2022,黄酮类中药化学成分结构修饰的研究进展[J].中药与临床,13(4):97 - 99.

赵余庆.2012,中药及天然产物提取制备关键技术[J].北京:中国医药科技出版社.

钟思雨,江虹雨,吴利苹,等.2021,柏木枝叶的化学成分研究[J].华西药学杂志,36(2):129 - 134.

钟艳霞,陈郊,莫新良,等.2021,交趾黄檀心材的黄酮类和三萜类成分[J].热带亚热带植物学报,29(5):573 - 578.

周学明,张斌,张玉琴,等.2018,瓜馥木中 1 个新的脂肪酸甲酯及其滑膜细胞抑制活性[J].中国中药杂志,43(9):1754 - 1757.

朱卫丰,李佳莉,孟晓伟,等.2021,葛属植物的化学成分及药理活性研究进展[J].中国中药杂志,46(6):1311 - 1325.

Almeida A, Dong L, Appendino G, et al. 2020, Plant triterpenoids with bond-missing skeletons: biogenesis, distribution and bioactivity[J]. Nat. Prod. Rep., 37: 1207 - 1228.

Ansari S, Masoum S. 2019, Molecularly imprinted polymers for capturing and sensing proteins: current progress and future implications[J]. Trac-Trend. Anal. Chem., 114: 29 - 47.

Burns D C, Mazzola E P, Reynolds W F. 2019, The role of computer-assisted structure elucidation (CASE) programs in the structure elucidation of complex natural products[J]. Nat. Prod. Rep., 36(6): 919 - 933.

Cai R, Jiang H, Mo Y, et al. 2019, Ophiobolin-type sesterterpenoids from the mangrove endophytic fungus *Aspergillus* sp. ZJ - 68[J]. J. Nat. Prod., 82: 2268 - 2278.

Cao M, Yang D, Adhikari A, et al. 2023, Neogrisemycin, a trisulfide-bridged angucycline, produced upon expressing the thioangucycline biosynthetic gene cluster in *Streptomyces albus* J1074[J]. Org. Lett., 25(6): 961 - 965.

Chacon-Morales P A. 2022, Unprecedented diterpene skeletons isolated from vascular plants in the last twenty years (2001 - 2021)[J]. Phytochemistry, 204: 113425.

Chen C, Ni Y, Jiang B, et al. 2021, Anti-aging derivatives of cycloastragenol produced by biotransformation[J]. Nat Prod Res, 35(16): 2685 - 2690.

Cheng K C, Chen C F, Hung C C, et al. 2021, Bioactive naphthoquinones and triterpenoids from the fruiting bodies of Taiwanofungus salmoneus[J]. Bioorg Chem, 112: 104939.

Chen X Y, Gou S H, Shi Z Q, et al. 2019, Spectrum-effect relation-ship between HPLC fingerprints and bioactive components of Radix Hedysari on increasing the peak bone mass of rat[J]. J Pharm Anal, 9(4): 266 - 273.

Chi J, Wei S S, Gao H L, et al. 2019, Diverse chemosensitizing 8,9-secolindenane-type sesquiterpenoid oligomers and monomers from *Sarcandra glabra*[J]. J. Org. Chem., 84(14): 9117 - 9126.

Csupor D, Kurtán T, Vollár M, et al. 2020, Pigments of the Moss Paraleucobryum longifolium: Isolation and Structure Elucidation of Prenyl-Substituted 8,8'-Linked 9,10-Phenanthrenequinone Dimers[J]. J Nat Prod, 83(2): 268 - 276.

Deng C, Wang Y, Huang F, et al. 2020, SmMYB2 promotes salvianolic acid biosynthesis in the medicinal herb Salvia miltiorrhiza[J]. Journal of integrative plant biology, 62(11): 1688 - 1702.

Fan J P, He B T, Gao Y, et al. 2023, Biphasic alcoholysis coupled with high-speed countercurrent chromatography for high performance on separating phorbol from *Croton tiglium Linn* extracts[J]. J. Sep. Sci., 46: 2200984.

Fernando IPS, Lee W, Ahn G. 2022, Marine algal flavonoids and phlorotannins: an intriguing frontier of biofunctional secondary metabolites[J]. Crit Rev Biotechnol, 42(1): 23 - 45.

Flores-Bocanegra L, Raja H A, Bacon J W, et al. 2021, Cytotoxic Naphthoquinone Analogues, Including Heterodimers, and Their Structure Elucidation Using LR-HSQMBC NMR Experiments[J]. J Nat Prod, 84(3): 771 - 778.

Funabashi M, Grove T L, Wang M, et al. 2020, A metabolic pathway for bile acid dehydroxylation by the gut microbiome[J]. Nature, 582(7813): 566 - 570.

F.W. Dong, L. Yang, C. T. Zi, et al. 2019, Four new monoterpenoids from the whole plants of *Valeriana stenoptera*[J]. J. Asian Nat. Prod. Res., 21: 842 - 850.

Grauso L, Teta R, Esposito G, et al. 2019, Computational prediction of chiroptical properties in structure elucidation of natural products[J]. Nat. Prod. Rep., 36(7): 1005 - 1030.

Guo K, Liu Y, Li S H. 2021, The untapped potential of plant sesterterpenoids: chemistry, biological activities and biosynthesis

［J］. Nat. Prod. Rep. , 38: 2293 - 2314.

Guo R, Liu N, Liu H, et al. 2020, High content screening identifies licoisoflavone A as a bioactive compound of Tongmaiyangxin Pills to restrain cardiomyocyte hypertrophy via activating Sirt3［J］. Phytomedicine, 68: 153171.

Hanson J R, Nichols T, Mukhrish Y, et al. 2019, Diterpenoids of terrestrial origin［J］. Nat. Prod. Rep. , 36: 1499 - 1512.

Han Y B, Bai W, Ding C X, et al. 2021, Intertwined Biosynthesis of Skyrin and Rugulosin a Underlies the Formation of Cage-Structured Bisanthraquinones［J］. J Am Chem Soc, 143(35): 14218 - 14226.

Hattori M. 1997, Metabolism of drugs by human intestinal bacteria. Methods in Kampo Pharmacology, 1: 15.

He Q F, Wu Z L, Li L, et al. 2021, Discovery of neuritogenic *Securinega* alkaloids from *Flueggea suffruticosa* by a building-block-based molecular network strategy［J］. Angew Chem. Int. Ed. , 60(36): 19609 - 19613.

He Y L, Yang H Y, Huang P Z, et al. 2021, Cytotoxic cardenolides from *Calotropis gigantea*［J］. Phytochemistry, 192: 112951.

Huang Q, Wang Y, Wu H, et al. 2021, Xanthone Glucosides: Isolation, Bioactivity and Synthesis［J］. Molecules, 26(18): 5575.

Huang W, He Y, Jiang R, et al. 2022, Functional and structural dissection of a plant steroid 3-O-glycosyltransferase facilitated the engineering enhancement of sugar donor promiscuity［J］. ACS Catalysis, 12(5): 2927 - 2937.

Hu Y L, Xu T Q, Cheng H Y, et al. 2022, Undescribed abietane-type diterpenoids and oleanane-type triterpenoids from the stem and branch of *Tripterygium wilfordii*［J］. Phytochemistry, 201: 113258.

Ito T, Rakainsa S K, Nisa K, et al. 2018, Three new abietane-type diterpenoids from the leaves of *Indonesian Plectranthus scutellarioides*［J］. Fitoterapia, 127: 146 - 150.

Jeong H, Jo SJ, Bae M, et al. 2022, Actinoflavosides B-D, Flavonoid Type Glycosides from Tidal Mudflat-Derived Actinomyces ［J］. Mar Drugs, 20(9): 565.

Jiang Q C, Wang Q Q, Xiao C X, et al. 2021, Chemical constituents with inhibition against TNF-α from *Merrillanthus hainanensis*［J］. Fitoterapia, 152: 104938.

Jiao S, Su G, Zhou X, et al. 2021, Three pairs of enantiomeric sesquiterpenoids from *Syringa pinnatifolia*［J］. J. Org. Chem. , 86: 7263 - 7270.

Jing S X, Fu R, Li C H, et al. 2021, Immunosuppresive sesterterpenoids and norsesterterpenoids from *Colquhounia coccinea* var. mollis［J］. J. Org. Chem. , 86: 11169 - 11176.

Kemboi D, Siwe-Noundou X, Krause R, et al. 2021, *Euphorbia diterpenes*: an update of isolation, structure, pharmacological activities and structure-activity relationship［J］. Molecules, 26: 5055.

Khan A, Said M S, Borade B R, et al. 2022, Enceleamycins A-C, Furo-Naphthoquinones from Amycolatopsis sp. MCC0218: Isolation, Structure Elucidation, and Antimicrobial Activity［J］. J Nat Prod, 85(5): 1267 - 1273.

Klünemann M, Andrejev S, Blasche S, et al. 2021, Bioaccumulation of therapeutic drugs by human gut bacteria［J］. Nature, 597(7877): 533 - 538.

Kozowska E, Urbaniak M, Hoc N, et al. 2018, Cascade biotransformation of dehydroepiandrosterone (DHEA) by Beauveria species［J］. Scientific Reports, 8: 13449.

Kroslakova I, Pedrussio S, Wolfram E. 2016, Direct coupling of HPTLC with MALDI-TOF MS for qualitative detection of flavonoids on phytochemical fingerprints［J］. Phytochem. Anal. , 27(3 - 4): 222 - 228.

Kruakaew S, Seeka C, Lhinhatrakool T, et al. 2017, Cytotoxic cardiac glycoside constituents of *Vallaris glabra* Leaves［J］. J. Nat. Prod. , 80: 2987 - 2996.

Levine I N. 2012, Quantum Chemistry［M］. 7th ed. Upper Saddle River: Pearson Education, Inc.

Li A, Jiao S, Huang H, et al. 2022, Syringenes A-L: bioactive dimeric eremophilane sesquiterpenoids from *Syringa pinnatifolia* ［J］. Bioorg. Chem. , 125: 105879.

Liang H Q, Zhang D W, Guo S X, et al. 2018, Two new tetracyclic triterpenoids from the endophytic fungus *Hypoxylon* sp. 6269［J］. J. Asian Nat. Prod. Res. , 20: 951 - 956.

Li A N, Ma X J, Zhang R F, et al. 2022, Syringenes M-Q, eremophilane sesquiterpenoid dimers from the peeled stems of *Syringa pinnatifolia*［J］. Chem. Biodivers, 19: e202200245.

Li B, Ge J, Liu W, et al. 2021, Unveiling spatial metabolome of *Paeonia suffruticosa* and *Paeonia lactiflora* roots using MALDI MS imaging［J］. New Phytol. , 231(2): 892 - 902.

Li C X, Liang J, Song Y, et al. 2021, Structural characterization of the metabolites of orally ingested hederasaponin B, a natural saponin that is isolated from *Acanthopanax senticosus* leaves by liquid chromatography-mass spectrometry［J］. J. Pharm.

Biomed. Anal. , 197: 113929.

Li G, Li H, Zhang Q, et al. 2019, Rare cembranoids from Chinese soft coral *Sarcophyton ehrenbergi*: structural and stereochemical studies[J]. J. Org. Chem. , 84: 5091 – 5098.

Li H B, Shi Y, Pang Q, et al. 2019, Monoterpene glycosides with anti-inflammatory activity from *Paeoniae Radix* [J]. Fitoterapia, 138: 104290.

Li H, Tang Y, Liang K Y, et al. 2022, Phytochemical and biological studies on rare and endangered plants endemic to China. Part XXII. Structurally diverse diterpenoids from the leaves and twigs of the endangered conifer *Torreya jackii* and their bioactivities[J]. Phytochemistry, 198: 113161.

Li J, Mutanda I, Wang K, et al. 2019, Chloroplastic metabolic engineering coupled with isoprenoid pool enhancement for committed taxanes biosynthesis in Nicotiana benthamiana[J]. Nature communications, 10(1): 4850.

Li K, Gustafson K R. 2021, Sesterterpenoids: chemistry, biology, and biosynthesis[J]. Nat. Prod. Rep. , 38: 1251 – 1281.

Liu N, Zhang L, Wang X N, et al. 2019, Eudesmane-type sesquiterpenes from the liverwort *Apomarsupella revolute* [J]. Phytochem. Lett. , 33: 46 – 48.

Liu Q B, Peng Y, Li L Z, et al. 2013, Steroidal saponins from *Anemarrhena sphodeloides*[J]. J. Asian Nat. Prod. Res. , 15: 891 – 898.

Liu X, Shi Y, Hu H, et al. 2018, Three new *C*-glycosylflavones with acetyl substitutions from *Swertia mileensis*[J]. J. Nat. Med. , 72(4): 922 – 928.

Liu X Z, Tian W J, Xu G H, et al. 2019, Stigmastane-type steroids with unique conjugated $\Delta 7, 9(11)$ diene and highly oxygenated side chains from the twigs of *Vernonia amygdalina*[J]. Phytochemistry, 158: 67 – 76.

Liu Y, Zhang L, Xue J, et al. 2020, Norcolocynthenins A and B, two cucurbitane 3-nor-Triterpenoids from *Citrullus colocynthis* and their cytotoxicity[J]. Bioorg. Chem. , 101: 104045.

Li X D, Li X M, Yin X L, et al. 2019, Antimicrobial sesquiterpenoid derivatives and monoterpenoids from the deep-sea sediment-derived fungus *Aspergillus versicolor* SD – 330[J]. Mar. Drugs, 17: 563.

Li Y, Dong C, Xu MJ, et al. 2020, New alkylated benzoquinones from mangrove plant *Aegiceras corniculatum* with anticancer activity[J]. J Asian Nat Prod Res, 22(2): 121 – 130.

Li Y L, Gao Y, Liu C Y, et al. 2019, Asperunguisins A-F, cytotoxic asperane sesterterpenoids from the endolichenic fungus *Aspergillus unguis*[J]. J. Nat. Prod. , 82: 1527 – 1534.

Li Y Z, Zhang H W, Fan H, et al. 2019, Steroidal constituents from *Helleborus thibetanus* and their cytotoxicities[J]. Chinese J. Nat. Med. , 17: 778 – 784.

Luo Z H, Zeng J, Yu H Y, et al. 2022, Astramalabaricosides A-T, highly oxygenated malabaricane triterpenoids with migratory inhibitory activity from *Astragalus membranaceus* var. *mongholicus*[J]. J. Nat. Prod. , 85: 2312 – 2331.

Ma G L, Xiong J, Osman E E A, et al. 2018, LC-MS guided isolation of sinodamines A and B: Chimonanthine-type alkaloids from the endangered ornamental plant *Sinocalycanthus chinensis*[J]. Phytochemistry, 151: 61 – 68.

Mahana A, Hammoda H M, Khalifa A A, et al. 2023, Integrated serum pharmacochemistry and network pharmacology analyses reveal the bioactive metabolites and potential functional mechanism of ground cherry (Physalis pruinosa L.) in treatment of type 2 diabetes mellitus in rats[J]. J. Ethnopharmacol. , 300: 1 – 18.

Majer T, Bhattarai K, Straetener J, et al. 2022, Discovery of ircinianin lactones B and C-two new cyclic sesterterpenes from the marine sponge *Ircinia wistarii*[J]. Mar. Drugs, 20: 532.

Marcarino M O, Cicetti S, Zanardi M M, et al. 2022, A critical review on the use of DP4+ in the structural elucidation of natural products: the good, the bad and the ugly. A practical guide[J]. Nat. Prod. Rep. , 39(1): 58 – 76.

Masi M, Dasari R, Evidente A, et al. 2019, Chemistry and biology of ophiobolin A and its congeners[J]. Bioorg. Med. Chem. Lett. , 29: 859 – 869.

Mitsuhashi T, Abe I. 2020, Sesterterpenoids[J]. Prog. Chem. Org. Nat. Prod. , 111: 1 – 79.

Mándi A, Kurtán T. 2019, Applications of OR/ECD/VCD to the structure elucidation of natural products[J]. Nat. Prod. Rep. , 36(6): 889 – 918.

Nazir M, Saleem M, Tousif M I, et al. 2021, Meroterpenoids: a comprehensive update insight on structural diversity and biology [J]. Biomolecules, 11: 957.

Nguyen T A M, Nguyen T D, Leung Y Y, et al. 2021, Discovering and harnessing oxidative enzymes for chemoenzymatic synthesis and diversification of anticancer camptothecin analogues[J]. Communications Chemistry, 4(1): 177.

Ni L, Li L, Qiu Y, et al. 2018, Triptergosidols A-D, nerolidol-type sesquiterpene glucosides from the leaves of *Tripterygium wilfordii*[J]. Fitoterapia, 128: 187 - 191.

Osman Mohammed R M, Huang Y, Guan X L, et al. 2022, Cytotoxic cardiac glycosides from the root of *Streblus asper*[J]. Phytochemistry, 200: 113239.

Pandey A K. 2022, Emerging Nickel Catalysis in Ketones Synthesis Using Carboxylic Acid Derivatives[J]. ChemCatChem, 14 (9): e202101982.

Qin D P, Li H B, Pang Q Q, et al. 2020, Structurally diverse sesquiterpenoids from the aerial parts of *Artemisia annua* (Qinghao) and their striking systemically anti-inflammatory activities[J]. Bioorg. Chem., 103: 104221.

Qin D P, Li T, Shao J R, et al. 2021, Arteannoides U-Z: six undescribed sesquiterpenoids with anti-inflammatory activities from the aerial parts of *Artemisia annua*(Qinghao)[J]. Fitoterapia, 154: 105002.

Qin D P, Pan D B, Xiao W, et al. 2018, Dimeric cadinane sesquiterpenoid derivatives from *Artemisia annua*[J]. Org. Lett., 20: 453 - 456.

Qin D, Shen W, Gao T, et al. 2020, Kadanguslactones A-E, further oxygenated terpenoids from *Kadsura angustifolia* fermented by a symbiotic endophytic fungus, *Penicillium ochrochloron* SWUKD4. 1850[J]. Phytochemistry, 174: 112335.

Qi W Y, Zhao J X, Wei W J, et al. 2018, Quorumolides A-C, three cembranoids from *Euphorbia antiquorum*[J]. J. Org. Chem., 83: 1041 - 1045.

Qi Y, Liu W, Chen Y, et al. 2019, Euphatexols A and B, two unusual euphane triterpenoids from the latex of *Euphorbia resinifera*[J]. Tetrahedron Lett., 60: 151303.

Quan L Q, Hegazy A M, Zhang Z J, et al. 2020, Iridoids and bis-iridoids from *Valeriana jatamansi* and their cytotoxicity against human glioma stem cells[J]. Phytochemistry, 175: 112372.

Shilling A J, von Salm J L, Sanchez A R, et al. 2019, Anverenes B(−)E, new polyhalogenated monoterpenes from the antarctic red alga *Plocamium cartilagineum*[J]. Mar. Drugs, 17: 230.

Shi M, Liao P, Nile S H, et al. 2021, Biotechnological exploration of transformed root culture for value-added products[J]. Trends in Biotechnology, 39(2): 137 - 149.

Shi Z, Liu X, Song Y, et al. 2021, Sesquiterpenoids and a steroid from the algicolous *Trichoderma brevicompactum*[J]. Fitoterapia, 153: 104983.

Shu H Z, Peng C, Bu L, et al. 2021, Bisabolane-type sesquiterpenoids: structural diversity and biological activity[J]. Phytochemistry, 192: 112927.

Shuji Shiroyama T J, Ise Y, Kohtsuka H, et al. 2019, Scrobiculosides A and B from the deep-sea sponge *Pachastrellascrobiculosa*[J]. J. Nat. Med., 73: 814 - 819.

Simons J. 2023, Why is quantum chemistry so complicated[J]. J. Am. Chem. Soc., 145(8): 4343 - 4354.

Singh P P, Suresh P S, Bora P S, et al. 2020, Govanoside B, a new steroidal saponin from rhizomes of *Trillium govanianum* [J]. Nat. Prod. Res., https://doi.org/10.1080/14786419.2020.1761360.

S. Niu, L. Yang, T. Chen, et al. 2020, New monoterpenoids and polyketides from the deep-sea sediment-derived fungus *Aspergillus sydowii* MCCC 3A00324[J]. Mar. Drugs, 18: 561.

Son NT, Thuy PT, Trang NV. 2021, Antioxidative capacities of stilbenoid Suaveolensone A and Flavonoid Suaveolensone B: A detailed analysis of structural-electronic properties and mechanisms[J]. J. Mol. Struc., 1224: 129025.

Tan J Y, Liu Y, Cheng Y G, et al. 2020, Anti-inflammatory sesquiterpenoids from the leaves of *Datura metel* L[J]. Fitoterapia, 142: 104531.

Thi Mai N, Thi Cuc N, Tuan Anh H L, et al. 2017, Steroidal saponins from *Datura metel*[J]. Steroids, 121: 1 - 9.

Toshmatov Z O, Ji L, Eshbakova K A, et al. 2019, New monoterpene glucosides from *Dracocephalum komarovi* and their anti-inflammatory activity[J]. Phytochemistry Letters, 33: 102 - 105.

Viet-Cuong L C, Khanh-Nhi N P, Phuong-Ha T, et al. 2022, A new steroidal saponin from the aerial parts of *Solanum torvum* [J]. Nat. Prod. Res., 36(19): 4892 - 4897.

Wang C, Gong X, Bo A, et al. 2020, Iridoids: research advances in their phytochemistry, biological activities, and pharmacokinetics[J]. Molecules, 25: 287.

Wang F, Jiang J, Hu S, et al. 2020, Nidulaxanthone A, a xanthone dimer with a heptacyclic 6/6/6/6/6/6/6 ring system from *Aspergillus* sp. -F029[J]. Org. Chem. Front., 7(7): 953 - 959.

Wang J, Shu Y, Liu R, et al. 2021, Bioactive sesterterpenoids from the fungus *Penicillium roqueforti* YJ − 14 [J]. Phytochemistry(Oxford), 187: 112762.

Wang J, Zhang Y, Liu H, et al. 2019, A biocatalytic hydroxylation-enabled unified approach to C19-hydroxylated steroids[J].

Nature communications, 10(1): 3378.

Wang J, Zhang Y, Liu H, et al. 2019, A biocatalytic hydroxylation-enabled unified approach to C19-hydroxylated steroids[J]. Nature Communications. 10(1): 1 - 9.

Wang Q, Lou J H, Zhao Z Y, et al. 2021, Cyperensol A, a novel sesquiterpenoid with a unique 6/6/5 skeleton from *Cyperus rotundus* L. [J]. Tetrahedron Letters, 87: 153543.

Wang Y B, Su S S, Chen S F, et al., 2017. C_{21} steroidal glycosides from Cynanchum taihangense[J]. J. Asian Nat. Prod. Res., 20(3): 263 - 269.

Wang Y L, Guang H, Zhang Q, et al. 2018, Screening and characterizing tyrosinase inhibitors from Salvia miltiorrhiza and Carthamus tinctorius by spectrum-effect relationship analysis and molecular docking[J]. J. Anal. Methods Chem., 2018: 1 - 10.

Wan J, Liao Y, Liu J, et al. 2022, Screening, cloning and functional characterization of key methyltransferase genes involved in the methylation step of 1-deoxynojirimycin alkaloids biosynthesis in mulberry leaves. Planta. 255(6): 121.

Wei J X, Yu Y Y, Zhang Y, et al. 2022, Integrated Serum Pharmacochemistry and Network Pharmacology Approach to Explore the Effective Components and Potential Mechanisms of Menispermi Rhizoma Against Myocardial Ischemia [J]. Front. Chem., 10: 1 - 16.

Wen L, Zhou T, Jiang Y M, et al. 2021, Identification of prenylated phenolics in mulberry leaf and their neuroprotective activity [J]. Phytomedicine, 90: 153641.

Wen Z, Zhang Z M, Zhong L, et al. 2021, Directed evolution of a plant glycosyltransferase for chemo-and regioselective glycosylation of pharmaceutically significant flavonoids[J]. ACS Catalysis, 11(24): 14781 - 14790.

Winstel D, Capello Y, Quideau S, et al. 2022, Isolation of a new taste-active brandy tannin A: Structural elucidation, quantitation and sensory assessment[J]. Food Chem, 377: 131963.

Wu X M, Guan Q Y, Han Y B, et al. 2022, Regeneration of Phytochemicals by Structure-Driven Organization of Microbial Biosynthetic Steps[J]. AngewandteChemie International Edition, 61(8): e202114919.

Xiang L M, Wang Y H, Yi X M, et al. 2018, Anti-inflammatory steroidal glycosides from the berries of *Solanum nigrum* L. (European black nightshade)[J]. Phytochemistry, 148: 87 - 96.

Xiong J, Zhou P J, Jiang H W, et al. 2021, Forrestiacids A and B, pentaterpene inhibitors of ACL and lipogenesis: extending the limits of computational NMR methods in the structure assignment of complex natural products[J]. Angew Chem. Int. Ed., 60(41): 22270 - 22275.

Xue S, Zhang P, Tang P, et al. 2020, Acyclic diterpene and norsesquiterpene from the seed of *Aphanamixis polystachya*[J]. Fitoterapia, 142: 104518.

Yang Y L, Li W, Wang H, et al. 2019, New tricyclic prezizaane sesquiterpenoids from agarwood[J]. Fitoterapia, 138: 104301.

Yan H, Ni W, Yu L L, et al. 2022, Parisvanioides A-E, five new steroidal saponins from *Paris vaniotii*[J]. Steroids, 177: 108949.

Yazdani M, Béni Z, Dékány M, et al. 2022, Triterpenes from *Pholiota populnea* as Cytotoxic Agents and Chemosensitizers to Overcome Multidrug Resistance of Cancer Cells[J]. J. Nat. Prod., 85: 910 - 916.

Yuan F Y, Wang X L, Wang T, et al. 2019, Cytotoxic pregnane steroidal glycosides from *Chonemorpha megacalyx*[J]. J. Nat. Prod., 82: 1542 - 1549.

Yuan W L, Dong X Y, Huang Z R, et al. 2020, Triterpenoids from *Ainsliaea latifolia* and their cyclooxyenase - 2(COX - 2) inhibitory activities[J]. Nat. Prod. Bioprospect., 10: 13 - 21.

Yu J, Zhao L, Sun X, et al. 2020, Bioactive cembrane diterpenoids from the gum resin of *Boswellia carterii*[J]. Fitoterapia, 146: 104699.

Yu L L, Wang S, wang J, et al. 2022, Steroidal saponin components and their cancer cell cytotoxicity from *Paris rugosa*[J]. Phytochemistry, 204: 113452.

Yu Z X, Wang C H, Nong X H, et al. 2022, Callnudoids A-H: Highly modified labdane diterpenoids with anti-inflammation from the leaves of *Callicarpa nudiflora*[J]. Phytochemistry, 201: 113253.

Cheng Z, Xu W, Wang Y, et al. 2019, Two new meroterpenoids and two new monoterpenoids from the deep sea-derived fungus *Penicillium* sp. YPGA11[J]. Fitoterapia, 133: 120 - 124.

Zhang B D, Zhu W F, Akihisa T, et al. 2021, Cardiac glycosides from the roots of *Streblus asper* Lour. and their apoptosis-inducing activities in A549 cells[J]. Phytochemistry, 181: 112544.

Zhang D Y, Wang X X, Wang Y N, et al. 2021, Nine sesquiterpenoid dimers with four unprecedented types of carbon skeleton from *Chloranthus henryi* var. *hupehensis*[J]. Org. Chem. Front. , 8(16): 4374 – 4386.

Zhang M Z, Du H X, Wang L, et al. 2020, Thymoquinone suppresses invasion and metastasis in bladder cancer cells by reversing EMT through the Wnt/β-catenin signaling pathway[J]. Chem Biol Interact, 320: 109022.

Zhang R, Cheng Z, Fang Q, et al. 2023, Monoterpenoid acylphloroglucinols from *Hypericum hengshanense* W. T. Wang with antiproliferative activities[J]. Phytochemistry, 205: 113500.

Zhang R, Feng X, Su G, et al. 2018, Bioactive sesquiterpenoids from the peeled stems of *Syringa pinnatifolia*[J]. J. Nat. Prod. , 81: 1711 – 1720.

Zhang S Y, Zhan Z J, Zhang H, et al. 2020, Morindolestatin, naturally occurring dehydromorpholinocarbazole alkaloid from soil-derived bacterium of the genus *Streptomyces*[J]. Org. Lett. , 22(3): 1113 – 1116.

Zhao L, Wang D, Liu J, et al. 2019, Transcriptomic analysis of key genes involved in chlorogenic acid biosynthetic pathway and characterization of MaHCT from Morus alba L. [J]. Protein Expression & Purification, 156: 25 – 35.

Zhong T, Li M, Wu H, et al. 2022, Novel Flavan-3,4-diol vernicidin B from Toxicodendron Vernicifluum(Anacardiaceae) as potent antioxidant via IL-6/Nrf2 cross-talks pathways[J]. Phytomedicine, 100: 154041.

Zhou D, Feng Y, Li W, et al. 2021, Cytotoxic steroidal glycosides from *Polygonatum odoratum* (Mill.) Druce [J]. Phytochemistry, 191: 112906.

Zhou D, Li X Z, Chang W H, et al. 2019, Antiproliferative steroidal glycosides from rhizomes of *Polygonatum sibiricum*[J]. Phytochemistry, 164: 172 – 183.

Zhou P J, Zang Y, Li C, et al. 2022, Forrestiacids C and D, unprecedented triterpene-diterpene adducts from *Pseudotsuga forrestii*[J]. Chin. Chem. Lett. , 33(9): 4264 – 4268.

Zhu M, Wang Z J, He Y J, et al. 2021, Bioguided isolation, identification and bioactivity evaluation of anti-MRSA constituents from Morus alba Linn[J]. J Ethnopharmacol, 281: 114542.

Zong J F, Hu Z, Shao Y Y, et al. 2020, Hyperprins A and B, two complex meroterpenoids from *Hypericum przewalskii*[J]. Org. Lett. , 22: 2797 – 2800.